呼吸内科疾病鉴别诊断与治疗

主编 张 杰 蔡 畅 师燕飞 林雪兰
　　　孙文杰 孙丽丽 蒋 娜

黑龙江科学技术出版社
HEILONGJIANG SCIENCE AND TECHNOLOGY PRESS

图书在版编目(CIP)数据

呼吸内科疾病鉴别诊断与治疗 / 张杰等主编. -- 哈尔滨：黑龙江科学技术出版社，2024.4
ISBN 978-7-5719-2348-8

Ⅰ. ①呼… Ⅱ. ①张… Ⅲ. ①呼吸系统疾病—诊疗 Ⅳ. ①R56

中国国家版本馆CIP数据核字（2024）第068578号

呼吸内科疾病鉴别诊断与治疗
HUXINEIKE JIBING JIANBIE ZHENDUAN YU ZHILIAO

主　　编	张　杰　蔡　畅　师燕飞　林雪兰　孙文杰　孙丽丽　蒋　娜
责任编辑	包金丹
封面设计	宗　宁
出　　版	黑龙江科学技术出版社
	地址：哈尔滨市南岗区公安街70-2号　邮编：150007
	电话：（0451）53642106　传真：（0451）53642143
	网址：www.lkcbs.cn
发　　行	全国新华书店
印　　刷	黑龙江龙江传媒有限责任公司
开　　本	787 mm×1092 mm　1/16
印　　张	21.75
字　　数	550千字
版　　次	2024年4月第1版
印　　次	2024年4月第1次印刷
书　　号	ISBN 978-7-5719-2348-8
定　　价	198.00元

【版权所有，请勿翻印、转载】

EDITORIAL COMMITTEE 编委会

主　编

张　杰　蔡　畅　师燕飞　林雪兰
孙文杰　孙丽丽　蒋　娜

副主编

李　瑞　王宏宇　姚心怡　杨　欢
蒋庆贺　张　青

编　委（按姓氏笔画排序）

王宏宇（郧西县中医医院）
师燕飞（德州市中医院）
孙文杰（威海市中医院）
孙丽丽（锦州医科大学附属第一医院）
李　瑞（菏泽市牡丹区李村镇卫生院）
杨　欢（曹县县立医院）
张　青（平原县中医院）
张　杰（山东省泰山医院）
林雪兰（潍坊市人民医院）
姚心怡（溧阳市人民医院）
蒋　娜（山东颐养健康集团邹城南屯医院）
蒋庆贺（聊城市人民医院）
蔡　畅（山东省曹县人民医院）

前言

Foreword

近年来,呼吸内科学领域进展迅速,尤其是临床诊断技术、治疗方法正在发生重要的变化。近年来,国内外推荐的各种呼吸疾病的新的诊断思路和程序、新的药物和治疗方案等,都对呼吸内科医师提出了很高的更新知识的要求。为适应这一需要,不断总结和丰富临床诊治经验,提高呼吸内科医师解决常见和疑难问题的能力,编者们特编写了本书。

呼吸系统疾病是我国当前常见的疾病,它的病因复杂,病种繁多,除了吸烟、环境污染及职业引起的肺病以外,还有不少原因未明的疾病。在所有疾病中,呼吸系统疾病的发病率在城市占第4位,在农村则占第1位,居我国总人口病死率的第1位。尽管现在人们生活水平普遍有所提高,但由于大气污染、吸烟、人口老龄化及其他因素,慢性阻塞性肺疾病、支气管哮喘、肺癌、肺间质纤维化、肺炎、肺结核等呼吸系统疾病的发病率、病死率有增无减,对人类健康的危害日益严重,如不予控制,日后将更为突出。

呼吸系统对于维持生命活动正常运转有重要的意义。呼吸系统病变可发生在气管、支气管、肺部及胸腔。病变轻者多咳嗽、胸痛,重者呼吸困难、缺氧,甚至呼吸衰竭而影响生命。呼吸系统疾病的发生,除了受外致病因素的影响,内在机体因素也起着十分重要的作用。老年人的组织代谢功能减退,支气管周围的弹性纤维网减少,对呼吸道的清洁能力降低,更容易发生感染。另外,免疫功能减退、周身脏器功能衰退(如吞咽功能减低,异物不能及时排出而有损呼吸道的通畅)都使机体的内在因素发生很大变化而导致感染的发生。

本书首先介绍了呼吸内科疾病常用检查方法和常用治疗方法,然后对常见呼吸内科疾病的病因、临床表现、诊断与治疗进行了阐述。本书内容涉及面较广,陈述简明扼要,新颖实用,希望对呼吸内科同道有所帮助。

在编写过程中,由于参编人数较多,写作方式和文笔风格不尽一致,虽已反复校对、多次修改,但若书中依然存在疏漏与错误之处,恳请广大读者提出宝贵的意见和建议,以期再版时进一步完善。

《呼吸内科疾病鉴别诊断与治疗》编委会
2024年1月

目 录
Contents

第一章 呼吸内科疾病常用检查方法 (1)
第一节 X线检查 (1)
第二节 CT检查 (4)
第三节 MRI检查 (10)
第四节 痰细菌学检查 (11)
第五节 肺功能检查 (12)
第六节 胸膜腔穿刺术 (17)

第二章 呼吸内科疾病常用治疗方法 (20)
第一节 吸入疗法 (20)
第二节 氧气疗法 (23)
第三节 体位引流 (32)
第四节 胸腔闭式引流术 (34)
第五节 低氧特殊疗法 (38)

第三章 感染性疾病 (42)
第一节 流行性感冒 (42)
第二节 急性上呼吸道感染 (48)
第三节 急性气管-支气管炎 (58)
第四节 慢性支气管炎 (60)
第五节 弥漫性泛细支气管炎 (64)
第六节 闭塞性细支气管炎伴机化性肺炎 (68)
第七节 肺炎球菌肺炎 (71)
第八节 肺炎克雷伯菌肺炎 (74)
第九节 铜绿假单胞菌肺炎 (76)
第十节 流感嗜血杆菌肺炎 (79)

第十一节　葡萄球菌肺炎 ………………………………………………………………… (81)

　　第十二节　军团菌肺炎 …………………………………………………………………… (83)

　　第十三节　病毒性肺炎 …………………………………………………………………… (87)

　　第十四节　支原体肺炎 …………………………………………………………………… (91)

　　第十五节　衣原体肺炎 …………………………………………………………………… (93)

　　第十六节　肺脓肿 ………………………………………………………………………… (96)

第四章　气流阻塞性疾病 ……………………………………………………………………… (103)

　　第一节　支气管扩张症 …………………………………………………………………… (103)

　　第二节　支气管哮喘 ……………………………………………………………………… (107)

　　第三节　上气道梗阻 ……………………………………………………………………… (123)

　　第四节　肺不张 …………………………………………………………………………… (127)

　　第五节　慢性阻塞性肺疾病 ……………………………………………………………… (134)

　　第六节　哮喘-慢阻肺重叠 ………………………………………………………………… (145)

第五章　肺循环障碍性疾病 …………………………………………………………………… (154)

　　第一节　肺水肿 …………………………………………………………………………… (154)

　　第二节　肺栓塞 …………………………………………………………………………… (160)

　　第三节　慢性肺源性心脏病 ……………………………………………………………… (176)

　　第四节　急性肺源性心脏病 ……………………………………………………………… (184)

　　第五节　先天性心脏病相关性肺动脉高压 ……………………………………………… (193)

　　第六节　左心疾病相关性肺动脉高压 …………………………………………………… (198)

　　第七节　特发性肺动脉高压及其他类型肺动脉高压 …………………………………… (204)

第六章　弥漫性疾病 …………………………………………………………………………… (214)

　　第一节　结节病 …………………………………………………………………………… (214)

　　第二节　药源性肺部疾病 ………………………………………………………………… (228)

　　第三节　外源性过敏性肺泡炎 …………………………………………………………… (231)

　　第四节　肺泡蛋白沉着症 ………………………………………………………………… (239)

　　第五节　淋巴管肌瘤病 …………………………………………………………………… (245)

　　第六节　朗格汉斯细胞组织细胞增生症 ………………………………………………… (247)

第七章　肉芽肿性疾病 ………………………………………………………………………… (260)

　　第一节　浆细胞肉芽肿 …………………………………………………………………… (260)

　　第二节　肺嗜酸性肉芽肿 ………………………………………………………………… (261)

第三节　Wegener 肉芽肿……………………………………………………………（264）
第八章　胸膜疾病……………………………………………………………………………（270）
　　第一节　气胸………………………………………………………………………………（270）
　　第二节　脓胸………………………………………………………………………………（275）
　　第三节　乳糜胸……………………………………………………………………………（278）
　　第四节　胸腔积液…………………………………………………………………………（282）
　　第五节　胸膜间皮瘤………………………………………………………………………（287）
第九章　肺部肿瘤……………………………………………………………………………（293）
　　第一节　肺部良性肿瘤……………………………………………………………………（293）
　　第二节　肺转移瘤…………………………………………………………………………（296）
　　第三节　原发性支气管肺癌………………………………………………………………（300）
第十章　呼吸内科急危重症…………………………………………………………………（314）
　　第一节　急性呼吸窘迫综合征……………………………………………………………（314）
　　第二节　急性呼吸衰竭……………………………………………………………………（321）
　　第三节　慢性呼吸衰竭……………………………………………………………………（330）
参考文献………………………………………………………………………………………（336）

第一章 呼吸内科疾病常用检查方法

第一节 X 线 检 查

X线检查是胸部疾病的诊断和手术前后观察、评估等不可缺少的检查方法。胸部X线检查可以观察器官结构的解剖形态是否正常,并可显示病变的影像。有的病变由于呈现特殊的征象,通过X线检查即可确定病变的性质,从而确定诊断。

一、常规检查

胸部X线最常用和最基本的方法是透视与摄片。

(一)透视

X线通过胸部后,在荧光上显示影像,观察这种影像并进行诊断的方法称为透视。

(二)摄片

X线通过人体后,作用于胶片和增感,使之感光,经显影、定影、冲洗后产生影像的过程称为摄片。利用人体内部结构进行自然对比的摄片称为平片,摄片的常用位置有以下几个。

1.后前位胸片

直立远距离后前位胸部摄片,心脏阴影的放大率最小,显示的肺野最多,便于观察和比较。摄片应达到以下要求:①包括两侧肺野、胸壁、肋膈角,两肩胛骨应向外分开(两手叉腰、两臂内旋、肘向前);②摄片应于患者深吸气后进行;③曝光条件适当。

2.侧位胸片

侧位时两侧肺野完全重叠在一起,一般后前位无异常时,不必摄侧位片,其主要作用为补充后前位片的不足。摄片时病变侧靠近胶片,如右侧靠近胶片时称为右侧位片;左侧靠近胶片时称为左侧位片。侧位片能显示:①胸骨、胸椎、肋骨的侧面,前、后肋骨膈角,心后区、主动脉及气管等;②纵隔全貌,肺门的侧面及其周围淋巴结;③结合后前位片分析各肺叶、肺段的位置。

3.前弓位

患者向后仰,肩背部贴近X线片,腹部前凸,立位投照,称为前弓位,主要用于显示肺尖病变及中叶肺不张。

4.局部片

在透视下选择显示病变最佳位置摄小片,常用于后前位及侧位不易显示的病变。

5.前后位片

适用于病情不允许到摄片室的患者,根据患者情况采取半卧位。有时用于检查有无肺底积液,与立位片比较。

6.侧卧水平摄片

病侧在下,X线水平方向投照,用于检查胸腔积液和肺底积液,也用于肺空洞的检查。

7.左、右前斜位片

(1)左前斜位片用于观察右侧支气管,右前斜位片用于观察左侧支气管。

(2)配合后前位片全面观察心脏、大血管有无扩大及形态改变。

(3)观察肺门、气管分叉、纵隔及食管病变。

二、特殊检查

(一)高千伏摄影

高千伏摄影是指用120 kV以上的电压摄片,由于其穿透力强,能通过较厚组织。用于纵隔肿瘤、主动脉瘤、中心型肺癌、肺门和心影后病变的检查。

(二)体层摄影

利用X线球管与X线片在曝光过程中取上、下部位的阴影,均因在线片上移动而模糊或不显影。X线球管活动的角度越大,其体层显影的平面越薄。胸部体层摄影常用于:①肺部病变内的空洞,可使洞壁更清楚;②肺部肿块结构,可以更好地显示肿块的轮廓与邻近组织的关系;③显示气管、主支气管、肺叶及肺段支气管腔内有无软组织块影,有无狭窄、阻塞、管腔不规则等现象,对支气管肺癌诊断很有帮助;④肺门及纵隔淋巴结肿大,可清楚显示肺门及肺门所遮盖的病变;⑤炎性肺不张和支气管扩张。

(三)支气管体层摄影

1.正位倾斜断层

解剖上气管、主支气管和下叶支气管的行径,自上而下向后倾斜,与体轴中线形成15°~20°角。正位倾斜断层时将患者臀部垫高15°~20°,可充分显示气管、支气管。

2.侧位倾后斜位断层

解剖上右主支气管和下叶支气管的行径,自上而下向后倾斜,与体轴中线形成20°~30°角;左侧主支气管与体轴中线形成40°~55°角。侧位倾后斜位断层时,臀部垫高使体轴与台面形成65°~70°角。投照中心对准肺门,间隔1 cm摄片1张,共3~4张。主要用于显示:①肺门淋巴结;②左、右侧支气管。

上述体位各有优缺点,可依据临床需要选择应用。

三、造影检查

(一)支气管造影

1.方法

常用40%碘化油20 mL,或1%碘水液20 mL加适量糜细的磺胺粉6~8 g混匀。造影前先做碘及普鲁卡因过敏试验,在局麻下将导管经鼻孔插入气管下部,透视下注入造影剂,变换体位,观察病变支气管及正常侧支气管。

2.适应证

(1)支气管扩张,明确支气管扩张的程度和范围。

(2)中心型肺癌,显示支气管的充盈缺损、狭窄和堵塞。

(3)肺不张,了解腔内外病变对支气管的影响。

3.禁忌证

(1)患者衰弱,心、肝、脾、肾功能不全。

(2)支气管炎或肺急性感染、浸润型肺结核。

(3)近期大咯血(应在停止12周后考虑造影)。

(4)磺胺类药物过敏史阳性。

4.缺点

(1)碘和麻醉药变态反应。

(2)吸入肺泡可以产生肉芽肿和温性组织损伤。

此法已渐被高分辨率CT扫描所代替。

5.检查结果分析

(1)若支气管充盈后粗细不均且有局部扩张,支气管固定僵硬、聚拢扭曲,造影剂排空延迟,常见于支气管扩张。

(2)若有局部支气管狭窄或阻塞或有管腔的压迫变形,多见于肿瘤、外伤、异物、结核或炎症。

(3)管壁不规则,造影剂突出管壁,可能是支气管胸膜瘘、食管瘘。

(二)肺血管造影

经动脉或静脉穿刺或插管的方法将造影剂注入预定的血管或心脏内,以快速连续摄片或电影摄影,进行诊断心、肺血管性病变的一种检查方法。

1.方法

肺部有双套血液循环,肺动脉和支气管动脉系统,造影方法如下所述。

(1)静脉穿刺法:静脉直接穿刺,如经肘静脉注入造影剂观察上腔静脉显影情况。

(2)插管法:静脉插管法为经肘静脉或股静脉将导管插入上、下腔静脉或右心房、右心室,从导管注入造影剂,使所需要的心血管显影;动脉插管法为经肘部动脉、颈总动脉或股动脉插入导管,在主动脉壁处寻找支气管动脉,经导管注入造影剂,使支气管动脉显影。

2.造影剂

(1)离子型造影剂:如碘他拉葡胺或复方泛影葡胺;非离子型造影剂:如碘海醇和碘普罗胺,毒副反应较离子型的少。

(2)浓度和剂量:目前提倡低浓度、小剂量,以能达到诊断目的为准,以减少毒副反应。

2.适应证

(1)咯血:严重反复咯血,且出血病灶不明确者;严重咯血,因病变广泛或肺功能低下,不能手术治疗,需做支气管和动脉内检查者。

(2)肺肿瘤:进行肺肿瘤分期,估价上腔静脉,右肺动脉上、下分支,左肺动脉起始或肺静脉、心包有无受侵;肿瘤供血情况;支气管动脉内灌注抗癌药物治疗。

(3)心血管疾病:发绀型先天性心脏病,术前了解肺内血流分布和发育情况;肺动脉及支气管动脉畸形。

4.禁忌证

(1)磺胺类药物过敏者。

(2)肝肾功能不全者。

(3)心力衰竭及严重发绀者。

(三)数字减影血管造影(digital substraction angiography,DSA)

数字减影血管造影是电子计算机与常规血管造影结合的新检查方法,它将设备探测到的X线信息输入计算机,经数字化、各种减影及再成像等过程显示血管系统,用多幅照相机拍成照片进行诊断。

1.优点

(1)实时显影。

(2)减少造影剂的浓度及用量。

(3)提高图像质量。

2.缺点

(1)价格高。

(2)患者呼吸、吞咽动作时出现伪影。

(3)空间分辨率低。

(蒋庆贺)

第二节　CT　检　查

CT是计算机体层摄影的简称,它使传统的X线诊断技术进入了电子计算机处理、电视图像显示的新时代。近年来,在普通CT基础上有针对性地应用高分辨CT(HRCT)、螺旋CT、超高速CT,使胸部疾病CT诊断的广度和深度得以大大提高。

一、CT的基本知识

(一)CT原理

CT断层装置是使X线球管围绕人体的长轴进行旋转照射,在检测器上将穿过人体的受到不同程度衰减的X线转换成电信号,并送入计算机进行模/数(A/D)转换,通过计算机软件重建影像技术构成图像,在显示器显示图像,再经过多幅型相机或激光照相机拍摄成片。

与常规CT相比,HRCT主要通过采用薄层(1~1.5 mm)、缩小视野和骨算法的方法提高图像的空间和密度分辨率,能够显示次级肺小叶为基本单位的肺内细微结构,如小叶间隔、小叶中心小动脉和细支气管的形态。目前主要用于肺弥漫性疾病、支气管扩张和肺内孤立小结节病灶的诊断。现代CT机,包括螺旋CT机上都可以进行HRCT扫描参数设定,一般是在常规CT扫描的基础上,只对感兴趣区的小范围进行HRCT扫描。对肺弥漫性疾病,则主张另在主动脉弓、气管隆嵴及右膈面上方1~2 cm水平各加扫薄层1~2层即可。

胸部螺旋CT是在胸部扫描的过程中,球管不停顿地发出X射线,扫描床持续同步前移的方法。由于加快了扫描速度,患者在20~30秒憋气时间内完成全胸部扫描,避免了呼吸不均造成的微细病变的丢失。普通 CT 扫描为横断图像，难以达到直观的立体效果，螺旋 CT 可提供冠状面、矢状面、斜面及曲面的二维重建、三维重建以及通过 CT 血管造影的靶血管的图像重建。

(二)常用 CT 名词解释

1. CT 值

表示某部分组织 X 线衰减的数据，是以数值表示组织影像密度的高低。以 HU 为单位。将水的 CT 值定为 0，物体的密度越高，CT 值越大；密度越低，则 CT 值越小。肺组织 CT 值为 $-1\,000$ HU，软组织(包括肿瘤)CT 值为 $+40\sim+60$ HU，骨骼可高达 $+1\,000$ HU。

2. 层厚

层厚是指每次扫描时受检层的厚度。层厚越薄，受部分容积效应的影响越小，空间和密度的分辨率就越高。一般层厚选择 10 mm。

3. 层距

两次扫描层面中央平面间的距离。一般层距不大于层厚，否则会造成微小病变的遗漏。

4. 窗宽

窗宽是指所要观察图像的 CT 值范围，可在 $-1\,000\sim+4\,000$ HU 范围内选择。观察不同组织器官可选择最适窗宽，如肺组织为 $-1\,000\sim+4\,000$ HU，纵隔为 $+300\sim+350$ HU。

5. 窗位

窗位指窗宽上限和下限 CT 平均值(窗均值)，根据观察部位的不同加以选择。肺窗位为 $-500\sim-700$ HU，纵隔窗位为 $+30\sim+70$ HU。

二、胸部 CT 层面和解剖结构

(一)胸锁关节层面(主动脉弓上层面，第 4 胸椎水平)

在气管前方及侧方，主要可见五根血管影，依次为右头臂静脉、左头臂静脉、无名动脉、左颈动脉、左锁骨下动脉，左头臂静脉呈一长条形与右头臂静脉汇合流入上腔静脉，无名动脉、左颈动脉、左锁骨下动脉位于左头臂静脉后方，称为"三毛征"或"信号灯征"，此层面主要包括上叶的尖、后、前肺段。

(二)主动脉弓层面(第 5 胸椎水平)

最突出的是位于气管左前方形似香蕉的主动脉弓阴影。气管右前方为圆形上腔静脉影。此层面有两个主要的间隙，一个是气管前、腔静脉后间隙；另一个是胸骨后、血管前间隙，通常可见三角形软组织影，为残留的胸腺。该层面主要包括上叶前、后段，后方小部分为下叶背段。

(三)动脉窗层面(第 6 胸椎水平)

动脉窗层面主要为气管前方的升主动脉和气管左后方的降主动脉影。可见右侧纵隔边缘的奇静脉影汇入上腔静脉；气管在此层面分叉。

(四)左肺动脉层面(第 7 胸椎水平)

左肺动脉层面的特点是肺动脉呈人字形分支，由主肺动脉(肺动脉圆锥)向左右侧分别分出左右肺动脉；右肺动脉前方分别有上腔静脉和升主动脉。气管已分叉为左、右主支气管，呈椭圆形黑腔阴影。此层面前 3/4 为上叶前、后段，后 1/4 为下叶背段。

(五)下肺静脉层面

两下肺静脉回流入左心房，前后是两下叶内侧基底段，上腔静脉汇入右心房，心房、右心室、左心室及左心房四腔室均可见，同时可见肺区及胸膜的分布。

三、胸部 CT 适应证

(1) 发现胸部小病灶或早期病变。①隐匿性病灶：如位于肺尖，肺门及靠近纵隔、横膈，心缘、心后区的病灶，在胸片上易被正常结构掩盖；近胸膜的肺内小结节，因和胸膜软组织缺乏对比，以及位于气管、支气管内的小的占位性病灶除非合并阻塞性改变，均不易被常规胸片发现。②转移性肺癌结节常较小，又常位于肺外带近胸膜下，胸片易漏检，故对肺转移倾向较高的恶性肿瘤，如肝癌、骨肉瘤、生殖细胞肿瘤应常规行 CT 检查。③肺部小片炎症或炎症早期或吸收期，由于周围结构重叠或渗出改变较轻，阴影较淡，通过 CT 可检出胸片漏检病灶。④胸片阴性而高度可疑的粟粒性肺结核。

(2) 怀疑为支气管阻塞引起的肺不张和肺实变。

(3) 发现被大量胸腔积液掩盖的潜在病因（如肿瘤、结核或炎症）。

(4) 肿瘤分期：目前肺癌的分期主要采用美国胸科协会（ATS）的 TNM 分期法。其关键在于 Ⅲa（$T_3N_0M_0$，$T_3N_1M_0$，$T_{1\sim3}N_2M_0$）和Ⅲb 期（$T_{1\sim3}N_3M_0$，$T_4N_{0\sim2}M_0$），前者可行手术切除，后者已无法手术。

在Ⅲa 期，肿瘤范围广泛，但未侵犯到纵隔内重要结构，或伴有同侧纵隔淋巴结或气管隆嵴下淋巴结转移；在Ⅲb 期，肿瘤已侵犯纵隔内重要结构，转移到不能切除的淋巴结（如对侧纵隔或肺门的淋巴结），但肿瘤范围尚未超出胸腔，也无远处转移。CT 和 MRI 在肺癌分期中的作用，就是帮助区分Ⅲa 和Ⅲb 期。

(5) 肺病变：①寻找肺内病变，确定密度值、形态、轮廓；②隐匿性肺转移；③结节内钙化；④肺弥漫性病变及肺气肿 CT 优于胸片，而 HRCT 又优于常规 CT；⑤引起咯血的支气管扩张病变。

(6) 胸膜、胸壁病变。①发现少量胸腔积液及小的胸膜浸润；②脓胸与肺脓肿鉴别；③胸膜受累；④骨、肌肉、皮下组织病变。

(7) 纵隔病变。①肿块：囊性、实性、脂肪性、血管性、淋巴结。②增宽：病理性、解剖变异、生理性脂肪沉积等。③肺门：肺动脉扩大及实质性肿块。④脊柱旁增宽。⑤寻找隐匿性胸腺瘤或胸腺增生。

(8) 心脏及大血管（如动脉瘤）。

(9) 气管、支气管成像：螺旋 CT 薄层扫描可显示主支气管及 95% 以上的段支气管和 50% 的亚段支气管。螺旋 CT 可从冠状、矢状及轴位显示肿瘤对支气管的局部浸润及纵隔侵犯。

(10) CT 血管造影（CTA）：是螺旋 CT 在应用方面最重要的进展。CTA 可较满意地显示附着在血管壁的栓子所造成的充盈缺损。CTA 对 2~4 级肺动脉栓塞诊断的敏感性为 100%，特异性为 96%。CTA 还可提供肿瘤对肺动脉的直接侵犯，以及肺动脉瘤、肺小动脉炎病理改变的直接形态依据。

(11) 穿刺活检导向。

四、胸部疾病 CT 诊断的意义

(一) 肺癌

CT 可发现在普通 X 线胸片上被遮盖的病灶，可发现肺部微小肿瘤 3~5 mm；有助于鉴别纵隔旁肺癌与纵隔肿瘤；有助于肺癌与肺炎鉴别。

(二)纵隔病变

纵隔一向被认为是X线检查的盲区,CT能对纵隔进行横断面显示,区分特异性组织密度,如不能明确时可作静脉注射造影剂增强。发现纵隔增宽时,首先区别是病理性,还是解剖变异或是生理性脂肪沉积,CT检查肿块时需先明确来源于前或后纵隔以帮助定性。

(三)胸膜病变

由于CT为横断面,四周高密度的胸壁和低密度的肺实质形成鲜明对比,所以对胸膜病变很有价值,可了解肺实质病变累及胸膜、胸膜原发病变或胸膜外病变。

对胸膜改变应注意:①胸膜的密度;②病变的形状,如卵圆形或新月状;③肺与病变交界面是否规则及胸壁或胸膜外组织有无消失或破坏;④病变与邻近胸膜交界处所形成的角度。

(四)膈区病变的诊断

图像重建有助于判断肿块来自横膈抑或胸、腹腔。

五、肺内孤立性结节病灶的CT检查

肺内孤立性结节(solitary pulmonary nodule,SPN)是指肺内≤3 cm的类圆形病灶,无肺不张、肺炎、卫星病灶和局部淋巴结节肿大。SPN的处理是临床上的难题之一,其基本原则是尽快切除可能治愈的恶性结节,把良性结节手术切除的数目减少至最低程度。

SPN一般从胸片发现。CT检查时首先作常规扫描(层厚10 mm)以判断病灶的部位,随后对病灶行层厚1.5～2.0 mm的薄层或HRCT连续扫描。HRCT可使结节内部的结构、边缘特征及结节与邻近组织结构的关系清楚显示。HRCT增强扫描可较好地显示结节的强化情况。螺旋CT可在任何一个层面重建图像,保证图像通过结节中心,可较准确地测量CT值和观察病变形态。病灶的三维重建有助于观察病变形态以及与周围组织的关系。

(一)结节的边缘征象

1.毛刺

粗毛刺(直径＞2 mm)在肺癌是常见表现,发生率高达90%,主要是肿瘤病变直接浸润邻近的支气管血管鞘。Nordenstrom曾称肿块不规则的毛刷状边缘为"放射冠"。Heitzma认为该征不能作为恶性的特定征象,但仍强烈提示为恶性改变,而大部分学者认为是肿瘤的细胞浸润结果。粗毛刺在良性结节为9%～33%,可发生于结核瘤和炎性假瘤,为结节的纤维增生并向周围肺实质延伸所致。细毛刺(直径＜2 mm)是由于小叶间隔纤维性增厚。

2.分叶征

分叶征包括脐凹征、棘状突起征和锯齿征。恶性结节中,分叶征占25%～76%。肺间隔进入肿瘤,肺动静脉、支气管分支以及向肿瘤内凹陷的脏层胸膜,均可使局部肿瘤生长受限,形成分叶。在CT上,可见分叶之间有由上述结构形成的条状影像,这对诊断的意义较大。在良性结节中,分叶占4%～29%,如错构瘤、肉芽肿,常为软骨结节或肉芽肿的融合。

3.边缘光滑

良恶性SPN均可表现为光滑边缘,但以良性病变多见。

(二)结节的密度征象

1.结节内的高密度灶

结节内的高密度灶主要是指钙化。钙化的CT值一般为100～200 HU及以上。良性结节钙化的类型有中心钙化、条形钙化、爆米花样钙化、弥漫性钙化。

高度良性结节的钙化表现为以下内容。
(1)结节的中心条形或弥漫钙化,至少为横断面的10%。
(2)良性钙化至少在两个连续薄层层面上出现。
(3)结节边缘光滑,无毛刺。

直径2 cm以下的结节出现钙化多为结核球和错构瘤。值得指出的是钙化并非良性结节的特殊征象。

恶性结节的钙化多为偏心性、细小的斑点状钙化,钙化范围小于结节横断面的10%,肿瘤的钙化常是纤维瘢痕钙化或肿瘤内部营养不良性钙化。

2.结节内的低密度灶

结节内均匀性低密度主要见于良性病变,恶性病变仅为12%,如脂肪在结节内表现为CT值为-40~-90 HU的低密度区,仅见于错构瘤。恶性结节主要为非均匀性的低密度,这些低密度包括空泡征、支气管充气征、空洞等。

(1)空泡征:是指结节病灶中≤5 mm的低密度影,借此与病灶中的小空洞(>5 mm)区别。肿瘤形成空泡征的原因有:①小灶性坏死,但并非是空泡征形成的直接原因,只有在坏死组织少量排出形成小空腔时,或坏死组织脱水,体积缩小形成真空时才形成空泡征;②结节内未闭的头尾走行的含气小支气管,在CT上可表现为低密度小点状影;③呈伏壁生长的腺癌或细支气管肺泡癌的癌细胞在肺泡壁排列不均匀,部分形成乳头状,突入肺泡腔。这种乳头状瘤结构间的含气腔,即表现为低密度的空泡征。肺癌有此征象者为24%~48%,主要为细支气管肺泡癌和腺癌。良性结节中局部性机化性肺炎可有此征。小结核瘤内有干酪坏死灶与支气管相通后形成小空泡则难以与肺癌空泡征相鉴别。

(2)支气管或细支气管充气征:是指结节内宽度1.5 cm以上的条状含气影像,又称空气支气管征。肺癌有此征象者可达70%,多见于腺癌。CT上显示结节与第4或第5级支气管相通时,这些结节经纤维支气管镜活检的阳性率明显增高。

(3)SPN呈毛玻璃样密度及周围晕轮征:一般多见于孤立性细支气管肺泡癌,为肿瘤沿肺泡间质或沿肺泡壁生长,肺泡腔未被肿瘤完全占据或肺泡腔内大部分被脱落细胞占据或被黏液占据,形成结节内毛玻璃样密度,如果结节内毛玻璃样密度内出现"空泡征",诊断为细支气管肺泡癌可能性很高。

SPN周围晕轮征是一个存在争议的征象。有人认为它是结节周围脉管炎,感染性出血,支气管肺动脉破裂、坏死等原因引起的一种出血性良性肺结节特征性征象。伴咯血的肺结核结节中可有此征象。Gaeta等则认为周围晕轮征是恶性SPN的特异性征象,一旦出现,可能预示一个惰性肿瘤转变为一个活跃肿瘤。

(三)结节周围的征象

1.结节与周围血管的关系

结节与周围血管的关系可表现为:①肺内血管穿过结节;②肺内血管受牵拉向结节移位;③肺内血管在结节周边截断;④肺内血管受压移位。上述改变称为"血管集束征",此征在肺癌中的出现率约为80%,主要为腺癌。手术发现所有肺癌均有肺静脉受累,对肺静脉的判断需连续观察不同CT层面,追踪到肺门。有报道,当结节与血管连接时,其为恶性结节的危险度是良性结节的61倍。球形肺炎亦可有周围血管集束征,血管扩张增粗,但无僵直、牵拉表现。

2.结节与支气管的关系

在 HRCT 上可包括：①支气管被肿瘤切断；②肿瘤包含支气管；③肿瘤压迫支气管；④支气管不规则狭窄、增厚。

3.结节与邻近胸膜的关系

结节与胸膜之间线形、条形或三角形接连称"胸膜凹陷征"，在肺癌中约占50%，以腺癌多见。肺结核瘤及其他炎性结节因胸膜粘连也可形成类似的表现，发生率为19%。胸膜凹陷征在良恶性病例中均可出现，恶性病例中检出率较高，以腺癌为最高，类癌罕见。如胸膜凹陷征形态不规则并伴随胸膜较广泛增厚以及与肿瘤广泛粘连，常常是炎性肿块的重要征象。

(四)结节的增强扫描特征

增强扫描对鉴别良、恶性结节有意义。薄层 CT 或 HRCT 较普通 CT 更准确显示增强后 CT 值的变化。

1.增强后 CT 值的变化

Swensen 等报道，恶性结节 CT 增强扫描后，CT 值增强 20~108 HU，中位数为 40 HU；而肉芽肿与良性肿瘤则为 -4~58 HU，中位数为 12 HU。若以 CT 值增强超过 20 HU 为恶性结节强化的最低值，其诊断敏感性为 100%，特异性为 76%，准确率为 92%，由于 9% 的结节强化值均在 (20 ± 5) HU 范围内，故 Swensen 等认为若强化值在 16~24 HU 时仍应称为不定性结节。若强化值>25 HU 时，则可诊断为恶性结节，应进一步行经皮或经纤支镜肺活检甚至开胸探查等有创检查，如强化值不超过 15 HU，则可在临床监视下定期行 X 线复查。

2.增强后密度形态的改变

Yamashita 等将其分为 4 型。①中央增强型：增强位于占结节 60% 的中央部；②周围增强型；③完全增强型；④包裹增强型：仅周围部的最外围增强。完全增强型多提示肺癌，当肺癌有大面积坏死时，也可呈周围增强型，此时其 CT 强化值可低于 20 HU。结核瘤和大多数错构瘤常为周围增强型和包裹增强型。

(五)SPN 鉴别诊断的原则

SPN 的 CT 定性诊断的指标。

Ⅰ.外形：Ⅰa 圆形；Ⅰb 土豆、树叶、桑葚状，即有分叶。

Ⅱ.密度：Ⅱa 均匀；Ⅱb 不均匀(小结节堆聚、小泡、小管、小洞)。

Ⅲ.钙化：Ⅲa 超过 20% 容积；Ⅲb 低于 20% 容积。

Ⅳ.周围：Ⅳa 无毛刺；Ⅳb 有毛刺。

一般规律是 Ⅰb~Ⅳb 均为恶性 SPN 特征。

必须强调指出，对 SPN 决不能凭单一的征象来肯定或否定良性或恶性结节的诊断。临床症状、体征、常规检验和胸片仍是 SPN 初诊的依据。

分析 SPN 良恶性应注意不能仅靠个别特征而加以判断，应多种影像特征相结合和影像诊断与临床相结合，否则难免误诊。少数疑难病例，最终的定性还得依靠纤维支气管胸腔镜或穿刺活检。

（孙文杰）

第三节 MRI 检 查

磁共振成像(magnetic resonance imageing,MRI)是利用一定频率的射频信号对处于静磁场内的人体的任意选定层面进行激发,从而产生磁共振信号。与普通X线及CT相比,它具有无X线损害、较高的密度分辨率、容易显示纵隔及肺门区域的软组织的病变、可获得人体任意选定平面的扫描图像等优点,因此MRI已成为现代一种最先进的影像诊断技术。

一、适应证

(一)肺门病变

肺门在磁共振影像上具有良好的自然对比,不必注射造影剂就能对鉴别肺门肿块为血管性病变或软组织病变性质有一定帮助。实际工作中,T_1加权图像的扫描参数为:TR为500～1 000毫秒,TE选择16～30毫秒;T_2加权图像的扫描参数为:TR>1 800毫秒,TE选择65～120毫秒。

(二)层厚、层间隔及扫描平面选择

层厚常规取7～10 mm。扫描野应较宽,以便覆盖整个胸部。胸部扫描时,一般把横断面作为基本的成像平面,视具体情况选择应用冠状面、矢状面或斜切面成像。冠状位像或矢状位像能较好地显示肺尖、肺底病变及纵向走行的组织器官如气管、主支气管、上腔静脉,食管等处的病变。平行于主动脉弓走行的斜切面像能显示主动脉的全貌。

(三)心电门控成像技术

心电门控成像技术是指利用心电信息将每次射频脉冲的触发时间固定于心动周期的某一点上,使每一层面每一次的激发和数据采集都处于固定的时相上,从而有效地减少了心脏搏动产生的伪影,这对于肺门及中下纵隔区的图像质量控制相当重要,激发的间隔时间一般为100毫秒。

(四)呼吸门控技术

呼吸门控是指把进行数据采集的时间控制于呼气末至吸气开始的时间间隔内,其目的是减轻呼吸运动对图像质量的影响。由于呼吸运动的节律不如心电门控,而且呼吸运动过程中无简单的电物理信号伴发,因此其效果不如心电门控。采用呼吸门控技术,TR时间由呼吸周期决定,因而扫描时间延长。

(五)磁共振血管造影(magnetic resonance angiography,MRA)

(1)MRA是利用磁共振"流动相关增强"现象而建立图像,是一种非创伤性的血管造影新技术,不用静脉注射对比剂。胸部MRA在诊断主动脉瘤、主动脉夹层、肺动脉扩张、腔静脉梗阻、腔静脉内血栓形成等方面有一定价值。

(2)胸部对比剂增强MRA技术是指借助静脉注射对比剂,将肺动脉主干及其分支成像,临床上取得了可喜的成果。随着MRI快速成像技术的发展,胸部MRA技术必将更加完善,服务于临床实践。

二、临床意义

(1)MRI可以在不改变患者体位的情况下获得人体横断面、冠状面、矢状面甚至任意选定平

面的扫描图像,能比较全面地显示组织器官的解剖结构,并有助于分析病变的范围及解剖关系。

(2)MRI具有较高的密度分辨率,对分析组织成分、鉴别组织特性有一定帮助。通过改变扫描参数(如重复时间 TR 和回波时间 TE)可获得 T_1 加权图像、T_2 加权图像,质子密度图像及其他特殊图像等。比较不同图像上病变信号强度的变化,有助于对病变性质进行判断。

(3)MRI具有特征性的血液流空现象,心脏、血管均表现为管腔状影,因此,在不使用造影剂的情况下,就能产生较好的纵隔及肺门区域的自然对比,容易显示纵隔及肺门区域的软组织肿块,尤其是显示较小的肿块比CT更具优越性。

(4)MRI检查没有电离辐射对人体造成的危害,通常不使用造影剂,是一种无损伤性检查。少数情况下需增强扫描,采用的是顺磁性造影剂,它无毒性反应,在检查前患者不需要做特殊准备,因此易为患者所接受。

(5)MRI空间分辨率不如CT,对肺部的微细结构,如肺小叶结构,不能很好显示。人体的一些生理活动,如呼吸运动、心脏大血管搏动及心血管内血液流动均会影响图像的清晰度。但是,随着磁共振技术的发展和改进,特别是心电门控(ECG gating)技术、呼吸门控技术及呼吸触发技术的应用,在一定程度上改变了胸部MRI的影像质量。

(6)MRI一般搜集的是氢原子信号,钙化区域不产生磁共振信号,因此在肺结核与肺内一些具有钙化病变的疾病和肿瘤的鉴别诊断具有一定限度。

(王宏宇)

第四节 痰细菌学检查

痰细菌学检查应先嘱患者用水漱口,然后用自气管深部咳出的痰液,盛于洁净容器内,切勿将鼻涕吸入。

一、目视检查

(一)颜色
在呼吸系统化脓性感染或肺炎时,痰中因含有大量脓细胞、上皮细胞而呈黄色,铜绿假单胞菌感染的痰呈绿色。大叶性肺炎或肺坏死因血红蛋白分解,痰可呈铁锈色。患阿米巴肺脓肿时痰可呈咖啡色。急性心力衰竭、肺梗死出血、肺结核或肺肿瘤引起的血管破裂时,痰可呈咖啡色。

(二)性状
由于所含成分不同,呈现黏液性、黏液脓性、浆液性及血性等。

1.黏液性痰

黏液性痰见于上呼吸道炎症或支气管炎初期。

2.黏液脓性痰

最常见,因痰液中脓细胞含量不同而呈不同程度的黄色,见于支气管炎的恢复期、肺结核等。

3.脓性痰

混浊,内含大量脓细胞,见于肺脓肿、浸润性肺结核、穿透性脓胸等。

4.浆液性痰

呈稀薄的泡沫状,见于急性肺水肿。

5.血性痰

血性痰指痰中混入大量血液者。因血量的多少、新旧程度不同,及其他成分的多少不一,而呈现种种颜色,如鲜红色、褐色、黑色等。还应注意区分是否有血丝、血块、血痰混合。

(三)异常物

1.支气管管型

支气管管型是由纤维蛋白和黏液等在支气管内形成的灰色树枝状体,在咳出的痰内常卷曲成团。如将其浮在盐水中则展开成树枝状。痰液中支气管管型见于纤维素性支气管炎、肺炎链球菌性肺炎、白喉等。

2.Curschmanna 螺旋体

肉眼所见为淡黄或白色的富有弹性的丝状物,多卷曲成团,展开长度可达 1.5 cm,常见于支气管哮喘及急性和慢性支气管炎。

3.其他

痰液有时可见寄生虫(如肺吸虫、蛔虫及钩虫的蚴虫)、肺结石及肺组织等。

二、显微镜检查

选取可疑部分涂片,加少量生理盐水混匀,制成盐水涂片镜检,或待痰涂片干燥后进行染色镜检。涂片染色镜检时根据需要可将痰涂片进行 Wright 染色、革兰染色和抗酸染色镜检。

(一)Wright 染色

可做白细胞分类计数,嗜酸性粒细胞计数增多,见于支气管哮喘和肺吸虫病等。结核病时,痰液中淋巴细胞计数常增多,若混合感染则中性粒细胞计数增多。

(二)革兰染色

多用于一般细菌涂片检验,痰液中可见到细菌种类很多,以检出肺炎链球菌、葡萄球菌、链球菌、肺炎杆菌较有意义。

(三)抗酸染色

染色后用油镜检查,镜检至少 100 个视野。结果以"找到抗酸杆菌"或"未找到抗酸杆菌"报告。找到者,若 100 个视野中抗酸杆菌 1～2 条者,报告菌数,3～9 条者为"＋",10～99 条者为"＋＋",每个视野中 1～10 条者为"＋＋＋",每个视野 11 条以上为"＋＋＋＋"。

必要时可将痰标本进行浓缩处理,后查抗酸杆菌,检查抗酸杆菌的报告必须注明直接涂片法或浓缩法。

(蔡 畅)

第五节 肺功能检查

肺功能检查内容包括肺容积、通气、换气、呼吸动力、血气等项目。通过肺功能检查可对受检者呼吸生理功能的基本状况作出质和量的评价,明确肺功能障碍的程度和类型,进而可以更深一步地研究疾病的发病机制、病理生理,并对疾病的诊断、治疗、疗效判定、劳动能力评估及手术的耐受性等具有很大的帮助。以下简述临床常用肺功能检查项目。

一、通气功能检查

(一)肺容积

肺容积指在安静情况下,测定一次呼吸所出现的容积变化,不受时间限制,具有静态解剖学意义,是最基本的肺功能检查项目。肺容积由潮气量、补吸气量、补呼气量、残气量及深吸气量、功能残气量、肺活量、肺总量八项组成(图1-1)。其值与年龄、性别和体表面积有关。以下分别介绍各项指标的含义及其正常值。

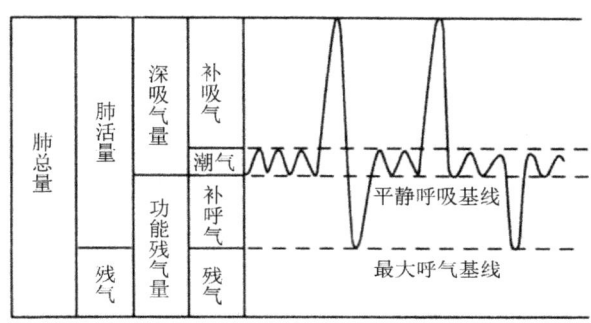

图1-1 肺容积及其组成

1.潮气量(V_T)

V_T为平静呼吸时,每次吸入和呼出的气量。成人正常值400~500 mL。

2.补呼气量(ERV)

ERV平静呼气末再尽最大力量呼气所呼出的气量。成人正常值:男性约910 mL、女性约560 mL。

3.补吸气量(IRV)

IRV为平静吸气末再尽最大力量吸气所吸入的气量。成人正常值:男性约2 160 mL、女性约1 400 mL。

4.深吸气量(IC)

IC为平静呼气末尽最大力量吸气所吸入的最大气量,即潮气量加补吸气量。成人正常值:男性约为2 660 mL、女性约为1 900 mL。

5.肺活量(VC)

肺活量是指深吸气末尽力呼气所呼出的全部气量(即深吸气量加补呼气量)。成人正常值:男性约3 470 mL、女性约2 440 mL;VC实测值占预计值的百分比小于80%为减低,其中60%~79%为轻度减低、40%~59%为中度减低、小于40%为重度减低。肺活量减低提示限制性通气障碍,也可以提示严重阻塞性通气障碍。

6.功能残气量(FRC)

FRC为平静呼气末肺内所含气量,即补呼气量加残气量(RV)。正常成人参考值:男性(3 112±611)mL、女性(2 348±479)mL。增加见于阻塞性肺气肿等,减少提示肺间质纤维化、ARDS等。

7.残气量(RV)

RV 为最大呼气末肺内所含气量,即功能残气量减补呼气量。正常成人参考值:男性(1 615±397)mL、女性(1 245±336)mL。其临床意义同功能残气量。然而临床上残气量常以其占肺总量百分比即 RV/TLC% 作为判断指标,成人正常值:男性小于 35%、女性约 29%、老年人可达 50%。超过 40% 提示肺气肿。

8.肺总量(TLC)

TLC 为最大限度吸气后肺内所含气量,即肺活量加残气量。正常成人参考值:男性(5 766±782)mL、女性(1 353±644)mL。肺总量减少见于广泛肺部疾病。

(二)通气功能测定

通气功能又称为动态肺容积,是指单位时间内随呼吸运动进出肺的气量和流速。常用指标如下。

1.每分钟静息通气量(V_E)

这是指静息状态下每分钟呼出气的量,等于潮气量×每分钟呼吸频率。正常值:男性(6 663±200)mL、女性(4 217±160)mL。$V_E > 10$ L/min 提示通气过度,可发生呼吸性碱中毒,$V_E < 3$ L/min 提示通气不足,可造成呼吸性酸中毒。

2.最大自主通气量(MVV)

这是指在 1 分钟内以最大的呼吸幅度和最快的呼吸频率呼吸所得的通气量。可用来评估肺组织弹性、气道阻力、胸廓弹性和呼吸肌的力量,临床上常用作通气功能障碍、胸部手术术前判断肺功能状况、预计肺合并症发生风险的预测指标以及职业病劳动能力鉴定的指标。正常成人参考值:男性(104±2.71)L、女性(82.5±2.17)L。临床常以实测值占预计值的百分比进行判定,实测占预计值小于 80% 为异常。

3.用力肺活量(FVC)和第 1 秒用力呼气容积(FEV_1)

VC 是指深吸气后以最大力量、最快的速度所能呼出的气量。其中第 1 秒用力呼气容积(FEV_1)是测定呼吸道有无阻力的重要指标。临床常用 FEV_1 和一秒率($FEV_1/FVC\%$)表示,正常成人 FEV_1 值:男性(3 179±117)mL、女性(2 314+48)mL;$FEV_1/FVC\%$ 均大于 80%。

4.最大呼气中段流速(MMEF、MMF)

测定方法是将 FVC 起、止两点间分为四等份,取中间 50% 的肺容量与其所用呼气时间相比所得值。可作为早期发现小气道阻塞的指标。正常成人值:男性为(3 452±1 160)mL/s、女性为(2 836±946)mL/s。

二、小气道功能检查

小气道是指吸气状态下内径不大于 2 mm 的细支气管,是许多慢性阻塞性肺疾病早期容易受累的部位。因小气道阻力仅占气道总阻力的 20% 以下,故其异常变化不易被常规肺功能测定方法检出。

(一)闭合容积

闭合容积(CV)指平静呼气至残气位时,肺下垂部小气道开始闭合时所能呼出的气体量。而小气道开始闭合时肺内留存的气体量则称为闭合总量(CC)。正常值随年龄增加而增加:CV/VC%,30 岁为 13%,50 岁为 20%,CC/TLC < 45%。

(二)最大呼气流量-容积曲线

最大呼气流量-容积曲线(MEFV)为受试者在做最大用力呼气过程中,记录呼出的气体容积与相应的呼气流量的曲线,或称流量-容积曲线(V-V曲线)。临床上常用VC 50%和VC 5%时的呼气瞬时流量($Vmax_{50}$和$Vmax_{25}$)作为检测小气道阻塞的指标,凡两指标的实测值/预计值小于70%,且$V_{50}/V_{25}<2.5$即认为有小气道功能障碍。

三、换气功能检查

(一)通气/血流比例

在静息状态下,健康成人每分钟肺泡通气量约4 L,血流量约5 L,二者比例即通气/血流(V/Q)为0.8。在病理情况下,无论是V/Q增大或减小,均可导致动脉氧分压降低,临床常见于肺炎、肺不张、急性呼吸窘迫综合征、肺梗死和肺水肿等情况。

(二)肺泡弥散功能测定

肺泡弥散是肺泡内气体中的氧和肺泡壁毛细血管中的二氧化碳,通过肺泡壁毛细血管膜进行气体交换的过程。临床上弥散障碍主要是指氧的弥散障碍。弥散量如小于正常预计值的80%,提示弥散功能障碍。常见于肺间质纤维化、气胸、肺水肿、先天性心脏病、风湿性心脏病等情况。弥散量增加可见于红细胞增多症、肺出血等。临床上常用的单次呼吸法的正常值为:男性187.52~288.8 mL/(kPa·min);女性156.77~179.7 mL/(kPa·min)。

四、肺顺应性

肺顺应性用以反映肺组织的弹性,通常包括肺顺应性、胸壁顺应性和总顺应性。肺顺应性分为静态顺应性和动态顺应性两种。静态顺应性是指在呼吸周期中气流被短暂阻断时测得的肺顺应性,它反映肺组织的弹性,正常值为2.0 L/kPa;动态肺顺应性是在呼吸周期中气流未被阻断时的肺顺应性,它受气道阻力影响,正常值为1.5~3.0 L/kPa。其值降低,见于肺纤维化等疾病;其值增加,见于肺气肿。

五、呼吸道阻力

呼吸道阻力指气体在气道内流动时所产生的摩擦力,通常用产生单位流速所需的压力差来表示。一般采用体容积描记法或强迫脉冲振荡法测定。正常值为每分钟0.098~0.294 kPa/L(流速0.5 L/s)。阻塞性肺疾病呼吸道阻力增加,由于呼吸道阻力的80%以上来自大气道的阻力,若阻塞仅影响小气道,则阻力改变不大;限制性疾病呼吸道阻力多降低。

六、血液气体分析

动脉血气分析包括动脉氧分压、动脉二氧化碳分压和动脉氢离子浓度的测定,并根据相关的方程式由上述三个测定值计算出其他多项指标,从而判断肺换气功能及酸碱平衡的状况。血气分析的主要指标有以下几种。

(一)动脉血氧分压(PaO_2)

动脉血氧分压是指血液中物理溶解的氧分子所产生的压力。正常值为12.6~13.3 kPa(95~100 mmHg)。PaO_2可作为判断低氧血症及呼吸衰竭的指标。

(二)动脉血氧饱和度(SaO_2)

SaO_2 是单位血红蛋白含氧百分数,正常值为 95%～98%。SaO_2 也是反映机体是否缺氧的一个指标。但由于血红蛋白离解曲线(ODC)呈 S 形的特性,较轻度缺氧时,尽管 PaO_2 已有明显下降,SaO_2 可无明显变化,因此 SaO_2 反映缺氧并不敏感,且有掩盖缺氧的潜在危险。

(三)动脉血氧含量(CaO_2)

这是指单位容积的动脉血液中所含氧的总量,包括与血红蛋白结合的氧和物理溶解的氧两个部分。正常值为 8.55～9.45 mmol/L(19～21 mL/dL)。CaO_2 是反映动脉血携氧量的综合性指标。慢性阻塞性肺疾病患者的 CaO_2 值随着 PaO_2 降低而降低,但血红蛋白正常或升高;贫血患者虽然 PaO_2 正常,而 CaO_2 随着血红蛋白的降低而降低。

(四)动脉血二氧化碳分压($PaCO_2$)

动脉血二氧化碳分压是指物理溶解在动脉血中的 CO_2(正常时每 100 mL 中溶解 2.7 mL)分子所产生的张力。其正常值 4.7～6.0 kPa(35～45 mmHg),均值为 5.3 kPa(40 mmHg)。当呼吸衰竭时,如果 $PaCO_2>6.7$ kPa(50 mmHg),称为Ⅱ型呼吸衰竭。同时 $PaCO_2$ 也是判断呼吸性酸或碱中毒的指标。

(五)pH

pH 是血液中氢离子浓度的指标或酸碱度。正常值为 7.35～7.45。pH<7.35 为失代偿性酸中毒,存在酸血症;pH>7.45 为失代偿性碱中毒,有碱血症。临床上不能单用 pH 来判断代谢性或呼吸性酸碱失衡,应结合其他指标进行综合判断。

(六)标准碳酸氢盐(SB)

标准碳酸氢盐是指在 38 ℃,血红蛋白完全饱和,$PaCO_2$ 为 5.3 kPa(40 mmHg)的气体平衡后的标准状态下所测得的血浆 HCO_3^- 浓度。正常值为 22～27 mmol/L,平均 24 mmol/L。SB 是单纯反映代谢因素的指标,一般不受呼吸的影响。

(七)实际碳酸氢盐(AB)

实际碳酸氢盐是指在实际 $PaCO_2$ 和血氧饱和度条件下所测得的血浆 HCO_3^- 含量,正常值为 22～27 mmol/L,平均值为 24 mmol/L。AB 在一定程度上受呼吸因素的影响。当呼吸性酸中毒时,AB>SB;当呼吸性碱中毒时,AB<SB;相反,代谢性酸中毒时,AB=SB 小于正常值;代谢性碱中毒时,AB=SB 大于正常值。

(八)缓冲碱(BB)

缓冲碱指血液中一切具有缓冲作用的碱性物质的总和,包括 HCO_3^-、Hb^- 和血浆蛋白、HPO_4^{2-}。正常值为 45～50 mmol/L。BB 是反映代谢性因素的指标,减少提示代谢性酸中毒,增加提示代谢性碱中毒。

(九)碱剩余(BE)

BE 是指在标准状态(与 SB 者相同)下,将血液标本滴定至 pH 为 7.40 所需要的酸或碱的量,反映缓冲碱的增加或减少。是反映代谢性因素的指标,正常值为 (0 ± 2.3) mmol/L。碱多,BE 为正值;酸多,BE 为负值。

(十)血浆 CO_2 含量

$T\text{-}CO_2$ 是指血浆中结合的和物理溶解的 CO_2 总含量。其中 HCO_3^- 占总量的 95% 以上,故 $T\text{-}CO_2$ 基本反映 HCO_3^- 的含量。又因其受呼吸影响,故在判断混合性酸碱失调时,其应用受到限制。

(杨 欢)

第六节 胸膜腔穿刺术

一、适应证

(1)诊断性穿刺,以确定积液的性质。
(2)穿刺抽液以减轻其对肺的压迫。
(3)抽吸脓液治疗脓胸。
(4)胸腔内注射药物。

二、相对禁忌证

(1)出血体质、应用抗凝剂、出血时间延长或凝血机制障碍者。
(2)血小板计数$<50\times10^9/L$者。
(3)体质衰弱、病情危重,难以耐受操作者。
(4)穿刺局部皮肤感染,如脓皮病或带状疱疹患者,感染控制后再实施操作。

三、准备工作

(1)向患者及家属说明穿刺的目的,签字同意后实施操作。对精神紧张者,可于术前半小时给予地西泮 10 mg,或可待因 30 mg 以镇静止痛。叮嘱患者在操作过程中避免深呼吸和咳嗽,有任何不适应及时提出。
(2)药物过敏史者,需进行普鲁卡因或利多卡因皮试。皮试呈阴性者实施操作。
(3)器械准备:一次性胸腔穿刺包、无菌手套、治疗包、普鲁卡因或利多卡因、样品收集瓶若干。如需胸腔内注药,应准备好所需药品。

四、操作方法

(一)患者体位

患者取直立坐位,面向椅背,两前臂平放于椅背上,前额伏于前臂上。不能起床者,可取半坐卧位,患侧前臂上举,抱于枕部。

(二)穿刺点定位

(1)有条件者,应由B超定位,确定穿刺点,并在体检确证后进行穿刺。
(2)体检定位:胸部轻叩诊浊音区上界(或触觉语颤消失区上界)下方1个肋间隙下端的肋骨上缘,常选择肋骨平直,易于体表定位处,并用甲紫在皮肤上做标记。
(3)常选择肩胛下角线第7~9肋间穿刺,应避免在第9肋间以下穿刺,穿刺点也不应靠近棘突。

(三)消毒

分别用碘酒、酒精或络合碘在穿刺点部位自内向外进行皮肤消毒,消毒范围直径约 15 cm。铺盖无菌洞巾,用胶布固定。

(四)局部麻醉

以 2 mL 注射器抽取 2% 普鲁卡因或 2% 利多卡因 2 mL,在肋骨上缘于穿刺点垂直进针,做自皮肤到壁胸膜的局部麻醉,注药前应回抽,观察无气体、血液、胸腔积液后,方可推注局麻药。在估计进入胸腔前,应多注药以麻醉胸膜。回抽出胸腔积液后,记录穿刺针的深度,拔出局麻针。

(五)穿刺

夹闭穿刺针后的橡皮胶管,以左手固定穿刺部位局部皮肤,右手持穿刺针,沿麻醉进针通路缓慢刺入,当针尖抵抗感突然消失,表明针尖已进入胸膜腔。术者固定穿刺针,接上 50 mL 注射器(可预注入 1 mL 肝素),松开橡皮胶管,由助手抽吸胸腔液体,注射器抽满后,夹闭橡皮胶管,取下注射器,将液体注入盛器中,计量并送实验室检查。

若用三通活栓式穿刺针穿刺,穿刺前应先将活栓转到胸腔关闭处,进入胸腔后接上注射器,转动三通活栓,使注射器与胸腔相通,然后进行抽液。注射器抽满液体后,转动三通活栓,使注射器与外界相通,排出液体。

如需胸腔内注药,在抽液后,将药液用注射器抽好,接在穿刺针后橡皮胶管上,回抽少量胸腔积液稀释,然后缓慢注入胸腔内。

(六)术后处理

抽液完毕后,拔除穿刺针,覆盖无菌纱布,稍用力压迫穿刺部位,以胶布固定,嘱患者静卧休息。观察术后反应,注意并发症,如气胸、肺水肿等。

五、特殊情况下穿刺

(一)诊断性胸膜腔穿刺[如仅仅抽取少量积液进行渗(漏)出液分析时]

可遵照上述穿刺方法,在麻醉成功后,换用 5 mL 注射器针头连接 20 mL 注射器,沿麻醉通路带负压缓慢进针,获突破感后抽取 10~20 mL 胸腔积液后拔针。

(二)治疗性胸膜腔穿刺(单纯引流减轻呼吸困难症状)

可遵照上述穿刺方法,在麻醉成功后,换用 14F 静脉留置针连接 5 mL 注射器,沿麻醉通路带负压缓慢进针,获突破感并顺利抽出胸腔积液后,回退针芯 0.5~1 cm,继续向下进针 2~3 cm 至满意深度,拔除针芯,固定留置针并连接三通及引流管缓慢引流胸腔积液 500~1 000 mL 后拔针。

六、注意事项

(1)穿刺操作前必须征求患者及家属的意见,签字同意后实施操作。

(2)穿刺前应明确积液的大致部位,并行 B 超定位。穿刺时应保持与超声扫描相同的体位,并常规叩诊,确定穿刺点无误后实施操作。

(3)避免在第 9 肋间以下穿刺,以免穿透膈肌损伤腹腔脏器。

(4)应严格无菌操作,操作中要防止空气进入胸腔,始终保持胸腔负压。

(5)穿刺过程中,应叮嘱患者避免深呼吸和咳嗽。如患者出现咳嗽应终止操作。

(6)应由肋骨上缘进针,避免损伤肋间神经和血管。抽液中应常规固定穿刺针,避免针头摆动损伤肺组织。

(7)诊断性胸膜腔穿刺抽液量满足检查要求即可,首次胸膜腔穿刺抽液不能超过 600 mL,以后每次抽液不能超过1 000 mL,抽液速度应平缓。

(8)在穿刺中有任何不适、不能坚持者,应立即停止抽液,拔除穿刺针。

(9)少量胸腔积液或包裹性胸腔积液患者,应根据实际情况,考虑在B超引导下穿刺。

(10)积液应尽快送检,常规送检积液常规及生化(至少包括总蛋白及乳酸脱氢酶),并根据实际情况送检细菌涂片、培养及瘤细胞检查等。对于蛋白含量较高或血性胸腔积液,可在注射器内加入少量肝素,防止积液蛋白凝结。检查瘤细胞至少需100 mL胸腔积液,不能及时送检瘤细胞者应在胸腔积液中加入防腐剂(9 mL胸腔积液中加入1 mL 40%甲醛)。

七、并发症及处理

(一)胸膜反应

患者在穿刺过程中出现头晕、面色苍白、出汗、心悸、胸部压迫感或剧痛、血压下降、脉细、肢冷、晕厥等。发现患者发生胸膜反应,医师应立即停止操作,拔出穿刺针,让患者头低位平卧。观察血压、脉搏变化。心动过缓者可肌内注射1 mg阿托品,低血压者可皮下注射1:1 000肾上腺素0.3~0.5 mL或静脉注射葡萄糖液。在下次操作前,应积极做患者的思想工作,消除患者的思想顾虑,也可在操作前半小时给予地西泮。

(二)血胸

多由于操作时刺破肋间动脉、静脉所致。发现抽出血液(应与血性胸腔积液鉴别:血液可凝,而血性胸腔积液不凝),应停止抽液,观察血压、脉搏、呼吸、血红蛋白等的变化。

(三)气胸

操作时,胶管未夹闭,漏入空气所致。如患者无症状,可不必处理。如果患者在穿刺后出现呼吸困难,应常规拍胸片,除外大量气胸,多由于穿刺时刺破脏胸膜所致,此时应按气胸处理。

(四)穿刺点出血

一般为少量出血,消毒棉球按压即可止血。

(五)胸壁蜂窝织炎及脓胸

均为穿刺时消毒不严格导致的细菌感染,需用抗生素治疗,大量脓胸可行胸腔闭式引流。

(六)麻醉意外

少见,应预先予以皮试,皮试呈阴性者才进行操作。如出现麻醉意外,应皮下注射1:1 000肾上腺素0.5~1 mL,必要时3~5分钟后可重复。

(七)空气栓塞

少见,多见于人工气胸治疗时,病情危重,可引起死亡。

(师燕飞)

第二章 呼吸内科疾病常用治疗方法

第一节 吸入疗法

吸入疗法是将干粉剂或转化为气溶胶的药物,经吸入途径直接吸至下气道和肺达到治疗目的的一种治疗方法。气溶胶是指能悬浮于空气中的微小液体或固体微粒。气溶胶微粒有一个十分有利的表面积与容量的比例,有利于药物迅速弥散,进入气道后有广泛的接触面(成人肺泡面积 $40\sim70\ m^2$)且作用部位直接。给药剂量很低,肺内沉积率高,体内的吸收很少,因此不良反应很轻微。药物开始作用的时间迅速而作用持续的时间较长,在治疗呼吸系统疾病时,吸入治疗与静脉及口服用药相比有独特的优势,近年来已被广泛应用于临床并取得了较好的治疗效果。因此,一般情况下常首选吸入治疗。

一、雾化治疗装置

常用的吸入装置有喷射雾化器、超声雾化器、定量吸入器和干粉吸入器。

(一)喷射雾化器

它是临床上最常用的雾化器,其以压缩空气和氧气气流为驱动力,高速气流通过细孔喷嘴,根据Venturi效应在其周围产生负压携带贮罐内的液体卷入高速气流而被粉碎成为细小的雾滴,再通过喷嘴两侧的挡板拦截筛选,使雾滴变得均一细小。一般喷射型雾化器每次置入药液 $4\sim6\ mL$,驱动气流量 $6\sim8\ L/min$,常可产生理想的气雾量和雾化微粒。氧气驱动雾化吸入是以氧气作为驱动力,氧气驱动雾化吸入过程中患者可以持续得到充足的氧气供给,在雾化吸入治疗同时 SaO_2 上升,吸入雾气对患者呼吸道刺激性小,患者感觉舒适,但对慢性呼吸衰竭低氧血症伴高碳酸血症患者应慎用。喷射雾化吸入是以压缩空气作为动力,将雾化液制成气溶胶微粒,药液迅速到达深部细支气管和肺组织等病变部位,起效快,吸入时间短,操作方便,简单易行。氧气驱动雾化吸入和喷射雾化吸入的液体量少,且雾化颗粒小,一方面使水蒸气对吸入氧浓度的影响减少,另一方面也减少了湿化气对呼吸道的阻力,减轻了患者的呼吸做功,避免了呼吸肌疲劳。

(二)超声雾化器

它是利用超声发生器薄板的高频震动将液体转化为雾粒,同时将部分能量转化为热能使雾粒加温。由于一些药物在超声雾化后可能会影响其稳定性,目前超声雾化器一般仅用于化痰、湿化等治疗,而不主张使用平喘药和糖皮质激素等药液的雾化吸入治疗。此外有研究显示,老年慢性阻塞性肺疾病加重期(AECOPD)患者采用超声雾化治疗的不良反应(发绀、心悸、胸闷、喘息加重)发生率较高。原因可能是:①吸入气雾中水蒸气含量大,使吸入气体氧浓度降低,从而使患者的SaO_2明显降低;②吸入过多的水蒸气后气道阻力增加,同时气道内干稠分泌物吸水后膨胀,加大了气道阻力,使呼吸做功加大,耗氧量增加,产生膈肌疲劳,难以维持必要的肺泡通气量;③老年AECOPD患者,由于肺功能受损,肺储备降低,代偿能力差,在雾化吸入治疗过程中容易受到吸入气溶胶的刺激,引起剧烈咳嗽,诱发支气管痉挛,加重低氧血症。因此,建议老年COPD患者在雾化吸入治疗时选择氧气驱动雾化吸入或喷射雾化吸入,以减少不良反应的发生,提高舒适度。

(三)定量吸入器(metered dose inhalers,MDI)

此装置内含有加压混合物,包括推进剂、表面活性剂和药物(仅占总量的1%)等。使用MDI无须额外动力,操作简单、便于携带,且无继发感染的问题。但使用MDI必须掌握正确的缓慢吸气与手的同步动作,才能将药液吸入肺内。

(四)干粉吸入器(dry power inhalers,DPI)

吸入器内可装多个剂量,每次传送相同剂量,操作简便,携带方便。干粉吸入器是呼吸驱动的,因此不需要患者像应用MDI那样掌握动作的协调性。但吸入器有一定的吸气阻力,需要达到一定的吸气峰流速才能吸入药物。

二、吸入治疗的常用药物及临床应用

支气管舒张药能够通过松弛呼吸道平滑肌、减少气道炎症细胞释放介质、降低血管通透性等作用,最终达到扩张支气管管腔,改善症状的目的。常用于COPD、支气管哮喘,其他具有喘息、气道阻塞性疾病也可选用。目前常用的支气管舒张药包括$β_2$受体激动药、抗胆碱能药等。

(一)$β_2$受体激动药

它可以选择性作用于$β_2$-肾上腺素能受体,激活腺苷酸环化酶从而使细胞内cAMP浓度增加,引起细胞内的蛋白激酶A脱磷酸化,并抑制肌球蛋白的磷酸化,引起细胞内的Ca^{2+}泵和气道平滑肌上的K^+通道激活,从而使细胞内的Ca^{2+}排出细胞外,细胞内Ca^{2+}浓度下降,造成细胞内粗细丝微细结构发生改变、肌节延长,达到支气管扩张的目的。根据药物种类,药物的起效时间和作用时间不同,分为短效和长效的$β_2$受体激动药。

1. 短效$β_2$受体激动药

沙丁胺醇、特布他林是目前临床最常用的短效的快速起效的选择性$β_2$受体激动药。它能选择性地与支气管平滑肌上的$β_2$受体结合,对心脏$β_1$受体作用弱,对α受体几乎无作用。由于它选择性高,选择性指数(即气道平滑肌与心肌作用所需的等强度浓度之比)沙丁胺醇为250,特布他林为138,异丙肾上腺素只是1.4,所以较少发生心血管系统不良反应。且它有较好的稳定性、作用维持时间长、给药途径多等优点。剂型有雾化吸入剂、雾化溶液和干粉剂。沙丁胺醇每次吸入100~200 μg,雾化溶液每次2~4 mg。

2. 长效$β_2$受体激动药(LABA)

福莫特罗、沙美特罗为长效定量吸入剂,作用持续12小时以上,与短效$β_2$受体激动药相比,作用更有效与方便。福莫特罗吸入后1~3分钟起效,常用剂量为每次4.5~9.0 μg,2次/天。沙美特罗30分钟起效,推荐剂量50 μg,2次/天。

(二)抗胆碱能药物

抗胆碱能药物是目前治疗COPD最有效的支气管扩张药物。抗胆碱能药物主要作用于气道平滑肌和黏膜下腺体的胆碱能受体,抑制细胞内环磷酸鸟苷(cGMP)的合成,降低迷走神经张力,抑制胆碱能神经对支气管平滑肌和黏液腺的兴奋,使支气管平滑肌松弛,黏液分泌减少。由于M_3受体主要分布在大气道,故胆碱能药物对大气道的作用优于周围支气管。抗胆碱能药物的起效时间较$β_2$受体激动药慢,作用时间因药物种类而异。常用药物有异丙托溴铵与噻托溴铵。

1.异丙托溴铵

异丙托溴铵是阿托品的第四代衍生物,有舒张支气管作用。因为它脂溶性低,所以降低了黏膜表面对它的吸收及其对中枢神经的侵入性。它是一种强效高选择性抗胆碱能药物,是一种水溶性季胺类,口服不易被吸收,所以该药很少被全身吸收(<1%),即使在实验给药高达1 000 μg亦不会产生明显药物毒性,临床安全性显著。临床主要采用雾化成气雾吸入给药。雾化吸入后直接进入气道,作用于胆碱能节后神经节,吸入后5~10分钟起效,30~60分钟达最大效应,能维持4~6小时。阻断支气管平滑肌M_3胆碱受体,可有效地解除平滑肌痉挛,既对大气道又对小气道具有较强的支气管弛张作用。其半衰期为3~4小时。多次用药不会导致耐受,对呼吸道腺体及心血管作用较弱。它能选择性地抑制迷走神经,阻断支气管平滑肌M_1胆碱受体,有效抑制气道的胆碱能神经功能,降低迷走神经张力,抑制肺内活性物质的释放(如5-羟色胺),从而促使支气管平滑肌松弛,发挥解痉作用。异丙托溴铵是仅次于速效$β_2$受体激动药的另一种急性缓解药物,与$β_2$受体激动药联合应用可产生更好效果,不良反应更小。本品有气雾剂和雾化溶液两种剂型。雾化剂常用剂量为20~40 mg,3~4次/天;雾化溶液经雾化泵吸入,常用剂量为50~125 mg,3~4次/天,主要用于治疗支气管哮喘、COPD。在COPD急性加重和哮喘持续发作时一次最大剂量可500 mg,3~4次/天。

2.噻托溴铵

噻托溴铵选择性作用于M_3和M_1受体,为长效抗胆碱能药物,作用可达24小时以上,为干粉剂,吸入剂量为18 μg,每天1次。长期吸入可增加深吸气量(IC),减低呼气末肺容积(EELV),进而改善呼吸困难,提高运动耐力和生活质量,也可减少急性加重频率。

(三)糖皮质激素

糖皮质激素是最有效的控制气道炎症的药物。多用于气道炎症性疾病,主要有过敏性鼻炎、慢性阻塞性肺病及支气管哮喘等。品种有二丙酸倍氯米松、布地奈德、丙酸倍氯米松等。常用的剂型有定量雾化吸入、干粉吸入与雾化溶液吸入。雾化溶液是布地奈德,每次2~4 mg,2次/天,用于哮喘急性发作和COPD急性加重,儿童和老人不能配合MDI吸入时,也可应用。吸入治疗药物直接作用于呼吸道,所需剂量小,不良反应小。吸入后应及时用清水漱口,避免或减少声音嘶哑、咽部不适和假丝酵母菌感染。

(四)联合制剂

联合用药较单独用药效果要好,在我国常用的联合制剂有激素/LABA、异丙托溴铵/沙丁胺醇。激素和LABA两者具有抗炎和平喘协同作用,联合应用效果更好。

三、雾化吸入治疗的注意事项

(1)指导患者配合治疗,保证吸入治疗效果。治疗前、后充分做好解释工作,根据具体情况给予耐心解释与说明,介绍吸入方法、时间、效果及作用原理,教会患者如何配合呼吸。定量雾化吸入和干粉吸入应先做呼气动作,然后深吸气,将药物吸入下呼吸道,屏气10秒,恢复正常呼吸。溶液雾化吸入过程中嘱患者深吸气,吸气末尽可能稍作停顿,使雾粒吸入更深。不适应且难以坚持吸入的患者可采用间歇吸入法,即吸入数分钟暂停片刻后继续吸入,反复进行直到吸完治疗药液。治疗时宜选择坐位,有利于吸入的药液沉积于终末细支气管及肺泡局部。对体质较差的患者可采取侧卧位或床头抬高30°～45°,有利于膈下降、增大潮气量。雾化吸入用的面罩或口含器应专人专用,用后以浓度为500 mg/L的含氯消毒剂浸泡30分钟,灭菌蒸馏水冲洗干净后晾干备用。

(2)溶液雾化吸入过程中,严密观察不良反应、保持呼吸道通畅。治疗过程中严密观察病情变化,密切监测患者的神志、心率、SaO_2、呼吸变化,并注意监测动脉血气指标变化,如患者在治疗过程中出现不适症状,如胸闷、憋气、喘息、心悸、呼吸及心率加快、发绀、呼吸困难等,或出现血氧饱和度下降至90%以下时,应暂停雾化治疗,予以吸氧,积极采取措施,分析原因,对症处理。雾化吸入前、后要始终保持呼吸道通畅,雾化过程中痰液稀释、分泌物增多,应及时将痰液排出,对痰液阻塞呼吸道明显者应先进行排痰处理,积极指导并鼓励患者进行有效咳嗽、咳痰,及时拍背及体位引流,必要时行负压吸引协助排痰以使雾粒进入呼吸道深部,有利于药液吸入和气体交换并防止痰堵。

(3)凡吸入激素者,应及时漱口,以防口咽部假丝酵母菌感染和不适。

(李 瑞)

第二节 氧 气 疗 法

氧气疗法(简称氧疗)是各种原因引起的急性低氧血症患者常规和必不可少的治疗,有着纠正缺氧、缓解呼吸困难、保护重要生命器官的功能,有利于疾病痊愈。

低氧血症是肺心病发生和发展的一个重要影响因素,如果长期的低氧血症得不到纠正,持续的肺血管痉挛和肺动脉高压可使肺小动脉肌层肥厚、内膜纤维增生、管腔狭窄,加上肺毛细血管床大大减少,肺循环阻力增加,肺动脉压力持续和显著升高,右心负荷增加,最终导致右心衰竭。

夜间氧疗试验(NOTT)和医学研究协会(MRC)的研究结果显示:长期氧疗(LTOT)是影响慢性阻塞性肺部疾病(COPD)发展最重要的因素之一。持续家庭氧疗可延长COPD患者的寿命,所延长寿命的时间与每天吸氧时间相关。其他长期氧疗的效果包括可减少红细胞增多的发生(与降低碳氧血红蛋白水平有关,而不是改善动脉血氧饱和度的结果)、降低肺动脉压力、改善呼吸困难、改善睡眠、减少夜间心律失常的发生。氧疗增加运动耐力,其主要机制是在同样工作负荷下减少每分通气量,因而氧疗延迟了通气受限的发生;提高动脉氧分压,使氧输送能力增强、逆转了低氧血症引起的支气管痉挛;增加了呼吸肌对氧的摄取利用。总之,COPD急性加重期吸氧具有挽救生命的作用,慢性呼吸衰竭患者长期氧疗可延长寿命。

一、氧疗的生理机制

为了明确氧疗的机制,首先要了解低氧和低氧血症的病理生理。长期氧疗的目的是纠正低氧血症,而又不引起高碳酸血症酸中毒,且有利于提高患者的生存率、改善生活质量、预防肺心病和右心衰竭的发生。总之,纠正低氧可保持生命器官的功能。

氧分压(PaO_2)由3个因素决定:①吸入氧浓度(FiO_2);②肺泡通气量(VA);③肺弥散功能与通气/血流比。高原地区的FiO_2减少、肺泡通气降低和心肺疾病引起的肺弥散功能和通气/血流(V/Q)分布异常时均可产生低氧血症。氧疗可提高FiO_2,但是否能提高PaO_2,很大程度上与肺弥散功能和通气/血流比异常的程度有关。其他可影响氧疗效果的因素有:肺不张、低氧性的肺血管痉挛,或两者引起的V/Q失衡、通气减少等。输送氧到组织依赖于心排血量、机体脏器灌注和毛细血管情况,血液的氧输送量由血红蛋白浓度和血红蛋白对氧的亲和力来决定,血pH、PCO_2和2,3-二磷酸甘油水平会影响氧的这种输送能力,氧输送能力可因碳氧血红蛋白水平增高而降低。

(一)呼吸系统效果

氧疗可使气道阻力减小,而每分通气量(VE)和平均吸气流速均与$P_{0.1}$(作为呼吸驱动的指标)有关。患者于运动时吸氧,呼吸肌运动较弱时就能满足机体对氧的需求,因而运动耐力有所提高。正常人吸40%的氧气即可减少通气和膈肌疲劳肌电图信号,并伴有疲劳程度的降低。在COPD患者中,氧疗也可使膈肌疲劳及反常腹肌运动的肌电图信号延迟。

(二)血流动力学效果

正常人予以氧疗可以使心率下降,COPD患者也有同样的现象。这种心率下降与心排血量增加有关。有一些COPD患者还表现有左室射血分数的增加。

氧疗还可减少夜间SaO_2的降低,使夜间肺动脉压降低。FiO_2增加,使肺血管扩张,因而可改善COPD的预后,如肺动脉压降低超过0.7 kPa(5 mmHg),则COPD患者的预后较好。

(三)组织氧的改善

正常人运动时,做功量一定的情况下,低氧与每分通气量(VE)增高和血乳酸水平增高相关,因此氧疗可减少动脉乳酸水平、二氧化碳排除和VE。限制性肺部疾病患者氧疗后也显示有血乳酸水平降低,反映了组织氧供的改善,这是由于动脉血氧含量增加所致。

(四)神经精神的改善

许多有低氧血症的COPD患者除了有肺、心血管功能异常外,还有脑部的损害。长期慢性缺氧使患者注意力不集中、记忆力和智力减退、定向力障碍,并有头痛、嗜睡、烦躁等表现。神经精神症状的轻重与慢性低氧血症的程度有关。吸氧可使COPD患者的神经精神功能有所改善,这个现象提示纠正组织缺氧对于改善精神状况非常重要。总之,长期氧疗可改善大脑的缺氧状态,减轻神经精神症状。

(五)血液系统的效果

氧疗可逆转继发性的红细胞增多症及延长血小板存活时间。

二、氧疗的肺康复作用

肺康复治疗中提倡便携式和家庭氧疗处方。长期氧疗的作用主要体现在以下几方面。

(一)增加运动耐力

无数研究表明,当呼吸不同浓度的氧气时,低氧血症患者的运动耐力有所增加,运动耐受时间延长。有人认为携带便携式氧气设备的额外做功可抵消氧疗的作用,但也有研究表明,尽管增加了携带氧气设备的做功,但仍能从氧疗中获益,且随着氧流量增加,这种益处会相应增加。

（二）症状改善

氧疗对周围化学感受器张力有重要的作用。由于提高了PaO_2,减少了颈动脉体的刺激,因而减轻了COPD患者的呼吸困难,在正常个体也是这样。

疲劳症状的改善与前述对神经精神的作用有关,氧疗更大的益处可能是由于增加了患者的活动能力,使其能更加主动地参加锻炼、减轻抑郁。

（三）纠正低氧血症和减缓肺功能恶化

氧疗后大多数患者动脉血氧分压明显升高,而没有出现二氧化碳潴留。研究发现,夜间氧疗可维持动脉血氧饱和度在90%以上,睡眠时动脉二氧化碳分压仅轻度增加,且这种轻度增高无重要意义。氧疗可延缓肺功能的恶化,氧疗后正常人FEV_1降低值为每年18～35 mL,COPD患者FEV_1下降值为50～90 mL。

（四）降低肺动脉压和延缓肺心病进展

长期氧疗可降低肺动脉压,减轻或逆转肺动脉高压的恶化。对肺动脉的改善作用受以下因素的影响。

1. 氧疗的时间

每天氧疗的时间越长,肺动脉压的改善越明显。

2. 肺动脉压的水平

长期氧疗对轻、中度肺动脉高压效果更好。

3. 个体差异

对缺氧以及氧疗的反应存在着个体化差异,每天吸氧15个小时以上能纠正大多数重症COPD患者的肺动脉压的恶化。

因此可以肯定,长期氧疗能稳定或阻断肺动脉高压的发展,一部分患者可缓解肺动脉高压。

长期氧疗还可使红细胞比容减少、血液黏稠度降低以及使心、肺供氧增加,进一步改善心功能,延缓肺心病的发展。COPD患者在氧疗4～6周后始出现红细胞比容降低,且氧疗前红细胞比容越高(≥0.55)者,疗效越好。

（五）提高生存率及生活质量

有一研究对COPD长期家庭氧疗患者进行了5年的随访发现,氧疗组每天鼻导管吸氧至少15个小时,病死率为45%,而非氧疗组为67%。可移动式氧疗能使患者增加身体锻炼的机会,从而打破了慢性呼吸疾病患者由于不能运动而形成的恶性循环,可更好地改善生存率,并提高生活质量。

三、氧疗的临床指征

急性低氧血症患者常规予以吸氧治疗,吸氧的方式依病情而定,此为住院患者综合治疗的一部分。

长期氧疗(LTOT)非常昂贵,因此氧疗处方必须有充分的临床依据。不同的国家有不同的LTOT处方标准。因有不同的供氧和输送方式,故标准也不同。

目前仅有COPD患者的氧疗标准,但一般认为这些标准也适用于其他肺部疾病引起的慢性低氧血症患者,如囊性纤维化、继发于间质性肺炎和慢性肉芽肿性疾病的肺纤维化,严重的限制性肺部疾病。

长期氧疗(LTOT)是依据患者在海平面上呼吸室内空气时出现慢性低氧血症,测定其动脉血气值和脉搏血氧饱和度值来确定的。

(一)家庭氧疗处方

几个国家已经制定出严格的LTOT处方标准,在美国LTOT处方是根据两个关于氧疗的会议制订的。

开始LTOT的临床标准是依据休息时PaO_2测定的结果。血氧定量法测SaO_2用来随时调整氧流速,如果怀疑高碳酸血症或酸中毒,则必须测定动脉血气。

1.长期氧疗的适应证

慢性呼吸衰竭稳定3~4周,尽管已进行了必要的和适当的治疗,仍有:①静息时,PaO_2≤7.3 kPa(54.8 mmHg)或SaO_2≤88%,有或无高碳酸血症;②静息时PaO_2在7.3~8.0 kPa(55~60 mmHg)或SaO_2≤89%,如果患者有肺动脉高压、充血性心力衰竭(并重力依赖性水肿)或红细胞比容>55%。

长期氧疗一般用于第Ⅳ期COPD患者,一些COPD患者在急性发作前没有低氧血症,且发作后可恢复到以往的水平,则不再需要长期吸氧。接受了适当的治疗,患者病情稳定后,患者需要在30~90天后重新评估,如果患者没有达到氧疗的血气标准,则氧疗不再继续。

2.氧疗的剂量

足以将PaO_2提高至8.0 kPa(60 mmHg)或SaO_2≥90%的氧流量大小。

3.氧疗的时间

除了仅在运动和睡眠需要吸氧外,氧疗的时间一般至少15 h/d。

4.治疗的目标

将SaO_2提高到≥90%和/或PaO_2≥8.0 kPa(60 mmHg),但是$PaCO_2$升高不超过1.3 kPa(10 mmHg),pH不低于7.25。应当规律地监测动脉血气PaO_2,不断调整氧流量直到达到预期治疗目的。

LTOT时通常采用鼻导管给氧,Venturi面罩供氧则给氧浓度更为准确。

(二)临床稳定性

进行夜间氧疗(NOT)试验后,许多患者PaO_2有自动改善的现象。Timms发现,NOT试验4周以后,PaO_2上升到了7.3 kPa(55 mmHg)以上,则不再需要氧疗,可用于氧疗患者的筛选。另外也有学者发现适合进行LTOT的患者予以氧疗3个月以后,在不吸氧的情况下,PaO_2可升至7.9 kPa(59 mmHg)。目前还没有能力预测哪些患者PaO_2能够提高到这种程度。

应鼓励进行LTOT的患者戒烟,因研究发现在LTOT期间仍有8%~10%的患者继续吸烟。

(三)特殊情况下的氧疗

美国目前的处方标准是,低氧血症患者在运动和睡眠时应予以氧疗。一般情况下在睡眠和运动(即低氧血症恶化)时,已经氧疗的患者需要将氧流量增加1 L/min。如果在运动时,PaO_2下降至7.3 kPa(55 mmHg),则推荐使用便携式氧疗系统。目前已认识到COPD、脊柱后凸、囊性纤维化、间质性肺疾病患者在睡眠时有低氧血症的情况,且夜间SaO_2的降低与肺动脉压增加相关,夜间氧疗可改善夜间的PaO_2,而不会引起$PaCO_2$大幅度的增高,且夜间氧疗消除了夜间发生氧饱和度降低的可能,使肺动脉压趋于正常。

低氧血症患者乘飞机旅行时应特别注意,虽然通常商业飞机的飞行高度超过9 144 m(30 000 ft),但大多数航班机舱内予以加压,使之相当于2 438.4 m(8 000 ft)的高度,在这个高度时正常人和

患者的 PaO_2 可下降 2.1~4.3 kPa(16~32 mmHg),已经接受 LTOT 的慢性低氧血症患者或接近低氧血症的患者,在旅行前需要予以仔细评估。一种方法是使用低氧血症激发试验:COPD 患者休息时呼吸 15%的氧气(相当于 2 438.4 m 激发试验高度),如患者的 PaO_2 降至 6.7 kPa(50 mmHg),则在飞行期间需要另外补充氧。临床症状不稳定的低氧血症患者不提倡乘飞机旅行。

四、供氧和氧输送设备

(一)供氧设备

住院患者多使用墙壁氧,必要时可结合有创或无创呼吸机。

家庭氧疗的供氧设备基本上有4种:压缩气罐、液体氧、分子筛氧浓缩器和新的膜分离器。每一系统均有其优点和缺点。每一患者所适合的系统依赖于患者的条件和临床用途。氧疗系统的重量、价格,便携方式对老年残疾患者特别重要。原则上如果患者能走动,那么就不能使用限制患者活动的氧疗设备,至少部分时间是这样。

1.压缩气体罐

为传统的供氧设备,较便宜,在高流量时可释放100%的氧气。压缩气体罐在高压下贮存。便携式(小的)压缩气罐因氧气供应时间短和需频繁再填充而使其使用受限。一般不提倡在家中填充氧气罐,因此需要氧气供应商的帮助。

压缩氧气的优点是:便宜,实用,能够长期贮存。

压缩氧气的缺点是:重量大、氧气供应时间短、不易搬动,如果开关阀突然自行打开可发生危险。

2.液体氧

液体氧贮存在极低的温度下,比压缩气体所需的贮存容积小(1 L 液体氧=860 L 气体),可将室温下等量的气体缩小至原来容量的1%。其他优点有:系统的压力低,可提供更多的便携式氧疗机会,且易于运输;液体氧的便携式设备更轻便,也容易从大的氧站再填充;同压缩气体一样,液体氧也可提供100%的氧浓度。液体氧系统的流量范围是通过加热、控制气体蒸发的速度来调节的。

液体氧比压缩气体更昂贵。如果患者有能力支付和需要外出旅行时,这种液体氧更适合。液体氧的缺点是:价格高、需要间断地进行压力释放导致氧浪费,甚至不用时也需这样做。

3.分子筛氧浓缩器

分子筛氧浓缩器是目前最便宜的供氧设备,为电力设备,通过一个分子筛从空气中分离氧,氧气输送给患者,氮气则回到空气中。氧浓缩器的重要优点是价格效益比高,缺点是移动性差,不能携带,一般在固定的地方如汽车或房间里使用,且需要电源和常规维护,可作为供氧后备设备。分子筛氧浓缩器是一种复杂的仪器,需要经常维修才能保证其功能正常。当使用的氧流量过大时,氧浓度会降低,避免这一问题的方法是选择大型号的筛床;另一个问题是增加仪器的使用时间,会使输出氧浓度降低,即使是常规维修、细心保养也是如此,因此分子筛氧浓缩器需要进行系统技术检查,以保证其工作状态良好。目前新型仪器有氧浓度表,有助于患者的使用。分子筛不能浓缩水蒸气,因此需要高流量氧气时,常需要湿化。另外仪器也可浓缩有毒气体,筛床的消耗还可造成工业污染,设备位置固定限制了患者的活动。尽管有这些缺点,这种氧浓缩器还是具有明显的优点,如不需要反复填充就是其最大的优点。

4.膜分离器

使用聚乙烯膜和压缩器从空气中浓缩氧气。这种膜通常可使氧气和水蒸气透过,可使输出的氧气得到适当的湿化。膜分离器较分子筛浓缩器有技术优势:首先,膜分离器需更换的零件较少(仅有管内滤器需要更换),这种设备尤其适用于农村;作为后备设备,维护费用低,有经济上的优势;虽然膜分离器产生的氧浓度低为45%,但氧流量的范围仍较大;不需要湿化是其在经济上的另一个优势,适合于气管内氧疗;它还是一个细菌滤过器,聚乙烯有异物屏障作用。

(二)氧输送设备

氧输送设备有多种,传统的面罩和鼻导管最常见,经气管氧疗(TTOT)有增加的趋势,不同的氧输送设备可使吸氧效率得到不同程度的改善。

1.面罩

使用合适的面罩是最好的氧输送方法之一,但不如鼻导管的耐受性好。固定式面罩使用高流量氧气,这种面罩可提供一个持续的、预定好的氧浓度。可调式面罩如Venturi面罩的氧浓度可调,调节空气的进量可控制氧浓度在25%～50%。在高流量时面罩的使用效果好,当氧浓度<35%时多不需要使用。

面罩的优点是:可保持一定的吸氧浓度,吸入氧浓度不受潮气量和呼吸频率的影响。

面罩的缺点是:面罩的无效腔会影响二氧化碳的排出,增加二氧化碳分压;所需氧流量较高(一般>4 L/min),耗氧量大,故家庭氧疗中很少使用;患者感觉不舒适、进食和讲话不方便。

2.鼻导管

鼻导管无疑是最常用的氧输送形式。它廉价、舒适,患者易于接受,吸氧的同时可以吃饭、睡眠、谈话和吐痰。氧浓度不会因患者从鼻子或口腔呼吸而有所改变。但吸入氧浓度随患者呼吸深度和频率不同而有所变化。氧流量与吸入氧浓度大致呈以下关系:吸入氧浓度=21+4×氧流量(L/min)。氧流量高时患者往往不能耐受局部冲力和刺激作用,可产生皮炎和黏膜干燥,故FiO_2不能过高。在某种程度上,适当湿化可避免此种情况的发生。与面罩吸氧不同,鼻导管吸氧不会使CO_2重新吸入。

由于向肺泡输送氧气仅占自由呼吸周期的一小部分(大约是开始的1/6),剩余的时间用来填充无效腔和呼气,因此,输送的大部分氧气没有被患者利用,而是跑到空气中白白地浪费掉了,在呼气时氧气被浪费30%～70%。

3.经气管氧疗(TTOT)

经气管氧疗于1982年首先由Heim Lich提出。在局麻下,将穿刺针穿刺进入气管内,将导管(直径1.7～2.0 mm)放入气管内,拔出穿刺针,导管送至隆突上2 cm处。外端固定于颈部,与输氧管相接。呼气时,气道无效腔可起储存氧气的作用,故氧流量比经鼻氧疗减少50%,且供氧不随呼吸深浅和频率的变化而变化。

TTOT有美容优点,能保持患者的个人形象,帮助患者避免了社会孤独症,使患者容易接受这种治疗,且此氧疗使所需氧流量较少,因而仪器变轻,移动范围加大,患者感觉较好,氧疗的效果也好,还可减少家庭氧疗费用。

TTOT的缺点是易发生干燥,分泌物阻塞导管,需每天冲洗导管2～3次,还可发生局部皮下气肿、局部皮肤感染,出血和肺部感染。有气道高反应、严重心律失常和精神焦虑者慎用。在我国使用较少。

五、氧中毒

(一)氧中毒的病理生理

1. 呼吸驱动受抑制、肺血管扩张及高碳酸血症

高氧产生高碳酸血症,可引起重度 COPD 患者严重的呼吸抑制。

高氧引起 COPD 患者高碳酸血症的机理:传统的观点是高氧引起的高碳酸血症是由于肺泡低通气,即动脉 PO_2 升高,引起低氧通气驱动减弱而造成的。其他机制包括 Haldane 效应和肺通气/灌注比例失调。

2. 吸收性的肺不张

吸氧期间,通气/灌注比例很低的肺单位中发生了吸收性的肺不张,即吸气过程中,肺泡吸收气体的速率超过了吸氧时吸进肺泡气体的速率。这种结果的产生依赖于通气/灌注比例、通气类型(如出现叹气)、吸入 O_2 浓度、吸氧的时间、肺内在的稳定性(如组织和表面活性物质的因素等),局部产生低氧性肺血管痉挛的程度。

高氧也可通过干扰肺表面活性物质系统引起肺不张。高氧既可破坏Ⅱ型肺泡细胞的合成、分泌,又可损伤肺泡-毛细血管界面,导致血浆蛋白的流失,从而抑制了表面活性物质的功能。与吸收性肺不张相比,表面活性物质缺乏性肺不张发生较缓慢,这是因为:①产生高氧性肺损害需要时间;②表面活性物质正常的半衰期为 20 小时,高氧期间表面活性物质的半衰期似乎有所延长。

3. 急性气管支气管炎

正常个体呼吸 100% 的 O_2 24 小时后可出现以下症状:胸骨后发紧、咳嗽、喉痛、鼻充血、眼刺激征、耳朵不适、疲劳、感觉异常,还有肺活量的减少。综合征于吸氧 4~22 小时后开始,吸入 75% 的 O_2 24 小时也可出现胸骨后发紧,而吸入 50% 的 O_2 24 小时则不会出现。在正常个体中胸骨后发紧是出现急性气管支气管炎的第一个症状,被认为是再现了急性气管支气管炎,但这也可以是单纯肺不张的症状,这些症状群已被无数的研究所重复并肯定。研究发现神志清的健康人呼吸 90%~95% O_2 6 小时后,使用纤维支气管镜可直接找到气管支气管炎的证据(局部有发红、水肿、气管小血管充血),他们也发现仅需吸氧 3 小时黏液分泌速度就明显受抑制。

肺活量的减少被认为是 O_2 中毒的最好的指标,肺活量的减少可能是由于急性气管支气管炎于吸气时感到疼痛和吸收性肺不张而产生。

4. 减慢代谢率

由氧耗测得的结果显示常压高氧可减慢代谢率。机制不清楚,可能包括:①全身性细胞氧中毒;②微循环水平矛盾性的氧供不足,或者是"高氧性低氧";③氧需求选择性减少,正如哺乳动物遇到一定的生理性应激所表现的那样,而与高氧无关。

5. 急性血流动力学效果

氧中毒患者的心率减少是迷走神经兴奋引起的,可由阿托品来阻断;心排血量的减少与心动过缓有关。心功能减退开始由心动过缓引起,后来由于肺血管扩张使右室后负荷降低。在高氧期间全身血管床均处于收缩状态。尽管有全身血管收缩,对系统动脉压的影响却不同,这要看心排血量是否同时减少。

(二)肺氧中毒的病理

高氧性肺损伤的组织病理学是以弥漫性肺泡损伤(或 DAD)为特征的。DAD 可被划为两个时期。首先第一周内急性早期或渗出期,以肺泡间质水肿、肺泡内出血和纤维素渗出为特点,肺泡细胞脱落(Ⅰ型细胞)伴有肺泡基底膜和透明膜的剥脱。小肺动脉,肺泡毛细血管可显示有纤维蛋白血栓形成。第一周末Ⅱ型细胞沿着肺泡表面增生。

DAD 的第二阶段是增生和机化阶段,发生于第一周以后。肺间质成纤维细胞增生和局部肺泡内纤维化。水肿和透明膜已经大部分清除,但仍有间质炎症浸润和肺泡衬里细胞过度增生。有显著的肺间质纤维化。

(三)氧中毒机制

现普遍认为高氧的中毒作用是高活性氧自由基浓度增加的直接结果,过量的氧自由基超过了机体的抗氧防御能力。尽管细胞针对氧自由基有防御机制,但在高氧时氧自由基产生速度足以对抗这些防御机制,造成没有察觉的细胞损害。

氧分子本身一般是无毒的,仅有中等量活性。在氧还原 4 个电子形成水的过程产生的自由基团中间产物有很高的活性,这是由于它们对外来电子有很高的亲和力的结果,这种极高的电子亲和力使这些基团能迅速从附近的分子中获得电子,从而破坏了邻近的脂类、蛋白和 DNA,这种过氧化物的破坏过程表现为脂过氧化、酶受抑制和 DNA 链断裂,最终使细胞完整性受损和细胞死亡。

(四)机体的抗氧化防御机制

细胞有 4 个抗氧化防御机制:①防止自由基团的生成;②把氧化物转变成毒性小的物质;③隔离活性物质,远离生命细胞结构;④还原自由基团,修复损伤的分子。

(五)致氧中毒的氧分压域值

现一般认为吸氧浓度 $FiO_2>50\%$ 为高浓度氧,需要强调的是,吸入高浓度氧,即使 PaO_2 很高,若并无高 PO_2,则组织损害主要局限于肺。宇航员在减压舱内长期吸纯氧而无害,说明氧中毒主要取决于氧分压。

像其他药物中毒一样,氧中毒情况也可以用经典的药理学上的剂量-反应曲线来表示。氧中毒的剂量-反应关系是由肺活量的减少来表示的,规定0.5 大气压的 PO_2 域值作为 O_2 中毒发生的域值,由肺活量的减少作为评价指标。

(六)氧中毒的诊断和治疗

1.诊断

对于接受高浓度氧疗的肺疾病患者,目前临床上尚没有实用的诊断方法判断其是否发生了肺氧中毒。氧中毒最好的指标是提示急性气管支气管炎的胸骨后疼痛等症状,肺氧中毒的诊断应根据以下方面综合判断:①高浓度高压氧接触史;②急性气管支气管炎的症状;③肺功能改变,肺活量减少;④生化检验,如 5-羟色胺的廓清、转化酶的活性等。

2.氧中毒的治疗

(1)提高肺的抗氧化能力。为提高肺的抗氧化能力采取了许多治疗方法,包括:①予以外源性的抗氧化酶如 SOD、催化酶和 GSH 的治疗;②抑制自由基团产生的药物,如应用铁螯合物结合铁;③加入非酶抗氧化剂,如维生素 E,N-乙酰半胱氨酸和 Dimethylthiourea(DMTU)。

(2)高氧的还原耐力。研究显示动物接触细菌内毒素、细胞因子、肿瘤坏死因子-α(TNF-α)和白细胞介素-1(IL-1)、亚致死水平的高氧($85\%O_2$)或低氧,则可提供一个保护性的作用,这种保护作用与 SOD、催化酶和谷胱甘肽过氧化酶的水平增加有关。

(3)外源性表面活性物质的治疗。研究显示动物使用外源性表面活性物质治疗可减轻高氧肺损伤和减少由于呼吸衰竭而发生的死亡。外源性的表面活性物从3个方面起作用：①维持肺泡的稳定性；②清除细胞外产生的氧基团；③增加细胞内抗氧化酶的含量。

一旦考虑到有肺氧中毒的可能（一般发生在ARDS患者，他们需要的吸氧浓度超过60%，且时间超过48小时），目前临床上唯一能接受的治疗是减低吸氧浓度至最低限度，使之能维持适当的氧合水平。为了达到这一目的，首先要减少额外氧的需求（如发热、感染、"呼吸机打架"）。其次应仔细查找影响氧合的复杂疾病，并予以治疗，如院内感染、过度分泌、支气管痉挛、隐性气胸、与气压伤有关的肺实质性损害、支气管气管插管损伤、大量胸腔积液、静水压增高的肺水肿（肺动脉嵌压升高），与肺实质损伤无关的心肺血管短路、肺栓子形成、心排血量低、肺心病等。

难治性ARDS患者和顽固性低氧血症患者，需要持续的高浓度氧疗，这时临床医师将面对棘手的3个问题：①接受一个低水平的动脉氧合；②增加通常已经较高的气道压力（如增加PEEP），将有气压伤的危险，包括最严重的张力气胸；③维持甚至增加已经较高的FiO_2。应谨慎牢记，全身低氧血症和气压伤的即刻危险比将来可能出现的高氧性肺损伤更快，且更严重。

六、LTOT非医疗性危险

（一）氧气的火灾危险

氧气本身既非可燃物，也非可爆炸物，但可使可燃物燃烧。氧浓度越高，则燃烧越快，释放热量越多。氧气治疗时主要火灾危险有：①使用塑料传送管，增加了燃烧的机会；②氧气从贮存罐、低温库和浓缩器中泄漏，可引燃附近的物品如地毯等；③吸烟尤其容易被烧伤，许多患者，包括这些做LTOT的患者，仍继续吸烟，而无视吸烟本身会加速疾病进展这个事实。当然，尽管有发生火灾的危险，医学文献中报道很少有严重伤害的情况。

（二）高压氧气罐的危险性

有时家庭中进行LTOT的氧气是以压缩气体的方式输送，压缩气体放在巨大的金属罐中，这种贮存方式有许多潜在的危险。当周围温度升高时，贮存罐中的压力会超过其安全水平。当压力上升到一定数值时，安全阀打开，氧气释放到周围空气中去，如果附近有火种或过热时，可产生火灾。因此贮存罐必须远离火种和发热仪器，如散热器和加热器等。当贮存罐歪倒和压力调节器移位时，气体贮存罐就会破裂，高压气体就会通过一个小孔发生外泄产生后坐力而移位，这种氧气"旋风"可穿透混凝土墙，并可引起严重伤害。因此，所有氧气罐均需以安全的垂直位存放。

（三）氧浓缩器的危险性

氧浓缩器自从被引入家庭LTOT之后得到了广泛的应用。浓缩器是由电驱动的，氧气离电线很近，但目前未有由其引起火灾的相关报道。

（四）液氧输送系统的危险

家庭LTOT使用液体氧气，液体状态贮存于－297℃以下的氧气可以蒸发。

危险主要与液体氧的超低温有关。当从大贮存罐向小贮存罐灌注的过程中，易使人接触到液体氧而有可能发生冻伤。

（五）其他不良反应

高流量和湿化不足可引起黏膜干燥、鼻黏膜刺激，甚至鼻腔出血。未经充分湿化的氧气，特别是流量较大时，可引起气道分泌物黏稠，引流不畅。吸入从压缩氧气瓶释放出的氧气，其湿度大多＜40%，故即使在低流量吸氧时，也应接气泡式湿化瓶。

使用鼻导管时有人对聚氯乙烯过敏,治疗应予以局部涂激素膏或更换一个新的导管。

使用低流量氧疗患者的心理和社会效应很少引起人们的注意,一些患者害怕吸氧,因为他们认为吸氧与临终状态相关。许多患者带着鼻导管和背着氧气罐出门时,心里总是自我暗示:我是患者。另一些患者则以为一旦吸氧,则会发生氧气依赖、上瘾,不能断开。这需要医务人员认真开导患者及家属,使他们逐渐接受和熟悉这种可延长生命的治疗方法。社会心理问题则需要认真对待,说服教育。

高流量吸氧可造成器官损害,相反,低流量吸氧相当安全,尽管有报道说低流量吸氧也可损害肺组织,但仔细选择病例进行氧疗的益处远远大于害处。COPD 患者接受低流量氧疗后少数患者出现 $PaCO_2$ 升高,与肺通气/血流比例和血流中 CO_2 的输送发生改变有关,不是通常人们所认为的那样是由于呼吸驱动减弱所造成的。多数患者中最常见的是肺通气/灌注比例失调加重,无效腔/潮气量的比值增加,这可能是由于吸氧后局部低氧性血管痉挛情况消失,增加了通气差区域的灌注所致,这种作用较小,且不是进展性的。COPD 中长期使用低流量家庭氧疗后没有出现细胞毒性和肺不张。

另外应注意供氧装置、给氧器具和湿化装置包括鼻导管、鼻塞和湿化瓶等均应定期消毒,专人使用,以防引起或加重呼吸道感染。医护人员也应定期随访 LTOT 患者,说明长期氧疗的重要性,指导氧疗患者正确使用氧疗装置及其消毒,以提高氧疗的依从性。长期氧疗患者定期复查的时间为 6 个月。

最后应强调,氧疗不能替代药物治疗及体质锻炼等其他康复治疗,因此应采取综合治疗措施,才能更好地改善患者的预后。

(张 杰)

第三节 体位引流

体位引流是利用重力作用,将分泌物由一个或多个肺段引流至中央气道,进而通过咳嗽或机械吸痰清除的一种疗法。体位引流的原则在于每个体位均需将目标肺段置于高出隆突的部位,并维持 3~15 分钟。

一、适应证

(1)排痰困难伴咳痰量>30 mL/d,或人工气道内分泌物潴留。
(2)存在或怀疑存在黏液栓引起的肺不张。
(3)支气管扩张、空洞性肺疾病和囊性纤维化等肺部疾病。
(4)存在气道异物。

二、禁忌证

对于大多数患者来说,体位引流不存在绝对禁忌,尤其是坐位、半卧位和角度较小的倾斜位。以下情况应慎行体位引流:颅内压>2.7 kPa(20 mmHg);头颈部损伤固定前;活动性出血伴血流动力学不稳定;近期脊柱手术或急性脊柱损伤;脓胸;支气管胸膜瘘;肺水肿伴充血性心力衰竭;大量胸腔积液;肺栓塞;无法耐受体位改变的年老体弱、意识不清或焦躁患者;肋骨骨折伴或不伴连枷胸。

三、方法

(1)体位引流排痰主要依靠患者自己完成,故必须向患者说明引流的方法、目的,使患者建立信心,积极配合。

(2)借助正侧位胸片、胸部 CT 等确定病变部位。要求明确病变至肺段。

(3)引流体位的设计:确定引流体位的总原则是必须将病灶置于最高位置,使脓痰从病灶处经肺段、肺叶支气管引流到主支气管,再流向大气管,经咳嗽或吸痰排出体外。因此不同部位的病变需设计不同的体位姿势才能达到良好的排痰效果,具体参见表 2-1。

表 2-1　不同病灶部位引流体位

病灶部位	引流体位
右上叶	
尖段	半坐位
后段	左侧卧位,面侧 43°倾斜
前段	仰卧位
右中叶	左侧卧位,背侧 43°倾斜,头低脚高成 14°
左上叶	
尖后段	右侧卧位,面侧 43°倾斜,头部垫 3 个枕头
前段	仰卧位
左舌叶	右侧卧位,背侧 43°倾斜,头低脚高成 14°
下叶	
背段	俯卧位,臀下垫枕头
前基底段	仰卧位,臀下垫枕头,头低脚高成 18°
后基底段	俯卧位,臀下垫枕头,头低脚高成 18°
右内与左外基底段	右侧卧位,臀下垫枕头,头低脚高成 18°
右外基底段	左侧卧位,臀下垫枕头,头低脚高成 18°

(4)摆好体位后,嘱患者咳嗽和深呼气,并轻拍病变部位,使脓痰受震动以促进引流。有支气管痉挛的患者,在体位引流前可先给予支气管扩张剂,痰液干燥的患者应注意湿化气道。每次引流 10~15 分钟,每天 2~3 次。术毕,用温开水漱口,以消除异味和防止口腔内感染。

(5)体位引流宜在早晚空腹时进行。头低脚高位引流时,为预防胃食管反流、恶心和呕吐,应在饭后 1~2 小时再进行,尤其是留置胃管的患者。如果有多个体位需要引流,可先从病变严重或积痰较多的部位开始,逐一进行。

四、并发症

(1)低氧血症。

(2)颅内压增高。

(3)操作过程中急性低血压。

(4)肺出血。
(5)肌肉、肋骨或脊柱疼痛或损伤。
(6)呕吐、误吸。
(7)支气管痉挛。
(8)心律失常。

(张　青)

第四节　胸腔闭式引流术

一、适应证

(1)张力性或交通性气胸。
(2)血气胸或液气胸,可同时排气和排液(血)。
(3)减少胸膜粘连、增厚的危险,并观察出血情况。
(4)恶性胸腔积液,排液以改善症状和提高生活质量。
(5)脓胸和支气管胸膜瘘,排出脓液并观察病情变化。

二、禁忌证

(1)出血体质、应用抗凝剂、出血时间延长或凝血机制障碍者。
(2)血小板计数$<50×10^9/L$者,应在操作前先输血小板。
(3)体质衰弱、病情危重,难以耐受操作者。
(4)皮肤感染,如脓皮病或带状疱疹患者,感染控制后再实施操作。

三、操作方法

(一)置管引流前的准备

1.术前检查

进行引流前应完成全面而仔细的病史复习和体格检查,并常规行血常规、出凝血时间等检查,术前应行B超、胸部X线检查,以确定是否存在胸膜粘连、胸腔内包裹性积液或分隔等,明确最佳置管部位。

2.征得患者同意

应让患者及家属了解胸腔闭式引流术的目的和必要性,了解引流过程,消除其顾虑;并签署手术同意书。

3.患者准备

胸腔闭式引流术为一种简便、安全的操作,无须使用特别术前用药。对于精神紧张的患者,可于术前半小时肌内注射地西泮10 mg或可待因30 mg以镇静止痛。

4.检查室的准备

胸腔闭式引流术必须在无菌条件下进行,最好在固定消毒的检查室内进行。有时因病情所限,胸腔闭式引流术亦可在病房的床旁进行,此时应严格注意无菌操作,限制室内人员数量,尽量减少室内人员走动。

5.器械准备

局部麻醉药品;洞巾、小方纱、5 mL 注射器、手术剪、手术刀、止血钳、持针器、缝针、缝线、有齿镊及胸腔引流管、套管针等;阿托品、肾上腺素、利多卡因、肝素和氧气等。

(二)操作方法

1.患者体位

一般情况下,引流血液、脓液或恶性胸腔积液时,应选择坐位,使其胸内液体在重力的作用下集聚于胸腔下部;引流气体时可选择半卧位、仰卧位或坐位。

2.置管部位的选择

引流脓胸和胸腔积液,应选择低位肋间插管,可选择腋后线第 7~9 肋间或腋中线第 6~7 肋间;引流气胸,应选择高位肋间插管,通常选择锁骨中线第 2 肋间。对于局限性气胸或包裹性胸腔积液的患者,需结合超声或 X 线检查定位。选择切口部位时,应避开肥厚的胸部肌群,以防止肌肉活动造成引流管脱落。避免在胸膜粘连的部位置管,以免引起出血。一般不宜在背部进行插管,以免影响患者睡眠和造成胸腔积液外溢。置管位置不宜太低,以免因引流导管刺激膈肌而出现胸痛。

3.插管方法

操作者戴口罩、帽子,清洗双手,常规消毒置管部位皮肤(消毒皮肤区域直径在 15 cm 以上),戴无菌手套,铺置无菌洞巾,用 2% 普鲁卡因 2 mL 或 2% 利多卡因 3~5 mL 在选定的置管部位自皮肤至壁胸膜进行局部分层浸润麻醉,麻醉过程中边进针边回抽,并根据抽出胸腔积液或气体的进针深度判断胸壁的厚度。具体插管方法有以下 3 种。

(1)导丝置管法:这是内科常用的胸腔引流术,可在盲视下操作,也可以在 CT 或者超声引导下操作。但由于胸腔引流管管径较细,较易发生堵管,进行脓胸、血胸等引流时受限。具体操作方法类似于深静脉置管。选择好穿刺点(同胸膜腔穿刺术),表皮局麻后沿肋骨上缘刺入麻醉针,逐层麻醉至壁胸膜。换用穿刺针,沿麻醉针路径进入胸腔,在抽出胸腔积液或气体后,从穿刺针尾部置入导丝至适当深度,拔除穿刺针,换用扩皮器沿着导丝旋转进入直至壁胸膜,拔除扩皮器,沿着导丝置入胸腔引流管至适当深度(根据穿刺点距离膈肌的距离、进针方向等判断引流管深度),拔除导丝,回抽液体满意后固定引流管,连接三通及引流袋。

(2)套管针置管法:沿肋骨上缘做一小切口,用止血钳适当分离皮下组织和肌层,将带针芯的套管针的针芯插入套管中,经切口一并插入胸腔内,拔出针芯,用一手指暂时堵住套管外口,以止血钳将胸腔引流管的远端夹闭,并经套管将胸腔引流管的近端送至胸腔内的适当深度,然后将引流管与水封瓶连接,松开止血钳,观察有无液体或气体溢出,以及置入水平面下的引流玻管内的水柱是否随呼吸而波动。为避免置入套管时刺伤肺组织,穿刺时应适当控制进针深度。为保持良好的引流效果,应根据引流玻管水柱波动情况调整引流管深度。如引流良好,再拔出和退出套管,缝合皮肤切口并用缝线将引流管固定于皮肤,覆盖无菌纱布,以胶布固定。

(3)肋间切开置管法:沿肋骨上缘做一小切口,用止血钳钝性分离皮下组织和肌层至壁胸膜表面,以止血钳将胸腔引流管的远端夹闭,用另一较长的止血钳夹住胸腔引流管的近端,一并送至胸腔内的适当深度,然后将引流管与水封瓶连接,松开止血钳,观察有无液体或气体溢出,以及置入水平面下的引流玻管内的水柱是否随呼吸而波动。为保持良好的引流效果,应根据引流玻管水柱波动情况调整引流管深度,并应注意引流管插入胸腔的长度不宜过长或过短,一般为3~5 cm。如引流良好,缝合皮肤切口并用缝线将引流管固定于皮肤,覆盖无菌纱布,以胶布固定。

4.引流的类型

置管后,通常采用水封瓶进行引流。根据不同病情和引流需要选择不同的引流方法,各种引流方法如下。

(1)单向活瓣引流法:为最简单的引流方法,仅适用于无水封瓶时气胸患者的临时引流。以单向活瓣与胸腔引流管外口连接后,如胸腔内压低于大气压时,翼状活瓣闭合,使外界气体不能逆向进入胸腔;当胸腔内压高于大气压时,翼状活瓣张开,胸腔内气体被排出体外。

(2)单瓶引流法:适用于脓胸、血胸、胸腔积液和各种类型的气胸引流。仅需一个引流瓶,瓶内盛一定量的无菌生理盐水,在瓶盖上插入长短两根玻管,其中长管为引流管,与胸腔引流管相连,其下端置于瓶内水平面下1~2 cm,短管为排气管,与大气相通。当胸腔内压超过1~2 cmH_2O 时,胸腔内的气体或液体可经长管排入引流瓶内;当胸腔内压为负压时,长管内水柱液面上升,并随呼吸而上下波动。由于该法属于一种正压式引流方法,在对胸腔积液患者进行引流时,随引流出的液体量不断增加,引流瓶内的液面随之上升,此时必须克服较大的阻力才能排出胸腔内的气体或液体,故应及时调节长管在水平面下的深度,使之保持在1~2 cm;为防止引流瓶内液体反流进入胸腔内,应始终保持引流瓶位于患者胸部水平以下。

(3)双瓶引流法:适用于引流和收集较大量的胸腔积液。即在单瓶引流的基础上,在患者与水封瓶之间另加一个引流瓶(集液瓶),两引流瓶的瓶盖均插入两根玻管,两瓶之间以一管相连,起到单瓶引流时长管的作用,其在水封瓶的一端置入水平面下1~2 cm,另一端插入集液瓶内,其下端应高于瓶内液体平面;集液瓶的另一管与胸腔引流管相连,其下端也应高于瓶内液体平面;水封瓶的短管与大气相通。

(4)负压吸引引流法:适用于张力性和交通性气胸。此法又可分为两种方法,即连续吸引引流法和连续恒压吸引引流法。连续吸引引流法需要两个引流瓶,利用负压吸出胸腔内的气体或液体,即在单瓶引流的基础上,在其排气管上再接一个引流瓶,以电动吸引器或胃肠减压器作为吸引动力,但该法较难以控制吸引力的大小,易于产生并发症,一般情况下不宜选用。连续恒压吸引引流法需要3个引流瓶,即在双瓶引流的基础上再加一个调压瓶,集液瓶(标本瓶)瓶盖的一根玻管与胸腔引流管相连,另一根玻管与水封瓶相连并置于水平面下1~2 cm,水封瓶另一玻管与调压瓶相连,调压瓶上插入三根玻管,其中一根为压力调节管,置于水平面下12~20 cm,其余一根玻管与负压吸引装置相连。通过调节压力调节管插入液体下的深度或通过增减调压瓶中的液体量,可以调节吸引负压的大小。吸引负压=调压瓶内调压玻管插入液体下的深度-水封瓶内玻管插入液体下的深度。当进行负压吸引时,调压瓶内形成负压,如该负压超过压力调节管12~20 cmH_2O 时,瓶外的空气即可经压力调节管进入瓶内并产生气泡。此时调压瓶内的压力为-20~-12 cmH_2O,集液瓶内的压力(吸引负压)则为该值减去水封瓶连接管内水柱压力20 cmH_2O,即为-18~-10 cmH_2O。根据不同的病情,可选择适当的吸引负压,即调节压力调节管插入液体平面下的深度。为保证达到预期的吸引负压,在确定压力调节管插入液体平面下的深度后,进行负压吸引时必须保持压力调节管内连续产生气泡。临床应用负压吸引过程中,有时在胸腔积液不多的情况下可取消集液瓶,进行双瓶的连续恒压吸引引流。

四、胸腔引流的观察和管理

每个胸腔引流的患者,均应密切观察,加强管理,以及时调整获得最佳引流效果。

(1)气胸患者,采用单瓶或双瓶引流法时,应观察水封瓶内的气泡。在胸腔引流管与水封瓶连接后,随患者呼气活动,胸腔内压力增加,促使胸腔内气体通过引流管由水封瓶逸出,此时在水封瓶内可见水平面下的管口不断产生气泡。若无气泡产生,可嘱患者咳嗽或用力呼气,出现气泡,说明引流管通畅。如仍无气泡逸出,应观察引流管玻管内的水柱波动情况,水柱平面随吸气而升高,随呼气而降低,说明引流管通畅和胸膜伤口已愈合。如引流管内水柱无波动,则提示引流管不通畅,可能由分泌物阻塞引流管、引流管移位以及肺已复张等所致。此时应进行及时的检查和相应的处理。如果观察到引流管内气泡逐渐减少直至消失,水柱波动由明显到不明显,如患者的临床表现亦随之好转,则强烈提示肺组织已经复张,反之,则提示导管阻塞。

(2)负压吸引的患者,在连续吸引过程中,压力调节管内会连续不断地产生气泡。但如持续引流达12小时以上而水封瓶内仍有气泡时,应对引流装置进行检查,可用止血钳夹住胸腔引流管,如仍有气泡逸出,提示引流装置漏气,否则表示胸膜裂口尚未愈合。应随时观察调压瓶内压力调节管插入液体平面下的深度,引流瓶中液体丢失过多时应及时补充。

(3)对于引流胸腔内液体的患者,应密切观察其集液瓶内引流液的性状和数量,发现问题及时进行引流液分析。同样,也需观察引流管是否通畅,及时调节引流玻管在液体平面下的深度,保证引流效果。在使用较小的引流管时,含蛋白质较高的胸腔积液往往可在引流管内凝结而阻塞管腔,采用定期挤捏引流管的方法可明显减少其阻塞的发生率。对于大量胸腔积液的患者,引流的速度不宜过快。

(4)进行引流后,应每天更换水封瓶或者引流袋至少一次;并应定期做胸部X线检查,根据复查结果调整引流方法和引流管长度。

(5)观察引流后患者的反应,特别是在胸腔引流的最初阶段,患者气促、发绀减轻,呼吸音恢复表明引流有效。如出现呼吸困难加重、心悸、咳嗽等应考虑有复张性肺水肿的可能。

(6)及时夹管和拔管:经有效引流后,肺已复张并维持24~48小时以上者,可将引流管夹闭,继续观察24小时,患者病情无反复,必要时经胸部X线检查证实肺组织已复张,则可将引流管拔除。应在患者深吸气后屏气时拔管,并注意防止气体进入胸腔,拔管后缝合皮肤伤口,并采用蝶形胶布进行粘贴固定。

五、并发症

(一)胸痛

剧烈胸痛的发生机制有:①肺复张后脏胸膜接触引流管;②引流管太硬,引起壁胸膜受刺激或压迫肋间神经;③引流管插入过深,刺激膈肌所致,常伴有同侧肩部放射性疼痛;④负压吸引时吸引力过大。应根据情况酌情处理,如适当退出引流管,或更换较软和较细的引流管等。预防措施包括避免插管过深、在肋骨上缘置管以减少肋间神经受压、在获得有效引流的前提下尽量选择较细的引流管、负压吸引力应适度等。

(二)皮下气肿

为胸腔内气体进入皮下疏松结缔组织内所致,表现为引流后出现局部或全身皮肤肿胀,检查时有捻发感,以接受肋间切开置管法者为多见。常见于皮肤切口小而胸膜裂口大的患者,由于引流管向外滑脱,导致部分管口位于皮下,或因皮肤切口缝合过紧,以及患者剧烈咳嗽等引起皮下气肿;有时尚可由于反复置管出现多个胸壁窦道,或因使用机械通气等所致。对于局部性皮下气肿,一般不需特殊处理。对于广泛性皮下气肿,则应检查引流管的安置情况,敞开皮肤切口排气,必要时用针头在皮下穿刺或做皮肤小切口进行排气,并将患者头部放低,适当给予抗菌药物预防感染。有时可发生纵隔气肿,对较重的纵隔气肿应选用胸骨上切迹切开排气。预防措施包括:选择适当的引流管进行正确的置管,尽可能保证一次置管成功,避免反复多次置管。尽量不用机械通气,必须应用时应考虑设置低吸入压的机械通气方式。

(三)胸腔感染

长期留置胸腔引流管或者未严格进行消毒及无菌操作,易出现胸腔感染。患者在出现胸腔感染前,常出现穿刺局部疼痛,此时应引起高度重视。一旦发生胸腔感染,患者可出现发热,引流管内出现黏稠脓性引流液,甚至出现有臭味的引流液,显微镜检查可发现引流液中的白细胞计数和中性粒细胞分类计数增高,涂片或培养可发现病原菌。应及时给予全身和局部抗感染治疗,加强胸腔引流。预防措施包括:置管前对局部皮肤进行清洗和严格的消毒;置管时严格按无菌操作规程进行,每天更换水封瓶及引流袋,并注意更换时的无菌操作。对于向外滑脱的引流管,不能再将其插入胸腔,应在无菌条件下进行更换。

(四)引流管阻塞

引流管可因分泌物、脓性或血凝块而发生阻塞,影响引流效果,此时引流玻管内水柱不随患者呼吸而上下波动。可通过空针抽吸或挤捏引流管以及调整引流管的方向等进行处理,有时可使其恢复通畅,如经反复处理后仍不能通畅,应拔出和更换新的引流管。但应注意,不宜试图通过引流管向胸腔内注气或注液的方法使引流管通畅,因为此法极易引起胸腔内继发感染。

(五)其他

较为少见的并发症尚有复张性肺水肿、引流管脱落、插管损伤肺脏或将引流管置入肺内、引流管刺激心脏引起心律失常等。应根据实际情况积极处理。

(蔡　畅)

第五节　低氧特殊疗法

一、吸入性一氧化氮

吸入一氧化氮(NO)可选择性地扩张通气区域的肺血管,从而改善通气/血流比值,提高氧分压。由于其进入循环后迅速与血红蛋白结合而失活,因而对循环没有影响。动物实验及早期的病例报道均证实吸入 NO 可改善氧合,减少肺内分流,随后进行的一系列Ⅰ、Ⅱ期临床试验也表明该方法可以改善患者的血流动力学及氧合,但在病死率及通气治疗时间方面与对照组没有明显区别。最近,在欧洲开展的一项多中心、随机、空白对照的Ⅲ期临床试验中,286 名患者中 180 名受试对象吸入最低有效量 NO,虽然治疗组中严重呼吸衰竭的发生率有所降低,但是死亡率与对照组并无差异。Taylor 等在迄今为止一项最大规模的Ⅲ期临床试验中(共计病例数 385 例。纳入标准:非脓毒症为诱因且无肺外器官功能障碍的 ALI 患者),观察吸入 NO 的疗效,结果与前面的试验相似,尽管患者的氧合情况有短期改善,但未能降低病死率、缩短通气治疗时间。虽然大量的临床研究证明 NO 并不是治疗 ARDS 的特效药物,但由于该药可短期内改善氧合,因而在重症 ARDS 发生顽固性低氧血症时可以作为"营救药物"。

(一)主要应用指征

(1)新生儿持续肺动脉高压(PPHN),PPHN常继发于严重缺氧状态,临床特点为出生后不久持续性青紫,吸氧不能使青紫缓解,病死率高达50%,对常规呼吸治疗及血管活性药物均反应欠佳。近年来国外应用NO吸入治疗PPHN和严重低氧血症取得了良好效果。

(2)小儿先天性心脏病伴肺动脉高压。

(3)原发性肺动脉高压(PPH)。

(4)伴肺动脉高压的成年心脏病患者在围术期吸入NO可显著降低肺动脉压。

(5)ARDS伴肺动脉高压。

(6)慢性阻塞性肺疾病。

(7)高原肺水肿。

(8)先天性膈疝。

(二)禁忌证

(1)高铁血红蛋白症。

(2)对高铁血红蛋白症具有遗传敏感性的人群。

(三)剂量选择

动物实验显示NO的疗效呈剂量依赖性。许多临床研究证明,持续性低浓度吸入即可产生显著疗效。据临床研究,有肺动脉高压的新生儿选择剂量浓度为$4.2\sim8.4$ mg/m³($5\sim10$ ppm),儿童$8.4\sim16.8$ mg/m³($10\sim20$ ppm),成人21.0 mg/m³(25 ppm),而心脏直视手术后选择37.8 mg/m³(45 ppm)左右浓度可收到良好效果而无任何毒副反应。但极严重的肺损伤患者对NO吸入治疗无反应。虽然NO浓度与效应呈剂量相关,但一般不选择>67.2 mg/m³(80 ppm)。但也有研究表明在吸入NO治疗新生儿持续肺动脉高压(PPHN)时,初始吸入NO浓度应为20 ppm,因为<10 ppm效果欠佳,如无效可逐渐增加NO浓度,但最高不超过40 ppm。NO是一种潜在的毒性气体,NO和O_2在气道内很快形成NO_2,过高的NO对气道和肺组织细胞有害,故要求达到有效治疗作用时吸入的浓度尽可能低。总之,关于NO吸入的最低有效浓度、最佳疗效浓度和最大作用浓度目前尚无定论。持续时间吸入NO的时间主要依据病情的严重程度、吸入NO的疗效及潜在的毒副反应发生的情况而定。患者吸入NO的时间无严格限制,平均天数为(15.8 ± 8.1)天。有研究证明吸入NO治疗PPHN时,疗程时间一般持续$24\sim48$小时,最多不超过72小时。当长时间NO治疗突然停止时,可瞬间引起肺动脉高压,甚至导致肺动脉高压危象,因此需谨慎撤离NO。但有的研究认为,当患者适应以下呼吸参数:PEEP$\leqslant4$ cmH_2O,I∶E=1∶2,Fi$O_2\leqslant0.8$,可间断减量,直至Pa$O_2>8.0$ kPa(60 mmHg),即可完全停用NO而不引起反跳。

(四)NO的毒副反应

由于NO与O_2接触后很快会生成具有很强毒性的NO_2,可被人体吸收或呼气时排入空气造成污染,当NO_2达到一定浓度时,可导致急性肺损伤,如肺炎、肺水肿、肺气肿。作为氧化物,NO还可使细胞受损或死亡。吸入的NO和体内过氧化物可以形成过氧化亚硝基,对肺表面活性蛋白结构具有破坏作用,从而影响肺功能。NO与Hb结合生成NO-Hb,易氧化生成高铁血红蛋白。高铁血红蛋白无携氧能力,当其超过一定浓度时,会降低血红蛋白的携氧能力,造成缺氧和肺水肿等不良反应。有报道称,NO可引起血小板聚集,降低其黏附性,从而影响凝血功能,但其对血小板功能的影响尚待进一步研究。人类实际使用NO吸入疗法的过程中,并未出现凝血功能障碍的情况。但对于已有出血倾向的患者,在吸入过程中仍需密切观察。

二、部分液体通气

根据近年来研究结果的综合评价,认为全氟化碳在呼吸系统方面可能具有以下生理作用:①具有较高的携氧及CO_2能力,在肺内起着气体转运的作用;②"液态PEEP"效应,使萎陷的肺泡重新开放,降低肺泡表面张力,减少无效腔;③受PFC的重力作用,肺内上、下区域的血流得以重新分布,尤其是使肺下垂部位的血流相对减少,改善肺内通气/血流比;④促进肺内源性肺泡表面活性物质产生;⑤有利于肺泡及小气道分泌物的排出;⑥抑制肺组织的炎性反应,防止或减轻肺损伤;⑦有稳定细胞膜及抑制肺内炎性介质及细胞因子释放的作用;⑧有一定的抑制呼吸道细菌生长繁殖的作用。PLV技术在不同人群中的应用是安全的,可有效地改善肺功能,增加肺容量。新近的一些研究探讨了PFC的雾化及汽化吸入对ALI/ARDS的治疗作用,其研究结果令人鼓舞。Bleyl及其同事应用油酸诱发绵羊肺损伤模型进行的研究显示,汽化吸入18%的PFC[全氟己烷,20 ℃时蒸气压为23.6 kPa(177 mmHg)]能改善氧合。即使汽化吸入全氟己烷仅30分钟,对氧合的改善仍可维持近2小时。而且,通过测定吸入气、呼出气中全氟己烷浓度及每分通气量发现,仅有非常少量吸入的全氟己烷存留在肺中(约3 mL/kg)。因此,汽化吸入全氟己烷改善氧合的作用不能归功于液体PEEP效应。另外两个研究小组探讨了肺灌洗ALI动物模型中雾化吸入PFC的作用。Kely及其同事以兔子为研究对象,给予雾化吸入PFC(PF-5080)未发现氧合改善的证据,而应用PF-5080给予PLV时却发现氧合明显改善。与此相反,Kandler等发现给小猪雾化吸入PFC(全氟萘烷,FC-77)对气体交换及肺力学的改善与PLV一样有效。并且在停止雾化吸入治疗后,FC-77的改善效应仍能持续6个小时,而应用FC-77进行PLV的改善效应在治疗停止后迅速丧失。这两个研究小组研究结果的差异,可能是由于雾化吸入方法的不同造成的。Kely小组是在呼吸机管路吸气支离进气口30 cm处,应用超声雾化的方法给予PFC雾化吸入,这导致了PFC微粒在呼吸机管路中的沉积并限制了PFC向肺泡的输送。另一方面,Kandler小组则是应用了一种特殊的雾化导管,更有效地将雾化的PFC微粒送入了肺泡。在此技术临床推广应用前,仍需进一步的研究来确定适宜的雾化方法,了解PFC的肺内分布,以及选择最适宜雾化的PFC制剂。PFC的种类和剂量、雾化的方法以及动物模型的不同都会对试验结果产生一定的影响。PFC雾化或汽化吸入方法是目前需要对肺进行PFC液体灌注的PLV技术的一种令人振奋的替代技术。

三、俯卧位通气

俯卧位通气可以改善ARDS患者的气体交换,可能的机制包括:①减轻重力依赖区的肺不张(暂时性);②通过降低胸廓顺应性增加胸膜腔内压促使肺泡复张;③改善局部膈肌运动;④改善通气/血流比;⑤促进分泌物清除;⑥避免肺泡过度膨胀改善氧合。

(一)适应证

当已使用最优化呼吸机通气模式及参数时仍无法改善氧合:$PaO_2<8.5$ kPa(64 mmHg),$FiO_2≥0.6$,PEEP>10 cmH_2O。

(二)禁忌证

(1)绝对禁忌证包括严重颅脑、脊髓、腹部损伤、血流动力学波动剧烈者。

(2)相对禁忌证包括近期腹部手术、巨腹、妊娠、脊柱不稳定、频发癫痫、多发创伤及颅内压增高者。

(三)方法

一般需要四个人协作完成翻转患者的工作,一个人负责保护患者的头部和气管插管。通常第一步将患者翻转至侧卧位,在翻转至侧卧位时之前将枕头置于患者胸部及腹部的下方,然后在向左翻转时先将左臂置于臀部下方,右臂抱在前胸部,随后将患者翻转至俯卧位。俯卧位时枕头位于患者肩部和髂部下方。抬高床头,使患者一侧手臂伸展,另一侧弯曲,头部朝向伸展的手臂方向。同时需特别注意避免男性生殖器受到压迫。

部分患者可能会从俯卧位通气中受益,氧合得到暂时性改善,但是需要频繁改变体位,有一些患者很难恢复至平卧位。俯卧位通气对肺不张的改善可以持续近2小时,2小时后应该将患者恢复至平卧位。某些情况下需要维持18小时俯卧位通气,但一般每2小时需要改变头部和手臂的位置。

(四)并发症

面部水肿,手臂位置不当导致神经麻痹,引流管或导管意外滑脱,局部受压导致组织坏死和骨化性肌炎。

(孙文杰)

第三章

感染性疾病

第一节 流行性感冒

流行性感冒(简称流感)是由流行性感冒病毒引起的急性呼吸道传染病,是人类面临的主要公共健康问题之一。

一、病原学与致病性

流感病毒呈多形性,其中球形直径为 80～120 nm,有囊膜。流感病毒属正黏病毒科,流感病毒属,基因组为分节段、单股、负链 RNA。根据病毒颗粒核蛋白(NP)和基质蛋白(M_1)抗原及其基因特性的不同,流感病毒分为甲、乙、丙 3 型。

甲型流感病毒基因组由 8 个节段的单链 RNA 组成,负责编码病毒所有结构蛋白和非结构蛋白。甲型流感病毒囊膜上有 3 种突起:H、N 和 M_2 蛋白,血凝素(H)和神经氨酸酶(N)为 2 种穿膜糖蛋白,它们突出于脂质包膜表面,分别与病毒吸附于敏感细胞和从受染细胞释放有关。第 3 种穿膜蛋白是 M_2 蛋白,这是一种离子通道蛋白,为病毒进入细胞后脱衣壳所必需。根据其表面 H 和 N 抗原的不同,甲型流感病毒又分成许多亚型。甲型流感病毒的血凝素共有 16 个亚型($H_{1\sim16}$)。神经氨酸酶则有 9 个亚型($N_{1\sim9}$)。所有 16 个亚型的血凝素和 9 个亚型的神经氨酸酶都在禽类中检测出,但只有 H_1、H_2、H_3、H_5、H_7、H_9、N_1、N_2、N_3、N_7,可能还有 N_8 亚型引起人类流感流行。

流感病毒表面抗原特别是 H 抗原具有高度易变性,以此逃脱机体免疫系统对它的记忆、识别和清除。流感病毒抗原性变异形式有两种:抗原性飘移和抗原性转变。抗原性飘移主要是由于编码 H 或 N 蛋白基因点突变导致 H 或 N 蛋白分子上抗原位点氨基酸的替换,并由于人群选择压力使得小变异逐步积累。抗原性转变只发生于甲型流感病毒,当 2 种不同的甲型流感病毒同时感染同一宿主细胞时,其基因组的各节段可能会重新分配或组合,导致新的血凝素和/或神经氨酸酶的出现,或者是 H、N 之间新的组合,从而产生一种新的甲型流感的亚型。

流感病毒在进入宿主细胞之后,其血凝素蛋白需先经宿主细胞的蛋白酶消化,成为 2 个由二硫键相连的多肽,这一过程病毒的致病性密切相关。在人类呼吸道和禽类胃肠道中有一种胰酶样的蛋白酶能够酶切流感病毒的血凝素,因此流感病毒往往引起人类呼吸道感染和禽类胃肠道感染。宿主细胞表面对病毒血凝素的受体在人和禽类之间是不同的,因此通常多数禽流感病毒不感染人类,但是已经有越来越多的证据表明,某些禽流感病毒可越过种属界限而感染人类。当两种分别来源于人和禽的流感同时感染同一例患者时,或另一种可能的中间宿主猪(因为猪对禽流感和人流感都敏感,而且与禽类和人都可能有密切接触),2种病毒就有可能在复制自身的过程中发生基因成分的交换,产生新的"杂交"病毒。由于人类对其缺乏免疫力,因此患者往往病情严重,死亡率极高。

二、流行病学

流感传染源主要为流感患者和隐性感染者。人禽流感主要是患禽流感或携带禽流感病毒的鸡、鸭、鹅等家禽及其排泄物,特别是鸡传播。流感病毒主要是通过空气飞沫和直接接触传播。人禽流感是否还可通过消化道或伤口传播,至今尚缺乏证据。人对流感病毒普遍易感,新生儿对流感及其病毒的敏感性与成年人相同。青少年发病率高,儿童病情较重。流感流行具有一定的季节性。我国北方常发生于冬季,而南方多发生在冬夏两季,然而流感大流行可发生在任何季节。

根据发生特点不同流感发生可分为散发、暴发、流行和大流行。散发一般在非流行期间,病例在人群中呈散在零星分布,各病例在发病时间及地点上没有明显的联系。暴发是指一个集体或小地区在相当短时间内突然发生很多流感病例。流行是指在较大地区内流感发病率明显超出当地同期发病率水平,流感流行时发病率一般为5%～20%。大流行的发生是由于新亚型毒株出现,由于人群普遍地缺乏免疫力,疾病传播迅速,流行范围超出国界和洲界,发病率可超过50%。世界性流感大流行间隔10年左右,常有2～3个波,通常第一波持续时间短,发病率高,第二波持续时间长,发病率低,有时还第三波,第一波主要发生在城市和交通便利的地方,第二波主要发生在农村及交通闭塞地区。

三、临床表现

流感的潜伏期一般为1～3天。起病多急骤,症状变化较多,主要以全身中毒症状为主,呼吸道症状轻微或不明显。季节性流感多发于青少年,临床表现和轻重程度差异颇大,病死率通常不高,一般恢复快,不留后遗症,死者多为年迈体衰、年幼体弱或合并有慢性疾病的患者。在亚洲国家发生的人感染H5N1禽流感病毒有别于常见的季节性流感。感染后的临床症状往往比较严重,死亡率高达50%,并且常常累及多种器官。流感根据临床表现可分为单纯型、肺炎型、中毒型、胃肠型。

(一)单纯型

最为常见,先有畏寒或寒战,发热,继之全身不适、腰背发酸、四肢疼痛,头昏、头痛。大部分患者有轻重不同的打喷嚏、鼻塞、流涕、咽痛、干咳或伴有少量黏液痰,有时有胸骨后烧灼感、紧压感或疼痛。发热可高达39～40℃,一般持续2～3天渐降。部分患者可出现食欲缺乏、恶心、便秘等消化道症状。年老体弱的患者,症状消失后体力恢复慢,常感软弱无力、多汗,咳嗽可持续1～2周或更长。体格检查:患者可呈重病容,衰弱无力,面部潮红,皮肤上偶有类似麻疹、猩红热、荨麻疹样皮疹,软腭上有时有点状红斑,鼻咽部充血水肿。本型中较轻者病情似一般感冒,全身和呼吸道症状均不显著,病程仅1～2天,单从临床表现难以确诊。

(二)肺炎型

本型常发生在2岁以下的小儿,或原有慢性基础疾病,如二尖瓣狭窄、肺源性心脏病、免疫力低下,以及孕妇、年老体弱者。其特点是:在发病后24小时内可出现高热、烦躁、呼吸困难、咳血痰和明显发绀。全肺可有呼吸音减低、湿啰音或哮鸣音,但无肺实变体征。胸部X线可见双肺广泛小结节性浸润,近肺门较多,肺周围较少。上述症状可进行性加重,抗生素无效。病程1周至2个月,大部分患者可逐渐恢复,也可因呼吸循环衰竭在5~10天内死亡。

(三)中毒型

较少见。肺部体征不明显,具有全身血管系统和神经系统损害,有时可有脑炎或脑膜炎表现。临床表现为高热不退,神志昏迷,成人常有谵妄,儿童可发生抽搐。少数患者由于血管神经系统紊乱或肾上腺出血,导致血压下降或休克。

(四)胃肠型

主要表现为恶心、呕吐和严重腹泻,病程2~3天,恢复迅速。

四、诊断

流感的诊断主要依据流行病学资料,并结合典型临床表现确定,但在流行初期,散发或轻型的病例诊断比较困难,确诊往往需要实验室检查。流感常用辅助检查。

(一)一般辅助检查

1.外周血常规

白细胞总数不高或偏低,淋巴细胞相对增加,重症患者多有白细胞总数及淋巴细胞下降。

2.胸部影像学检查

单纯型患者胸部X线检查可正常,但重症尤其肺炎型患者胸部X线检查可显示单侧或双侧肺炎,少数可伴有胸腔积液等。

(二)流感病毒病原学检测及分型

流感病毒病原学检测及分型对确诊流感及与其他疾病如严重急性呼吸综合征(SARS)等鉴别十分重要,常用病毒学检测方法主要有以下几种。

1.病毒培养分离

病毒培养分离是诊断流感最常用和最可靠的方法之一。目前分离流感病毒主要应用马达犬肾细胞(Madin-Darby canine kidney,MDCK)为宿主系统。培养过程中观察细胞病变效应,并可应用血清学实验来进行鉴定和分型。传统的培养方法对于流感病毒的检测因需要时间较长(一般需要4~5天),不利于早期诊断和治疗。近年来新出现了一种快速流感病毒实验室培养技术——离心培养技术(shell vial culure,SVC),在流感病毒的快速培养分离上发挥了很大作用。离心培养法是在标本接种后进行长时间的低速离心,使标本中含病毒的颗粒在外力作用下被挤压吸附于培养细胞上,从而大大缩短了培养时间。

2.血清学诊断

血清学诊断主要是检测患者血清中的抗体水平,即用已知的流感病毒抗原来检测血清中的抗体,此法简便易行、结果可信。血清标本应包括急性期和恢复期双份血清。急性期血样应在发病后7天内采集,恢复期血样应在发病后2~4周采集。双份血清进行抗体测定,恢复期抗体滴度较急性期有4倍或以上升高,有助于确诊和回顾性诊断,单份血清一般不能用作诊断。

3.病毒抗原检测

对于病毒抗原的检测的方法主要有两类：直接荧光抗体检测(direct fluorescent antibody test,DFA)和快速酶(光)免法。DFA用抗流感病毒的单克隆抗体直接检测临床标本中的病毒抗原,应用亚型特异性的单抗能够快速和直接地检测标本中的病毒抗原,并且可以进一步进行病毒的分型,不仅可用于诊断,还可以用于流行病学的调查。目前快速酶免、光免法主要有Directigen FluA、Directigen Flu A plus B、Binax Now Flu A and B、Biostar FLU OIA、Quidel Quickvue和Zstat Flu test等。值得注意的是,上述几种检测方法对于乙型流感病毒的检测效果不如甲型。

4.病毒核酸检测

以聚合酶链反应(polymerase chainreaction,PCR)技术为基础发展出了各种各样的病毒核酸检测方法,在流感病毒鉴定和分型方面发挥着越来越大的作用,不仅可以快速诊断流感,并且可以根据所分离病毒核酸序列的不同对病毒进行准确分型。常用的方法有核酸杂交、逆转录-聚合酶链反应、多重逆转录-聚合酶链反应、酶联免疫PCR、实时定量PCR、依赖性核酸序列扩增、荧光PCR等方法。

以上述各种检测方法为基础,很多生物制品公司开发出多种试剂盒供临床快速检测应用。近年来,应用基因芯片对流感病毒进行检测和分型是研究的一大热点,基因芯片灵敏度极高,并且可以同时检测多种病毒,尤其适用于流感多亚型、易变异的特点。目前多种基因芯片技术已应用到流感病毒的检测和分型中。

五、鉴别诊断

主要与除流感病毒的多种病毒、细菌等病原体引起的流感样疾病(influenza like illness,ILI)相鉴别。确诊需依据实验室检查,如病原体分离、血清学检查和核酸检测。

(一)普通感冒

普通感冒可由多种呼吸道病毒感染引起。除注意收集流行病学资料以外,通常流感全身症状比普通感冒重,而普通感冒呼吸道局部症状更突出。

(二)严重急性呼吸综合征(SARS)

SARS是由SARS冠状病毒引起的一种具有明显传染性,可累及多个脏器、系统的特殊肺炎,临床上以发热、乏力、头痛、肌肉关节疼痛等全身症状和干咳、胸闷、呼吸困难等呼吸道症状为主要表现。临床表现类似肺炎型流感。根据流行病学史,临床症状和体征,一般实验室检查,胸部X线影像学变化,配合SARS病原学检测阳性,排除其他疾病,可做出SARS的诊断。

(三)肺炎支原体感染

发热、头痛、肌肉疼痛等全身症状较流感轻,呛咳症状较明显,或伴少量黏痰。胸部X线检查可见两肺纹理增深,并发肺炎时可见肺部斑片状阴影等间质肺炎表现。痰及咽拭子标本分离肺炎支原体可确诊。血清学检查对诊断有一定帮助,核酸探针或PCR有助于早期快速诊断。

(四)衣原体感染

发热、头痛、肌肉疼痛等全身症状较流感轻,可引起鼻旁窦炎、咽喉炎、中耳炎、气管-支气管炎和肺炎。实验室检查可帮助鉴别诊断,包括病原体分离、血清学检查和PCR检测。

(五)嗜肺军团菌感染

夏秋季发病较多,并常与空调系统及水源污染有关。起病较急,畏寒、发热、头痛等,全身症状较明显,呼吸道症状表现为咳嗽、黏痰、痰血、胸闷、气促,少数可发展为 ARDS;呼吸道以外的症状也常见,如腹泻、精神症状,以及心功能和肾功能障碍,胸部 X 线检查示炎症浸润影。呼吸道分泌物、痰、血培养阳性可确定诊断,但检出率低。对呼吸道分泌物用直接荧光抗体法(DFA)检测抗原或用 PCR 检查核酸,对早期诊断有帮助。血清、尿间接免疫荧光抗体测定,也具诊断意义。

六、治疗

隔离患者,流行期间对公共场所加强通风和空气消毒,避免传染他人。

合理应用对症治疗药物,可对症应用解热药、缓解鼻黏膜充血药物、止咳祛痰药物等。

尽早应用抗流感病毒药物治疗:抗流感病毒药物治疗只有早期(起病1~2天内)使用,才能取得最佳疗效。抗流感病毒化学治疗(简称化疗)药物现有离子通道 M_2 阻滞剂(表3-1)和神经氨酸酶抑制剂两类,前者包括金刚烷胺和金刚乙胺;后者包括奥司他韦和扎那米韦。

表 3-1 金刚烷胺和金刚乙胺用法和剂量

药名	年龄(岁)			
	1~9	10~12	13~16	≥65
金刚烷胺	5 mg/(kg·d)(最高150 mg/d)分2次	100 mg 每天 2 次	100 mg 每天 2 次	≤100 mg/d
金刚乙胺	不推荐使用	不推荐使用	100 mg 每天 2 次	100 mg 或 200 mg/d

(一)离子通道 M_2 阻滞剂

金刚烷胺和金刚乙胺。对甲型流感病毒有活性,抑制其在细胞内的复制。在发病24~48小时内使用,可减轻发热和全身症状,减少病毒排出,防止病毒扩散。金刚烷胺在肌酐清除率≤50 mL/min时酌情减少用量,并密切观察其不良反应,必要时停药。血透对金刚烷胺清除的影响不大。肌酐清除率<10 mL/min时金刚乙胺应减为 100 mg/d;对老年和肾功能减退患者应监测不良反应。不良反应主要有中枢神经系统有神经质、焦虑、注意力不集中和轻微头痛等,其发生率金刚烷胺高于金刚乙胺;胃肠道反应主要表现为恶心和呕吐。这些不良反应一般较轻,停药后大多可迅速消失。

(二)神经氨酸酶抑制剂

神经氨酸酶抑制剂对甲、乙两型流感病毒都是有效的,目前有2个品种,即奥司他韦和扎那米韦,我国临床目前只有奥司他韦。

(1)用法和剂量:奥司他韦为成人 75 mg,每天 2 次,连服 5 天,应在症状出现 2 天内开始用药。儿童用法见表3-2,1岁以内不推荐使用。扎那米韦为6岁以上儿童及成人剂量均为每次吸入 10 mg,每天2次,连用5天,应在症状出现2天内开始用药。6岁以下儿童不推荐使用。

表 3-2 儿童奥司他韦用量

药名	体重(kg)			
	≤15	16~23	24~40	>40
奥司他韦(mg)	30	45	60	75

(2) 不良反应：奥司他韦不良反应少，一般为恶心、呕吐等消化道症状，也有腹痛、头痛、头晕、失眠、咳嗽、乏力等不良反应的报道。扎那米韦吸入后最常见的不良反应有头痛、恶心、咽部不适、眩晕、鼻出血等。个别哮喘和慢性阻塞性肺疾病（COPD）患者使用后可出现支气管痉挛和肺功能恶化。

(3) 肾功能不全的患者无须调整扎那米韦的吸入剂量。对肌酐清除率＜30 mL/min 的患者，奥司他韦减量至 75 mg，每天 1 次。

需要注意的是：因神经氨酸酶抑制剂对甲、乙两型流感病毒均有效且耐药发生率低，不会引起支气管痉挛，而 M_2 阻滞剂都只对甲型流感病毒有效且在美国耐药率较高，因此美国目前推荐使用抗流感病毒药物仅有奥司他韦和扎那米韦，只有有证据表明流行的流感病毒对金刚烷胺或金刚乙胺敏感才用于治疗和预防流感。对于那些非卧床的流感患者，早期吸入扎那米韦或口服奥司他韦能够降低发生下呼吸道并发症的可能性。另外自 2004 年以来，绝大多数 H5N1 病毒株对神经氨酸酶抑制剂敏感，而对金刚烷胺类耐药，因此确诊为 H5N1 禽流感病毒感染的患者或疑似患者推荐用奥司他韦治疗。

（三）并发症治疗

肺炎型流感常见并且最重要的并发症为细菌的二重感染，尤其是细菌性肺炎。肺炎型流感尤其重症患者往往有严重呼吸窘迫、缺氧，严重者可发生急性呼吸窘迫综合征（ARDS），应给予患者氧疗，必要时行无创或有创机械通气治疗。对于中毒型或胃肠型流感患者，应注意纠正患者水电解质平衡，维持血流动力学稳定。

七、预防

隔离患者，流行期间对公共场所加强通风和空气消毒，切断传染链，终止流感流行。流行期间减少大型集会及集体活动，接触者应戴口罩。

目前接种流感病毒疫苗是当今预防流感疾病发生、流行的最有效手段。当疫苗和流行病毒抗原匹配良好时，流感疫苗在年龄＜65 岁的健康人群中可预防 70%～90% 的疾病发生。由于免疫系统对接种疫苗需要 6～8 周才起反应，所以疫苗必须在流感季节到来之前接种，最佳时间为 10 月中旬至 11 月中旬。由于流感病毒抗原性变异较快，所以人类无法获得持久的免疫力，进行流感疫苗接种后人体可产生免疫力，但对新的变异病毒株无保护作用。因此，在每年流感疫苗生产之前，都要根据当时所流行病毒的抗原变化来调整疫苗的组成，以求最大的保护效果。

流感疫苗包括减毒活疫苗和灭活疫苗。至今对于病毒快速有效的减毒方法和准确的减毒标准仍存在许多不确定因素，因此减毒疫苗仍不能广泛应用。现在世界范围内广泛使用的流感病毒疫苗以纯化、多价的灭活疫苗为主。

美国疾病预防控制中心制订的流感疫苗和抗病毒剂使用指南推荐，每年接受一次流感疫苗接种的人员包括学龄儿童；6 个月至 4 岁的儿童；50 岁以上的成年人；6 个月至 18 岁的高危 Reye 综合征（因长期使用阿司匹林治疗）患者；将在流感季节怀孕的妇女；慢性肺炎（包括哮喘）患者；心脏血管（高血压除外）疾病患者，肾、肝、血液或代谢疾病（包括糖尿病）患者；免疫抑制人员；在某些条件下危及呼吸功能人员；居住在养老院的人员和其他慢性疾病患者的护理人员；卫生保健人员；接触年龄＜5 岁和年龄＞50 岁的健康人员和爱心志愿者（特别是接触小于 6 个月婴儿的人员）；感染流感可引发严重并发症的人员。

流感疫苗接种的不良反应主要为注射部位疼痛，偶见发热和全身不适，大多可自行恢复。

应用抗流感病毒药物。明确或怀疑某部门流感暴发时,对所有非流感者和未进行疫苗接种的医务人员可给予金刚烷胺、金刚乙胺或奥司他韦进行预防性治疗,时间持续2周或流感暴发结束后1周。

(孙文杰)

第二节 急性上呼吸道感染

上呼吸道感染(URTIs)是最常见的呼吸道感染性疾病,某些病种或病原体感染如流行性感冒具有较强的传染性。急性呼吸道感染常常由病毒引起,是目前健康成人和儿童易患的最常见疾病。上呼吸道的解剖范围包括鼻腔-鼻窦、咽(鼻咽、口咽、喉咽)、喉和中耳以及隆突以上的气管部分,凡是这些部位的感染都属于URTIs,因此URTIs不是一个疾病诊断,而是一组疾病。由于强调的侧面不一,不同专业关于URTIs的涵义并不完全一致。

病原体以病毒最常见,而细菌、支原体、衣原体、真菌、螺旋体亦有所见。RNA病毒和DNA病毒均可引起此类感染,所产生的临床症状严重程度可表现为轻至感冒,重至肺炎或致死。每种病毒也可因宿主的年龄和免疫状态的不同,而表现为不同的临床症状。每一种与病毒感染相关的呼吸道症状,也可能由不同的病毒感染所致。

一、普通感冒

"普通感冒"实际上并不是指单一的某种病毒感染,而是很多病毒性呼吸道疾病临床表现的一部分。感冒是一种急性上呼吸道病毒感染中最常见病种,多呈自限性,但发生率高。

(一)病原体

感冒有关的病原体包括鼻病毒、腺病毒、呼吸道合胞病毒、流感病毒、副流感病毒等。

(二)流行病学

普通感冒大多为散发性,在全世界范围内分布极普遍,热带地区少见。一般一年四季都可发生,冬春季节发病有增加倾向。气温、降雨量、湿度等气象条件的变化和感冒的发生未证实有显著的关系。但有观点认为气温的急剧变化可以增加呼吸道黏膜的敏感性,是引起感冒的诱因。

理论上,呼吸道病毒主要通过咳嗽和喷嚏为媒介,以呼吸道飞沫气溶胶传播,在人群密集的环境中更易发生感染。也可通过直接接触或间接接触而发生感染。自然条件下人是唯一的宿主,病原体是由人传染人的。在发病前24小时到发病后2天传染性最强,同一个患者鼻黏液的病毒滴度往往比咽部要高10~100倍。鼻黏膜对鼻病毒十分敏感,比下呼吸道敏感性大很多,但在一些无并发症的感冒人群也能在下呼吸道检出病毒。感染症状受宿主生理状况的影响,过劳、抑郁、鼻咽过敏性疾病和月经期等均可加重症状。

(三)发病机制和病理

大多数的普通感冒与鼻病毒感染有关,因此发病机制研究多以鼻病毒为主。病毒通过直接接触或飞沫传播,鼻病毒首先黏附于鼻咽部的受体,通常认为是腺样体淋巴上皮区域的M细胞含有的细胞间黏附分子-1(ICAM-1),并借鼻腔的黏液纤毛运动达到后鼻咽部,病毒迅速复制,并向前扩散到鼻道。鼻病毒感染时可能会出现ICAM-1表达上调的情况。用1个$TCID_{50}$(半数组织培养感染浓度)病毒感染人,经24小时,鼻分泌物中可发现少量病毒,48~72小时病毒滴度上升到最高峰,并可持续释放病毒1周以上,之后快速下降,大约感染3周后就无法检出。鼻分泌物的病毒滴度可达300 $TCID_{50}/mL$,口咽分泌物和唾液的含量分别为30 $TCID_{50}/mL$和10 $TCID_{50}/mL$。鼻腔上皮细胞活检及鼻腔分泌物的研究提示,感染大多局限于相对少数的鼻黏膜纤毛上皮细胞。在自然感染感冒的患者,可见鼻黏膜上皮细胞的脱落,但上皮的内层仍然保持完整,细胞边界的结构正常。由于病毒在33℃左右复制最好,因此大部分鼻病毒复制发生在鼻咽部和鼻道。但有研究用原位杂交的方法也能从支气管切片中检测到鼻病毒RNA,这可能与上呼吸道、气管和大支气管的温度与鼻腔相近有关,在机体深部37℃的条件下病毒复制可能受限。鼻病毒感染并不伴有鼻黏膜淋巴细胞数量的显著增加,但在鼻黏膜和分泌物中多形核白细胞数量有明显的增多,可能与被感染细胞分泌的白细胞介素-8(IL-8)的作用有关。因此,引起鼻病毒感冒症状的直接原因可能并不是病毒引起的细胞损伤,而是炎症介质在起重要作用。在感染早期,由于血管渗透性的增加,鼻分泌物中可出现高水平的血浆蛋白。在感染后期,腺体分泌物(乳铁蛋白、溶菌酶和分泌性免疫球蛋白A)为主。在感冒期间鼻分泌物中激肽、白细胞介素-1(IL-1)、白细胞介素-6(IL-6)和IL-8水平增高,其中激肽和IL-8浓度与症状相关联。中耳内的促炎因子和细胞黏附分子的合成增加也可能参与感冒相关的中耳炎的发病过程。

病理变化与病毒毒力和感染范围有关。一般在呼吸道上皮细胞检测不到明显的病理改变。但仍可出现一些炎症反应,呼吸道黏膜水肿、充血,出现渗液(漏出或渗出),多形核白细胞在感染早期即浸润鼻黏膜上皮细胞,但这种炎症仅在有症状的情况被观察到。修复较为迅速,一般不造成组织损伤。不同病毒可引起不同程度的细胞增殖和变性。鼻黏膜纤毛的破坏持续时间为2~10周。当感染严重时,鼻窦、咽鼓管和中耳道可能被阻塞,造成继发感染。

(四)临床表现

潜伏期1~3天,随病毒而异,肠病毒较短,腺病毒、呼吸道合胞病毒等较长。感冒大多呈自限性,成年患者病程的中位期大约是7天,大约有1/4的人持续2周。多数认为普通感冒主要包括鼻咽和不同程度的咽炎症状。大多先有鼻和喉部灼热感,鼻黏膜变红、水肿,出现鼻塞、打喷嚏、流涕、全身不适和肌肉酸痛。症状在48小时达高峰,患者在发病前1天至发病后5天具有传染性。普通感冒通常不发热或仅有低热,尤其是鼻病毒或冠状病毒感染时。可有眼结膜充血、流泪、畏光、眼睑肿胀、咽喉黏膜水肿,频繁的咳嗽并常为阵发性或持续性。鼻腔分泌物初始为大量水样清涕,以后变为黏液性或脓性。黏脓性分泌物不一定表示继发细菌感染。咳嗽通常不剧烈,持续时间可达2周。脓性痰或严重的下呼吸道症状提示鼻病毒以外的病毒合并或继发细菌性感染。小儿感冒时,比成人的临床表现严重,发热可达39℃,可出现某些下呼吸道和消化道症状。

普通感冒并发症包括鼻旁窦和中耳的继发细菌感染,以及哮喘、慢性支气管炎、肺气肿的急性加重。感冒也常累及中耳,在成人病例中,感冒者大约有2%出现有症状的中耳炎,患儿比率更高。在伴渗出的中耳炎儿童病例中,有20%~40%在中耳液中检测到鼻病毒和其他普通感冒病毒。呼吸道合胞病毒、流感病毒和腺病毒的感染经常伴有中耳炎。

感冒伴有鼻旁窦异常,在77%的感冒病例可观察到鼻窦黏膜增厚或鼻窦渗出物。在自然发生的成人感冒病例中,仅在很少比例(0.5%~5.0%)的患者观察到急性鼻窦炎的临床表现。

鼻病毒还是成人或儿童的哮喘急性发作的主要原因。目前导致敏感性增加的机制仍不清楚,可能与机体对感染的免疫反应发生改变有关。鼻病毒感冒可能通过增强气道的变态反应,如在受到抗原攻击后组胺的释放和嗜酸性粒细胞的募集,从而增加哮喘的发生。鼻病毒也已被证实为慢性阻塞性肺疾病急性加重的重要原因之一。

(五)诊断

大多数的普通感冒与鼻病毒或其他微小 RNA 病毒感染有关,其他经常引起感冒的病原体还包括冠状病毒、副流感病毒、呼吸道合胞病毒等,也偶有涉及其他多种病原。但引起感冒的病毒种类繁多,一般临床实验室不易开展病原诊断,因此常根据临床症状特点做出诊断,主要依据为出现鼻炎、流鼻涕、打喷嚏、鼻塞、轻度咽炎和咳嗽等上呼吸道症状明显而全身症状相对较轻,并排除过敏性鼻炎等非感染性上呼吸道炎,即可做出诊断。

(六)鉴别诊断

1.流行性感冒

流行性感冒感染时,鼻炎症状不明显,全身不适、肌肉痛等症状多见。

2.鼻腔疾病

(1)变应性鼻炎产生的症状和普通感冒最相似,而变应性鼻炎是一种非传染性的疾病,有典型的打喷嚏、鼻漏和鼻塞症状,而且有明确的过敏史。学龄前儿童变应性鼻炎常与感染性鼻炎相混淆。然而症状持续 2 周以上提示应寻找感染以外的其他病因,除了打喷嚏、鼻痒、流涕以及鼻塞,中-重度变应性鼻炎的儿童还可能会发展为呼吸音粗、反复清嗓、打鼾以及嗅觉、味觉丧失,在病史上充分了解儿童特应症家族史与特应症发展进程亦有助疾病的鉴别。

(2)血管运动性鼻炎(特发性鼻炎):无过敏史,表现为上呼吸道对非特异性环境诱因如温度和湿度变化、暴露于吸烟和强烈气味时出现高反应性。根据病史以及无脓涕和痂皮等可与感染性鼻炎相鉴别。

(3)萎缩性鼻炎:鼻腔异常通畅,黏膜固有层变薄且血管减少,嗅觉减退并有痂皮形成及臭味,容易鉴别。

(4)鼻中隔偏曲、鼻息肉:鼻镜检查即可明确诊断。

(5)急性鼻-鼻窦炎或鼻咽炎能较快地出现喉痛,脓性分泌物及白细胞增多。小儿多由链球菌感染引起咽充血,排出稀薄脓性分泌物,而中耳炎常在上呼吸道病毒感染过程中出现。在感冒的恢复期也常常合并有溶血性链球菌、肺炎球菌、流感杆菌等二次感染。

3.其他上呼吸道感染

通过流行病学调查,与其他呼吸道病毒相鉴别。

4.急性传染病

某些急性传染病(如麻疹、脑炎、流行性脑脊髓膜炎、脊髓灰质炎、伤寒、斑疹伤寒)和 HIV 感染前驱期的上呼吸道炎症。根据症状病史、动态观察和相关实验室检查,鉴别不难。

(七)治疗

治疗普通感冒的主要目的是缓解症状。

1.常用对症治疗药物

(1)伪麻黄碱:作用于呼吸道黏膜 α-肾上腺素能受体,缓解鼻黏膜充血,对心脏和其他外周血管 α-受体作用甚微。减轻鼻塞,改善鼻腔通气,改善睡眠。但不宜长期应用,3~5 天为宜。

(2)抗组胺药:非选择性抗组胺药如溴苯那敏、氯苯那敏和氯马斯汀,能缓解打喷嚏和流鼻涕的症状,这些药可能有一些镇静作用。作用可能是由于这些药物的抗胆碱效能,选择性的 H_1 受体拮抗剂治疗是无效的。

(3)解热镇痛药:在发热和肌肉酸痛、头痛患者可选择。以对乙酰氨基酚(扑热息痛)最常用。

应避免与抗HIV药物齐多夫定同时使用,阿司匹林反复应用会增加病毒排出量,而改善症状作用轻微,不予推荐。

(4)镇咳剂:大多数没有在儿童感冒人群中进行过研究,因此可能存在不良反应,为保护咳嗽反射一般也不主张应用。但剧咳影响休息时可酌情应用,以右美沙芬应用较多。

2.可能有用的药物或疗法

(1)维生素C:作用不肯定。有报道感染第1天起服用高剂量维生素C(8.0 g/d)可缩短症状持续的时间,并减轻病情。但多数学者对此持否定态度。

(2)葡萄糖酸锌锭剂:尽管体外实验显示其可抑制鼻病毒复制所需的3C蛋白酶,也有临床对照试验表明症状持续时间缩短,但结果很不一致,且含片可能会造成口疮、反胃,鼻内使用可能会造成鼻刺痛和嗅觉丧失等不良反应。

(3)呼吸加热湿化气:因为鼻病毒复制的最适宜温度是33 ℃,故提倡呼吸加热湿化气治疗感冒。

3.抗生素的应用

一般不需要应用抗生素,尤其在儿童。在有细菌定植、呼吸道分泌物中中性粒细胞增加、出现鼻窦炎、中耳炎等并发症、COPD基础疾病和感冒病程超过1周的患者可适当应用抗生素。

(八)预防

避免与感冒患者接触,经常彻底洗手,避免脏手接触口、眼、鼻。良好个人卫生习惯可能可减少鼻病毒感冒的传播。维生素C常被提倡用作预防感冒,但严格设计的对照试验并未获得支持证据。

除了流感病毒外,可引起感冒的其他病毒都未有疫苗。虽然已有多种具有较强体外抗鼻病毒活性的药物进行了临床试验,但仅有鼻内给予干扰素预防和口服普来可那立治疗鼻病毒感冒有一些临床上有益的证据。

二、流行性感冒

流行性感冒(简称流感)是流感病毒引起的急性呼吸道传染病。流感病毒的主要特点为抗原多变性、季节流行性强,以及对人群和社会都影响巨大。流感病毒在各个年龄组均可引起呼吸系统的感染性疾病,常可造成高死亡率,其中老人和慢性病患者是主要高发人群。

(一)病原学

甲、乙、丙型流感病毒均属于正黏病毒科,具有分节段的负链RNA基因组。甲、乙型流感病毒都带有8个不同的RNA节段,丙型流感只有7个RNA节段。3个型别的流感病毒感染均可引起典型的流行性感冒症状。

流感病毒中,只有甲型流感病毒具有亚型。血凝素(HA)和神经氨酸酶(NA)是流感病毒表面的两个主要糖蛋白。迄今动物流感病毒中共有16个HA亚型和9个NA亚型,但其中只有3个HA亚型(H_1、H_2、H_3)和2个NA亚型(N_1、N_2)能感染人类并引起暴发。流感病毒的命名规则主要依据是类型、分离地点、分离序列号和分离年份,还有一些流感病毒的名称中包括HA和NA的亚型[例如,A/Brisbane/10/2006(H_3N_2)]。

1.形态与结构

流感病毒的直径大约120 nm,被球状脂质包裹。在电镜下也能观察到丝状体的病毒。这种丝状体的流感病毒具有感染性,被认为在肺部的感染扩散过程中占主导。病毒表面包裹着HA

和 NA 两种穗状的糖蛋白,病毒颗粒的包膜还有少量的 M2 蛋白,类脂膜下面尚有一层 M1 蛋白包围着核糖核蛋白(RNP)核心。这个核心里含有 8 个 RNA 节段,这些节段含有 1 个或几个的病毒多聚酶复合物(PB1,PB2,PA)蛋白的基因拷贝,这些基因拷贝被病毒核蛋白分子所覆盖,其中甲型不同病毒蛋白和功能见表 3-3。甲、乙、丙 3 种流感病毒的基因组序列目前已全部测定。其中,甲型流感病毒有大约 13 600 个核苷酸,乙型流感病毒有 14 600 个核苷酸。丙型流感病毒有大约 12 900 个核苷酸。

表 3-3 甲型流感病毒 RNA 节段和蛋白的功能活性

RNA 节段	蛋白	蛋白大小(氨基酸)	功能活性
1	PB2	759	帽盖结构的结合,核酸内切酶
2	PB2	757	RNA 多聚酶
	PB1-F2	87	前细胞凋亡活性
3	PA	716	RNA 多聚酶,蛋白水解
4	HA	~560	附着受体,膜融合
5	NP	498	RNP 的结构成分,RNA 的核输入
6	NA	~450	NA/唾液酸酶活性,病毒释放
7	M1	252	结构蛋白,RNA 的核输出,病毒出芽
	M2	96	离子通道
8	NS1	~230	干扰素对抗物,可能对病毒的基因表达有作用
	NBP(NS2)	121	核输出因子

2.抗原性

流感病毒不断改变其抗原性,使其可以在人类中持续传播并且难以预测。相对小的改变叫抗原漂移,是编码 HA 或 NA 的基因节段逐步发生点突变。以甲型流感病毒为例,因为人群免疫程度的增加的选择压力,抗原重要区域内的氨基酸的改变在几年内逐步累积起来,导致了每隔 2~3 年就会有流行病学上重要的抗原漂移变异株出现。在 20 年时间里,HA 和 NA 的氨基酸替换以每年 0.5%~1.0%的速率发生。抗原改变主要发生在 HA1 多肽,以及分布在病毒表面的分子,并分成 5 个高变区。在有些流感病毒谱系中,有限的正快速进化的 HA1 密码子发生数量巨大的突变,所以这些谱系可能成为未来流行株的祖先。流行病学上重要的抗原漂移株通常在 HA 的 1 个或多个抗原位点发生突变,当这些突变引起抗原性的实质改变,这种漂移株就会流行。因为大量的敏感个体存在和引起显性感染的可能性很高,可导致这些变异株对人群中已存在的免疫力敏感性降低,并在人群中传播。H_3亚型出现抗原性变异株的速度要比 H_1 亚型快,这种抗原性改变在乙型流感和丙型流感中并不显著。乙型流感病毒分为两个谱系,近年来这两个谱系以各种比例流行,分别是 B/Victoria/2/87 和 B/Yamagata/16/88。季节性流感病毒经历着频繁的重配,这些重配促进了病毒进化和基因多样性。

对于甲型流感病毒,HA 明显的改变,无论是否伴随有 NA 的变化,都称为抗原性转变,这是由于获得了新的基因节段。抗原性转变可以在 2 个同种或异种的流感病毒感染同一个细胞发生的重配过程中出现。当对这种病毒没有免疫力的人群被感染,就可能引起流感大流行。

3.理化特性和生物学特性

流感病毒的蛋白和 RNAs 很容易就被电离辐射、高 pH(>9)或低 pH(<5)、大约 50 ℃的温

度等手段灭活。病毒的稳定性依赖于周围的培养基,包括培养基的蛋白浓度和离子强度。流感病毒是包膜病毒,因此对于所有能影响膜的试剂都敏感,这些试剂包括离子和非离子清洁剂、氯化剂和有机溶剂。在4 ℃含有生理蛋白(白蛋白)的PBS溶液中,流感病毒能稳定存在数个月。另一方面,在多孔表面的病毒悬液干了以后,病毒会在12小时以内失活,而在无孔表面则是24~48小时以内失活。在低于25%或高于80%的相对湿度中,如果病毒液被雾化,感染性可以保持24小时或以上,在50%的相对湿度的环境下,病毒则不那么稳定。

(二)流行病学

流感病毒有全球性的分布,每年都会发生强度不一的暴发。突然暴发和感染性传播是流行性感冒的特点。这些特点与流感的潜伏期短以及发病初期呼吸道分泌物中病毒滴度高有关。潜伏期的平均天数为2天,一般为1~5天。

流感病毒主要在咳嗽、打喷嚏、说话的过程中,通过空气散播飞沫在人际间传播。其他液滴、短距离的小颗粒气溶胶、手部受污染后自我感染等形式对于流感的传播的作用仍不确定。对于人类流感病毒,小颗粒(1~5 μm)气溶胶暴露试验表明,人流感病毒感染人类所需的病毒量估计为1~5 TCID$_{50}$。雪貂和豚鼠模型研究显示有通过气溶胶传播的证据。流感病毒的RNA很容易从污染物中被检测出来,而病毒本身在坚硬固体、无孔表面、较低的相对湿度和更冷的温度下可保持更长时间的感染性,但以污染物为媒介的传播方式对于流感病毒传播的重要性仍不清楚。

(三)发病机制和病理

呼吸道黏膜是最初的感染部位,甲型流感病毒、乙型流感病毒吸附于含有唾液酸受体的细胞表面,通过血凝素HA结合上皮细胞的唾液酸糖链启动感染。嗜人类流感病毒的a2,6-连接受体存在于上、下呼吸道,主要是在支气管上皮组织和肺泡1型细胞,而嗜禽流感病毒的a2,3-连接受体存在于远端细支气管,肺泡2型细胞,肺泡巨噬细胞。流感病毒通过细胞内吞作用进入胞内体,被裂解的HA经由酸性pH触发,引起构象变化,变成融合的形式。这个过程有利于病毒和胞内体的膜融合。在病毒包膜上含有M2多肽的离子通道也在胞内体中被酸性pH激活。这个过程导致质子内流入病毒体内部,可能使得M1蛋白从RNP核心解离,最后使RNP释放到胞质(脱壳)。在整个脱壳的过程中,新进入的病毒颗粒的RNA(vRNA)始终和病毒蛋白相连,并作为RNP,穿过核膜孔复合体进入细胞核。

病毒脱壳并将RNP转运到细胞核后,其基因组开始在细胞核内进行转录和复制。进入细胞核的病毒RNP是病毒的RNA依赖RNA多聚酶的模板,经催化后产生两种不同类型的病毒RNA:mRNA和与模板RNA互补的全长RNA拷贝(cRNA)。这个cRNA成为病毒RNA(vRNA)的复制模板,导致病毒RNA拷贝的产生。将RNAs装配和折叠入感染性的病毒需要几个细胞分区的参与。病毒的P蛋白和NP蛋白有特定的核定位信号,所以它们能进入胞核,在胞核内它们和病毒RNAs组成RNPs。胞核释放这些RNPs同样需要依赖M1、核输出蛋白(NEP)。胞核内M1与病毒RNPs结合后,通过与NEP的相互作用,促使它们输出胞核。

RNPs输出到细胞质,它们在胞质膜的病毒糖蛋白HA和NA下进行装配。M1在感染性病毒的装配和出芽过程起决定性的作用。病毒颗粒从胞质膜出芽,而NA清除病毒与细胞膜之间的唾液酸,避免病毒间的聚集,以及病毒在细胞表面的停留。一旦病毒颗粒到了细胞外,NA就会进一步清除呼吸道黏液中的唾液酸,便于病毒颗粒能到达其他的上皮细胞。

病理变化主要是,支气管病理检查发现呼吸道上皮细胞和纤毛簇脱落的变性现象、上皮细胞的假化生、固有层的水肿、充血,以及单核细胞浸润等病理变化。致命的流感病毒性肺炎中,全部的病理变化包括出血,肺炎和严重气管支气管炎。病理的特点是伴随有纤毛上皮脱落、纤维蛋白渗出、炎性细胞浸润、肺透明膜形成、肺泡内和支气管内出血、间质性水肿、单核细胞浸润的支气管和细支气管坏死。后期改变还包括弥漫性肺泡损害,淋巴球肺泡炎,化生上皮再生,甚至是大范围的纤维化。肺炎的程度与细胞介导的免疫反应有关,在小鼠模型中,通过加强某些T淋巴细胞的传导可以使肺炎程度加重,但是免疫病理反应对疾病起多大程度作用仍未清楚。流感死亡病例经常出现其他器官病变,尸体解剖发现,1/3以上出现弥漫性充血、脑水肿以及心肌发炎肿胀、间质出血、心肌细胞坏死、淋巴细胞浸润。

(四)临床表现

典型的流感病毒感染可引起明显的全身症状,包括发热、身体不适、头痛、肌痛,以及咳嗽的呼吸道症状和经常咽痛。常可出现高热,持续性发热或间歇性发热。常见的症状有咽部充血和结膜充血,颈淋巴结肿大,以及鼻分泌物的清除,但研究显示这些症状一般是非特异的。成人发热和全身症状的消除,一般需3～5天,但呼吸道症状会增加,包括干咳,胸骨灼热和鼻塞。早期中性粒细胞轻微增多及淋巴细胞轻微减少,然后中性粒细胞减少。流感病毒感染与急性相蛋白,血清淀粉样蛋白A和C反应蛋白升高有关,老年住院患者尤为显著。急性流感感染能使患者精神萎靡、反应变慢。

康复往往比较缓慢,咳嗽和身体不适通常持续2～4周。流感可能会导致一过性肺功能障碍(小气道功能障碍等),可能与恢复期患者的乏力及耐力下降有关。临床上吸烟者患流感的频率和严重程度明显较高。有报道,过敏患者感染流感,会出现急性症状的严重程度增加、支气管恶化、恢复期推迟的情况。患者发病前的心理状态与病情恢复的时间相关,疾病的严重程度也和病毒的亚型有关;感染H_3N_2亚型的患者与H_1N_1亚型的患者相比较,出现呼吸道症状,肺功能改变及求诊的频率似乎更高。

成人中有3.5%的感冒与丙型流感病毒有关,并可导致支气管炎和流感样疾病,以及一系列症状包括发热性鼻炎、细支气管炎和小儿性肺炎。流涕和咳嗽被认为是最常见的症状,可持续数周。

暴发中的临床和流行病学方面的信息常成为流感病毒临床诊断的依据。在社区暴发中出现发热和咳嗽的成人一般被认为是疑似病例,最后通过病原学方法确认的病例可达到80%。没有发热、咳嗽、鼻塞的情况下,流感的可能性很小。当流感发病率低,或患者为5岁以下儿童的时候,临床诊断常容易导致漏诊,因为流感导致的急性呼吸道症状与呼吸道合胞病毒、副流感病毒及腺病毒等病毒感染引起的症状相似。

(五)并发症

流感并发症较为常见,可以表现为上呼吸道(中耳炎和鼻窦炎)及下呼吸道(支气管炎、哮喘和肺炎)症状,先前的慢性疾病恶化(哮喘、慢性阻塞性肺部疾病、囊性纤维化、充血性心力衰竭)也可出现。成人最常见的并发症是支气管炎,也发生在20%的保健患者及中耳炎儿童患者身上。成人流感与大约10%的社区获得性肺炎有关。有气道反应或慢性阻塞性肺疾病的患者,流感是加重疾病的一个重要原因,大部分与肺功能恶化有关,通常持续不超过3个月。伴随第1秒用力呼气容积(FEV_1)持续减少2～9天,大部分临床有明显流感症状的患者会出现哮喘加重的情况。流感病毒感染与囊性纤维化患者的住院增多及疾病进程相关,包括肺活量降低。

1.肺部并发症

(1)病毒性肺炎:甲型流感病毒在那些有基础疾病的患者和原来健康成人中可引起严重的原

发性病毒性肺炎。具有X线浸润斑块的轻度病毒性肺炎较严重的原发性流感病毒性肺炎更常见,儿童尤甚。在流行期间,后者发生在2%~18%的肺炎住院成人中。超过90%的病例与甲型流感病毒感染有关,并且大部分确诊病例患者超过40岁。潜在的心肺疾病、风湿性心脏病(特别是二尖瓣狭窄)、恶性肿瘤、器官移植、接受糖皮质激素或细胞毒治疗、怀孕以及艾滋病感染都已被确定为罹患病毒性肺炎的风险因素。尽管如此,仍有接近40%的病例发生于没有任何基础疾病的人群。

患者一般先出现流感前综合征,随后出现咳嗽加重、呼吸急促、呼吸困难及典型的急性呼吸窘迫综合征。从发病到出现呼吸困难时间间隔不等(<20天),大多数患者在1~4天内恶化。有一半的患者有痰,1/3表现咯血。革兰染色的痰涂片可能显示有丰富的粒细胞,少量细菌。病程一般超过4天,最后可导致严重呼吸衰竭。胸部X线非特异性,常表现为双侧、弥漫中低度肺浸润。虽然辅助通气技术改善了严重病例的情况,但死亡率平均为50%。存活患者在2~3周的临床症状会改善。幸存者可能发展为组织肺炎闭塞性细支气管炎,肺间质纤维化和慢性功能障碍。

(2)继发性细菌性肺炎:发热、呼吸道症状加重或咳脓痰产生显示患者可能合并细菌性感染,但有时也会出现细菌或病毒-细菌混合性肺炎的情况。少有报道真菌感染尤其是曲霉菌感染,最常见的细菌病原体流感并发症是肺炎链球菌,金黄色葡萄球菌占继发性细菌感染的12%~25%或以上,常见菌还有流感嗜血杆菌、β-溶血性链球菌A群、革兰阴性杆菌和脑膜炎双球菌感染。重症肺炎球菌肺炎包括脓胸、肺脓疡,与原来健康儿童感染的流感有关。金黄色葡萄球菌的某些菌株和其他细菌分泌蛋白酶切割HA受体,增强了流感病毒的感染性,并在动物中可诱导严重的病毒细菌合并性肺炎。在儿童和成人中,出现越来越多的社区获得性耐甲氧西林金黄色葡萄球菌肺炎,这种肺炎多与流感有关,而且是严重甚至是致命的。先前的流感与肺炎支原体的发生或军团菌的感染没有相关性。

2.肺外并发症

其他罕见的(<1%的病例)并发症包括一系列中枢神经系统症状(脑炎或脑病、脑膜炎、脊髓炎和多发性神经炎),急性腮腺炎、心肌炎和心包炎、急性肌炎、横纹肌溶解与肌红蛋白尿急性肾衰竭和弥散性血管内凝血、关节炎和史蒂文斯-约翰逊综合征。与流感相关的横纹肌溶解症,肌酸磷酸激酶升高可达10 000 U/mL,并极少导致隔室综合征。亚临床心电图改变,包括T波倒置和相关的超声心动图异常,这些症状通常在15%患有明显无流感并发症的患者持续2周或更短的时间。严重的心脏损害表现为急性心力衰竭、心脏压塞或积液、致命性心律失常,并极少与病毒从心肌、血液中的恢复有关。患有肝脏疾病的患者有可能发生肝功能失代偿。

急性中枢神经系统表现包括(疾病)突然发作、昏迷、精神错乱、伸肌痉挛和颅内压增高。病毒很少从脑脊液或脑中分离。流感脑炎始于发病后1~3周,它是一个脱髓鞘和血管病变的自身免疫过程。患者可出现发热,意识减少或昏迷,连同淋巴细胞异常增多,及脑电图弥漫放缓。脑病症状的消除需2~25天,偶发局灶性脑炎。流感与迟发型埃科诺莫病、脑炎后帕金森综合征有关。

中毒性休克综合征可能在感染流感后1周内出现,并且与呼吸道传染,包括鼻窦炎、肺炎或小结肠炎,以及产毒金黄色葡萄球菌或链球菌A群有关。流感暴发的同时,脑膜炎球菌病侵袭风险也增加,这可能与病毒诱导黏膜损伤、抑制免疫反应有关,脑膜炎球菌病患者通常在流感病毒感染后2周内发生。甲型流感病毒和乙型流感病毒感染与茶碱毒素清除的减缓有关。

(六)诊断

因为流感的临床表现并无特异性,与许多急性发热伴有呼吸道炎症的疾病相似,给临床诊断带来一定困难。因此确诊往往依赖于实验室诊断。

1.临床诊断

本病的典型症状是发病突然,有发热,头疼,恶寒,肌肉疼痛,倦怠,咳嗽,鼻塞,咽炎,颊面潮红,结膜充血症状。这些症状与普通感冒以及急性扁桃体炎有类似之处。

2.实验室诊断

病毒学检查能比较准确地确定病原。检查内容包括:①利用细胞培养方法(常用 MDCK 细胞)从患者呼吸道标本(包括鼻咽喉拭子、鼻抽吸物或盥洗液、痰和气管抽吸液)中分离到流感病毒。②从呼吸道标本中检测到流感病毒颗粒特异的病毒蛋白成分,可以在 1~4 小时内完成,主要使用免疫荧光、酶免疫测定、放射性免疫测定、时间分辨荧光免疫分析等方法。③利用 RT-PCR 方法,从呼吸道标本中检测流感病毒 RNA。④患者恢复期血清中抗流感病毒抗体滴度比急性期高升高 4 倍或以上。

(七)鉴别诊断

1.普通感冒

需要鉴别诊断的疾病最主要是普通感冒,一般来说,流感的全身症状比普通感冒重;流行病学史有助于鉴别;普通感冒的流感病原学检测阴性,常常可找到相应的感染病原证据。表 3-4 列出两者的鉴别要点。

表 3-4　流感和普通感冒的主要区别与特点

比较项目	流感	普通感冒
致病原	流感病毒	鼻病毒、冠状病毒等
流感病原学检测	阳性	阴性
传染性	强	弱
发病的季节性	有明显季节性	季节性不明显
发热程度	多高热(39~40 ℃),可伴寒战	不发热或轻、中度热,无寒战
发热持续时间	3~5 天	1~2 天
全身症状	可有头痛、全身肌肉酸痛、乏力	轻或无
病程	5~10 天	5~7 天
并发症	可合并中耳炎、肺炎、心肌炎、脑膜炎或脑炎	少见

2.其他类型上呼吸道感染

包括急性咽炎、扁桃体炎、鼻炎和鼻窦炎。感染与症状主要限于相应部位。局部分泌物流感病原学检查阴性。

3.下呼吸道感染

流感有咳嗽症状或合并气管-支气管炎时需与急性气管-支气管炎相鉴别;合并肺炎时需要与其他肺炎,包括细菌性肺炎、衣原体肺炎、支原体肺炎、病毒性肺炎、真菌性肺炎、肺结核等相鉴别。根据临床特征可作出初步判断,病原学检查可资确诊。

4.其他非感染性疾病

流感还应与伴有发热,特别是伴有肺部阴影的非感染性疾病相鉴别,如结缔组织病、肺栓塞、肺部肿瘤等。

(八)治疗

1.基本原则

流感症状的治疗通常包括解热镇痛药,尤其是对乙酰氨基酚或非甾体抗炎药,用于解热、解痛或其他全身症状。阿司匹林应避免在儿童身上使用,因为它与流感的肝脏和神经系统并发症即雷依综合征存在相关。镇咳药通常用于减缓咳嗽。抗生素没有证据表明有利于缩短病程或减少并发症的可能性,应仅限于细菌性并发症。

对于那些下呼吸道疾病,治疗低氧血症和支气管痉挛是重要的,通气支持与气道正压压力可以拯救病毒性肺炎患者的生命;在某些病例中体外膜氧合已被使用。皮质类固醇治疗闭塞性细支气管炎机化性肺炎或者病毒性肺炎相关的急性呼吸窘迫综合征的纤维增殖活跃期的价值是不确定的。

2.抗病毒药物治疗

目前抗流感病毒的药物主要有两类,即 M2 离子通道抑制剂和神经氨酸酶(NA)抑制剂。M2 离子通道抑制剂金刚烷胺和金刚乙胺用于预防和治疗甲型流感病毒敏感株有效,对于乙型流感病毒和大部分最近流行株亚型(H_3N_2)无效,并对一些甲型流感亚型(H_1N_1)也显示出耐药性。这两种药物具有相同的抗病毒谱、作用机制以及交叉敏感性或对甲型流感病毒的耐药性。

吸入扎那米韦和口服奥司他韦等 NA 抑制剂,对甲型和乙型流感病毒感染都有预防作用。扎那米韦和奥司他韦对大部分毒株能选择性抑制 NA 活性,包括甲型流感病毒金刚烷胺和金刚乙胺耐药株以及自然界所有的 9 个甲型流感病毒的 NA 亚型。口服奥司他韦和吸入扎那米韦在美国和许多其他国家被批准用于流感预防。WHO 存储奥司他韦用于大规模的化学药物预防,以遏制潜在的流感大流行出现。

(九)预防

1.一般预防措施

各种各样预防流感的非药物方法,如社交距离、手部卫生、咳嗽礼仪和口罩等逐步受到关注。手部卫生在预防流感传播的重要性仍有待证明。及时执行多种公共卫生对策包括关闭学校,取消大规模集会,隔离和自愿检疫,似乎可有效降低对社会的影响。节假日与降低季节性流感发病率有关,延长学校关闭时间预计会减少最高侵袭率以及在儿童和成人中累计病例数。国外常考虑将这种干预作为在面对大流行期间高死亡率、社区减灾战略的一部分。

2.药物预防

预防性口服金刚烷胺和金刚乙胺,可防治由甲型流感病毒敏感毒株引起的疾病。在健康的成人和儿童以及医院感染、家庭传播和流感大流行中已证明其疗效。低剂量的金刚烷胺和金刚乙胺(100 mg/d)对青壮年显示出预防作用,金刚乙胺对学龄儿童的预防作用,能显著降低了患甲型流感疾病的风险,也降低了家庭接触感染流感的风险。

奥司他韦剂量为 75 mg/d,每天 1 次,服用 6 周,预防季节性流感的效果对于未接受免疫接种的工作成年人大约为 84%,对免疫过的老年人效果为 89%。当用于家庭接触暴露后预防,每天服用一次奥司他韦,服用 7~10 天,可起 73%~89% 的保护作用。吸入扎那米韦剂量为 10 mg/d,每天 1 次,对预防流感也有很高的保护作用。有报道,扎那米韦比口服金刚乙胺具有更好的预防流感效果。

3.疫苗预防

目前疫苗是福尔马林灭活的全病毒,去垢剂或化学破坏的裂解病毒(亚病毒粒子)或表面抗原纯化制剂。通过使用表达流行株 HA 和 NA 的高产重组病毒,使灭活疫苗的抗原在鸡胚中大量生产。残留鸡蛋白很少引起那些鸡蛋过敏者的即时变态反应,但可能产生其他不利影响。疫苗中 HA 的含量已实现标准化(成人每抗原最低 15 μg)。根据 WHO 全球流感监测网络的流行的流感病毒抗原性数据,流感病毒疫苗组分每半年会更换 1 次。

灭活疫苗在青壮年中具有高度免疫原性,但是在老年人,婴幼儿和慢性疾病或者免疫力抑制人群(包括艾滋病患者、固体器官和骨髓移植者,以及那些接受肿瘤化疗患者)则相对不高。免疫原性在原来流感抗体水平较高的人群中也较低。血清中 HA1 抗体的水平与对流感的预防程度有关。除此之外,肠道免疫能刺激有限的黏膜抗体产生和 CTL 反应。在先前健康的成人,免疫反应诱导的血清 HA1 抗体对同源株的保护水平大概超过 85%。由于 60% 或以下的儿童从未接触过抗原,因此需要在 1 个月内最少接种两剂疫苗。保护性的 HA1 抗体反应经常发生在 10 天内免疫应答的成人,包括心肺疾病者。免疫后的保护期是不确定的,但是对同型病毒一般可以持续 2~3 年。

对疫苗的血清学和 CTL 记忆反应随着年龄增加而下降,在老年人身上经常出现疫苗刺激失败。疫苗的反应能力下降的决定因素是体质虚弱的程度,而不是年龄增长。在老年人中,T 淋巴细胞的应答与疫苗保护的关系,比与抗体水平的关系更密切。当晚期刺激不能增加体弱长者的保护水平,第二剂疫苗或许能改善一些高危人群的免疫原性(比如移植或者化疗患者)。

针对性免疫的人群包括有患与流感相关并发症的高风险人群、与高风险患者密切接触的人群以及向他们传播感染的人群,尤其是医护人员。医护人员免疫可降低院内感染及相关的风险。老人、孕妇和 HIV 感染者也是重要的高风险群体。除此之外,免疫接种对于任何希望减少其患流感风险的人群都是有益的。

(李 瑞)

第三节 急性气管-支气管炎

急性气管-支气管炎是由生物、物理、化学刺激或过敏等因素引起的急性气管-支气管黏膜的急性炎症。多为散发,年老体弱者易感。临床上主要表现为咳嗽、咳痰,一般为自限性,最终痊愈并恢复功能。

一、病因和发病机制

(一)感染

本病常发生于普通感冒或鼻、咽喉及气管、支气管的其他病毒感染之后,常伴有继发性细菌感染。引起急性支气管炎的病毒主要有腺病毒、冠状病毒、副流感病毒、呼吸道合胞病毒和单纯疱疹病毒,常见的细菌有流感嗜血杆菌、肺炎链球菌,支原体和衣原体也可引起急性感染性支气管炎。

(二)理化因素

各种粉尘、强酸、氨、某些挥发性有机溶剂、氯、硫化氢、二氧化硫及吸烟等均可刺激气管-支气管黏膜,引起急性损伤和炎症反应。

(三)变态反应

常见的变应原包括花粉、有机粉尘、真菌孢子、动物皮毛等;寄生虫卵在肺内移行也可以引起气管-支气管急性炎症。

二、病理

早期气管、支气管黏膜充血,之后出现黏膜水肿,黏膜下层白细胞浸润,伴有上皮细胞损伤,腺体肥大增生。

三、临床表现

(一)症状

急性起病。开始时表现为干咳,但数小时或数天后出现少量黏痰,随后出现较多的黏液或黏液脓性痰,明显的脓痰则提示合并细菌感染。部分患者有烧灼样胸骨后痛,咳嗽时加重。患者一般全身症状较轻,可有发热。咳嗽、咳痰一般持续2~3周。少数患者病情迁延不愈,可演变成慢性支气管炎。

(二)体征

如无并发症,急性支气管炎几乎无肺部体征,少数患者可能闻及散在干、湿啰音,部位不固定。持续存在的胸部局部体征则提示支气管肺炎的发生。

四、实验室和其他检查

血液白细胞计数多正常。由细菌感染引起者,则白细胞计数及中性粒细胞百分比增高,红细胞沉降率加快。痰培养可发现致病菌。X线胸片常有肺纹理增强,也可无异常表现。

五、诊断

通常根据症状和体征,结合血象和X线胸片,可做出诊断。痰病毒和细菌检查有助于病因诊断。应注意与流行性感冒、急性上呼吸道感染鉴别。

六、治疗

(一)一般治疗

多休息,发热期间应鼓励患者饮水,一般应达到3~4 L/d。

(二)对症治疗

1.祛痰镇咳

咳嗽无痰或少痰的患者,可给予右美沙芬、喷托维林(咳必清)等镇咳药。有痰而不易咳出的患者,可选用盐酸氨溴索、溴己新(必嗽平)化痰,也可进行雾化吸入。棕色合剂兼有镇咳和化痰两种作用,在临床上较为常用。也可选用中成药镇咳祛痰。

2.退热

发热可用解热镇痛药,如阿司匹林每次口服0.3~0.6 g,3次/天,必要时每4小时1次。或对乙酰氨基酚每次口服 0.5～1.0 g,3～4 次/天,1 天总量不超过 2 g。

3.抗菌药物治疗

抗生素只在有细菌感染时使用,可首选新大环内酯类或青霉素类,也可选用头孢菌素类或喹诺酮类。如症状持续、复发或病情异常严重时,应根据痰培养及药敏试验选择抗生素。

七、健康指导

增强体质,预防上呼吸道感染。治理空气污染,改善生活环境。

八、预后和预防

(一)预后

多数患者的预后良好,但少数治疗延误或不当、反复发作的患者,可因病情迁延发展为慢性支气管炎。

(二)预防

避免受凉、劳累,防治上呼吸道感染,避免吸入环境中的变应原,净化环境,防止空气污染,可预防本病的发生;参加适当的体育锻炼,增强体质,提高呼吸道的抵抗力,也可减少本病的发生。

(李 瑞)

第四节 慢性支气管炎

慢性支气管炎是由于感染或非感染因素引起气管、支气管黏膜及其周围组织的慢性非特异性炎症。临床上以慢性咳嗽、咳痰或气喘为主要症状。疾病不断进展,可并发阻塞性肺气肿、肺源性心脏病,严重影响劳动和健康。

一、病因和发病机制

病因尚未完全清楚,一般认为是多种因素长期相互作用的结果,这些因素可分为外因和内因两个方面。

(一)吸烟

大量研究证明吸烟与慢性支气管炎的发生有密切关系。吸烟时间越长,量越多,患病率也越高。戒烟可使症状减轻或消失,病情缓解,甚至痊愈。

(二)理化因素

包括刺激性烟雾、粉尘、大气污染(如二氧化硫、二氧化氮、氯气、臭氧等)的慢性刺激。这些有害气体的接触者慢性支气管炎患病率远较不接触者为高。

(三)感染因素

感染是慢性支气管炎发生、发展的重要因素,病毒感染以鼻病毒、黏液病毒、腺病毒和呼吸道合胞病毒为多见。细菌感染常继发于病毒感染之后,如肺炎链球菌、流感嗜血杆菌等。这些感染因素造成气管、支气管黏膜的损伤和慢性炎症。感染虽与慢性支气管炎的发病有密切关系,但目前尚无足够证据说明为首发病因。只认为是慢性支气管炎的继发感染和加剧病变发展的重要因素。

(四)气候

慢性支气管炎发病及急性加重常见于冬天寒冷季节,尤其是在气候突然变化时。寒冷空气可以刺激腺体,增加黏液分泌,使纤毛运动减弱,黏膜血管收缩,有利于继发感染。

(五)过敏因素

主要与喘息性支气管炎的发生有关。在患者痰液中嗜酸性粒细胞数量与组胺含量都有增高倾向,说明部分患者与过敏因素有关。尘埃、尘螨、细菌、真菌、寄生虫、花粉以及化学气体等,都可以成为过敏因素而致病。

(六)呼吸道局部免疫功能减低及自主神经功能失调

为慢性支气管炎发病提供内在的条件。老年人常因呼吸道的免疫功能减退,免疫球蛋白的减少,呼吸道防御功能退化等导致患病率较高。副交感神经反应增高时,微弱刺激即可引起支气管收缩痉挛,分泌物增多,而产生咳嗽、咳痰、气喘等症状。

综上所述,当机体抵抗力减弱时,呼吸道在不同程度易感性的基础上,有一种或多种外因的存在,长期反复作用,可发展成为慢性支气管炎。如长期吸烟损害呼吸道黏膜,加上微生物的反复感染,可发生慢性支气管炎。

二、病理

由于炎症反复发作,引起上皮细胞变性、坏死和鳞状上皮化生,纤毛变短,参差不齐或稀疏脱落。黏液腺泡明显增多,腺管扩张,杯状细胞也明显增生。支气管壁有各种炎性细胞浸润、充血、水肿和纤维增生。支气管黏膜发生溃疡,肉芽组织增生,严重者支气管平滑肌和弹性纤维也遭破坏以致机化,引起管腔狭窄。

三、临床表现

(一)症状

起病缓慢,病程长,常反复急性发作而逐渐加重。主要表现为慢性咳嗽、咳痰、喘息。开始症状轻微,气候变冷或感冒时,则引起急性发作,这时患者咳嗽、咳痰、喘息等症状加重。

1.咳嗽

主要由支气管黏膜充血、水肿或分泌物积聚于支气管腔内而引起咳嗽。咳嗽严重程度视病情而定,一般晨间和晚间睡前咳嗽较重,有阵咳或排痰,白天则较轻。

2.咳痰

痰液一般为白色黏液或浆液泡沫性,偶可带血。起床后或体位变动可刺激排痰,因此,常以清晨排痰较多。急性发作伴有细菌感染时,则变为黏液脓性,咳嗽和痰量也随之增加。

3.喘息或气急

喘息性慢性支气管炎可有喘息,常伴有哮鸣音。早期无气急。反复发作数年,并发阻塞性肺气肿时,可伴有轻重程度不等的气急,严重时生活难以自理。

(二)体征

早期可无任何异常体征。急性发作期可有散在的干、湿啰音,多在背部及肺底部,咳嗽后可减少或消失。喘息型可听到哮鸣音及呼气延长,而且不易完全消失。并发肺气肿时有肺气肿体征。

四、实验室和其他检查

(一)X 线检查

早期可无异常。病变反复发作,可见两肺纹理增粗、紊乱,呈网状或条索状、斑点状阴影,以下肺野较明显。

(二)呼吸功能检查

早期常无异常。如有小呼吸道阻塞时,最大呼气流速-容积曲线在 75％和 50％肺容量时,流量明显降低,它比第 1 秒用力呼气容积更为敏感。发展到呼吸道狭窄或有阻塞时,常有阻塞性通气功能障碍的肺功能表现,如第 1 秒用力呼气量占用力肺活量的比值减少(<70％),最大通气量减少(低于预计值的 80％);流速-容量曲线减低更为明显。

(三)血液检查

慢支急性发作期或并发肺部感染时,可见白细胞计数及中性粒细胞增多。喘息型者嗜酸性粒细胞可增多。缓解期多无变化。

(四)痰液检查

涂片或培养可见致病菌。涂片中可见大量中性粒细胞,已破坏的杯状细胞,喘息型者常见较多的嗜酸性粒细胞。

五、诊断和鉴别诊断

(一)诊断标准

根据咳嗽、咳痰或伴喘息,每年发病持续 3 个月,连续 2 年或以上,并排除其他引起慢性咳嗽的心、肺疾病,可做出诊断。如每年发病持续不足 3 个月,而有明确的客观检查依据(如 X 线片、呼吸功能等)也可诊断。

(二)分型、分期

1.分型

可分为单纯型和喘息型两型。单纯型的主要表现为咳嗽、咳痰;喘息型者除有咳嗽、咳痰外尚有喘息,伴有哮鸣音,喘鸣在阵咳时加剧,睡眠时明显。

2.分期

按病情进展可分为 3 期。急性发作期是指"咳""痰""喘"等症状任何一项明显加剧,痰量明显增加并出现脓性或黏液脓性痰,或伴有发热等炎症表现 1 周之内。慢性迁延期是指有不同程度的"咳""痰""喘"症状迁延 1 个月以上者。临床缓解期是指经治疗或临床缓解,症状基本消失或偶有轻微咳嗽少量痰液,保持 2 个月以上者。

(三)鉴别诊断

慢性支气管炎需与下列疾病相鉴别。

1.支气管哮喘

常于幼年或青年突然起病,一般无慢性咳嗽、咳痰史,以发作性、呼气性呼吸困难为特征。发作时两肺布满哮鸣音,缓解后可无症状。常有个人或家族过敏性疾病史。喘息型慢性支气管炎多见于中、老年,一般以咳嗽、咳痰伴发喘息及哮鸣音为主要症状,感染控制后症状多可缓解,但肺部可听到哮鸣音。典型病例不难区别,但哮喘并发慢性支气管炎和/或肺气肿则难以区别。

2.咳嗽变异性哮喘

以刺激性咳嗽为特征,常由受到灰尘、油烟、冷空气等刺激而诱发,多有家族史或过敏史。抗生素治疗无效,支气管激发试验阳性。

3.支气管扩张

具有咳嗽、咳痰反复发作的特点,合并感染时有大量脓痰,或反复咯血。肺部以湿啰音为主,可有杵状指(趾)。X线检查常见下肺纹理粗乱或呈卷发状。支气管造影或CT检查可以鉴别。

4.肺结核

多有发热、乏力、盗汗、消瘦等结核中毒症状,咳嗽、咯血等以及局部症状。经X线检查和痰结核菌检查可以明确诊断。

5.肺癌

患者年龄常在40岁以上,特别是有多年吸烟史,发生刺激性咳嗽,常有反复发生或持续的血痰,或者慢性咳嗽性质发生改变。X线检查可发现有块状阴影或结节状影或阻塞性肺炎。用抗生素治疗,未能完全消散,应考虑肺癌的可能,痰脱落细胞检查或经纤维支镜活检一般可明确诊断。

6.肺尘埃沉着病(尘肺)

有粉尘等职业接触史。X线检查肺部可见硅结节,肺门阴影扩大及网状纹理增多,可做出诊断。

六、治疗

在急性发作期和慢性迁延期应以控制感染和祛痰、镇咳为主。伴发喘息时,应予解痉平喘治疗。对临床缓解期宜加强锻炼,增强体质,提高机体抵抗力,预防复发为主。

(一)急性发作期的治疗

1.控制感染

根据致病菌和感染严重程度或药敏试验选择抗生素。轻者可口服,较重患者用肌内注射或静脉滴注抗生素。常用的有喹诺酮类、头孢菌素类、大环内酯类、β内酰胺类或磺胺类口服,如左氧氟沙星0.4 g,1次/天;罗红霉素0.3 g,2次/天;阿莫西林2~4 g/d,分2~4次口服;头孢呋辛1.0 g/d,分2次口服;复方磺胺甲噁唑2片,2次/天。能单独应用窄谱抗生素应尽量避免使用广谱抗生素,以免二重感染或产生耐药菌株。

2.祛痰、镇咳

可改善患者症状,迁延期仍应坚持用药。可选用氯化铵合剂10 mL,3次/天;也可加用溴己新8~16 mg,3次/天;盐酸氨溴索30 mg,3次/天。干咳则可选用镇咳药,如右美沙芬、那可丁等。中成药镇咳也有一定效果。对年老体弱无力咳嗽者或痰量较多者,更应以祛痰为主,协助排痰,畅通呼吸道。应避免应用强的镇咳药,如可卡因等,以免抑制中枢,加重呼吸道阻塞和炎症,导致病情恶化。

3.解痉、平喘

主要用于喘息明显的患者,常选用氨茶碱0.1 g,3次/天,或用茶碱控释药;也可用特布他林、沙丁胺醇等β_2激动药加糖皮质激素吸入。

4.气雾疗法

对于痰液黏稠不易咳出的患者,雾化吸入可稀释气管内的分泌物,有利排痰。目前主要用超声雾化吸入,吸入液中可加入抗生素及痰液稀释药。

(二)缓解期治疗

(1)加强锻炼,增强体质,提高免疫功能,加强个人卫生,注意预防呼吸道感染,如感冒流行季节避免到拥挤的公共场所,出门戴口罩等。

(2)避免各种诱发因素的接触和吸入,如戒烟、脱离接触有害气体的工作岗位等。

(3)反复呼吸道感染者可试用免疫调节药治疗,如卡介苗、多糖核酸、胸腺素等。

(张　青)

第五节　弥漫性泛细支气管炎

弥漫性泛细支气管炎(diffuse panbronchiolitis,DPB)是以两肺弥漫性呼吸性细支气管及其周围慢性炎症为特征的独立性疾病。目前认为DPB是东亚地区所特有的人种特异性疾病。DPB的病理学特点为以呼吸性细支气管为中心的细支气管炎及细支气管周围炎,因炎症累及呼吸性细支气管壁的全层,故称之为弥漫泛细支气管炎。临床表现主要为慢性咳嗽、咳痰、活动后呼吸困难。胸部听诊可闻及间断性啰音。80%以上的DPB患者合并或既往有慢性鼻旁窦炎。胸部X线可见两肺弥漫性颗粒样结节状阴影,尤其胸部CT扫描显示两肺弥漫性小叶中心性颗粒样结节状阴影对协助诊断具有重要意义。肺功能检查主要为阻塞性通气功能障碍,但早期出现低氧血症,而弥散功能通常在正常范围内。实验室检查血清冷凝集试验效价升高,多在1∶64以上。本病是一种可治性疾病,治疗首选红霉素等大环内酯类,疗效显著。

一、病因

DPB的病因至今不明,但可能与以下因素有关。

(一)遗传因素

近年研究表明DPB发病有明显的人种差别,且部分患者有家族发病。此外,84.8%的DPB患者合并有慢性鼻旁窦炎或家族内鼻旁窦炎支气管综合征(sino bronchial syndrome,SBS),因此有学者推测遗传因素可能是DPB及其与慢性鼻旁窦炎相关性的发病基础。目前认为DPB可能是一种具有多基因遗传倾向的呼吸系统疾病。最近研究结果表明,DPB与人体白细胞抗原(HLA)基因密切相关,日本DPB患者与HLA-B54(尤其是HLA-B54)基因有高度的相关性;而在韩国DPB患者与HLA-A11,有高度的相关性。有报道我国DPB患者可能与HLA-B_{54}及HLA-A11有一定相关性。2000年,Keicho等认为DPB的易感基因存在于第6染色体短臂上的HLA-B位点和A位点之间,距离B位点300 kb为中心的范围内。最近研究推测DPB发病可能与TAP(transporter associated with antIgen processing)基因、白细胞介素-8(IL-8)基因、CETR基因以及与黏蛋白基因(MUC5B)有关。

(二)慢性气道炎症与免疫系统异常

部分DPB患者支气管肺泡灌洗液(BALF)中中性粒细胞、IL-8及白三烯B4等均明显升高提示本病存在慢性气道炎症病变。此外,以下因素提示本病可能与免疫系统功能障碍有关:①血冷凝集试验效价升高以及部分患者IgA增高;②病理检查显示呼吸性细支气管区域主要为淋巴细胞、浆细胞浸润和聚集;③DPB患者BALF中CD8淋巴细胞总数增高;④部分DPB患者与类风湿关节炎、成人 T 细胞白血病、非霍奇金淋巴瘤等并存。

(三)感染

DPB 患者常合并铜绿假单胞菌感染,但铜绿假单胞菌是 DPB 的病因还是继发感染尚不清楚。有报道应用铜绿假单胞菌接种到动物气道内可成功建立 DPB 动物模型。也有人认为由于细菌停滞于气道黏膜上,引起由铜绿假单胞菌产生的弹性硬蛋白酶和一些炎症介质的生成,可能是造成 DPB 气道上皮细胞的损伤和气道炎症的原因。

二、病理

DPB 的病理学特征为以两肺呼吸性细支气管为中心的细支气管炎及细支气管周围炎。因炎症病变累及两肺呼吸性细支气管的全层,故称之为弥漫性泛细支气管炎。

大体标本肉眼观察肺表面及切面均可见弥漫性分布的浅黄色或灰白色 2~3 mm 的小结节,结节大小较均匀,位于呼吸性细支气管区域,以两肺下叶多见。通常显示肺过度充气。镜下可见在呼吸性细支气管区域有淋巴细胞、浆细胞、组织细胞等圆形细胞的浸润,导致管壁增厚,常伴有淋巴滤泡增生。由于息肉样肉芽组织充填于呼吸性细支气管腔内,导致管壁狭窄或闭塞;呼吸性细支气管壁及周围的肺间质、肺泡隔、肺泡腔内可见吞噬脂肪的泡沫细胞聚集。病情进展部分患者可见支气管及细支气管扩张和末梢气腔的过度膨胀。有日本学者提出以下 DPB 病理诊断标准:①病变为累及两肺的弥漫性慢性气道炎症;②慢性炎症以细支气管及肺小叶中心部为主;③呼吸性细支气管壁、肺泡壁及肺泡间质泡沫细胞聚集和淋巴细胞浸润。

三、临床表现

本病常隐匿缓慢发病。发病可见于任何年龄,但多见于 40~50 岁的成年人。发病无性别差异。临床表现如下。

(一)症状

主要为慢性咳嗽、咳痰、活动后呼吸困难。首发症状常为咳嗽、咳痰,逐渐出现活动后呼吸困难。患者常在疾病早期反复合并有下呼吸道感染,咳大量脓性痰,而且痰量异常增多,每天咳痰量可达数百毫升。如不能及时治疗,病情呈进行性进展,可发展为继发性支气管扩张、呼吸衰竭、肺动脉高压和肺源性心脏病。

(二)体征

胸部听诊可闻及间断性湿啰音或粗糙的捻发音,有时可闻及干啰音或哮鸣音,尤以两下肺明显。啰音的多少主要决定于支气管扩张及气道感染等病变的程度。祛痰药物或抗生素治疗后,啰音均可减少。部分患者因存在支气管扩张可有杵状指。

(三)合并慢性鼻窦炎

80% 以上 DPB 患者都合并有或既往有慢性鼻旁窦炎,部分患者有鼻塞、流脓涕或嗅觉减退等,但有些患者无症状,仅在进行影像学检查时被发现。如疑诊为 DPB 患者,应常规拍摄鼻窦 X 线或鼻窦 CT。

四、辅助检查

(一)胸部 X 线/肺部 CT 检查

胸部 X 线可见两肺野弥漫性散在分布的边缘不清的颗粒样结节状阴影,直径在 2~5 mm,

多在 2 mm 以下,以两下肺野显著,常伴有肺过度膨胀。随病情进展,常可见肺过度膨胀及支气管扩张的双轨征。

肺部 CT 或胸部高分辨 CT(HRCT)特征:①两肺弥漫性小叶中心性颗粒状结节影;②结节与近端支气管血管束的细线相连形成"Y"字形树芽征;③病情进展细小支气管扩张呈小环状或管状影,伴有管壁增厚。HRCT 的这种特征性改变是诊断 DPB 非常重要的影像学依据。影像学显示的颗粒样小结节状阴影为呼吸性细支气管区域的炎性病变所致,随着病情加重或经大环内酯类抗生素治疗后,小结节状阴影可扩大或缩小乃至消失。

(二)肺功能检查及血气分析

肺功能主要为阻塞性通气功能障碍,病情进展可伴有肺活量下降,残气量(率)增加,但通常弥散功能在正常范围内。部分患者可伴有轻、中度的限制性通气功能障碍或混合性通气功能障碍。第 1 秒用力呼气容积与用力肺活量比值(FEV_1/FVC)<70%,肺活量占预计值的百分比(VC%)<80%。残气量占预计值的百分比(RV%)>150% 或残气量占肺总量的百分比(RV/TLC%)>45%。在日本早期的 DPB 诊断指标中,曾要求在以上肺功能检查中至少应具备三项,但弥散功能和肺顺应性通常在正常范围内,这对于我国临床诊断 DPB 患者有一定的参考价值。动脉血氧分压(PaO_2)<10.7 kPa(80 mmHg),发病初期就可以发生低氧血症,进展期可有高碳酸血症。

(三)实验室检查

日本 DPB 患者 90% 血清冷凝集试验效价升高,多在 1:64 以上,但支原体抗体多为阴性。我国患者冷凝集试验阳性率较低。部分患者可有血清 IgA、IgM 和血 CD4/CD8 比值增高,γ-球蛋白增高,红细胞沉降率增快,类风湿因子阳性,但非特异性。部分患者可有血清 $HLA-B_{54}$ 或 $HLA-A_{11}$ 阳性。痰细菌学检查可发现起病初期痰中多为流感嗜血杆菌及肺炎链球菌,晚期多为铜绿假单胞菌感染。

(四)慢性鼻旁窦炎的检查

可选择鼻窦 X 线或鼻窦 CT 检查,以确定有无鼻旁窦炎。受累部位可为单侧或双侧上颌窦、筛窦、额窦等。

(五)病理检查

病理检查是确诊 DPB 的"金标准"。如果肺活检能发现典型的 DPB 病理学改变即可确诊。经支气管镜肺活检(TBLB)方法简便且安全,但常因标本取材少,而且不一定能取到呼吸性细支气管肺组织,有一定的局限性。如欲提高检出率,应在 TBLB 检查时,取 3~5 块肺组织,如仍不能确诊,应行胸腔镜下肺活检或开胸肺活检,可提高本病的确诊率。

五、诊断标准

(一)临床诊断标准

日本于 1980 年首次推出 DPB 诊断标准后,厚生省于 1995 年进行了修改,1998 年其再次对 DPB 临床诊断标准进行了重新修改。目前日本和我国均使用 1998 年修改的临床诊断标准。DPB 临床诊断标准(1998 年日本厚生省)如下。

(1)必要条件:①持续咳嗽、咳痰、活动后呼吸困难;②影像学确定的慢性鼻旁窦炎或有明确的既往史;③胸部 X 线可见弥漫性分布的两肺颗粒样结节状阴影或胸部 CT 见两肺弥漫性小叶中心性颗粒状结节状阴影。

(2) 参考条件：①胸部间断性湿啰音；②第1秒用力呼气容积与用力肺活量比值（$FEV_1/FVC\%$）<70%以及动脉血氧分压（PaO_2）<10.7 kPa(80 mmHg)；③血清冷凝集试验效价>1:64。

临床诊断：①临床确诊，符合全部必要条件加参考条件中的2项以上；②临床拟诊，符合全部必要条件；③临床疑似诊断，符合必要条件前2项。

(二) 病理确诊

肺组织病理学检查是诊断DPB的"金标准"。肺活检如能发现前述典型的DPB病理学改变即可确诊。

(三) 鉴别诊断

本病应与慢性支气管炎和慢性阻塞性肺气肿、支气管扩张症、阻塞性细支气管炎（BO）、肺间质纤维化、支气管哮喘、囊性纤维化、尘肺、粟粒肺结核、支气管肺泡癌等相鉴别。

1. 慢性阻塞性肺疾病

本病主要临床特点为长期咳嗽、咳痰或伴有喘息，晚期有呼吸困难，在冬季症状加重。患者多有长期较大量吸烟史。多见于老年男性。胸部X线可出现肺纹理增多、紊乱，呈条索状、斑点状阴影，以双下肺野明显。晚期肺充气过度，肺容积扩大，肋骨平举，肋间隙增宽，横膈低平下移，心影呈垂滴形，部分患者有肺大疱。胸部CT检查可确定小叶中心型或全小叶型肺气肿。肺功能检查为阻塞性通气功能障碍，$FEV_1/FVC\%$下降和残气量（RV）增加更为显著，弥散功能可有降低。COPD的病理改变为终末细支气管远端气腔持续性不均、扩大及肺泡壁的破坏，而DPB病理为局灶性肺充气过度，极少有肺泡破坏。DPB 80%以上患者存在慢性副鼻旁窦炎，大部分患者血清冷凝集试验效价增高，而且DPB患者的肺弥散功能和顺应性通常在正常范围，此外，DPB影像学胸部X线可见弥漫性分布两肺的颗粒样结节状阴影或胸部CT可见两肺弥漫性小叶中心性颗粒样结节状阴影也与COPD不同，可资鉴别。

2. 支气管扩张症

本病主要症状为慢性咳嗽、咳痰和反复咯血。肺部可闻及固定性持续不变的湿啰音。本病胸部HRCT可见多发囊状阴影及明确均匀的壁，然而支气管扩张的囊状阴影一般按支气管树分布，位于肺周围者较少，囊壁较厚，同时可见呈轨道征或迂曲扩张的支气管阴影。DPB患者一般无咯血，晚期患者胸部X线可有细支气管扩张改变，但DPB影像学主要表现为两肺弥漫性分布的颗粒样结节状阴影。对可疑患者应进一步检查有无慢性副鼻旁窦炎和血清冷凝集试验效价等，以除外在DPB的基础上合并继发性支气管扩张症。

3. 阻塞性细支气管炎（BO）

本病是一种小气道疾病。临床表现为急速进行性呼吸困难，肺部可闻及高调的吸气中期干鸣音；X线提示肺过度通气，但无浸润影，也很少有支气管扩张；肺功能显示阻塞性通气功能障碍，而弥散功能正常；肺组织活检显示直径为1~6 mm的小支气管和细支气管的瘢痕狭窄和闭塞，管腔内无肉芽组织息肉，而且肺泡管和肺泡正常。DPB患者起病缓慢，先有慢性咳嗽、咳痰史，活动时呼吸困难逐渐发生。胸部听诊多为间断性湿啰音。胸部X线检查可见弥漫性分布的两肺颗粒样结节状阴影，HRCT可见两肺弥漫性小叶中心性颗粒样结节阴影，与BO不同。此外，病理改变也与阻塞性细支气管炎不同，故可以鉴别。

4. 肺间质纤维化

本病最主要的症状是进行性加重的呼吸困难，其次为干咳。体征上本病有半数以上的患者双肺可闻及Velcro啰音。胸片主要为间质性改变，早期可有磨玻璃样阴影，此后可出现细结节样或网状结节影,易与DPB混淆,但肺间质纤维化有肺容积的缩小和网状、蜂窝状阴影。此外,肺间质纤维化有明显的肺弥散功能降低,而且病理可以与DPB不同,可资鉴别。

六、治疗

(一)治疗方案

1.一线治疗

日本方案:红霉素400～600 mg/d,分2次口服。我国红霉素剂型不同于日本,具体方案为:红霉素250 mg,每天口服2次。用药期间应注意复查肝功能等。如果存在以下情况可选用二线治疗药物:①存在红霉素的不良反应;②药物相互拮抗作用;③使用红霉素治疗1～3个月无效者。

2.二线治疗

日本方案:克拉霉素200～400 mg/d,或服用罗红霉素150～300 mg/d,每天口服1～2次。我国具体方案为:克拉霉素250～500 mg/d,每天口服1～2次;罗红霉素150～300 mg/d,每天口服1～2次。用药期间应监测肝功能等不良反应。

(二)疗效评估及疗程

在用药后1～3个月,评估临床症状并行肺功能、动脉血气分析及胸部影像学检查,以确定是否有效。如有效(临床症状、肺功能、血气分析及胸部影像学改善),可继续使用红霉素或克拉霉素或罗红霉素,用药至少需要6个月。服药6个月后如果仍有临床症状应继续服用以上药物2年。如应用以上药物治疗3个月以上仍无效者应考虑是否为DPB患者,应谨慎排除其他疾病的可能。

(三)停药时间

(1)早期DPB患者,经6个月治疗后病情恢复正常者可考虑停药。

(2)进展期DPB患者,经2年治疗后病情稳定者可以停药。停药后复发者再用药仍有效。

(3)DPB伴有严重肺功能障碍或广泛支气管扩张或伴有呼吸衰竭的患者,需长期给药,疗程不少于2年。

(四)DPB急性发作期治疗

如果DPB患者出现发热、咳脓痰、痰量增加等急性加重情况时,多为铜绿假单胞菌等细菌导致支气管扩张合并感染,此时应加用其他抗生素,如β内酰胺类/酶抑制药或头孢三代或氟喹诺酮类抗生素等,或根据痰培养结果选择抗生素。

(五)其他辅助治疗

包括使用祛痰药和支气管扩张药,有低氧血症时进行氧疗。

(张 青)

第六节 闭塞性细支气管炎伴机化性肺炎

闭塞性细支气管炎伴机化性肺炎(bronchiolitis obliterans with organizing pneumonia,BOOP)是以小气道内肉芽组织机化闭塞为突出表现,包括结缔组织增生形成腔内息肉,纤维渗出,肺泡内巨噬细胞聚集,肺泡壁炎症,但肺组织结构完整。现认为,称隐源性机化性肺炎(COP)更合适。多见于50~60岁,但也可发生于21~80岁患者,男女性别无差异,与吸烟关系不大。临床表现差异较大,大多数发病呈亚急性,通常病程在1~6个月。对糖皮质激素疗效好,约2/3患者经治疗后临床和病理生理异常可完全恢复正常,因病情进展而死亡者少。

一、病因及分类

(1)特发性BOOP最多见。

(2)与已知病因的疾病有关的BOOP:如感染(细菌、病毒、寄生虫和真菌),药物(金制剂、甲氨蝶呤、先锋霉素、胺碘酮和博来霉素等)及胸部放射治疗(简称放疗)后。

(3)与未知病因的疾病有关的BOOP:结缔组织疾病(如类风湿关节炎,干燥综合征常见,SLE和系统性硬化较少),骨髓移植或肺移植(10%的患者可发生),淋巴瘤、白血病、慢性甲状腺炎和酒精性肝硬化等。

二、诊断

(一)临床表现

1.流感样前驱症状

流感样前驱症状如发热、咽痛、干咳、浑身不适和呼吸困难(以活动后明显)。

2.体征

约1/4的患者查体无阳性发现,多数患者可闻吸气Velero啰音(2/3),发绀及杵状指少见。

(二)实验室检查

1.胸部X射线及HRCT

(1)双侧多发性片状实变影最常见、且最具特征性,阴影可游走,也可见到磨玻璃样改变,但较NSIP少。

(2)双侧弥漫性不对称网格样间质渗出,伴斑片状肺泡浸润或网格结节样改变,但无蜂窝样改变。很少导致肺结构畸形。

(3)孤立的局灶性肺炎型病灶多位于上肺,阴影内常显示"空气-支气管造影"征,偶有空洞。常需手术探查方可确诊。

2.常规实验室检查

红细胞沉降率显著增快,可达100 mm/h,其中大于60 mm/h的约占30%;C反应蛋白增加;白细胞及中性粒细胞计数轻度到中度增加;自身抗体阴性或轻度阳性,与典型自身免疫性疾病不一样。

3.肺功能

轻或中度限制性通气功能障碍和CO弥散量降低,偶可正常。虽有"闭塞性"细支气管炎之称,但并无阻塞性通气功能改变。

4.BALF

淋巴细胞(20%~40%)、中性粒细胞(10%)及嗜酸性粒细胞(5%)混合性增加,在多发性肺泡渗出型具有相当的特殊性。巨噬细胞减少且常有"空泡"状改变(泡沫状巨噬细胞),CD4/CD8下降。

5.肺活检

病理特点为细支气管、肺泡管和肺泡腔内肉芽组织增生形成肉芽或栓子(Masson小体),肉芽可从一个肺泡通过Kohn孔扩展到邻近肺泡,形成"蝴蝶"。肺泡腔内空泡样巨噬细胞聚集、肺泡壁炎症、纤维蛋白渗出和黏液样结缔组织形成圆球。

6.其他

肾上腺皮质激素治疗效果明显。临床上不支持肺结核、支原体和真菌等肺部感染,抗生素治疗无效。

三、鉴别诊断

(一)特发性肺间质纤维化(IPF)

IPF与BOOP临床表现极为相似。但UIP全身症状相对较重,有较多、较密的细湿啰音,杵状指多见,红细胞沉降率较低;BALF中淋巴细胞不多;X射线及CT主要表现为间质性改变,常有肺容积降低及蜂窝肺;对皮质激素治疗反应欠佳。

(二)慢性嗜酸性细胞肺炎(CEP)

两者都有嗜酸粒细胞增加,但BOOP很少超过10%;病理特点:肺泡腔内和基质内有较多的嗜酸性粒细胞浸润。

(三)外源性过敏性肺泡炎

农民,种植蘑菇、养鸟和饲养家禽人员;安装湿化器或空调器的办公人员;吸入诱发试验;抗体补体血清学检查大多可查出抗致病抗原的沉淀抗体。

(四)闭塞性细支气管炎(BO)

闭塞性细支气管炎(BO)是一种真正的小气道疾病,与BOOP在临床上和病理学上完全不同,常有因狭窄、瘢痕收缩所致的气道阻塞,但管腔内无息肉。其特点如下:快速进行性呼吸困难,肺部闻及高调吸气中期干鸣音;胸部X射线显示过度充气,无浸润阴影;肺功能显示阻塞性通气功能障碍,CO弥散功能正常;病理:可见直径1～6 mm的小支气管和细支气管的瘢痕狭窄及闭塞腔内无肉芽组织,肺泡管及肺泡正常。

四、治疗

(一)糖皮质激素

糖皮质激素为首选的药物,疗效甚好,用后临床表现可在48小时内好转,大部分在治疗1周后出现明显的临床症状的改善,但影像学完全正常则需数周。其剂量差异较大,泼尼松0.75～1.5 mg/(kg·d),因减量可出现复发,疗程因人而异,对反复复发者应相应延长治疗时间,常需6～12个月。

(二)免疫抑制药

免疫抑制药常与糖皮质激素联合使用,如环磷酰胺(CTX)或甲氨蝶呤(MTX)。

(三)大环内酯类

大环内酯类如红霉素、罗红霉素及阿奇霉素,报道认为长期小剂量治疗病情可逐渐好转。

(孙文杰)

第七节 肺炎球菌肺炎

一、定义

肺炎球菌肺炎是由肺炎链球菌感染引起的急性肺部炎症,为社区获得性肺炎中最常见的细菌性肺炎。起病急骤,临床以高热、寒战、咳嗽、血痰及胸痛为特征,病理为肺叶或肺段的急性表现。近来,因抗生素的广泛应用,典型临床和病理表现已不多见。

二、病因

致病菌为肺炎球菌,革兰阳性,有荚膜,复合多聚糖荚膜共有86个血清型。成人致病菌多为1型、5型。为口咽部定植菌,不产生毒素(除Ⅲ型),主要靠荚膜对组织的侵袭作用而引起组织的炎性反应,通常在机体免疫功能低下时致病。冬春季因带菌率较高(40%~70%)为本病多发季节。青壮年男性或老幼多见。长期卧床、心力衰竭、昏迷和手术后等易发生肺炎球菌性肺炎。常间诱因有病毒性上呼吸道感染史或受寒、酗酒、疲劳等。

三、诊断

(一)临床表现

因患者年龄、基础疾病及有无并发症,就诊是否使用过抗生素等影响因素,临床表现差别较大。

(1)起病:多急骤,短时寒战继之出现高热,呈稽留热型,肌肉酸痛及全身不适,部分患者体温低于正常。

(2)呼吸道症状:起病数小时即可出现,初起为干咳,继之咳嗽,咳黏性痰,典型者痰呈铁锈色,累及胸膜可有针刺样胸痛,下叶肺炎累及膈胸膜时疼痛可放射至上腹部。

(3)其他系统症状:食欲缺乏、恶心、呕吐以及急腹症消化道状。老年人精神萎靡、头痛,意识蒙眬等。部分严重感染的患者可发生周围循环衰竭,甚至早期出现休克。

(4)体检:急性病容,呼吸急促,体温达39~40℃,口唇单纯疱疹,可有发绀及巩膜黄染,肺部听诊为实变体征或可听到啰音,累及胸膜时可有胸膜摩擦音甚至胸腔积液体征。

(5)合并症及肺外感染表现。①脓胸(5%~10%):治疗过程中又出现体温升高、白细胞计数增高时,要警惕并发脓胸和肺脓肿的可能。②脑膜炎:可出现神经症状或神志改变。③心肌炎或心内膜炎:心率快,出现各种心律失常或心脏杂音,脾大,心力衰竭。

(6)败血症或毒血症(15%~75%):可出现皮肤、黏膜出血点,巩膜黄染。

(7)感染性休克:表现为周围循环衰竭,如血压降低、四肢厥冷、心动过速等,个别患者起病既表现为休克而呼吸道症状并不明显。

(8)麻痹性肠梗阻。

(9)罕见 DIC、ARDS。

(二)实验室检查

1.血常规

白细胞计数(10～30)×10^9/L,中型粒细胞增多80%以上,分类核左移并可见中毒颗粒。酒精中毒、免疫力低下及年老体弱者白细胞总数可正常或减少,提示预后较差。

2.病原体检查

(1)痰涂片及荚膜染色镜检,可见革兰染色阳性双球菌,2～3次痰检为同一细菌有意义。

(2)痰培养加药敏可助确定菌属并指导有效抗生素的使用,干咳无痰者可做高渗盐水雾化吸入导痰。

(3)血培养致病菌阳性者可做药敏试验。

(4)脓胸者应做胸腔积液菌培养。

(5)对重症或疑难病例,有条件时可采用下呼吸道直接采样法做病原学诊断。如防污染毛刷采样(PSB)、防污染支气管-肺泡灌洗(PBAL)、经胸壁穿刺肺吸引(LA)、环甲膜穿刺经气管引(TTA)。

(三)胸部X线

(1)早期病变肺段纹理增粗、稍模糊。

(2)典型表现为大叶性、肺段或亚肺段分布的浸润、实变阴影,可见支气管气道征及肋膈角变钝。

(3)病变吸收较快时可出现浓淡不均假空洞征。

(4)吸收较慢时可出现机化性肺炎。

(5)老年人、婴儿多表现为支气管肺炎。

四、鉴别诊断

(一)干酪样肺炎

常有结核中毒症状,胸部X线表现肺实变、消散慢,病灶多在肺尖或锁骨下、下叶后段或下叶背段,新旧不一、有钙化点、易形成空洞并肺内播散。痰抗酸菌染色可发现结核菌,PPD试验常阳性,青霉素G治疗无效。

(二)其他病原体所致肺炎

(1)多为院内感染,金黄色葡萄球菌肺炎和克雷伯菌肺炎的病情通常较重。

(2)多有基础疾病。

(3)痰或血的细菌培养阳性可鉴别。

(三)急性肺脓肿

早期临床症状相似,病情进展可出现可大量脓臭痰,查痰菌多为金黄色葡萄球菌、克雷伯菌、革兰阴性杆菌、厌氧菌等。胸部X线可见空洞及液平。

(四)肺癌伴阻塞性肺炎

常有长期吸烟史、刺激性干咳和痰中带血史,无明显急性感染中毒症状;痰脱落细胞可阳性;症状反复出现;可发现肺肿块、肺不张或肿大的肺门淋巴结;胸部CT及支气管镜检查可帮助鉴别。

(五)其他

ARDS、肺梗死、放射性肺炎和胸膜炎等。

五、治疗

(一)抗菌药物治疗

首先应给予经验性抗生素治疗,然后根据细菌培养结果进行调整。经治疗不好转者,应再次复查病原学及药物敏感试验进一步调整治疗方案。

1.轻症患者

(1)首选青霉素:青霉素每天240万U,分3次肌内注射。或普鲁卡因青霉素每天120万U,分2次肌内注射,疗程5~7天。

(2)青霉素过敏者:可选用大环内酯类。红霉素每天2g,分4次口服,或红霉素每天1.5g分次静脉滴注;或罗红霉素每天0.3g,分2次口服或林可霉素每天2g,肌内注射或静脉滴注;或克林霉素每天0.6~1.8g,分2次肌内注射,或克林霉素每天1.8~2.4g分次静脉滴注。

2.较重症患者

青霉素每天120万U,分2次肌内注射,加用丁胺卡那每天0.4g分次肌内注射;或红霉素每天1.0~2.0g,分2~3次静脉滴注;或克林霉素每天0.6~1.8g,分3~4次静脉滴注;或头孢塞吩钠(头孢菌素Ⅰ)每天2~4g,分3次静脉注射。

疗程2周或体温下降3天后改口服。老人、有基础疾病者可适当延长。8%~15%青霉素过敏者对头孢菌素类有交叉过敏应慎用。如为青霉素速发性变态反应则禁用头孢菌素。如青霉素皮试阳性而头孢菌素皮试阴性者可用。

3.重症或有并发症患者(如胸膜炎)

青霉素每天1 000万~3 000万U,分4次静脉滴注;头孢唑啉钠(头孢菌素Ⅴ),每天2~4g 2次静脉滴注。

4.极重症者如并发脑膜炎

头孢曲松每天1~2g分次静脉滴注;碳青霉素烯类如亚胺培南-西司他丁(泰能)每天2g,分次静脉滴注;或万古霉素每天1~2g,分次静脉滴注并加用第3代头孢菌素;或亚胺培南加第3代头孢菌素。

5.耐青霉素肺炎链球菌感染者

近来,耐青霉素肺炎链球菌感染不断增多,通常最小抑制浓度(MIC)≥1.0 mg/L为中度耐药,MIC≥2.0 mg/L为高度耐药。临床上可选用以下抗生素:克林霉素每天0.6~1.8 g分次静脉滴注;或万古霉素每天1~2 g分次静脉滴注;或头孢曲松每天1~2 g分次静脉滴注;或头孢噻肟每天2~6 g分次静脉滴注;或氨苄西林/舒巴坦、替卡西林/棒酸、阿莫西林/棒酸。

(二)支持疗法

包括卧床休息、维持液体和电解质平衡等。应根据病情及检查结果决定补液种类。给予足够热量以及蛋白和维生素。

(三)对症治疗

胸痛者止痛;刺激性咳嗽可给予可卡因,止咳祛痰可用氯化铵或棕色合剂,痰多者禁用止咳剂;发热物理降温,不用解热药;呼吸困难者鼻导管吸氧。烦躁、谵妄者服用安定5 mg或水合氯醛1~1.5 g灌肠,慎用巴比妥类。鼓肠者给予缸管排气,胃扩张给予胃肠减压。

(四)并发症的处理

(1)呼吸衰竭:机械通气、支持治疗(面罩、气管插管、气管切开)。

(2)脓胸:穿刺抽液必要时肋间引流。

(五)感染性休克的治疗

1.补充血容量

右旋糖酐-40 和平衡盐液静脉滴注,以维持收缩压 12.0～13.3 kPa(90～100 mmHg)。脉压>4.0 kPa(30 mmHg),尿量>30 mL/h,中心静脉压 0.6～1.0 kPa(4.4～7.4 mmHg)。

2.血管活性药物的应用

输液中加入血管活性药物以维持收缩压 12.0～13.3 kPa(90～100 mmHg)。为升高血压的同时保证和调节组织血流灌注,近年来主张血管活性药物为主,配合收缩性药物,常用的有多巴胺、间羟胺、去甲肾上腺素和山莨菪碱等。

3.控制感染

及时、有效地控制感染是治疗中的关键。要及时选择足量、有效的抗生素静脉并联合给药。

4.糖皮质激素的应用

病情或中毒症状重及上述治疗血压不恢复者,在使用足量抗生素的基础上可给予氢化可的松 100～200 mg 或地塞米松 5～10 mg 静脉滴注,病情好转立即停药。

5.纠正水、电解质和酸碱平衡紊乱

严密监测血压、心率、中心静脉压、血气、水、电解质变化,及时纠正。

6.纠正心力衰竭

严密监测血压、心率、中心静脉压、意识及末梢循环状态,及时给予利尿及强心药物,并改善冠状动脉供血。

(孙文杰)

第八节 肺炎克雷伯菌肺炎

一、概述

肺炎克雷伯菌肺炎(旧称肺炎杆菌肺炎)是最早被认识的革兰阴性杆菌肺炎,并且仍居当今社区获得性革兰阴性杆菌肺炎的首位,医院获得性革兰阴性杆菌肺炎的第二或第三位。肺炎克雷伯菌是克雷伯菌属最常见菌种,约占临床分离株的 95%。肺炎克雷伯菌又分肺炎、臭鼻和鼻硬结 3 个亚种,其中又以肺炎克雷伯菌肺炎亚种最常见。根据荚膜抗原成分的不同,肺炎克雷伯菌分 78 个血清型,引起肺炎者以 1～6 型为多。由于抗生素的广泛应用,20 世纪 80 年代以来肺炎克雷伯菌耐药率明显增加,特别是它产生超广谱 β-内酰胺酶(ESBLs),能水解所有第 3 代头孢菌素和单酰胺类抗生素。目前不少报道肺炎克雷伯菌中产 ESBLs 比率高达 30%～40%,并可引起医院感染暴发流行,正受到密切关注。该病好发于原有慢性肺部疾病、糖尿病、手术后和酒精中毒者,以中老年为多见。

二、诊断

(一)临床表现

多数患者起病突然,部分患者可有上呼吸道感染的前驱症状。主要症状为寒战、高热、咳嗽、咳痰、胸痛、呼吸困难和全身衰弱。痰色如砖红色,被认为是该病的特征性表现,可惜临床上甚为少见;有的患者咳痰呈铁锈色,或痰带血丝,或伴明显咯血。体检患者呈急性病容,常有呼吸困难和发绀,严重者有全身衰竭、休克和黄疸。肺叶实变期可发生相应实变体征,并常闻及湿啰音。

(二)辅助检查

1. 一般实验室检查

周围血白细胞总数和中性粒细胞比例增加,核型左移。若白细胞不高或反见减少,提示预后不良。

2. 细菌学检查

经筛选的合格痰标本(鳞状上皮细胞<10个/低倍视野或白细胞>25个/低倍视野),或下呼吸道防污染标本培养分离到肺炎克雷伯菌,且达到规定浓度(痰培养菌量≥10^6 cfu/mL、防污染样本毛刷标本菌是≥10^3 cfu/mL),可以确诊。据报道20%~60%病例血培养阳性,更具有诊断价值。

3. 影像学检查

X线征象,包括大叶实变、小叶浸润和脓肿形成。右上叶实变时重而黏稠的炎性渗出物,使叶间裂呈弧形下坠是肺炎克雷伯肺炎具有诊断价值的征象,但是并不常见。在慢性肺部疾病和免疫功能受损患者,患该病时大多表现为支气管肺炎。

三、鉴别诊断

该病应与各类肺炎包括肺结核相鉴别,主要依据病原体检查,并结合临床做出判别。

四、治疗

(一)一般治疗

与其他细菌性肺炎治疗相同。

(二)抗菌治疗

轻、中症患者最初经验性抗菌治疗,应选用β-内酰胺类联合氨基糖苷类抗生素,然后根据药敏试验结果进行调整。若属产ESBL菌株,或既往常应用第3代头孢菌素治疗或在ESBL流行率高的病区(包括ICU)或临床重症患者最初经验性治疗应选择碳青霉烯类抗生素(亚胺培南或美罗培南),因为目前仅有该类抗生素对ESBLs保持高度稳定,没有耐药。哌拉西林/三唑巴坦、头孢吡肟对部分ESBLs菌株体外有效,还有待积累更多经验。

(孙文杰)

第九节 铜绿假单胞菌肺炎

铜绿假单胞菌是自然界普遍存在的革兰阴性需氧菌,分布广泛,几乎在任何有水的环境中均可生长,包括土壤、水的表面、植物、食物等。铜绿假单胞菌无芽孢,菌体一端单毛或多毛,有动力,能产生蓝绿色水溶性色素而形成绿色脓液。通过黏附和定植于宿主细胞,局部侵入及全身扩散而感染机体。其感染途径为皮肤、消化道、呼吸道、泌尿生殖道、骨关节、各种检查等。

一、易感因素

由于铜绿假单胞菌是人体的正常菌群之一,很少引起健康人的感染,而多发生于有基础疾病的患儿,包括严重心肺疾病、早产儿、烧伤、中性粒细胞缺乏、原发性免疫缺陷病、支气管扩张症、恶性肿瘤等。接受免疫抑制和长期(至少7天)广谱抗生素治疗、外科手术和机械通气后的儿童患铜绿假单胞杆菌肺炎的概率增加。故铜绿假单胞菌是院内获得性感染的重要病原菌。最近的研究表明在院内获得性肺炎中铜绿假单胞菌占21%,是继金黄色葡萄球菌之后的第2位常见病原菌。沙特阿拉伯在PICU的一项研究表明,呼吸机相关肺炎中铜绿假单胞菌感染占56.8%。虽然铜绿假单胞菌是院内获得性感染的常见病原菌,但1.5%~5%社区获得性肺炎是铜绿假单胞菌感染引起的。

二、发病机制

铜绿假单胞菌的主要致病物质为铜绿假单胞菌外毒素A(pseudomonas exotoxin A,PEA)及内毒素,后者包括脂多糖及原内毒素蛋白(original endotoxin protein,OEP),OEP具有神经毒作用。PEA对巨噬细胞吞噬功能有抑制作用。铜绿假单胞菌肺炎的发病机制较复杂,引起感染的原因包括微生物及宿主两方面。而宿主的局部和全身免疫功能低下为主要因素。当人体细胞损伤或出现病毒感染时有利于铜绿假单胞菌的黏附。感染的严重程度依赖于细菌致病因子和宿主的反应。铜绿假单胞菌可以仅仅是定植,存在于碳水化合物的生物被膜中,偶尔有少数具有免疫刺激作用的基因表达。但也可以出现侵袭性感染,附着并损害上皮细胞,注射毒素,快速触发编程性细胞死亡和上皮细胞的完整性。上皮细胞在防御铜绿假单胞菌感染中起重要作用,中性粒细胞是清除细菌的主要吞噬细胞,肺泡巨噬细胞通过激活细胞表面受体产生细胞因子而参与宿主的炎症应答。许多细胞因子在铜绿假单胞菌感染宿主的免疫应答中起重要作用,包括TNF-α、IL-4和IL-10。

由于抗生素的广泛应用可以引起铜绿假单胞菌定植,由于机械通气、肿瘤、前驱病毒感染,使患者气道受损,引起定植在气道的铜绿假单胞菌感染,出现肺炎、脓毒症甚至死亡。囊性纤维化(cystic fibrosis,CF)患者存在气道上皮和黏液下腺跨膜传导调节蛋白功能缺陷,因此CF患者对铜绿假单胞菌易感,而且可以引起逐渐加重的肺部疾病。美国对CF患者的研究数据表明58.7%患者存在铜绿假单胞菌感染。反复铜绿假单胞菌感染引起的慢性气道炎症是CF患者死亡的主要原因。在一项对儿童CF患者的纵列研究中表明,到3岁时97%CF儿童气道存在铜绿假单胞菌定植。接受免疫抑制剂治疗、中性粒细胞缺乏和HIV患者,由于丧失黏膜屏障、减少细菌的清除而感染。

当健康人暴露于严重污染的烟雾、水源时也可以感染,引起重症社区获得性肺炎。

三、病理

一些动物实验的研究表明,铜绿假单胞菌感染的家兔肺部早期病理改变为出血、渗出、中性粒细胞浸润、肺小脓肿形成等急性炎症反应。随着细菌反复吸入,逐渐出现较多的慢性炎症及在慢性炎症基础上急性发作的病理改变,如细支气管纤毛倒伏、部分脱落,管腔有脓栓形成,肺泡间隔增宽,炎细胞浸润以淋巴细胞为主。当停止吸入菌液后,这种慢性炎症改变持续存在,长时间不消失。

四、临床表现

铜绿假单胞杆菌肺炎是一种坏死性支气管肺炎。表现为寒战、中等度发热,早晨比下午高,感染中毒症状重、咳嗽、胸痛、呼吸困难和发绀;咳出大量绿色脓痰,可有咯血;脉搏与体温相对缓慢;肺部无明显大片实变的体征,有弥漫性细湿啰音及喘鸣音;如合并胸腔积液可出现病变侧肺部叩浊音,呼吸音减弱或出现胸膜摩擦音;可有低血压、意识障碍、多系统损害表现,出现坏疽性深脓疱病、败血症、感染中毒性休克、DIC。一半患者有吸入病史。

在北京儿童医院收治的铜绿假单胞菌肺炎患儿中部分是社区获得性感染,往往为败血症的一部分。部分患儿存在基础疾病。是否存在感染性休克与肺出血对预测铜绿假单胞菌感染的预后至关重要。根据北京儿童医院对8例社区获得性铜绿假单胞菌败血症的研究发现,5例死亡患儿均死于感染性休克,或合并肺出血。

五、实验室检查

多数患者白细胞轻、中度增高,但1/3患者白细胞计数可减少,并可见贫血、血小板计数减少及黄疸。根据北京儿童医院临床观察铜绿假单胞菌感染患儿外周血白细胞最高可达 $71.9\times10^9/L$,最低 $1.0\times10^9/L$,血小板最低 $24\times10^9/L$。CRP显著增高,大部分患儿>100 mg/L;痰或胸腔积液中可找到大量革兰阴性杆菌,培养阳性。部分患儿血培养阳性。

六、影像学表现

胸部X线和CT:可见结节状浸润阴影及许多细小脓肿,后可融合成大脓肿;一侧或双侧出现,但以双侧或多叶病变为多,多伴有胸腔积液或脓胸。

Winer-Muram等对呼吸机相关铜绿假单胞菌肺炎的影像学研究显示:83%有肺内局限性透光度降低,多为多部位或双侧弥漫性病变;89.7%有胸腔积液,其中约1/4为脓胸;10.3%出现肺气肿;23%患者出现空洞,可单发或多发,可以是薄壁空洞或厚壁空洞,以大空洞(直径>3 cm)多见。Shah等对铜绿假单胞菌肺炎的胸部CT研究显示:肺内实变见于所有患者,82%为多叶病变或上叶病变;50%为结节状病变,32%呈小叶中心芽孢状分布,18%随机分布的大结节;31%可见毛玻璃样改变;57%为支气管周围渗出病变;46%双侧、18%单侧胸腔积液;29%为坏死病变(图3-1,图3-2)。

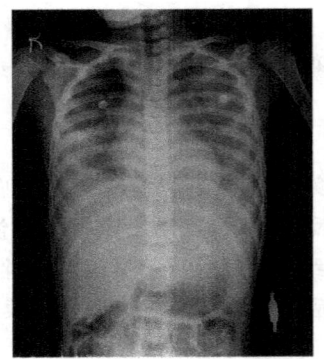 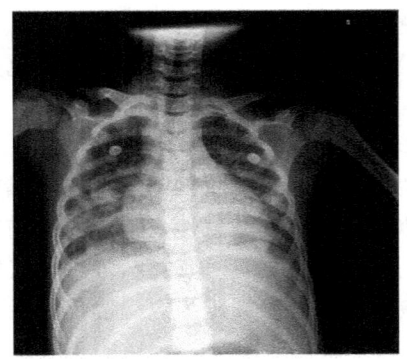

图 3-1　铜绿假单胞菌肺炎胸部 X 线

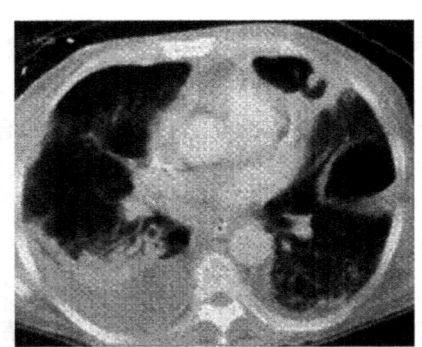

图 3-2　胸部 CT

肺内实变,毛玻璃样改变,左舌、下叶空洞,右侧胸腔积液和右下叶肺不张

七、鉴别诊断

(1)其他细菌性肺炎:临床和影像学表现与其他细菌性肺炎相似。但如果在高危人群中出现上述表现,应考虑到铜绿假单胞菌肺炎,确诊需要依靠痰、胸腔积液或血培养。

(2)小叶性干酪性肺炎。

八、治疗

提倡早期、及时应用敏感抗生素联合治疗,保护重要脏器功能和加强支持治疗。

美国胸科学会(ATS)发表的关于《成人医院获得性肺炎经验性治疗指南》,推荐对于有铜绿假单胞菌感染可能的患者使用:氨基糖苷类(阿米卡星、庆大霉素或妥布霉素)或氟喹诺酮类(环丙沙星或左氧氟沙星),联合以下药物中的一种:抗假单胞菌的头孢菌素(头孢吡肟或头孢他啶)或抗假单胞菌的碳青霉烯类(亚胺培南或美罗培南)或β-内酰胺类加酶抑制剂(哌拉西林/他唑巴坦),作为经验性治疗的抗生素选择。但由于喹诺酮类和氨基糖苷类抗生素不良反应严重或可以引起未成熟动物的软骨发育不良,在儿童患者中慎用或禁用。

由于铜绿假单胞菌在自然界普遍存在,具有天然和获得性耐药性,目前耐药菌株有随抗生素使用频率的增加而逐年增多的趋势,存在较严重的交叉耐药现象,因此常给治疗带来困难。有研究表明静脉使用多黏菌素 E 治疗多重耐药铜绿假单胞菌感染效果良好(有效率 61%)。对铜绿假单胞菌无抗菌活性的罗红霉素与β-内酰胺类药物联合治疗后疗效明显增强。阿奇霉素也可以在治疗铜绿假单胞菌生物被膜感染中对亚胺培南起到协同作用。

在成人患者中有雾化吸入妥布霉素和多黏菌素E预防和治疗多重耐药铜绿假单胞菌感染的研究,但缺乏儿童中安全性和有效性的研究。

对铜绿假单胞菌感染的免疫治疗越来越被重视,静脉注射丙种球蛋白可提高重症患者的治愈率。

九、预后

本病的预后与机体的免疫状态、是否存在基础疾病、细菌的接种量、对抗生素的敏感性及是否早期使用有效抗生素治疗有关。社区获得性铜绿假单胞菌肺炎病死率相对较低,约8%,院内获得性感染死亡率较高,铜绿假单胞菌引起的呼吸机相关肺炎的病死率高达50%~70%。免疫缺陷患者中铜绿假单胞菌肺炎的死亡率高达40%。

（孙文杰）

第十节 流感嗜血杆菌肺炎

一、定义

流感嗜血杆菌肺炎是由流感嗜血杆菌引起的肺炎,易发生于3岁以下婴幼儿,近年成人发病逐渐增多,发病率仅次于肺炎链球菌肺炎,位居第二位。

二、病因

(1)人群中流感嗜血杆菌的带菌率很高,多寄生于上呼吸道(鼻咽部),为条件致病菌,通常并不致病,在6个月至5岁的婴幼儿和慢性肺部疾病患者中易诱发肺炎,秋冬季节为发病高峰季节,常发生于上呼吸道感染之后。

(2)流感嗜血杆菌肺炎的传染源为本病患者、恢复期患者及带菌者,主要通过呼吸道在人与人之间进行传播。

三、诊断

流感嗜血杆菌肺炎的临床表现及胸部X线征象与其他病原体引起的肺炎相似。因此,本病的诊断主要依据流感嗜血杆菌的分离。

(一)病史

(1)常见有慢性肺部疾病的患者或者有基础免疫缺陷的患者。

(2)有上呼吸道感染史。

(二)临床表现

(1)起病前多有上呼吸道感染,有高热、咳嗽、咳脓痰,伴气急、胸痛,偶有肌肉疼痛、关节痛。原有慢性阻塞性肺疾病的患者通常起病较为缓慢,表现为咳嗽、咳痰加重,可出现呼吸困难和发绀。严重患者有呼吸衰竭的临床表现。在免疫功能低下患者多数起病急,临床表现与肺炎链球菌肺炎相似。但本病并发脓胸较肺炎链球菌肺炎多见。75%可出现胸腔积液,少数患者并发脑膜炎、败血症。

(2)体征与一般肺炎相似,有实变时可有轻度叩诊浊音,听诊呼吸音减低,可闻及支气管呼吸音、散在或局限的干湿啰音,偶有胸膜摩擦音。

(3)胸部X线检查:3/4的患者可呈斑片状支气管肺炎表现,1/4的患者显示肺段或肺叶实变,很少形成脓肿,但可伴有类肺炎样胸腔积液,肺炎吸收后形成肺气囊。

(三)实验室检查

1.血液检查

白细胞计数总数大多增高,重症患者白细胞计数可减低。

2.病原学检查

用痰液或胸腔积液做细菌培养,分离出流感嗜血杆菌可确诊。近年来,应用DNA探针与外膜蛋白特异性单克隆抗体技术检测流感嗜血杆菌,阳性率与特异性均较高。

四、鉴别诊断

(一)肺炎链球菌肺炎

(1)起病急骤,寒战、高热、咳嗽、咳铁锈色痰。

(2)胸部X线表现大叶性、肺段或亚段分布的均匀密度增高阴影。

(3)病原菌检查:痰直接涂片染色,发现典型的革兰染色阳性、带荚膜的双球菌即可初步诊断。痰培养分离出典型的菌落是确诊的主要依据。

(二)军团菌肺炎

(1)典型症状有高热、相对缓脉、肌肉痛、乏力。

(2)肺外表现:恶心、呕吐、腹痛、腹泻、头痛、嗜睡等神经系统症状及肾功能损害。

(3)胸部X线表现:肺外周的斑片状实质浸润阴影,可多叶受累,少数可有空洞形成。

(4)实验室检查:低钠血症,可有血肌酐、转氨酶及乳酸脱氢酶升高。

(5)抗体测定:血清军团菌抗体滴度升高达4倍或4倍以上。

(6)病原菌检查:痰培养,分离出军团杆菌,对本病诊断有决定意义。

五、治疗

(一)抗生素治疗

(1)首选头孢噻肟、头孢曲松或其他第二、三代头孢菌素。

(2)次选大环内酯类、环丙沙星、氧氟沙星、左氧氟沙星、亚胺培南或美罗培南。

(3)对青霉素一般不敏感,非产β-内酰胺酶者经典用药为氨苄西林6~12 g/d,分2~3次静脉滴注;或用阿莫西林1.5~3 g,分3次静脉滴注。

(4)β-内酰胺类药物与β-内酰胺酶抑制剂的复合制剂,如替卡西林-克拉维酸复合制剂(每次3.2 g,每天3~4次静脉滴注),对β-内酰胺酶稳定,目前可作为优先选用的药物。

(二)对症治疗

严重患者应卧床休息,高热者给予退热治疗,气急者给予吸氧,加强营养,维持水、电解质平衡。

(孙文杰)

第十一节 葡萄球菌肺炎

一、定义

葡萄球菌肺炎是致病性葡萄球菌引起的急性化脓性肺部炎症,主要为原发性(吸入性)金黄色葡萄球菌肺炎和继发性(血源性)金黄色葡萄球菌肺炎。临床上化脓坏死倾向明显,病情严重,细菌耐药率高,预后多较凶险。

二、易感人群和传播途径

多见于儿童和年老体弱者,尤其是长期应用糖皮质激素、抗肿瘤药物及其他免疫抑制剂者,慢性消耗性疾病患者,如糖尿病、恶性肿瘤、再生障碍性贫血、严重肝病、急性呼吸道感染和长期应用抗生素的患者。金黄色葡萄球菌肺炎的传染源主要有葡萄球菌感染病灶,特别是感染医院内耐药菌株的患者,其次为带菌者。主要通过接触和空气传播,医务人员的手、诊疗器械、患者的生物用品及铺床、换被褥都可能是院内交叉感染的主要途径。细菌可以通过呼吸道吸入或血源播散导致肺炎。目前因介入治疗的广泛开展和各种导管的应用,为表皮葡萄球菌的入侵提供了更多的机会,其在院内感染性肺炎中的比例也在提高。

三、病因

葡萄球菌为革兰阳性球菌,兼性厌氧,分为金黄色葡萄球菌、表皮葡萄球菌、腐生葡萄球菌,其中金黄色葡萄球菌致病性最强。血浆凝固酶可以使纤维蛋白原转变成纤维蛋白,后者包绕于菌体表面,从而逃避白细胞的吞噬,与细菌的致病性密切相关。凝固酶阳性的细菌,如金黄色葡萄球菌,凝固酶阴性的细菌,如表皮葡萄球菌、腐生葡萄球菌。但抗甲氧西林金黄色葡萄球菌(MRSA)和抗甲氧西林凝固酶阴性葡萄球菌(MRSCN)的感染日益增多,同时对多种抗生素耐药,包括喹诺酮类、大环内酯类、四环素类、氨基糖苷类等。近年来,国外还出现了耐万古霉素金黄色葡萄球菌(VRSA)的报道。目前 MRSA 分为两类,分别是医院获得性 MRSA(HA-MRSA)和社区获得性 MRSA(CA-MRSA)。

四、诊断

(一)临床表现

(1)多数急性起病,血行播散者常有皮肤疖痈史,皮肤黏膜烧伤、裂伤、破损,一些患者有金黄色葡萄球菌败血症病史,部分患者找不到原发灶。

(2)通常全身中毒症状突出,衰弱、乏力、大汗、全身关节肌肉酸痛、急起高热、寒战、咳嗽、由咳黄脓痰演变为脓血痰或粉红色乳样痰、无臭味儿、胸痛和呼吸困难进行性加重、发绀,重者甚至出现呼吸窘迫及血压下降、少尿等末梢循环衰竭的表现。少部分患者肺炎症状不典型,可亚急性起病。

(3)血行播散引起者早期以中毒性表现为主,呼吸道症状不明显。有时虽无严重的呼吸系统症状和高热,而患者已发生中毒性休克,出现少尿、血压下降。

(4)早期呼吸道体征轻微与其严重的全身中毒症状不相称是其特点之一,不同病情及病期体征不同,典型大片实变少见,如有则病侧呼吸运动减弱,局部叩诊浊音,可闻及管样呼吸音。有时可闻及湿啰音,双侧或单侧。合并脓胸、脓气胸时,视程度不同可有相应的体征。部分患者可有肺外感染灶、皮疹等。

(5)社区获得性肺炎中,若出现以下情况需要高度怀疑 CA-MRSA 的可能:流感样前驱症状;严重的呼吸道症状伴迅速进展的肺炎,并发展为 ARDS;体温超过 39 ℃;咯血;低血压;白细胞计数降低;X 线显示多叶浸润阴影伴空洞;近期接触 CA-MRSA 的患者;属于 CA-MRSA 寄殖群体;近 6 个月来家庭成员中有皮肤脓肿或疖肿的病史。

(二)实验室及辅助检查

外周血白细胞在 $20×10^9/L$ 左右,可高达 $50×10^9/L$,重症者白细胞可低于正常。中性粒细胞数增高,有中毒颗粒、核左移现象。血行播散者血培养阳性率可达 50%。原发吸入者阳性率低。痰涂片革兰染色可见大量成堆的葡萄球菌和脓细胞,白细胞内见到球菌有诊断价值。普通痰培养阳性有助于诊断,但有假阳性,通过保护性毛刷采样定量培养,细菌数量$>10^3$ cfu/mL 时几乎没有假阳性。

血清胞壁酸抗体测定对早期诊断有帮助,血清滴度$≥1:4$ 为阳性,特异性较高。

(三)影像学检查

肺浸润、肺脓肿、肺气囊肿和脓胸、脓气胸是金黄色葡萄球菌感染的四大 X 线征象,在不同类型和不同病期以不同的组合表现。早期病变发展,金黄色葡萄球菌最常见的胸片异常是支气管肺炎伴或不伴脓肿形成或胸腔积液。原发性感染者早期胸部 X 线表现为大片絮状、密度不均的阴影,可呈节段或大叶分布,也呈小叶样浸润,病变短期内变化大,可出现空洞或蜂窝状透亮区,或在阴影周围出现大小不等的气肿大泡。血源性感染者的胸部 X 线表现呈两肺多发斑片状或团块状阴影或多发性小液平空洞。

五、鉴别诊断

(一)其他细菌性肺炎

如流感嗜血杆菌、克雷伯菌、肺炎链球菌引起的肺炎,典型者可通过发病年龄、起病急缓、痰的颜色、痰涂片、胸部 X 线等检查加以初步鉴别。各型不典型肺炎的临床鉴别较困难,最终的鉴别均需病原学检查。

(二)肺结核

上叶金黄色葡萄球菌肺炎易与肺结核混淆,尤其是干酪性肺炎,也有高热、畏寒、大汗、咳嗽、胸痛,X 线胸片也有相似之处,还应与发生在下叶的不典型肺结核鉴别,通过仔细询问病史及相关的实验室检查大多可以区别,还可以观察治疗反应帮助诊断。

六、治疗

(一)对症治疗

休息、祛痰、吸氧、物理或化学降温、合理饮食、防止脱水和电解质紊乱,保护重要脏器功能。

(二)抗菌治疗

1.经验性治疗

治疗的关键是尽早选用敏感有效的抗生素,防止并发症。可根据金黄色葡萄球菌感染的来源（社区还是医院）和本地区近期药敏资料选择抗生素。社区获得性感染考虑为金黄色葡萄球菌感染，不宜选用青霉素，应选用苯唑西林和头孢唑林等第一代头孢菌素，若效果欠佳，在进一步病原学检查时可换用糖肽类抗生素治疗。怀疑医院获得性金黄色葡萄球菌肺炎，则首选糖肽类抗生素。经验性治疗中，尽可能获得病原学结果，根据药敏结果修改治疗方案。

2.针对病原菌治疗

治疗应依据痰培养及药物敏感试验结果选择抗生素。对青霉素敏感株，首选大剂量青霉素治疗，过敏者，可选大环内酯类、克林霉素、半合成四环素类、磺胺甲噁唑或第一代头孢菌素。甲氧西林敏感的产青霉素酶菌仍以耐酶半合成青霉素治疗为主，如甲氧西林、苯唑西林、氯唑西林，也可选头孢菌素（第一代或第二代头孢菌素）。对 MRSA 和 MRSCN 首选糖肽类抗生素：①万古霉素，1～2 g/d，（或去甲万古霉素1.6 g/d），但要将其血药浓度控制在 20 μg/mL 以下，防止其耳、肾毒性的发生。②替考拉宁，0.4 g，首3 剂每12 小时 1 次，以后维持剂量为 0.4 g/d，肾功能不全者应调整剂量。疗程不少于 3 周。MRSA、MRSCN还可选择利奈唑胺，（静脉或口服）1 次 600 mg，每 12 小时 1 次，疗程 10～14 天。

（三）治疗并发症

如并发脓胸或脓气胸时可行闭式引流，抗感染时间可延至8～12 周。合并脑膜炎时，最好选用脂溶性强的抗生素，如头孢他啶、头孢哌酮、万古霉素及阿米卡星等，疗程要长。

（四）其他治疗

避免应用可导致白细胞减少的药物和糖皮质激素。

（孙文杰）

第十二节　军团菌肺炎

一、定义

军团菌肺炎是由革兰染色阴性的嗜肺军团杆菌引起的一种以肺炎为主的全身感染性疾病，是军团菌病（LD）的一种临床类型。

二、病因

军团菌是一种无荚膜、不产气、对热耐力强的胞内寄生革兰阴性杆菌，广泛存在于人工和天然水环境中。菌株有 50 个种、70 个血清型，其中 50% 对人有致病性。其中 90% 军团菌肺炎由嗜肺军团杆菌引起。嗜肺军团菌包括 16 个血清型，其中血清Ⅰ型是引起军团菌肺炎最常见的致病菌。

三、流行病学

在蒸馏水、河水和自来水的存活时间分别为 3～12 个月、3 个月、1 年。静止水源或沉积物浓度高的水源为军团菌生长繁殖的理想场地。可经供水系统、空调或雾化吸入进入呼吸道引起感染。易感人群包括年老体弱，慢性心、肺、肾病，糖尿病、恶性肿瘤、血液病、艾滋病或接受免疫抑制剂治疗者。军团菌流行高峰为每年夏秋,全年均可发病,传染途径有两种:呼吸道吸入,以及误饮含军团菌的水。潜伏期2~10天。军团菌肺炎的危险因素包括近期旅游、接触不洁水流、肝肾衰竭、糖尿病、恶性肿瘤,其他的有高龄、免疫功能下降,特别是AIDS、血液系统肿瘤,以及终末期肾脏病患者中发病率明显增高。

四、发病机制、病理

军团菌进入呼吸道后可被单核细胞吞噬,在细胞内增生逃脱宿主免疫。军团菌与宿主的相互作用结果决定是否致病。病理改变为急性纤维蛋白化脓性肺炎。病变多实变或呈小叶分布,严重者形成小脓肿。显微镜下可见肺泡上皮、内皮弥漫急性损伤,透明膜形成。病灶内可见中性粒细胞、巨噬细胞、红细胞和纤维素样渗出。直接免疫荧光或银染可见军团菌,病变可侵犯血管和淋巴管。肺外病变可见间质性肾炎、血管炎、心肌炎、化脓性心包炎、肌溶解等。

五、临床表现

临床表现差异很大,可无症状至多器官损伤。潜伏期2~10天。典型患者常为亚急性起病,发热(>39℃,弛张热)、畏寒、寒战、头痛、无力、肌肉疼痛。

(一)肺部表现

90%的患者有咳嗽,非刺激性干咳,可有少量非脓性痰;40%的患者胸痛,多呈胸膜样胸痛,较为剧烈;17%的患者可出现咯血,痰中带血丝为主;94%的患者有不同程度的呼吸困难。

(二)肺外表现

1.神经系统

发生率为50%,常见神经状态改变,意识模糊、额部头痛、嗜睡、定向力障碍,偶见谵妄。神经系统异常严重程度与发热、低氧、代谢紊乱无明显相关性。脑脊液检查多正常,可有淋巴细胞或蛋白轻度增高。脑电图可呈典型弥漫慢波,偶见颈项强直。

2.消化系统

多在病初发生,25%有恶心、呕吐,30%有腹泻或稀便。多为糊状或水样便,无脓血和黏液便。可有肝功能异常。肝大、腹膜炎、胰腺炎、直肠周围脓肿等和阑尾脓肿罕见。

3.肾脏

25%~30%的患者可出现镜下血尿和蛋白尿,极少数可偶见肌红蛋白尿、急性间质性肾炎、肾盂肾炎、肾脓肿、肾小球肾炎,近10%可发生急性肾衰竭。

4.心脏、血液系统

可出现相对缓脉,偶可出现心肌炎、心包炎、白细胞和血小板计数减少。

(三)体征

查体可见呼吸加快,相对性缓脉,可出现低血压。肺部听诊可闻及湿啰音,部分可闻及哮鸣音;随着疾病的进展出现肺部实变体征;1/3的患者有少量胸腔积液。严重患者有明显呼吸困难和发绀。

(四)肺外表现

军团菌病常有明显的肺外症状。早期出现的消化道症状,约半数有腹痛、呕吐、腹泻,多为水样便,无脓血便。神经症状也较常见,如焦虑、神志迟钝、谵妄。患者可有肌肉疼痛及关节疼痛。部分患者有心包炎、心肌炎和心内膜炎,偶可合并急性肾衰竭、休克和DIC。

六、实验室检查

(一)非特异性检查

白细胞中度升高、红细胞沉降率增快、低钠血症常见,可有碱性磷酸酶升高、高氮质血症;部分重症患者有肝功能和肾功能损害的表现,出现蛋白尿、显微镜下血尿或转氨酶异常。

(二)胸部 X 线

无特异性,常表现为进展迅速的非对称、边缘不清的肺实质性浸润阴影。呈肺叶或肺段分布,下叶多见,部分患者出现心包积液、胸腔积液,免疫低下人群可出现空洞,甚至肺脓肿。胸部病灶吸收缓慢,可达 1~2 个月,有时临床治疗有效的情况下胸部 X 线仍然呈进展表现。

(三)特异性检查

1. 分离和培养

痰液、血液、胸腔积液、气管抽取物、肺活检材料均可作为军团菌培养标本。军团菌在普通培养基上不能生长。需要在活性炭酵母浸液琼脂(BCYE)在 2.5%~5% CO_2 环境下培养 1 周。大多数嗜肺军团菌出现阳性结果需 3~7 天,非嗜肺军团菌阳性需要 10 天以上。培养是军团菌诊断的"金标准"。敏感性可达 60%,特异性可达 100%。

2. 直接免疫荧光抗体(DFA)

敏感性为 50%~70%,特异性为 96%~99%。该方法与其他细菌包括脆弱杆菌、假单胞菌、产黄杆菌属等有交叉反应。

3. 尿抗原测定

尿抗原主要检测的抗原是军团菌细胞壁脂多糖成分。具有热稳定性及抗胰蛋白酶活性。最早可在出现症状后 1 天内检测到,可持续到有效抗生素治疗后数天或数周。尿抗原敏感性与疾病严重程度相关。因采用的俘获抗体是嗜肺军团菌血清Ⅰ型特异的,因此对于检测Ⅰ型军团菌敏感性为 70%~100%,特异性接近 100%。对于非Ⅰ型军团菌阳性率较低,为 14%~69%。

4. 血清抗体测定

特异性 IgM 抗体在感染后 1 周左右出现。IgG 在发病 2 周开始升高,1 个月左右达峰。①间接免疫荧光试验(IFA):双份血清测定,急性期与恢复期血清抗体滴度呈 4 倍或 4 倍以上增高,且效价≥1:128,可作为军团菌诊断依据;单份血清测定:抗体滴度≥1:256,提示军团菌感染。②微量凝集试验(MAA)与试管凝集试验(TAT):军团菌全菌为抗原,检测患者血中抗体。起病 4 周和 8 周分别采血 1 次,抗体滴度 4 倍以上升高为阳性。③酶联免疫吸附试验(ELISA):常用于流行病学调查。

七、诊断

军团菌肺炎的诊断应结合患者状况综合判断。典型病例有持续高热、寒战、刺激性干咳、胸痛、相对缓脉。胸片表现为下肺为主的非对称性浸润影。病程早期出现腹泻、ALT 升高、低磷血症、尿蛋白阳性、少量红细胞,提示军团菌肺炎的诊断。

诊断标准:①临床表现有发热、寒战、咳嗽、胸痛症状。②胸部 X 线具有浸润性阴影伴胸腔积液。③呼吸道分泌物、痰、血液、胸腔积液 BCYE 培养基上有军团菌生长。④呼吸道分泌物荧光抗体检查军团菌抗体阳性。⑤血间接免疫荧光法检查急性期和恢复期两次军团菌抗体 4 倍或 4 倍以上增高。⑥尿Ⅰ型军团菌抗原阳性。凡是具有①~②条加③~⑥条任何一项可诊断。

八、鉴别诊断

(一)肺炎支原体肺炎
儿童及青年人居多,冷凝集试验阳性。血清支原体 IgM 抗体阳性。

(二)肺炎球菌肺炎
冬季与初春季发病,不引起原发组织坏死或形成空洞,早期抗生素治疗效果好。

(三)肺部真菌感染
特有生态史,如潮湿发霉环境。广泛使用抗生素、糖皮质激素、细胞毒药物,痰、咽拭子、胸腔积液涂片发现真菌菌丝或孢子,培养有真菌生长。

(四)病毒性肺炎
冬季多见,前驱症状如上呼吸道感染、皮疹。白细胞降低多见,特定病毒抗体有助于诊断,抗生素治疗无效。

九、治疗

(一)针对军团菌治疗
首选大环内酯类抗生素和喹诺酮类。疗程依据临床表现不同而有所不同,大多数患者为7~14天,对于有肺脓肿、脓胸和肺外感染的患者需要适当延长疗程至3周以上。对于合并细菌感染的患者可同时应用覆盖球菌的药物并根据病原学调整用药(表3-5)。

表 3-5 针对军团菌治疗

抗生素	用量	用法
大环内酯类		
红霉素	2~4 g/d	静脉滴注或口服
阿奇霉素	500 mg/d	静脉滴注或口服
氟喹诺酮类		
环丙沙星	400 mg/8~12 小时	静脉滴注
加替沙星	200~400 mg/d	静脉滴注或口服
左氧氟沙星	500~750 mg/d	静脉滴注或口服
莫西沙星	400 mg/d	静脉滴注或口服

(二)对症支持治疗
止咳、化痰、退热、纠正水电解质紊乱等对症治疗。

十、预后

对于呼吸衰竭、需要气管插管及高龄、合并恶性肿瘤、合并其他细菌感染的患者预后差。肾脏受累患者预后更差。

(孙文杰)

第十三节 病毒性肺炎

病毒性肺炎是由不同种类病毒侵犯肺脏引起的肺部炎症,通常是由于上呼吸道病毒感染向下呼吸道蔓延所致。临床主要表现为发热、头痛、全身酸痛、干咳等。本病一年四季均可发生,但冬春季更为多见。肺炎的发生除与病毒的毒力、感染途径及感染数量有关外,还与宿主年龄、呼吸道局部和全身免疫功能状态有关。通常小儿发病率高于成人,婴幼儿发病率高于年长儿童。据报道在非细菌性肺炎中病毒性肺炎占25%~50%,婴幼儿肺炎中约60%为病毒性肺炎。

一、流行病学

罹患各种病毒感染的患者为主要传染源,通常以空气飞沫传播为主,患者和隐性感染者说话、咳嗽、打喷嚏时可将病毒播散到空气中,易感者吸入后即可被感染。其次通过被污染的食具、玩具及与患者直接接触也可引起传播。粪-口传播仅见于肠道病毒。此外,也可以通过输血和器官移植途径传播,在新生儿和婴幼儿中母婴间的垂直传播也是一条重要途径。

病毒性肺炎以婴幼儿和老年人多见,流感病毒性肺炎则好发于原有心肺疾病和慢性消耗性疾病患者。某些免疫功能低下者,如艾滋病患者、器官移植者,肿瘤患者接受大剂量免疫抑制剂、细胞毒药物及放疗时,病毒性肺炎的发生率明显升高。据报道骨髓移植患者中约50%可发生弥漫性间质性肺炎,其中约半数为巨细胞病毒(CMV)所致。肾移植患者中约30%发生CMV感染,其中40%为CMV肺炎。

病毒性肺炎一年四季均可发生,但以冬春季节为多,流行方式多表现为散发或暴发。一般认为,在引起肺炎的病毒中以流感病毒最多见。根据近年来我国北京、上海、广州、河北、新疆等地区病原学监测,小儿下呼吸道感染中腺病毒和呼吸道合胞病毒引起者分别占第1、2位。北方地区发病率普遍高于南方,病情也比较严重。此外,近年来随着器官移植的广泛开展,CMV肺炎的发生率有明显增高趋势。

二、病因

(一)流感病毒

流感病毒属正黏液病毒科,系单股RNA类病毒,有甲、乙、丙3型,流感病毒性肺炎多由甲型流感病毒引起,由乙型和丙型引起者较少。甲型流感病毒抗原变异比较常见,主要是血凝素和神经氨酸酶的变异。当抗原转变产生新的亚型时可引起大流行。

(二)腺病毒

腺病毒为无包膜的双链DNA病毒,主要在细胞核内繁殖,耐湿、耐酸、耐脂溶剂能力较强。现已分离出41个与人类有关的血清型,其中容易引起肺炎的有3、4、7、11、14和21型。我国以3、7型最为多见。

(三)呼吸道合胞病毒(RSV)

RSV系具有包膜的单股RNA病毒,属副黏液病毒科肺病毒属,仅1个血清型。RSV极不稳定,室温中两天内效价下降100倍,为下呼吸道感染的重要病原体。

(四)副流感病毒

副流感病毒属副黏液病毒科,与流感病毒一样表面有血凝素和神经氨酸酶。与人类相关的副流感病毒分为1、2、3、4四型,其中4型又分为A、B两个亚型。在原代猴肾细胞或原代人胚肾细胞培养中可分离出本病毒。近年来,在我国北京和南方一些地区调查结果表明引起婴幼儿病毒性肺炎的病原体排序中副流感病毒仅次于合胞病毒和腺病毒,居第3位。

(五)麻疹病毒

麻疹病毒属副黏液病毒科,仅有1个血清型。电镜下呈球形或多形性。外壳小突起中含血凝素,但无神经氨酸酶,故与其他副黏液病毒不同。该病毒在人胚和猴肾细胞中培养5~10天后可出现多核巨细胞和核内包涵体。本病毒经上呼吸道和眼结膜侵入人体引起麻疹。肺炎是麻疹最常见的并发症,也是引起麻疹患儿死亡的主要原因。

(六)水痘带状疱疹病毒(VZV)

VZV为双链DNA病毒,属疱疹病毒科,仅对人有传染性。其在外界环境中生存力很弱,可被乙醚灭活。该病毒在被感染的细胞核内增生,存在于患者疱疹的疱浆、血液及口腔分泌物中。接种人胚羊膜等组织内可产生特异性细胞病变,在细胞核内形成包涵体。成人水痘患者发生水痘肺炎的较多。

(七)鼻病毒

鼻病毒属微小核糖核酸病毒群,为无包膜单股RNA病毒,已发现100多个血清型。鼻病毒是人类普通感冒的主要病原,也可引起下呼吸道感染。

(八)巨细胞病毒(CMV)

CMV属疱疹病毒科,系在宿主细胞核内复制的DNA病毒。CMV具有很强的种族特异性。人的CMV只感染人。CMV通常是条件病原体。除可引起肺炎外还可引起全身其他脏器感染。

此外,EB病毒、冠状病毒及柯萨奇病毒、埃可病毒等也可引起肺炎,只是较少见。

三、发病机制与病理

病毒性肺炎通常是由于上呼吸道病毒感染向下蔓延累及肺脏的结果。正常人群感染病毒后并不一定发生肺炎,只有在呼吸道局部或全身免疫功能低下时才会发病。上呼吸道发生病毒感染时常损伤上呼吸道黏膜,屏障和防御功能下降,造成下呼吸道感染,甚至引起细菌性肺炎。

单纯病毒性肺炎的主要病理改变为细支气管及其周围炎和间质性肺炎。细支气管病变包括上皮破坏、黏膜下水肿,管壁和管周可见以淋巴细胞为主的炎性细胞浸润,在肺泡壁和肺泡间隔的结缔组织中有单核细胞浸润,肺泡水肿,被覆着含有蛋白和纤维蛋白的透明膜,使肺泡内气体弥散距离增大。严重时出现以细支气管为中心的肺泡组织片状坏死,在坏死组织周边可见包涵体。在由合胞病毒、麻疹病毒、CMV引起的肺炎患者的肺泡腔内还可见到散在的多核巨细胞。腺病毒性肺炎患者常可出现肺实变,以左下叶最多见,实质以外的肺组织可有明显过度充气。

继发细菌性肺炎时肺泡腔可见大量的以中性粒细胞为主的炎性细胞浸润。严重者可形成小脓肿,或形成纤维条索性、化脓性胸膜炎及广泛性出血。

四、临床表现

病毒性肺炎通常起病缓慢,绝大部分患者开始时均有咽干、咽痛,其后打喷嚏、鼻塞、流涕、发热、头痛、食欲减退、全身酸痛等上呼吸道感染症状,病变进一步向下发展累及肺脏发生肺炎时则表现为咳嗽,多为阵发性干咳,并有气急、胸痛、持续高热。此时体征尚不明显,有时可在下肺区闻及细湿啰音。病程多为2周左右,病情较轻。婴幼儿及免疫缺陷者罹患病毒性肺炎时病情多比较严重,除肺炎的一般表现外,还多有持续高热、剧烈咳嗽、血痰、气促、呼吸困难、发绀、心悸等。体检可见三凹征和鼻翼翕动。在肺部可闻及广泛的干、湿性啰音和哮鸣音,也可出现急性呼吸窘迫综合征(ARDS)、心力衰竭、急性肾衰竭、休克。胸部X线检查主要为间质性肺炎,两肺呈网状阴影,肺纹理增粗、模糊。严重者两肺中下野可见弥漫性结节性浸润,但大叶性实变少见。胸部X线改变多在2周后逐渐消退,有时可遗留散在的结节状钙化影。

流感病毒性肺炎多见于流感流行时,慢性心肺疾病患者及孕妇为易感人群。起病前流感症状明显,多有高热,呼吸道症状突出,病情多比较严重,病程达3~4周,病死率较高。腺病毒感染所致肺炎表现突然高热,体温达39~40℃,呈稽留热,热程较长。约半数患者出现呕吐、腹胀、腹泻,可能与腺病毒在肠道内繁殖有关。合胞病毒性肺炎绝大部分为2岁以内儿童,多有一过性高热,喘憋症状明显。麻疹病毒性肺炎为麻疹并发症,起病初期多有上呼吸道感染症状,典型者表现为起病2~3天后,首先在口腔黏膜出现麻疹斑,1~2天后从耳后发际开始出皮疹,以后迅速扩展到颜面、颈部、躯干、四肢。麻疹肺炎可发生于麻疹的各个病期,但以出疹后1周内最多见。因此在患儿发疹期,尤其是疹后期发热持续不退,或退热后又发热,同时呼吸道症状加重,肺部出现干湿性啰音,提示继发肺炎。水痘是由水痘带状疱疹病毒引起的一种以全身皮肤水疱疹为主要表现的急性传染病。成人水痘并发肺炎较为常见。原有慢性疾病和/或免疫功能低下者水痘并发肺炎的机会多。水痘肺炎多发生于水痘出疹后1~6天,高热、咳嗽、血痰,两肺可闻及湿啰音和哮鸣音,很少有肺实变。

五、实验室检查

(一)血液及痰液检查

病毒性肺炎患者白细胞总数一般多正常,也可降低,红细胞沉降率往往正常。继发细菌感染时白细胞总数增多和中性粒细胞增高。痰涂片所见的白细胞以单核细胞为主,痰培养多无致病细菌生长。

(二)病原学检查

1.病毒分离

由于合胞病毒、流感病毒、单纯疱疹病毒等对外界温度特别敏感,故发病后应尽早用鼻咽拭子取材,或收集鼻咽部冲洗液、下呼吸道分泌物,取材后放置冰壶内尽快送到实验室。如有可能最好床边接种标本,通过鸡胚接种、人胚气管培养等方法分离病毒。上述方法可靠、重复性好、特异性强,但操作烦琐费时,对急性期诊断意义不大。但对流行病学具有重要作用。

2.血清学检查

血清学诊断技术包括补体结合试验、中和试验和血凝抑制试验等。比较急性期和恢复期双份血清抗体滴度,效价升高4倍或4倍以上即可确诊。本法主要为回顾性诊断,不适合早期诊断。采用急性期单份血清检测合胞病毒、副流感病毒的特异性IgM抗体,其敏感性和特异性比较高,可作为早期诊断指标。

3.特异性快速诊断

(1)电镜技术:用于合胞病毒、副流感病毒、单纯疱疹病毒及腺病毒之诊断。由于检查耗时、技术复杂、费用昂贵,难以推广使用。

(2)免疫荧光技术:其敏感性和特异性均与组织培养相近。其合胞病毒抗原检测的诊断准确率达70%～98.9%,具有快速、简便、敏感、特异性高等特点。

(3)酶联免疫吸附试验及酶标组化法:广泛用于检测呼吸道病毒抗原,既快速又简便。

4.包涵体检测

CMV感染时可在呼吸道分泌物,包括支气管肺泡灌洗液和经支气管肺活检标本中发现嗜酸粒细胞核内和胞质内含包涵体的巨细胞,可确诊。

六、诊断

病毒性肺炎的诊断主要依据是其临床表现及相关实验室检查。由于各型病毒性肺炎缺乏明显的特征,因而最后确诊往往需要凭借病原学检查结果。当然某些病毒原发感染的典型表现,如麻疹早期颊黏膜上的麻疹斑、水痘时典型皮疹均可为诊断提供重要依据。

七、鉴别诊断

主要需与细菌性肺炎进行鉴别。病毒性肺炎多见于小儿,常有流行,发病前多有上呼吸道感染和全身不适等前驱表现,外周血白细胞总数正常或偏低,分类中性粒细胞不高。而细菌性肺炎以成人多见,无流行性,白细胞总数及中性粒细胞明显增高。X线检查时病毒性肺炎以间质性肺炎为主,肺纹理增粗,而细菌性肺炎多以某一肺叶或肺段病变为主,显示密度均匀的片状阴影。中性粒细胞碱性磷酸酶试验、四唑氮盐还原试验、C反应蛋白水平测定以及疫苗培养和病毒学检查均有助于两种肺炎的鉴别。需要注意的是呼吸道病毒感染基础上容易继发肺部细菌感染,其中以肺炎链球菌、金黄色葡萄球菌、流感嗜血杆菌及溶血性链球菌为多见,通常多发生于原有病毒感染热退1～4天后患者再度畏寒、发热,呼吸道症状加剧、咳嗽、咳黄痰、全身中毒症状明显。

此外病毒性肺炎尚需与病毒性上呼吸道感染、急性支气管炎、支原体肺炎、衣原体肺炎和某些传染病的早期进行鉴别。

八、治疗

目前缺少特效抗病毒药物,因而仍以对症治疗为主。

(一)一般治疗

退热、止咳、祛痰、维持呼吸道通畅、给氧,纠正水和电解质、酸碱失衡。

(二)抗病毒药物

金刚烷胺,成人0.1 g,每天2次;小儿酌减,连服3～5天。早期应用对防治甲型流感有一定效果。利巴韦林对合胞病毒、腺病毒及流感病毒性肺炎均有一定疗效,每天用量为10 mg/kg,口服或肌内注射。近来提倡气道内给药。年龄<2岁者每次10 mg,2岁以上的每次20～30 mg,溶于30 mL蒸馏水内雾化吸入,每天2次,连续5～7天。由CMV、疱疹病毒引起的肺炎患者可用阿昔洛韦、阿糖腺苷等治疗。

(三)生物制剂

有报道肌内注射干扰素γ治疗小儿呼吸道病毒感染,退热快、体征恢复迅速、缩短疗程、无明显不良反应。雾化吸入从初乳中提取的SIgA治疗婴幼儿RSV感染也取得良好效果。此外还可试用胸腺素、转移因子等制剂。继发细菌性肺炎时应给予敏感的抗生素。

九、预后

大多数病毒性肺炎预后良好,无后遗症。但是如系流感后发生重症肺炎,或年老体弱、原有慢性病者感染病毒性肺炎后易继发细菌性肺炎,预后较差。另外CMV感染者治疗也颇为棘手。

十、预防

接种流感疫苗、水痘疫苗和麻疹疫苗对于预防相应病毒感染有一定效果,但免疫功能低下者禁用麻疹减毒活疫苗。口服3、4、7型腺病毒减毒活疫苗对预防腺病毒性肺炎有一定效果。早期较大剂量注射丙种球蛋白对于麻疹和水痘的发病有一定预防作用。应用含高滴度CMV抗体免疫球蛋白被动免疫对预防CMV肺炎也有一定作用。对于流感病毒性肺炎、CMV肺炎、水痘疱疹病毒性肺炎患者应予隔离,减少交叉感染。

(李 瑞)

第十四节 支原体肺炎

一、定义

支原体肺炎是由肺炎支原体引起的急性呼吸道感染和肺部炎症,即"原发性非典型肺炎",占社区获得性肺炎的15%~30%。

二、病因

支原体是介于细菌与病毒之间能独立生活的最小微生物,无细胞壁,仅有3层膜组成细胞膜,共有30余种,部分可寄生于人体,但不致病,至目前为止,仅肯定肺炎支原体能引起呼吸道病变。当其进入下呼吸道后,一般并不侵入肺泡内,当存在超免疫反应时,可导致肺炎和神经系统、心脏损害。

三、诊断

(一)临床表现

1.病史

本病潜伏期2~3周,儿童、青年发病率高,以秋冬季为多发,以散发为主,多由患者急性期飞沫经呼吸道吸入而感染。

2.症状

起病较细菌性肺炎和病毒性肺炎缓慢,约半数患者并无症状。典型肺炎表现者仅占10%,还可以咽炎、支气管炎、大泡性耳鼓膜炎形式出现。开始表现为上呼喊道感染症状、咳嗽、头痛、咽痛、低热继之出现中度发热,顽固的刺激性咳嗽常为突出表现,也可有少量黏痰或少量脓性痰。

3.体征

胸部体检可无胸部体征或仅有少许湿啰音。其临床症状轻,体征轻于胸片X线表现是其特点之一。

4.肺外表现

极少数患者可伴发肺外其他系统的病变,出现胃肠炎、溶血性贫血、心肌炎、心包炎、肝炎。少数还伴发周围神经炎、脑膜炎以及小脑共济失调等神经系统症状。

本病的症状一般较轻,发热持续1~3周,咳嗽可延长至4周或更久始消失。极少数伴有肺外严重并发症时可能引起死亡。

(二)胸部X线表现

胸片表现多样化,但无特异性,肺部浸润多呈斑片状或均匀的模糊阴影,中、下肺野明显,有时呈网状、云雾状、粟粒状或间质浸润,严重者中、下肺结节影,少数病例可有胸腔积液。

(三)实验室检查

血常规显示白细胞总数正常或轻度增加,以淋巴细胞为主。红细胞沉降率加快。痰、鼻分泌物和咽拭子培养可获肺炎支原体,但检出率较低。目前诊断主要靠血清学检查。可通过补体结合试验、免疫荧光试验、酶联免疫吸附试验测定血清中特异性抗体。补体结合抗体于起病10天后出现,在恢复期滴度高于1∶64,抗体滴度呈4倍增长对诊断有意义。应用免疫荧光技术、核酸探针及PCR技术直接检测抗原有更高的敏感性、特异性及快速性。

(四)诊断依据

肺炎支原体肺炎的诊断需结合临床症状、胸部影像学检查和实验室资料确诊。

四、鉴别诊断

(一)病毒性肺炎

发病以冬春季节多见。免疫力低下的儿童和老年人是易感人群。不同病毒可有其特征性表现。麻疹病毒所致口腔黏膜斑,从耳后开始逐渐波及全身的皮疹。疱疹病毒性肺炎可同时伴有皮肤疱疹。巨细胞病毒所致伴有迁移性关节痛,肌肉痛的发热。本病肺实变体征少见,这种症状重而体征少胸部X线表现轻不对称性是病毒性肺炎的特点之一。用抗生素治疗无效。确诊有赖于病原学和血清学检查。

(二)肺炎球菌肺炎

起病急骤,先有寒战,继之高热,体温可达39~41℃,多为稽留热,早期有干咳,渐有少量黏痰、脓性痰或典型的铁锈色痰。常有肺实变体征或胸部X线改变,痰中可查到肺炎链球菌。

(三)军团菌肺炎

本病多发生在夏秋季,中老年发病多,暴发性流行,持续性高热,发热约半数超过40℃,1/3有相对缓脉。呼吸系统症状相对较少,而精神神经系统症状较多,约1/3患者出现嗜睡、神志模糊、谵语、昏迷、痴呆、焦虑、惊厥、定向障碍、抑郁、幻觉、失眠、健忘、言语障碍、步态失常等。早期部分患者有早期消化道症状,尤其是水样腹泻。从痰、胸液、血液中可直接分离出军团菌,血清学检查有助于诊断。

(四)肺结核

起病缓慢,有结核接触史,病变位于上肺野,短期内不消失,痰中可查到结核杆菌,红霉素治疗无效。

五、治疗

(一)抗感染治疗

支原体肺炎主要应用大环内酯类抗生素,红霉素为首选,剂量为 1.5~2.0 g/d,分 3~4 次服用,或用交沙霉素 1.2~1.8 g/d,克拉霉素 0.5 g/次,2 次/天,疗程 10~14 天。新型大环内酯类抗生素,如克拉霉素和阿奇霉素对肺炎支原体感染效果良好。克拉霉素 0.5 g,2 次/天;阿奇霉素第 1 天 0.5 g 后 4 天每次 0.25 g,1 次/天。也可应用氟喹诺酮类抗菌药物,如氧氟沙星、环丙沙星或左氧氟沙星等;病情重者可静脉给药,但不宜用于 18 岁以下的患者和孕妇。

(二)对症和支持

如镇咳和雾化吸入治疗。

(三)其他

出现严重肺外并发症,应给予相应处理。

(李 瑞)

第十五节 衣原体肺炎

衣原体是一组专性细胞内寄生物。目前已发现衣原体有沙眼衣原体、鹦鹉热衣原体、肺炎衣原体和牲畜衣原体。其中与肺部感染关系最大的是鹦鹉热衣原体和肺炎衣原体,下面分别介绍由这两种衣原体引起的肺炎。

一、鹦鹉热肺炎

鹦鹉热是由鹦鹉热衣原体引起的急性传染病。这种衣原体寄生于鹦鹉、鸽、鸡、野鸡、火鸡、鸭、鹅、孔雀等百余种鸟类体内。由于最先是在鹦鹉体内发现的,并且是最常见的宿主,故得此名。

病原体吸入后首先在呼吸道局部的单核、巨噬细胞系统中繁殖,之后经血液循环播散到肺内及其他器官。肺内病变常位于肺门,并向外周扩散引起小叶性和间质性肺炎,以下垂部位的肺叶、肺段为主。早期肺泡内充满中性粒细胞及渗出液,其后为单核细胞。病变部位可发生突变、小量出血,严重时发生肺组织坏死,或者黏稠的明胶样黏液分泌物阻塞支气管引起严重缺氧。此外本病也可累及肝、脾、心、肾、消化道和脑、脑膜。

(一)临床表现

本病潜伏期多为 7~15 天。起病多隐袭。少数无症状,起病轻者如流感样,中重度者急性起病,寒战、高热,第一周体温可高达 40 ℃。头痛、乏力、肌肉痛、关节痛、畏光、鼻出血。1 周之后咳嗽、少量黏痰,重症者出现精神症状,如嗜睡、谵妄、木僵、抽搐,并出现缺氧、呼吸窘迫。此外还可出现一些消化道症状,如食欲下降、恶心、呕吐、腹痛。主要体征:轻症者只有咽部充血;中、重度者出现类似伤寒的玫瑰疹,相对缓脉,肺部可闻及湿啰音;重症者可出现肺实变体征,此外还可出现黄疸、肝脾肿大、浅表淋巴结肿大。

(二)辅助检查

血白细胞多正常,红细胞沉降率增快。将患者血及支气管分泌物接种到鸡胚、小白鼠或组织培养液中,可分离到衣原体。特异性补体结合试验或凝集试验呈阳性,急性期与恢复期(发病后2～3周)双份血清补体试验滴度增加4倍有诊断意义。X线检查显示从肺门向外周放射状浸润病灶,下叶为多,呈弥漫性支气管肺炎或间质性肺炎表现,偶见粟粒样结节或实变影,偶有少量胸腔积液。

(三)诊断与鉴别诊断

参照禽类接触史、症状、体征、辅助检查结果进行诊断。由于本病临床表现、胸部X线检查无特异性,故应注意与各种病毒性肺炎、细菌性肺炎、真菌性肺炎以及伤寒、布氏杆菌病、传染性单核细胞增多症区别。

(四)治疗

四环素2～3 g/d,分4～6次口服,连服2周,或退热后再继续服10天。必要时吸氧及其他对症处理,重症者可给予支持疗法。如发生急性呼吸窘迫综合征(ARDS),应迅速采取相应措施。

(五)预后

轻者可自愈。重症未经治疗者病死率可达20%～40%,近年来应用抗生素治疗后病死率明显下降到1%。

二、肺炎衣原体肺炎

肺炎衣原体目前已经成为社区获得性肺炎的第3或第4位最常见的致病菌,在社区获得性肺炎住院患者中由肺炎衣原体致病的占6%～10%。研究发现肺炎衣原体感染流行未找到鸟类引起传播的证据,提示肺炎衣原体是一种人类病原体,属于人-人传播,可能主要是通过呼吸道的飞沫传播,无症状携带者和长期排菌状态者(有时可长达1年)可促进传播。该病潜伏期10～65天。年老体弱、营养不良、COPD、免疫功能低下者易被感染。据报道近一半的人一生中感染过肺炎衣原体。肺炎衣原体易感性与年龄有关,儿童抗体检出率较低,5岁者抗体检出率<5%,10岁时<10%,而青少年时期迅速升高达30%～40%,中老年检出率仍高达50%。有人报道肺炎衣原体感染分布呈双峰型,第1峰在8～9岁,第2峰从70岁开始。感染的性别差异在儿童时期不明显,但进入成年期则男性高于女性,到老年期更明显。肺炎衣原体感染一年四季均可发生,通常持续5～8个月。感染在热带国家多见,既可散发也可呈暴发流行(社区或家庭内)。感染后免疫力很弱,易于复发,每隔3～4年可有一次流行高峰,持续2年左右。

(一)临床表现

肺炎衣原体主要引起急性呼吸道感染,包括肺炎、支气管炎、鼻旁窦炎、咽炎、喉炎、扁桃体炎,临床上以肺炎为主。起病多隐袭,早期表现为上呼吸道感染症状,与支原体肺炎颇为相似,通常症状较轻,发热、寒战、肌痛、咳嗽、肺部可听到湿啰音。发生咽喉炎者表现为咽喉痛、声音嘶哑,有些患者可表现为两阶段病程:开始表现为咽炎,经对症处理好转,1～3周后又发生肺炎或支气管炎,此时咳嗽加重。少数患者可无症状。肺炎衣原体也可使患有其他疾病的老年住院患者、大手术后患者、严重外伤者罹患肺炎,往往为重症感染。原有COPD、心力衰竭患者感染肺炎衣原体时症状较重、咳脓痰、呼吸困难,甚或引起死亡。肺炎衣原体感染时也可伴有肺外表现,如中耳炎、结节性红斑、心内膜炎、急性心肌梗死、关节炎、甲状腺炎、脑炎、格林-巴利综合征等。

(二)辅助检查

血白细胞正常或稍高,红细胞沉降率加快,由于本病临床表现缺乏特异性,所以其诊断主要依据是有关病因的特殊实验室检查,包括病原体分离和血清学检测。

1.病原体分离培养

可从痰、咽拭子、扁桃体隐窝拭子、咽喉分泌物、支气管肺泡灌洗液中直接分离肺炎衣原体。采集标本后立即置于转运保存液中,在4℃下送到实验室进行分离培养。肺炎衣原体培养较困难,培养基包括鸡胚卵黄囊、HeLa229细胞、HL细胞等。最近认为HEP-2细胞株可以促进肺炎衣原体生长,使临床标本容易分离。

2.酶联免疫吸附法(ELISA)

测定痰标本中肺炎衣原体抗原。其原理是用属特异性脂多糖单克隆抗体对衣原体抗原进行特异性检测,然后用沙眼衣原体种特异性主要外膜蛋白(MOMP)的单克隆抗体对沙眼衣原体进行直接衣原体显像。如果特异性衣原体抗原检测阳性,而沙眼衣原体种特异性检测阴性,则该微生物为肺炎衣原体或鹦鹉热衣原体;如标本对所有检测均呈阳性,则为沙眼衣原体。

3.应用PCR技术检测肺炎衣原体

按照MOMP基因保守区序列设计的引物可检测各种衣原体,按可变区肺炎衣原体种特异性的核酸序列设计的引物可以特异性地检测肺炎衣原体。PCR检测需要注意质量控制,避免出现较多假阳性。

4.血清学实验

有两种,即TWAR株原体抗原的微量免疫荧光(MIF)抗体试验和补体结合(CF)抗体试验。前者是一种特异性检查方法,可用于鉴别3种衣原体;后一种试验属于非特异性,对所有衣原体均可发生反应。MIF抗体包括特异性IgG和IgM,可以鉴别新近感染或既往感染,初次感染或再感染。IgG抗体阳性但效价不高,提示为既往感染。因为IgM和CF抗体通常在感染后2～6个月逐渐消失,而IgG抗体可持续存在。所以IgG抗体可用来普查肺炎衣原体感染。急性感染的抗体反应有两种形式:①初次感染或原发感染后免疫反应,多见于年轻人,早期衣原体CF抗体迅速升高,而MIF抗体出现较慢。其中IgM发病后3周才出现,IgG发病后6～8周才出现。②再次感染或重复感染后免疫反应,多见于年龄较大的成年人,IgG抗体常在1～2周出现,效价可以很高,往往没有衣原体CF抗体及IgM抗体出现,或其效价很低。目前制定的血清学阳性反应诊断标准是:MIF抗体急性感染期双份血清效价升高4倍以上,或单次血清标本IgM≥1:16,和/或单次血清标本IgG≥1:512。既往感染史时IgG<1:512,但是≥1:16,衣原体CF抗体效价升高4倍以上,或≥1:64。重复感染者多有CF抗体和IgM抗体。大多数老年人多为再次感染,常无CF抗体反应。如果CF抗体效价升高,常提示为肺炎支原体感染。

5.X线胸片

多显示肺叶或肺部浸润病灶,可见于双肺任何部位,但多见于下叶。

(三)诊断和鉴别诊断

当肺炎患者应用β-内酰胺类抗生素治疗无效,患者仍旧干咳时应警惕肺炎衣原体感染。由于目前临床上缺乏特异性诊断肺炎衣原体感染的方法,所以确诊主要依靠实验室检查。应注意与肺炎支原体肺炎相鉴别。

(四)治疗

对肺炎衣原体有效的抗生素有米诺环素、多西环素、红霉素。另外,利福平、罗比霉素(RKM)、罗红霉素(RXM)、克拉霉素(CAM)等效果也很好。喹诺酮类如氧氟沙星、妥舒沙星也有效。通常成人首选四环素,孕妇和儿童首选红霉素。剂量稍大,疗程应充分,如四环素或红霉素2 g/d,10～14天,或1 g/d连用21天。

(李 瑞)

第十六节 肺 脓 肿

肺脓肿是由化脓性病原体引起肺组织坏死和化脓,导致肺实质局部区域破坏的化脓性感染。通常早期呈肺实质炎症。后期出现坏死和化脓。如病变区和支气管交通则有空洞形成(通常直径>2 cm),内含由微生物感染引致的坏死碎片或液体,其外周环绕炎症肺组织。和一般肺炎相比,其特点是引致的微生物负荷量多(如急性吸入),局部清除微生物能力下降(如气道阻塞),以及受肺部邻近器官感染的侵及。如肺内形成多发的较小脓肿(直径<2 cm)则称为坏死性肺炎。肺脓肿和坏死性肺炎病理机制相同,其分界是人为的。

肺脓肿通常由厌氧、需氧和兼性厌氧菌引起,也可由非细菌性病原体,如真菌、寄生虫等所致。应注意类似的影像学表现也可由其他病理学改变产生,如肺肿瘤坏死后空洞形成或肺囊肿内感染等。

在抗生素出现前,肺脓肿自然病程常表现为进行性恶化,死亡率曾达50%,患者存活后也往往遗留明显的临床症状,需要手术治疗,预后不理想。自有效抗生素应用后,肺脓肿的疾病过程得到显著改善。但近年来随着肾上腺皮质激素类药物、免疫抑制药及化疗药物的应用增加,造成口咽部内环境的改变,条件致病的肺脓肿发病率又有增多的趋势。

一、病因和发病机制

化脓性病原体进入肺内可有几种途径,最主要的途径是口咽部内容物的误吸。

(一)呼吸道误吸

口腔、鼻腔、口咽和鼻咽部隐匿着复杂的菌群,形成口咽微生态环境。健康人唾液中的细菌含量约 10^8/mL,半数为厌氧菌。在患有牙病或牙周病的人群中厌氧菌可增加 1 000 倍,易感个体中还可有多种需氧菌株定植。采用放射活性物质技术显示,45%健康人睡眠时可有少量唾液吸入气道。在各种因素引起的不同程度神智改变的人群中,约75%在睡眠时会有唾液吸入。

临床上特别易于吸入口咽分泌物的因素有全身麻醉、过度饮酒或使用镇静药物、头部损伤、脑血管意外、癫痫、咽部神经功能障碍、糖尿病昏迷或其他重症疾病,包括使用机械通气者。呼吸机治疗时,虽然人工气道上有气囊保护,但在气囊上方的积液库内容物常有机会吸入到下呼吸道。当患者神智状态进一步受到影响时,胃内容物也可吸入,酸性液体可引起化学性肺炎,促进细菌性感染。

牙周脓肿和牙龈炎时,因有高浓度的厌氧菌进入唾液可增加吸入性肺炎和肺脓肿的发病。相反,仅10%~15%厌氧菌肺脓肿可无明显的牙周疾病或其他促使吸入的因素。没有吸入因素者常需排除肺部肿瘤的可能性。

误吸后肺脓肿形成的可能性取决于吸入量、细菌数量、吸入物的pH和患者的防御机制。

(二)血液循环途径

通常由在体内其他部位的感染灶,经血液循环播散到肺内,如腹腔或盆腔及牙周脓肿的厌氧菌感染可通过血液循环播散到肺。

感染栓子也可起自于下肢和盆腔的深静脉的血栓性静脉炎或表皮蜂窝织炎,或感染的静脉内导管,吸毒者静脉用药也可引起。感染性栓子可含金黄色葡萄球菌、化脓性链球菌或厌氧菌。

(三)其他途径

比较少见。

(1)慢性肺部疾病者,可在下呼吸道有化脓性病原菌定植,如支气管扩张症、囊性纤维化,而并发症肺脓肿。

(2)在肺内原有空洞基础上(肿胀或陈旧性结核空洞)合并感染,不需要有组织的坏死,空洞壁可由再生上皮覆盖。局部阻塞可在周围肺组织产生支扩或肺脓肿。

(3)邻近器官播散,如胃肠道。

(4)污染的呼吸道装置,如雾化器有可能携带化脓性病原体进入易感染者肺内。

(5)先天性肺异常的继发感染,如肺隔离症、支气管囊肿。

二、病原学

肺脓肿可由多种病原菌引起,多为混合感染.厌氧菌和需氧菌混合感染占90%。社区获得性感染和院内获得性感染的细菌出现频率不同。社区获得性感染中,厌氧菌为70%,而在院内获得性感染中,厌氧菌和铜绿假单胞菌起重要作用。

(一)厌氧菌

厌氧菌是正常菌群的主要组成部分,但可引起身体任何器官和组织感染。近年来由于厌氧菌培养技术的改进,可及时得到分离和鉴定。在肺脓肿感染时,厌氧菌是常见的病原体。

引起肺脓肿感染的致病性厌氧菌主要指专性厌氧菌。专性厌氧菌只能在无氧或低于正常大气氧分压条件下才能生存或生长。厌氧菌分为革兰阳性厌氧球菌、革兰阴性厌氧球菌、革兰阳性厌氧杆菌、革兰阴性厌氧杆菌。其中革兰阴性厌氧杆菌包括类杆菌属和梭杆菌属,类杆菌属是最主要的病原菌,以脆弱类杆菌和产黑素类杆菌最常见。革兰阳性厌氧球菌主要为消化球菌属和消化链球菌属。革兰阴性厌氧球菌主要为产碱韦荣球菌。革兰阳性厌氧杆菌中产芽孢的有梭状芽孢杆菌属和产气荚膜杆菌属;不产芽孢的为放线菌属、真杆菌属、乳酸杆菌属和双歧杆菌属。外源性厌氧菌肺炎较少见。

(二)需氧菌

需氧菌常形成坏死性肺炎,部分区域发展成肺脓肿,因而其在影像学上比典型的厌氧菌引起的肺脓肿病变分布弥散。

金黄色葡萄球菌是引起肺脓肿的主要革兰阳性需氧菌,是社区获得的呼吸道病原菌之一。通常健康人在流感后可引起严重的金黄色葡萄球菌肺炎,导致肺脓肿形成,并伴薄壁囊性气腔和肺大疱,后者多见于儿童。金黄色葡萄球菌是儿童肺脓肿的主要原因,也是老年人在基础疾病上并发院内获得性感染的主要病原菌。金黄色葡萄球菌也可由体内其他部位的感染灶经血液循环播散,在肺内引起多个病灶,形成血源性肺脓肿,有时很像是肿瘤转移。其他可引起肺脓肿的革兰阳性菌是化脓性链球菌(甲型链球菌,乙型B溶血性链球菌)。

最常引起坏死性肺炎伴肺脓肿的革兰阴性需氧菌为克雷伯杆菌肺炎,这种肺炎形成一到多个脓肿者占25%,同时常伴菌血症。但需注意有时痰培养结果可能是口咽定植菌,该病病死率高,多见于老年人和化疗患者,肾上腺皮质激素类药物应用者,糖尿病患者也多见。铜绿假单胞菌也影响类似的人群,如免疫功能低下患者、有严重并发症者。铜绿假单胞菌在坏死性过程中形成多发小脓肿。

其他由流感嗜血杆菌、大肠埃希菌、鲍曼不动杆菌、变形杆菌、军团菌等所致坏死性肺炎引起脓肿则少见。

三、病理

肺脓肿时,细支气管受感染物阻塞,病原菌在相应区域形成肺组织化脓性炎症,局部小血管炎性血栓形成、血供障碍,在实变肺中出现小区域散在坏死,中心逐渐液化,坏死的白细胞及死亡细菌积聚,形成脓液,并融合形成1个或多个脓肿。当液化坏死物质通过支气管排出,形成空洞、形成有液平面的脓腔,空洞壁表面残留坏死组织。当脓肿腔直径达到2 cm,则称为肺脓肿。炎症累及胸膜可发生局限性胸膜炎。如果在早期及时给予适当抗生素治疗,空洞可完全愈合,胸部X线检查可不留下破坏残余或纤维条索影。但如治疗不恰当,引流不畅,炎症进展,则进入慢性阶段。脓肿腔有肉芽组织和纤维组织形成,空洞壁可有血管瘤。脓肿外周细支气管变形和扩张。

四、分类

肺脓肿可按病程分为急性和慢性,或按发生途径分为原发性和继发性。急性肺脓肿通常少于4～6周,病程迁延3个月以上则为慢性肺脓肿。大多数肺脓肿是原发性,通常有促使误吸的因素,或由正常宿主肺炎感染后在肺实质炎症的坏死过程演变而来。继发性肺脓肿则为原有局部病灶基础上出现的并发症,如支气管内肿瘤、异物或全身性疾病引起免疫功能低下所致。细菌性栓子通过血液循环引致的肺脓肿也为继发性。膈下感染经横膈直接通过淋巴管或膈缺陷进入胸腔或肺实质,也可引起肺脓肿。

五、临床表现

肺脓肿患者的临床表现差异较大。由需氧菌(金黄色葡萄球菌或肺炎克雷伯菌)所致的坏死性肺炎形成的肺脓肿病情急骤、严重,患者有寒战、高热、咳嗽、胸痛等症状。儿童在金黄色葡萄球菌肺炎后发生的肺脓肿也多呈急性过程。一般原发性肺脓肿患者首先表现吸入性肺炎症状,有间歇发热、畏寒、咳嗽、咳痰、胸痛、体重减轻、全身乏力、夜间盗汗等,与一般细菌性肺炎相似,但病程相对慢性化,症状较轻,可能和其吸入物质所含病原体致病力较弱有关。甚至有的起病隐匿,到病程后期多发性肺坏死、脓肿形成,与支气管相交通,则可出现大量脓性痰,如为厌氧菌感染则伴有臭味。但痰无臭味并不能完全排除厌氧菌感染的可能性,因为有些厌氧菌并不产生导致臭味的代谢终端产物,也可能是病灶尚未与气管支气管交通。咯血常见,偶尔可为致死性的。

继发性肺脓肿先有肺外感染症状(如菌血症、心内膜炎、感染性血栓静脉炎、膈下感染),然后出现肺部症状。在原有慢性气道疾病和支气管扩张的患者则可见痰量显著改变。

体格检查无特异性,阳性体征出现与脓肿大小和部位有关。如脓肿较大或接近肺的表面,则可有叩诊浊音,呼吸音降低等实变体征,如涉及胸膜则可闻及胸膜摩擦音或胸腔积液体征。

六、诊断

肺脓肿诊断的确立有赖于特征性临床表现及影像学和细菌学检查结果。

(一)病史

原发性肺脓肿有促使误吸因素或口咽部炎症和鼻实炎的相关病史。继发性肺脓肿则有肺内原发病变或其他部位感染病史。

(二)症状与体征

由需氧菌等引起的原发性肺脓肿呈急性起病,如以厌氧菌感染为主者则呈亚急性或慢性化过程,脓肿破溃与支气管相交通后则痰量增多,出现脓痰或脓性痰,可有臭味,此时临床诊断可成立。体征则无特异性。

(三)实验室检查

1. 血常规检查

血白细胞和中性粒细胞计数升高,慢性肺脓肿可有血红蛋白和红细胞计数减少。

2. 胸部影像学检查

影像学异常开始表现为肺大片密度增深、边界模糊的浸润影,随后产生1个或多个比较均匀低密度阴影的圆形区。当与支气管交通时,出现空腔,并有气液交界面(液平面),形成典型的肺脓肿。有时仅在肺炎症渗出区出现多个小的低密度区,表现为坏死性肺炎。需氧菌引起的肺脓肿周围常有较多的浓密炎性浸润影,而以厌氧菌为主的肺脓肿外周肺组织则较少见浸润影。

病变多位于肺的低垂部位和发病时的体位有关,侧位胸部X线片可帮助定位。在平卧位时吸入者75%病变见于下中位背段及后基底段,侧卧位时则位于上叶后外段(由上叶前段和后段分支形成,又称腋段)。右肺多于左肺,这是受重力影响吸入物最易进入的部位。在涉及的肺叶中,病变多分布于近肺胸膜处,室间隔鼓出常是克雷伯杆菌肺炎感染的特征。病变也可引起胸膜反应、脓胸或气胸。

当肺脓肿愈合时,肺炎性渗出液开始被吸收,同时脓腔壁变薄,脓腔逐渐缩小,最后消失。在71例肺脓肿系列观察中,经适当抗生素治疗,13%脓腔在2周消失,44%为4周,59%为6周,3个月内脓腔消失可达70%,当有广泛纤维化发生时,可遗留纤维条索影。慢性肺脓肿脓腔周围有纤维组织增生,脓腔壁增厚,周围细支气管受累,继发变形或扩张。

血源性肺脓肿则见两肺多发炎性阴影,边缘较清晰,有时类似转移性肿瘤,其中可见透亮区和空洞形成。

胸部CT检查对病变定位,坏死性肺炎时肺实质的坏死、液化的判断,特别是对引起继发性肺脓肿的病因诊断均有很大的帮助。

3. 微生物学监测

微生物学监测的标本包括痰液、气管吸引物、经皮肺穿刺吸引物和血液等。

(1) 痰液及气管分泌物培养:在肺脓肿感染中,需氧菌所占比例正在逐渐增加,特别是在院内感染中。虽然有口咽菌污染的可能,但重复培养对确认致病菌还是有意义的。由于口咽部厌氧菌内环境,痰液培养厌氧菌无意义,但脓肿性痰标本培养阳性,而革兰染色却见到大量细菌,且形态较一致,则可能提示厌氧菌感染。

(2) 应用防污染技术对下呼吸道分泌物标本采集:是推荐的方法,必要时可采用。厌氧菌培养标本不能接触空气,接种后应放入厌氧培养装置和仪器以维持厌氧环境。气相色谱法检查厌氧菌的挥发脂肪酸,迅速简便,可用于临床用药选择的初步参考。

(3) 血液标本培养:因为在血源性肺脓肿时常可有阳性结果,需要进行血培养,但厌氧菌血培养阳性率仅5%。

4. 其他

(1) CT引导下经胸壁脓肿穿刺吸引物厌氧菌及需氧菌培养,以及其他无菌体腔标本采集及培养。

(2)纤维支气管镜检查,除通过支气管镜进行下呼吸道标本采集外,也可用于鉴别诊断,排除支气管肺癌、异物等。

七、鉴别诊断

(一)细菌性肺炎

肺脓肿早期表现和细菌性肺炎相似,但除由一些需氧菌所致的肺脓肿外,症状相对较轻,病程相对慢性化。后期脓肿破溃与支气管相交通后则痰量增多,出现脓痰或脓性痰,可有臭味,此时临床诊断则可成立。胸部影像学检查,特别是 CT 检查,容易发现在肺炎症渗出区出现多个小的低密度区。当与支气管交通时,出现空腔,肝有气液交界面(液平面),形成典型的肺脓肿。

(二)支气管肺癌

在 50 岁以上男性出现肺空洞性病变时,肺癌(通常为鳞癌)和肺脓肿的鉴别常需考虑。由支气管肺癌引起的空洞性病变(癌性空洞),无吸入病史,其病灶也不一定发生在肺的低垂部位。而肺脓肿则常伴有发热、全身不适、脓性痰、血白细胞和中性粒细胞计数升高,对抗生素治疗反应好。影像学上显示偏心空洞,空洞壁厚,内壁不规则,则常提示恶性病变。痰液或支气管吸引物的细胞学检查及微生物学涂片和培养对鉴别诊断也有帮助。如对于病灶的诊断持续存在疑问,情况允许时,也可考虑手术切除病灶及相应肺叶。其他肺内恶性病变包括转移性肺癌和淋巴瘤也可形成空洞病变。

需注意的是肺癌和肺脓肿可能共存,特别在老年人中。因为支气管肿瘤可使其远端引流不畅,分泌物潴留。引起阻塞性肺炎和肺脓肿。一般病程较长,有反复感染史,脓痰量较少。纤维支气管镜检查对确定诊断很有帮助。

(三)肺结核

空洞继发感染肺结核常伴空洞形成,胸部 X 线检查空洞壁较厚,病灶周围有密度不等的散在结节病灶。合并感染时空洞内可有少量液平面,临床出现黄痰,但整个病程长,起病缓慢,常有午后低热、乏力、盗汗、慢性咳嗽、食欲缺乏等慢性症状,经治疗后痰中常可找到结核分枝杆菌。

(四)局限性脓胸

局限性脓胸常伴支气管胸膜漏和肺脓肿有时在影像学上不易区别。典型的脓胸在侧位胸片呈"D"字阴影,从后胸壁向前方鼓出。CT 对疑难患者有帮助,可显示脓肿壁有不同厚度,内壁边缘和外表面不规则;而脓胸腔壁则非常光滑,液性密度将增厚的壁层胸膜和受压肺组织下的脏层胸膜分开。

(五)大疱内感染

患者全身症状较胸部 X 线片显示状态要轻。在平片和 CT 上常可见细而光滑的大疱边缘,与肺脓肿相比其周围肺组织清晰。以往胸片将有助于诊断。大疱内感染后有时可引起大疱消失,但很少见。

(六)先天性肺病变继发感染

支气管脓肿及其他先天性肺囊肿可能无法和肺脓肿鉴别,除非有以往胸部 X 线片进行比较。支气管囊肿未感染时,也不和气管支气管交通,但囊肿最后会出现感染,形成和气管支气管的交通,气体进入囊肿,形成含气囊肿,可呈单发或多发含气空腔,壁薄而均一;合并感染时,其中可见气液平面。如果患者一开始就表现为感染性支气管囊肿,通常清晰的边界就会被周围肺实质炎症和实变所遮掩。囊肿的真正本质只有在周围炎症或渗血消散吸收后才能显示出来。

先天性肺隔离症感染也会同样出现鉴别诊断困难,可通过其所在部位(多位于下叶)及胸部CT扫描和磁共振成像(MRI)及造影剂增强帮助诊断,并可确定异常血管供应来源,对手术治疗有帮助。

(七)肺挫伤血肿和肺撕裂

胸部刺伤或挤压伤后,影像学可出现空洞样改变,临床无典型肺脓肿表现,有类似的创伤病史常提示此诊断。

(八)膈疝

通常在后前位胸部X线片可显示"双重心影",在侧位上在心影后可见典型的胃泡,并常有液平面。如有疑问可进行钡剂及胃镜检查。

(九)包囊肿和其他肺寄生虫病

包囊肿可穿破,引起复合感染,曾在羊群牧羊分布的区域居住者需考虑此诊断。乳胶凝聚试验、补体结合和酶联免疫吸附试验,也可检测血清抗体,帮助诊断。寄生虫中如肺吸虫也可有类似症状。

(十)真菌和放线菌感染

肺脓肿并不全由厌氧菌和需氧菌所致,真菌、放线菌也可引起肺脓肿。临床鉴别诊断时也需考虑。

(十一)其他

易和肺脓肿混淆的还有空洞型肺栓塞、Wegener肉芽肿、结节病等,偶尔也会形成空洞。

八、治疗

肺脓肿的治疗应根据感染的微生物种类及促使产生感染的有关基础或伴随疾病而确定。

(一)抗感染治疗

抗生素应用已有半个世纪,肺脓肿在有效抗生素合理应用下,加上脓液通过和支气管交通向体外排出,因而大多数对抗感染治疗有效。

近年来,某些厌氧菌已产生β-内酰胺酶,在体外或临床上对青霉素耐药,故应结合细菌培养及药物敏感试验结果,及时合理选择药物。但由于肺脓肿患者很难及时得到微生物学的阳性结果,故可根据临床表现,感染部位和涂片染色结果分析可能性最大的致病菌种类,进行经验治疗。由于大多数和误吸相关,厌氧菌感染起重要作用,因而青霉素仍是主要治疗药物,但近年来情况已有改变,特别是院内获得感染的肺脓肿。常为多种病原菌的混合感染,故应联合应用对需氧菌有效的药物。

1.青霉素G

为首选药物,对厌氧菌和革兰阳性球菌等需氧菌有效。

用法:240万U/d肌内注射或静脉滴注;严重患者可加量至1 000万U/d静脉滴注,分次使用。

2.克林霉素

克林霉素是林可霉素的半合成衍生物,但优于林可霉素,对大多数厌氧菌有效,如消化球菌、消化链球菌、类杆菌梭形杆菌、放线菌等。目前有10%~20%脆弱类杆菌及某些梭形杆菌对克林霉素耐药。主要不良反应是假膜性肠炎。

用法:0.6~1.8/d,分2~3次静脉滴注,然后序贯改口服。

3.甲硝唑(灭滴灵)

该药是杀菌药,对革兰厌氧菌,如脆弱类杆菌有作用。多为联合应用,不单独使用。通常和青霉素、克林霉素联合用于厌氧菌感染。对微需氧菌及部分链球菌,如密勒链球菌效果不佳。

用法:根据病情,一般6～12 g/d,可加量到24 g/d。

4.β-内酰胺类抗生素

某些厌氧菌,如脆弱类杆菌可产生β-内酰胺酶,故青霉素、羧苄西林、第三代头孢中的头孢噻肟、头孢哌酮效果不佳。对其活性强的药物有碳青霉烯类,替卡西林克拉维酸、头孢西丁等,加酶联合制剂作用也强,如阿莫西林克拉维酸或联合舒巴坦等。

院内获得性感染形成的肺脓肿,多数为需氧菌,并行耐药菌株出现,故需选用β-内酰胺抗生素的第二、三代头孢菌素,必要时联合氨基糖苷类。

血源性肺脓肿致病菌多为金黄色葡萄球菌,且多数对青霉素耐药,应选用耐青霉素酶的半合成青霉素的药物,对耐甲氧西林的金黄色葡萄球菌(MRSA),则应选用糖肽类及利奈唑胺等。

给药途径及疗程尚未有大规模的循证医学证据,但一般先以静脉途径给药。

和非化脓性肺炎相比,其发热呈逐渐下降,7天达到正常。如1周未能控制体温,则需再新评估。影像学改变时间长,有时达数周,并有残余纤维化改变。

治疗成功率与治疗开始时症状、存在的时间及空洞大小有关。对治疗反应不好者,还需注意有无恶性病变存在。总的疗程要4～6周,可能需要3个月,以防止反复。

(二)引流

(1)痰液引流对于治疗肺脓肿非常重要,体位,引流有助于痰液排出。纤维支气管镜除作为诊断手段,确定继发性脓肿原因外,还可用来经气道内吸引及冲洗,促进引流,利于愈合。有时脓肿大、脓液量多时,需要硬质支气管镜进行引流,以便于保证气道通畅。

(2)合并脓胸时,除全身使用抗生素外,应局部胸腔抽脓或肋间置入导管水封并引流。

(三)外科手术处理

内科治疗无效,或疑有肿瘤者为外科手术适应证,包括治疗4～6周后脓肿不关闭、大出血、合并气胸、支气管胸膜瘘。在免疫功能低下、脓肿进行性扩大时也需考虑手术处理。有效抗生素应用后,目前需外科处理患者已减少,<10%,手术时要防止脓液进入对侧,麻醉时要置入双腔导管,否则可引起对侧肺脓肿和ARDS。

九、预后

取决于基础病变或继发的病理学改变,治疗及时、恰当者,预后良好。厌氧菌和革兰杆菌引起的坏死性肺炎,多表现为脓腔大(直径>6 cm),多发性脓肿,临床多发于有免疫功能缺陷,年龄大的患者。并发症主要为脓胸、脑脓肿、大咯血等。

十、预防

应注意加强个人卫生,保持口咽内环境稳定,预防各种促使误吸的因素。

(杨　欢)

第四章

气流阻塞性疾病

第一节 支气管扩张症

支气管扩张症是支气管慢性异常扩张性疾病,直径>2 mm 中等大小近端支气管及其周围组织慢性炎症及支气管阻塞,引起支气管组织结构较严重的病理性破坏所致。儿童及青少年多见,常继发于麻疹、百日咳后的支气管炎,迁延不愈的支气管肺炎等。主要症状为慢性咳嗽、咳大量脓痰和/或反复咯血。

一、病因和发病机制

(一)支气管-肺组织感染

婴幼儿时期支气管肺组织感染是支气管扩张最常见的病因。由于婴幼儿支气管较细,且支气管壁发育尚未完善,管壁薄弱,易于阻塞和遭受破坏。反复感染破坏支气管壁各层组织,尤其是肌层组织及弹性组织的破坏,减弱了对管壁的支撑作用。支气管炎使支气管黏膜充血、水肿、分泌物堵塞引流不畅,从而加重感染。左下叶支气管细长且位置低,受心脏影响,感染后引流不畅,故发病率高。左舌叶支气管开口与左下叶背段支气管开口相邻,易被左下叶背段感染累及,因此两叶支气管同时扩张也常见。

支气管内膜结核引起管腔狭窄、阻塞、引流不畅,导致支气管扩张。肺结核纤维组织增生、牵拉收缩,也导致支气管变形扩张,因肺结核多发于上叶,引流好,痰量不多或无痰,所以称之为"干性"支气管扩张。其他如吸入腐蚀性气体、支气管曲霉菌感染、胸膜粘连等可损伤或牵拉支气管壁,反复继发感染,引起支气管扩张。

(二)支气管阻塞

肿瘤、支气管异物和感染均引起支气管腔内阻塞,支气管周围肿大淋巴结或肿瘤的外压可致支气管阻塞。支气管阻塞导致肺不张,失去肺泡弹性组织缓冲,胸腔负压直接牵拉支气管壁引起支气管扩张。右肺中叶支气管细长,有三组淋巴结围绕,因非特异性或结核性淋巴结炎而肿大,从而压迫支气管,引起右肺中叶肺不张和反复感染,又称"中叶综合征"。

(三)支气管先天性发育障碍和遗传因素

支气管先天发育障碍,如巨大气管-支气管症,可能是先天性结缔组织异常、管壁薄弱所致的扩张。因软骨发育不全或弹性纤维不足，导致局部管壁薄弱或弹性较差所致支气管扩张，常伴有鼻旁窦炎及内脏转位(右位心)，称为 Kartagener 综合征。与遗传因素有关的肺囊性纤维化，由于支气管黏液腺分泌大量黏稠黏液，分泌物潴留在支气管内引起阻塞、肺不张和反复继发感染，可发生支气管扩张。遗传性 α_1-抗胰蛋白酶缺乏症也伴有支气管扩张。

(四)全身性疾病

近年来发现类风湿关节炎、克罗恩病、溃疡性结肠炎、系统性红斑狼疮、支气管哮喘和泛细支气管炎等疾病可同时伴有支气管扩张。一些不明原因的支气管扩张，其体液和细胞免疫功能有不同程度的异常，提示支气管扩张可能与机体免疫功能失调有关。

二、病理

发生支气管扩张的主要原因是炎症。支气管壁弹力组织、肌层及软骨均遭到破坏，由纤维组织取代，使管腔逐渐扩张。支气管扩张的形状可为柱状或囊状，也常混合存在呈囊柱状。典型的病理改变为支气管壁全层均有破坏，黏膜表面常有溃疡及急、慢性炎症，纤毛柱状上皮细胞鳞状化生、萎缩，杯状细胞和黏液腺增生，管腔变形、扭曲、扩张，腔内含有多量分泌物。常伴毛细血管扩张，或支气管动脉和肺动脉的终末支扩张与吻合，进而形成血管瘤，破裂可出现反复大量咯血。支气管扩张发生反复感染，病变范围扩大蔓延，逐渐发展影响肺通气功能及肺弥散功能，导致肺动脉高压，引起肺心病、右心衰竭。

三、临床表现

本病多起病于小儿或青年，呈慢性经过，多数患者在童年期有麻疹、百日咳或支气管肺炎迁延不愈的病史。早期常无症状，随病情发展可出现典型临床症状。

(一)症状

(1)慢性咳嗽、大量脓痰：与体位改变有关，每天痰量为 100～400 mL，支气管扩张分泌物积潴，体位变动时分泌物刺激支气管黏膜，引起咳嗽和排痰。痰液静置后分 3 层：上层为泡沫，中层为黏液或脓性黏液，底层为坏死组织沉淀物。合并厌氧菌混合感染时，则痰有臭味，常见病原体为铜绿假单胞菌、金黄色葡萄球菌、流感嗜血杆菌、肺炎链球菌和卡他莫拉菌。

(2)反复咯血：50%～70%的患者有不同程度的咯血史，从痰中带血至大量咯血，咯血量与病情严重程度、病变范围不一定成比例。部分患者以反复咯血为唯一症状，平时无咳嗽、咳脓痰等症状，称为干性支气管扩张，病变多位于引流良好的上叶支气管。

(3)反复肺部感染：特点为同一肺段反复发生肺炎并迁延不愈，此由于扩张的支气管清除分泌物的功能丧失，引流差，易于反复发生感染。

(4)慢性感染中毒症状：反复感染可引起发热、乏力、头痛、食欲减退等，病程较长者可有消瘦、贫血，儿童可影响生长发育。

(二)体征

早期或干性支气管扩张可无异常肺部体征。典型者在下胸部、背部可闻及固定、持久的局限性粗湿啰音，有时可闻及哮鸣音。部分慢性患者伴有杵状指(趾)，病程长者可有贫血和营养不良，出现肺炎、肺脓肿、肺气肿、肺心病等并发症时可有相应体征。

四、实验室检查及辅助检查

(一)实验室检查

白细胞总数与分类一般正常,急性感染时白细胞总数及中性粒细胞比例可增高,贫血患者血红蛋白下降,红细胞沉降率可增快。

(二)X线检查

早期轻症患者胸部平片可无特殊发现,典型 X 线表现为一侧或双侧下肺纹理增粗紊乱,其中有多个不规则的透亮阴影,或沿支气管分布的蜂窝状、卷发状阴影,急性感染时阴影内可出现小液平面。柱状支气管扩张的 X 线表现是"轨道征",系增厚的支气管壁影。胸部 CT 显示支气管管壁增厚的柱状扩张,并延伸至肺周边,或成串、成簇的囊状改变,可含气液平面。支气管造影可确诊此病,并明确支气管扩张的部位、形态、范围和病变严重程度,为手术治疗提供资料。高分辨 CT 较常规 CT 具有更高的空间和密度分辨力,能够显示以次级肺小叶为基本单位的肺内细微结构,已基本取代支气管造影(图 4-1)。

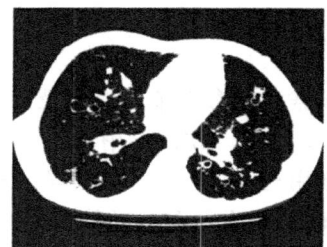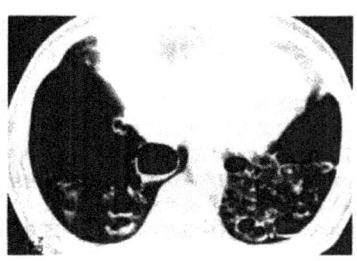

图 4-1 胸部 CT

(三)支气管镜检

可发现出血、扩张或阻塞部位及原因,可进行局部灌洗、清除阻塞,局部止血,取灌洗液行细菌学、细胞学检查,有助于诊断、鉴别诊断与治疗。

五、诊断

根据慢性咳嗽、咳大量脓痰、反复咯血和肺同一肺段反复感染等病史,查体于下胸部及背部可闻及固定而持久的粗湿啰音、结合童年期有诱发支气管扩张的呼吸道感染病史,X 线显示局部肺纹理增粗、紊乱或呈蜂窝状、卷发状阴影,可做出初步临床诊断,支气管造影或高分辨 CT 可明确诊断。

六、鉴别诊断

(一)慢性支气管炎

多发生于中老年吸烟者,于气候多变的冬春季节咳嗽、咳痰明显,多为白色黏液痰,感染急性发作时出现脓性痰,反复咯血症状不多见,两肺底散在的干湿啰音,咳嗽后可消失。胸片肺纹理紊乱,或有肺气肿改变。

(二)肺脓肿

起病急,全身中毒症状重,有高热、咳嗽、大量脓臭痰,X 线检查可见局部浓密炎症阴影,其中有空洞伴气液平面,有效抗生素治疗炎症可完全吸收。慢性肺脓肿则以往有急性肺脓肿的病史。

支气管扩张和肺脓肿可以并存。

（三）肺结核

常有低热、盗汗、乏力等结核中毒症状，干、湿性啰音多位于上肺部，X 线胸片和痰结核菌检查可做出诊断。结核可合并支气管扩张，部位多见于双肺上叶及下叶背段支气管。

（四）先天性肺囊肿

是一种先天性疾病，无感染时可无症状，X 线检查可见多个薄壁的圆形或椭圆形阴影，边界纤细，周围肺组织无炎症浸润，胸部 CT 检查和支气管造影有助于诊断。

（五）弥漫性泛细支气管炎

慢性咳嗽、咳痰，活动时呼吸困难，合并慢性鼻旁窦炎，胸片与胸 CT 有弥漫分布的边界不太清楚的小结节影。类风湿因子、抗核抗体、冷凝集试验可呈阳性，需病理学确诊。大环内酯类的抗生素治疗 2 个月以上有效。

七、治疗

支气管扩张的治疗原则是防治呼吸道反复感染，保持呼吸道引流通畅，必要时手术治疗。

（一）控制感染

控制感染是急性感染期的主要治疗措施。应根据病情参考细菌培养及药物敏感试验结果选用抗菌药物。轻者可选用氨苄西林或阿莫西林 0.5 g，一天 4 次，或用第一、二代头孢菌素；也可用氟喹诺酮类或磺胺类药物。重症患者需静脉联合用药；如三代头孢菌素加氨基糖苷类药物有协同作用。假单胞菌属细菌感染者可选用头孢他啶、头孢吡肟和亚胺培南等。若痰有臭味，多伴有厌氧菌感染，则可加用甲硝唑 0.5 g 静脉滴注，一天 2～3 次；或替硝唑 0.4～0.8 g 静脉滴注，一天 2 次。其他抗菌药物如大环内酯类、四环素类可酌情应用。经治疗后如体温正常，脓痰明显减少，则 1 周左右考虑停药。缓解期不必常规使用抗菌药物，应适当锻炼，增强体质。

（二）清除痰液

清除痰液是控制感染和减轻全身中毒症状的关键。

1.祛痰剂

口服氯化铵 0.3～0.6 g，或溴己新 8～16 mg，每天 3 次。

2.支气管舒张剂

由于支气管痉挛，部分患者痰液排出困难，在无咳血的情况下，可口服氨茶碱 0.1～0.2 g，一天 3～4 次或其他缓解气道痉挛的药物，也可加用 β_2-受体激动剂或异丙托溴铵吸入。

3.体位引流

体位引流是根据病变部位采取不同的体位，原则上使患处处于高位，引流支气管的开口朝下，以利于痰液排入大气道咳出，对于痰量多、不易咳出者更重要。每天 2～4 次，每次 15～30 分钟。引流前可行雾化吸入，体位引流时轻拍病变部位以提高引流效果。

4.纤维支气管镜吸痰

若体位引流痰液难以排出，可行纤维支气管镜吸痰，清除阻塞。可用生理盐水冲洗稀释痰液，并局部应用抗生素治疗，效果明显。

（三）咯血的处理

大咯血最重要的环节是防止窒息。若经内科治疗未能控制，可行支气管动脉造影，对出血的小动脉定位后注入吸收性明胶海绵或聚乙烯醇栓，或导入钢圈进行栓塞止血。

(四)手术治疗

适用于心肺功能良好,反复呼吸道感染或大咯血内科治疗无效,病变范围局限于一叶或一侧肺组织者。危及生命的大咯血,明确出血部位时部分病患需急诊手术。

八、预防及预后

积极防治婴幼儿麻疹、百日咳、支气管肺炎及肺结核等慢性呼吸道疾病,增强机体免疫及抗病能力,防止异物及尘埃误吸,预防呼吸道感染。

病变较轻者及病灶局限内科治疗无效手术切除者预后好;病灶广泛,后期并发肺心病者预后差。

(张 杰)

第二节 支气管哮喘

一、病因和发病机制

(一)病因

哮喘的病因还不十分清楚,大多认为是与多基因遗传有关的疾病,同时受遗传因素和环境因素的双重影响。

许多调查资料表明,哮喘的亲属患病率高于群体患病率,并且亲缘关系越近,患病率越高。哮喘患儿双亲大多存在不同程度气道反应性增高。目前,哮喘的相关基因尚未完全明确,但有研究表明存在有与气道高反应性、IgE 调节和特应性反应相关的基因,这些基因在哮喘的发病中起着重要的作用。

环境因素中主要包括某些激发因素,包括吸入物,如尘螨、花粉、真菌、动物毛屑、二氧化硫、氨气等各种特异和非特异性吸入物;感染,如细菌、病毒、原虫、寄生虫等;食物,如鱼、虾、蟹、蛋类、牛奶等;药物,如普萘洛尔(心得安)、阿司匹林等;气候变化、运动、妊娠等都可能是哮喘的激发因素。

(二)发病机制

哮喘的发病机制尚不完全清楚。多数人认为哮喘与变态反应、气道炎症、气道反应性增高及神经机制等因素相互作用有关。

1.变态反应

当变应原进入具有特应性体质的机体后,可刺激机体通过 T 细胞的传递,由 B 细胞合成特异性 IgE,并结合于肥大细胞和嗜碱性粒细胞表面的高亲和性的 IgE 受体($FcεR_1$);IgE 也能结合于某些 B 细胞、巨噬细胞、单核细胞、嗜酸性粒细胞、NK 细胞及血小板表面的低亲和性 Fcα 受体($FcεR_2$),但是 $FcεR_2$ 与 IgE 的亲和力比 $FcεR_1$ 低 10~100 倍。若变应原再次进入体内,可与结合在 FcεR 上的 IgE 交联,使该细胞合成并释放多种活性介质导致平滑肌收缩、黏液分泌增加、血管通透性增高和炎症细胞浸润等。炎症细胞在介质的作用下又可分泌多种介质,使气道病变加重,炎症反应增加,产生哮喘的临床症状。根据变应原吸入后哮喘发生的时间,可分为速发型哮喘反应(IAR)、迟发型哮喘反应(LAR)和双相型哮喘反应(OAR)。IAR几乎在吸入变应原的同时立即发生反应,15～30分钟达高峰,2小时后逐渐恢复正常。LAR 6小时左右发病,持续时间长,可达数天。而且临床症状重,常呈持续性哮喘表现,肺功能损害严重而持久。LAR的发病机制较复杂,不仅与IgE介导的肥大细胞脱颗粒有关,而且主要是气道炎症所致。现在认为哮喘是一种涉及多种炎症细胞和结构细胞相互作用,许多介质和细胞因子参与的一种慢性炎症疾病。LAR是由于慢性炎症反应的结果。

2.气道炎症

气道慢性炎症被认为是哮喘的本质。表现为多种炎症细胞特别是肥大细胞、嗜酸性粒细胞和T细胞等多种炎症细胞在气道的浸润和聚集。这些细胞相互作用可以分泌出多种炎症介质和细胞因子,这些介质、细胞因子与炎症细胞和结构细胞相互作用构成复杂的网络,使气道反应性增高,气道收缩,黏液分泌增加,血管渗出增多。已知肥大细胞、嗜酸性粒细胞、中性粒细胞、上皮细胞、巨噬细胞和内皮细胞都可产生炎症介质。

3.气道高反应性(AHR)

表现为气道对各种刺激因子出现过强或过早的收缩反应,是哮喘患者发生和发展的另外一个重要因素。目前普遍认为气道炎症是导致气道高反应性的重要机制之一,当气道受到变应原或其他刺激后,由于多种炎症细胞、炎症介质和细胞因子的参与,气道上皮和上皮内神经的损害等而导致气道高反应性。AHR常有家族倾向,受遗传因素的影响,AHR为支气管哮喘患者的共同病理生理特征,然而出现AHR者并非都是支气管哮喘,如长期吸烟、接触臭氧、病毒性上呼吸道感染、慢性阻塞性肺疾病(慢性阻塞性肺疾病)等也可出现AHR。

4.神经机制

神经因素也被认为是哮喘发病的重要环节。支气管受复杂的自主神经支配。除胆碱能神经、肾上腺素能神经外,还有非肾上腺素能非胆碱能(NANC)神经系统。支气管哮喘与β肾上腺素受体功能低下和迷走神经张力亢进有关,并可能存在有α肾上腺素神经的反应性增加。NANC能释放舒张支气管平滑肌的神经介质如血管活性肠肽(VIP)、一氧化氮(NO),以及收缩支气管平滑肌的介质,如P物质、神经激肽,两者平衡失调,则可引起支气管平滑肌收缩。

二、病理

显微镜下可见纤毛上皮剥离、气道上皮下有肥大细胞、嗜酸性粒细胞、淋巴细胞与中性粒细胞浸润。气道黏膜下组织水肿,微血管通透性增加,杯状细胞增殖及支气管分泌物增加,支气管平滑肌痉挛等病理学改变。若哮喘长期反复发作,表现为支气管平滑肌肌层肥厚,气道上皮细胞下纤维化、黏液腺增生和新生血管形成等,导致气道重构。

三、临床表现

几乎所有的支气管哮喘患者都有长期性和反复发作性的特点,哮喘的发作与季节、周围环境、饮食、职业、精神心理因素、运动和服用某种药物有密切关系。

(一)主要临床表现

1.前驱症状

在变应原引起的急性哮喘发作前往往有打喷嚏、流鼻涕、眼痒、流泪、干咳或胸闷等前驱症状。

2.喘息和呼吸困难

喘息和呼吸困难是哮喘的典型症状,喘息的发作往往较突然。呼吸困难呈呼气性,表现为吸气时间短,呼气时间长,患者感到呼气费力,但有些患者感到呼气和吸气都费力。当呼吸肌收缩克服气道狭窄产生的过高支气管阻力负荷时,患者即可感到呼吸困难。一般来说,呼吸困难的严重程度和气道阻力增高的程度成正比。但有15%的患者当FEV_1下降到正常值的50%时仍然察觉不到气流受限,表明这部分患者产生了颈动脉窦的适应,即对持续的刺激反应性降低。这说明单纯依靠症状的严重程度来评估病情有低估的危险,需要结合其他的客观检查手段来正确评价哮喘病情的严重程度。

3.咳嗽、咳痰

咳嗽是哮喘的常见症状,由于气道的炎症和支气管痉挛引起。干咳常是哮喘的前兆,哮喘发作时,咳嗽、咳痰症状反而减轻,以喘息为主。哮喘发作接近尾声时,支气管痉挛和气道狭窄减轻,大量气道分泌物需要排出时,咳嗽、咳痰可能加重,咳出大量的白色泡沫痰。有一部分哮喘患者,以刺激性干咳为主要表现,无明显的喘息症状,这部分哮喘称为咳嗽变异性哮喘(CVA)。

4.胸闷和胸痛

哮喘发作时,患者可有胸闷和胸部发紧的感觉。如果哮喘发作较重,可能与呼吸肌过度疲劳和拉伤有关。突发的胸痛要考虑自发性气胸的可能。

5.体征

哮喘的体征与哮喘的发作有密切的关系,在哮喘缓解期可无任何阳性体征。在哮喘发作期,根据病情严重程度的不同可有不同的体征。哮喘发作时支气管和细支气管进行性的气流受限可引起肺部动力学、气体交换和心血管系统一系列的变化。为了维持气道的正常功能,肺出现膨胀,伴有残气容积和肺总量的明显增加。由于肺的过度膨胀使肺内压力增加,产生胸腔内负压所需要的呼吸肌收缩力也明显增加。呼吸肌负荷增加的体征是呼吸困难、呼吸加快和辅助呼吸肌运动。在呼气时,肺弹性回缩压降低和气道炎症可引起显著的气道狭窄,在临床上可观察到喘息、呼气延长和呼气流速减慢。这些临床表现一般和第1秒用力呼气容积(FEV_1)和呼气高峰流量(PEF)的降低相关。由于哮喘患者气流受限并不均匀,通气的分布也不均匀,可引起肺通气/血流比值的失调,发生低氧血症,出现发绀等缺氧表现。在吸气期间肺过度膨胀和胸腔负压的增加对心血管系统有很大的影响。右心室受胸腔负压的牵拉使静脉回流增加,可引起肺动脉高压和室间隔的偏移。在这种情况下,受压的左心室需要将血液从负压明显增高的胸腔射到体循环,产生吸气期间的收缩压下降,称为奇脉。

(1)一般体征:哮喘患者在发作时,精神一般比较紧张,呼吸加快、端坐呼吸,严重时可出现口唇和指(趾)发绀。

(2)呼气延长和双肺哮鸣音:在胸部听诊时可听到呼气时间延长而吸气时间缩短,伴有双肺如笛声的高音调,称为哮鸣音。这是小气道梗阻的特征。两肺满布的哮鸣音在呼气时较明显,称为呼气性哮鸣音。很多哮喘患者在吸气和呼气都可闻及哮鸣音。单侧哮鸣音突然消失要考虑发生自发性气胸的可能。在哮喘严重发作,支气管发生极度狭窄,出现呼吸肌疲劳时,喘鸣音反而消失,称为寂静肺,是病情危重的表现。

(3)肺过度膨胀体征:即肺气肿体征,表现为胸腔的前后径扩大,肋间隙增宽,叩诊呈过清音,肺肝浊音界下降,心浊音界缩小。长期哮喘的患者可有桶状胸,儿童可有鸡胸。

(4)奇脉:重症哮喘患者发生奇脉是吸气期间收缩压下降幅度增大的结果。这种吸气期收缩压下降的程度和气流受限的程度相关,它反映呼吸肌对胸腔压波动的影响的程度明显增加。呼吸肌疲劳的患者不再产生较大的胸腔压波动,奇脉消失。严重的奇脉是重症哮喘的可靠指征。

(5)呼吸肌疲劳的表现:表现为呼吸肌的动用,肋间肌和胸锁乳突肌的收缩,还表现为反常呼吸,即吸气时下胸壁和腹壁向内收。

(6)重症哮喘的体征:随着气流受限的加重,患者变得更窘迫,说话不连贯,皮肤潮湿,呼吸和心率增加。并出现奇脉和呼吸肌疲劳表现。呼吸频率不高于25次/分,心率不低于110次/分,奇脉不低于3.33 kPa是重症哮喘的指征。患者垂危状态时可出现寂静肺或呼吸乏力、发绀、心动过缓、意识恍惚或昏迷等表现。

(二)重症哮喘的表现

1.哮喘持续状态

哮喘持续状态是指哮喘严重发作并持续24小时以上,通常被称为"哮喘持续状态"。这是指发作的情况而言,并不代表该患者的基本病情,但这种情况往往发生于重症的哮喘患者,而且与预后有关,是哮喘本身的一种最常见的急症。许多危重哮喘患者的病情常常在一段时间内逐渐加剧,所有重症哮喘患者在某种因素的激发下都有随时发生严重致命性急性发作的可能,而无特定的时间因素。其中一部分患者可能在哮喘急性发作过程中,虽经一段时间的治疗,但病情仍然逐渐加重。

2.哮喘猝死

有一部分哮喘患者在经过一段相对缓解的时期后,突然出现严重急性发作,如果救治不及时,可在数分钟到数小时内死亡,称为哮喘猝死。哮喘猝死的定义为哮喘突然急性严重发作、患者在2小时内死亡。哮喘猝死的原因可能与哮喘突然发作或加重,引起严重气流受限或其他心肺并发症导致心跳和呼吸骤停有关。

3.潜在性致死性哮喘

潜在性致死性哮喘包括以下几种情况:①长期口服糖皮质激素类药物类药物治疗;②以往曾因严重哮喘发作住院抢救治疗;③曾因哮喘严重发作而行气管切开、机械通气治疗;④既往曾有气胸或纵隔气肿病史;⑤本次发病过程中需不断超常规剂量使用支气管扩张药,但效果不明显。在哮喘发作过程中,还有一些征象值得高度警惕,如喘息症状频发,持续甚至迅速加重,气促(呼吸频率超过30次/分),心率超过140次/分,体力活动和言语受限,夜间呼吸困难显著,取前倾位,极度焦虑、烦躁、大汗淋漓,甚至出现嗜睡和意识障碍,口唇、指甲发绀等。患者的肺部一般可以听到广泛哮鸣音,但若哮鸣音减弱,甚至消失,而全身情况不见好转,呼吸浅快,甚至神志淡漠和嗜睡,则意味着病情危重,随时可能发生心跳和呼吸骤停。此时的血气分析对病情和预后判断有重要参考价值。若动脉血氧分压(PaO_2)低于8.0 kPa(60 mmHg)和/或动脉二氧化碳分压($PaCO_2$)高于6.0 kPa(45 mmHg),动脉血氧饱和度(SaO_2)低于90%,pH<7.35,则意味患者处于危险状态,应加强监护和治疗。

4.脆性哮喘(BA)

正常人的支气管舒缩状态呈现轻度生理性波动,第1秒用力呼气容积(FEV_1)和高峰呼气流量(PEF)在晨间降至最低(波谷),午后达最大值(波峰)。哮喘患者这种变化尤其明显。有一类哮喘患者FEV_1和PEF在治疗前后或一段时间内大幅度地波动,称为"脆性哮喘"。Ayres在综合各种观点的基础上提出BA的定义和分型如下。

(1)Ⅰ型BA:尽管采取了正规、有力的治疗措施,包括吸入糖皮质激素类药物(如吸入二丙酸倍氯米松1 500 μg/d以上),或口服相当剂量糖皮质激素类药物,同时联合吸入支气管舒张药,连续观察至少150天,半数以上观察日的PEF变异率超过40%。

(2)Ⅱ型BA:在基础肺功能正常或良好控制的背景下,无明显诱因突然急性发作的支气管痉挛,3小时内哮喘严重发作伴高碳酸血症,可危及生命,常需机械通气治疗。月经期前发作的哮喘往往属于此类。

(三)特殊类型的哮喘

1.运动诱发性哮喘(EIA)

EIA也称为运动性哮喘,是指达到一定的运动量后,出现支气管痉挛而产生的哮喘。其发作大多是急性的、短暂的,而且大多能自行缓解。运动性哮喘并非说明运动即可引起哮喘,实际上短暂的运动可兴奋呼吸,使支气管有短暂的舒张,其后随着运动时间的延长,强度增加,支气管发生收缩。运动性哮喘特点:①发病均发生在运动后;②有明显的自限性,发作后经一定时间的休息后即可逐渐恢复正常;③一般无过敏性因素参与,特异性变应原皮试阴性,血清IgE水平不高。

但有些学者认为,运动性哮喘常与过敏性哮喘共存,说明两者之间存在一些联系。临床上可进行运动诱发性试验来判断是否存在运动性哮喘。如果运动后FEV_1下降20%~40%,即可诊断为轻度运动性哮喘;FEV_1下降40%~65%,即可诊断为中度运动性哮喘;FEV_1下降65%以上可诊断为重度运动性哮喘。有严重心肺或其他影响运动疾病的患者不宜进行运动诱发性试验。

2.药物性哮喘

由于使用某种药物导致的哮喘发作。常见的可能引起哮喘发作的药物有阿司匹林、β受体阻滞剂、血管紧张素转换酶抑制剂、局部麻醉药、添加剂(如酒石黄)、医用气雾剂中的杀菌复合物等。个别患者吸入支气管舒张药时,偶尔也可引起支气管收缩,可能与其中的氟利昂或表面活性剂有关。免疫血清、含碘造影剂也可引起哮喘发作。这些药物通常是以抗原、半抗原或佐剂的形式参与机体的变态反应过程,但并非所有的药物性哮喘都是机体直接对药物产生变态反应引起。如β受体阻滞剂,它是通过阻断β受体,使$β_2$受体激动剂不能在支气管平滑肌的效应器上起作用,从而导致支气管痉挛。

阿司匹林是诱发药物性哮喘最常见的药物,某些患者可在服用阿司匹林或其他非甾体抗炎药数分钟或数小时内发生剧烈支气管痉挛。此类哮喘多发生于中年人,在临床上可分为药物作用相和非药物作用相。药物作用相是指服用阿司匹林等解热镇痛药后引起哮喘持续发作的一段时间,潜伏期可为5分钟至2小时,患者的症状一般很重,常见明显的呼吸困难和发绀,甚至意识丧失,血压下降,休克等。药物作用相的持续时间不等,从2~3小时至1~2天。非药物作用相阿司匹林性哮喘指药物作用时间之外的时间,患者可因各种不同的原因发作哮喘。阿司匹林性哮喘的发病可能与其抑制呼吸道花生四烯酸的环氧酶途径,使花生四烯酸的脂氧酶代谢途径增强,产生过多的白三烯有关。白三烯具有很强的支气管平滑肌收缩能力。近年来研制的白三烯受体拮抗剂,如扎鲁斯特和孟鲁斯特可以很好地抑制口服阿司匹林导致的哮喘发作。

3.职业性哮喘

职业性哮喘的病史特点:①有明确的职业史,本病只限于与致喘物直接接触的劳动者;②既往(从事该职业前)无哮喘史;③自开始从事该职业至哮喘首次发作的"潜伏期"最少半年以上;④哮喘发作与致喘物的接触关系非常密切,接触则发病,脱离则缓解。

还有一些患者在吸入氯气、二氧化硫等刺激性气体时,出现急性刺激性干咳症状、咳黏痰、气急等症状,称为反应性气道功能不全综合征,可持续3个月以上。

四、实验室和其他检查

(一)血液学检查

发作时可有嗜酸性粒细胞增高,但多不明显,如并发感染可有白细胞计数增高,分类中性粒细胞比例增高。

(二)痰液检查

涂片在显微镜下可见较多嗜酸性粒细胞,可见嗜酸性粒细胞退化形成的尖棱结晶,黏液栓和透明的哮喘珠。如合并呼吸道细菌感染,痰涂片革兰染色、细菌培养及药物敏感试验有助于病原菌诊断及指导治疗。

(三)呼吸功能检查

在哮喘发作时有关呼气流量的全部指标均显著下降,第1秒用力呼气容积(FEV_1)、第1秒用力呼气容积占用力肺活量比值($FEV_1/FVC\%$)、最大呼气中期流量(MMEF)、25%与50%肺活量时的最大呼气流量($MEF_{25}\%$、$MEF_{50}\%$)及高峰呼气流量(PEF)均减少。缓解期可逐渐恢复。有效支气管舒张药可使上述指标好转。在发作时可有用力肺活量减少、残气容积增加、功能残气量和肺总量增加,残气容积占肺总量百分比增高。

(四)动脉血气分析

哮喘严重发作时可有缺氧,PaO_2降低,由于过度通气可使$PaCO_2$下降,pH上升,表现为呼吸性碱中毒。如重症哮喘,病情进一步发展,气道阻塞严重,可有缺氧及二氧化碳潴留,$PaCO_2$上升,表现呼吸性酸中毒。如缺氧明显,可合并代谢性酸中毒。

(五)胸部X线检查

早期在哮喘发作时可见两肺透亮度增加,呈过度充气状态;在缓解期多无明显异常。如并发呼吸道感染,可见肺纹理增加及炎性浸润阴影。同时要注意肺不张、气胸或纵隔气肿等并发症的存在。

(六)支气管激发试验

用于测定气道反应性。哮喘患者的气道处于一种异常敏感状态,对某些刺激表现出一种过强和/或过早的反应,称为气道高反应性(AHR)。如果患者就诊时FEV_1或PEF测定值在正常范围内,无其他禁忌证时,可以谨慎地试行支气管激发试验。吸入激发剂后,FEV_1或PEF的下降超过20%,即可确定为支气管激发试验阳性。此种检查主要价值见于以下几个方面。

1.辅助诊断哮喘

对于轻度、缓解期的支气管哮喘患者或患有变应性鼻炎而哮喘处于潜伏期的患者,气道高反应性可能是唯一的临床特征和诊断依据。早期发现气道高反应性对于哮喘的预防和早期治疗具有重要的指导价值,对于有职业刺激原反复接触史且怀疑职业性哮喘者,采用特异性支气管激发试验可以鉴别该刺激物是否会诱发支气管收缩,明确职业性哮喘的诊断很有意义。

2.评估哮喘严重程度和预后

气道反应性的高低可直接反映哮喘的严重程度,并对支气管哮喘的预后提供重要的参考资料。

3.判断治疗效果

气道反应轻者表示病情较轻,可较少用药,重者则提示应积极治疗。哮喘患者经长期治疗,气道高反应性减轻,可指导临床减药或停药,有学者提出将消除 AHR 作为哮喘治疗的最终目标。

(七)支气管舒张试验

测定气流受限的可逆性。对于一些已有支气管痉挛、狭窄的患者,采用一定剂量的支气管舒张药使狭窄的支气管舒张,以测定其舒张程度的肺功能试验,称为支气管舒张试验。若患者吸入支气管舒张药后,FEV_1 或 PEF 改善率超过或等于 15% 可诊断支气管舒张试验阳性。此项检查的应用价值在于以下几个方面。

1. 辅助诊断哮喘

支气管哮喘的特征之一是支气管平滑肌的痉挛具有可逆性,故在支气管舒张试验时,表现出狭窄的支气管舒张。对一些无明显气流受限症状的哮喘患者或哮喘的非急性发作期,当其肺功能不正常时,经吸入支气管舒张药后肺功能指标有明显的改善,也可作为诊断支气管哮喘的辅助方法。对有些肺功能较差,如 $FEV_1<60\%$ 预计值患者,不宜做支气管激发试验时,可采用本试验。

2. 指导用药

可通过本试验了解或比较某种支气管舒张药的疗效。有不少患者自述使用 $β_2$ 受体激动剂后效果不佳,但如果舒张试验阳性,表示气道痉挛可逆,仍可据此向患者耐心解释,指导正确用药。

(八)呼气高峰流量(PEF)的测定和监测

PEF 是反映哮喘患者气流受限程度的一项客观指标。通过测定大气道的阻塞情况,对于支气管哮喘诊断和治疗具有辅助价值。由于方便、经济、实用、灵活等优点,可以随时进行测定,在指导偶发性和夜间哮喘治疗方面更有价值。哮喘患者 PEF 值的变化规律是凌晨最低,午后或晚上最高,昼夜变异率不低于 20% 则提示哮喘的诊断。在相同气流受限程度下,不同患者对呼吸困难的感知能力不同,许多患者感觉较迟钝,往往直至 PEF 降至很低时才感到呼吸困难,往往延误治疗。对这部分患者,定期监测 PEF 可以早期诊断和预示哮喘病情的恶化。

(九)特异性变应原检测

变应原是一种抗原物质,能诱发机体产生 IgE 抗体。变应原检测可分为体内试验(变应原皮试)、体外特异性 IgE 抗体检测、嗜碱性粒细胞释放能力检测、嗜酸性粒细胞阳离子蛋白(ECP)检测等。目前常用前两种方法。变应原皮肤试验简单易行,但皮肤试验结果与抗原吸入气道反应并不一致,不能作为确定变应原的依据,必须结合临床发作情况或进行抗原特异性 IgE 测定加以评价。特异性 IgE 抗体(SIgE)是体外检测变应原的重要手段,灵敏度和特异性都很高,根据 SIgE 含量可确定患者变应原种类,可评价患者过敏状态,对哮喘的诊断和鉴别诊断都有一定的意义。

五、诊断

(一)诊断标准

(1)反复发作喘息、气急、胸闷或咳嗽,多与接触变应原、冷空气、物理、化学性刺激及病毒性上呼吸道感染、运动等有关。

(2)发作时在双肺可闻及散在或弥漫性、以呼气相为主的哮鸣音,呼气相延长。

(3)上述症状和体征可经治疗缓解或自行缓解。

(4)除外其他疾病所引起的喘息、气急、胸闷和咳嗽。

(5)临床表现不典型者(如无明显喘息或体征),应至少具备以下一项试验阳性:①支气管激发试验或运动激发试验阳性;②支气管舒张试验阳性FEV_1增加超过12%,且FEV_1增加绝对值不低于200 mL;③呼气流量峰值(PEF)日内(或2周)变异率不低于20%。

符合(1)~(4)项或(4)、(5)项者,可以诊断为哮喘。

(二)分期

根据临床表现支气管哮喘可分为急性发作期、慢性持续期和临床缓解期。慢性持续期是指每周均不同频度和/或不同程度地出现症状(喘息、气急、胸闷、咳嗽等);临床缓解期是指经过治疗或未经治疗症状、体征消失,肺功能恢复到急性发作前水平,并维持3个月以上。

(三)病情严重程度分级

1.病情严重程度的分级

主要用于治疗前或初始治疗时严重程度的判断,在临床研究中更有其应用价值(表4-1)。

表4-1 哮喘病情严重程度的分级

分级	临床特点
间歇状态(第1级)	症状不足每周1次
	短暂出现
	夜间哮喘症状不超过每个月2次
	FEV_1占预计值%达到80%或PEF达到80%个人最佳值,PEF或FEV_1变异率<20%
轻度持续(第2级)	症状达到每周1次,但不到每天1次
	可能影响活动和睡眠
	夜间哮喘症状每个月超过2次,但每周低于1次
	FEV_1占预计值%达到80%或PEF达到80%个人最佳值,PEF或FEV_1变异率20%~30%
中度持续(第3级)	每天有症状
	影响活动和睡眠
	夜间哮喘症状达到每周1次
	FEV_1占预计值60%~79%或PEF 60%~79%个人最佳值,PEF或FEV_1变异率>30%
重度持续(第4级)	每天有症状
	频繁出现
	经常出现夜间哮喘症状
	体力活动受限
	FEV_1占预计值<60%或PEF<60%个人最佳值,PEF或FEV_1变异率>30%

2.控制水平的分级

这种分级方法更容易被临床医师掌握,有助于指导临床治疗,以取得更好的哮喘控制(表4-2)。

表4-2 哮喘控制水平分级

	完全控制 (满足以下所有条件)	部分控制(在任何1周内 出现以下1~2项特征)	未控制 (在任何1周内)
白天症状	无(或不超过2次/周)	超过2次/周	
活动受限	无	有	
夜间症状/憋醒	无	有	出现不低于3项部分控制特征

续表

	完全控制 （满足以下所有条件）	部分控制（在任何1周内出现以下1~2项特征）	未控制 （在任何1周内）
需要使用缓解药的次数	无（或不超过2次/周）	超过2次/周	
肺功能（PEF或FEV_1）	正常或不低于正常预计值/本人最佳值的80%	小于正常预计值（或本人最佳值）的80%	
急性发作	无	达到每年1次	在任何1周内出现1次

3.哮喘急性发作时的分级

哮喘急性发作是指喘息、气促、咳嗽、胸闷等症状突然发生，或原有症状急剧加重，常有呼吸困难，以呼气流量降低为其特征，常因接触变应原、刺激物或呼吸道感染诱发。其程度轻重不一，病情加重，可在数小时或数天内出现，偶尔可在数分钟内即危及生命，故应对病情作出正确评估，以便给予及时有效的紧急治疗。哮喘急性发作时病情严重程度的分级，见表4-3。

表4-3 哮喘急性发作时病情严重程度的分级

临床特点	轻度	中度	重度	危重
气短	步行、上楼时	稍事活动	休息时	
体位	可平卧	喜坐位	端坐呼吸	
讲话方式	连续成句	单词	单字	不能讲话
精神状态	可有焦虑，尚安静	时有焦虑或烦躁	常有焦虑、烦躁	嗜睡或意识模糊
出汗	无	有	大汗淋漓	
呼吸频率	轻度增加	增加	常超过30次/分	
辅助呼吸肌活动及三凹征	常无	可有	常有	胸腹矛盾运动
哮鸣音	散在，呼吸末期	响亮、弥漫	响亮、弥漫	减弱，乃至无
脉率（次/分）	<100	100~120	>120	脉率变慢或不规则
奇脉	无，<1.3 kPa（10 mmHg）	可有，1.3~3.3 kPa（10~25 mmHg）	常有，>3.3 kPa（25 mmHg）（成人）	无，提示呼吸肌疲劳
最初支气管扩张药治疗后PEF占预计值或个人最佳值%	>80%	60%~80%	<60%或<100 L/min或作用持续时间<2小时	
PaO_2（吸空气）	正常	不低于8.0 kPa（60 mmHg）	<8.0 kPa（60 mmHg）	<8.0 kPa（60 mmHg）
$PaCO_2$	<6.0 kPa（45 mmHg）	不超过6.0 kPa（45 mmHg）	>6.0 kPa（45 mmHg）	
SaO_2（吸空气，%）	>95	91~95	不超过90	不超过90
pH				降低

只要符合某一严重程度的某些指标，而不需满足全部指标，及可提示为该级别的急性发作；1 mmHg=0.133 322 kPa。

六、鉴别诊断

(一)心源性哮喘

心源性哮喘常见于左心衰竭,发作时的症状与哮喘相似,但心源性哮喘多有高血压、冠状动脉粥样硬化性心脏病、风湿性心脏病和二尖瓣狭窄等病史和体征。阵发性咳嗽,常咳出粉红色泡沫痰,两肺可闻及广泛的湿啰音和哮鸣音,左心界扩大,心率增快,心尖部可闻及奔马律。病情许可行胸部 X 线检查时,可见心脏增大,肺淤血征,有助于鉴别。若一时难以鉴别,可雾化吸入 β_2 肾上腺素受体激动剂或静脉注射氨茶碱缓解症状后,进一步检查,忌用肾上腺素或咖啡,以免造成危险。

(二)喘息型慢性支气管炎

实际上为慢性支气管炎合并哮喘,多见于中老年人,有慢性咳嗽史,喘息长年存在,有加重期。有肺气肿体征,两肺可闻及湿啰音。

(三)支气管肺癌

中央型肺癌由于肿瘤压迫导致支气管狭窄或伴发感染时,可出现喘鸣音或类似哮喘样呼吸困难、肺部可闻及哮鸣音。但肺癌的呼吸困难及喘鸣症状进行性加重,常无诱因,咳嗽可有血痰,痰中可找到癌细胞,胸部 X 线检查、CT 或 MRI 检查或支气管镜检查常可明确诊断。

(四)肺嗜酸性粒细胞浸润症

见于热带性嗜酸性粒细胞增多症、肺嗜酸性粒细胞增多性浸润、外源性变态反应性肺泡炎等。致病原为寄生虫、花粉、化学药品、职业粉尘等,多有接触史,症状较轻,患者常有发热,胸部 X 线检查可见多发性、此起彼伏的淡薄斑片浸润阴影,可自行消失或再发。肺组织活检也有助于鉴别。

(五)变态反应性支气管肺曲菌病

本病是一种由烟曲菌等致病真菌在具有特应性个体中引起的一种变态反应性疾病。其与哮喘的鉴别要点如下:①典型者咳出棕褐色痰块,内含多量嗜酸性粒细胞;②胸部 X 线片呈现游走性或固定性浸润病灶;③支气管造影可以显示出近端支气管呈囊状或柱状扩张;④痰镜检或培养发现烟曲菌;⑤曲菌抗原皮试呈速发反应阳性;⑥曲菌抗原特异性沉淀抗体(IgG)测定阳性;⑦烟曲菌抗原皮试出现 Arthus 现象;⑧烟曲菌特异性 IgE 水平增高。

(六)气管、支气管软化及复发性多软骨炎

由于气管支气管软骨软化,气道不能维持原来正常状态,患者呼气或咳嗽时胸膜腔内压升高,可引起气道狭窄,甚至闭塞,临床表现为呼气性喘息,其特点如下:①剧烈持续性甚至犬吠样咳嗽;②气道断层摄影或 CT 显示气管、大气管狭窄;③支气管镜检查时可见气道呈扁平状,呼气或咳嗽时气道狭窄。

(七)变应性肉芽肿性血管炎(又称 Churg-Strauss 综合征)

本病主要侵犯小动脉和小静脉,常侵犯细小动脉,主要累及多器官和脏器,以肺部浸润和周围血管嗜酸性粒细胞浸润增多为特征,本病患者绝大多数可出现喘息症状,与哮喘的鉴别要点如下:①除喘息症状外,常伴有副鼻旁窦炎(88%)、变应性鼻炎(69%)、多发性神经炎(66%~98%);②病理学检查特征有嗜酸性粒细胞浸润、肉芽肿病变、坏死性血管炎。

七、治疗

(一)脱离变应原

部分患者能找到引起哮喘发作的变应原或其他非特异刺激因素,应立即使患者脱离变应原的接触。

(二)药物治疗

治疗哮喘的药物可以分为:①控制药物,是指需要长期每天使用的药物。这些药物主要通过抗炎作用使哮喘维持临床控制,其中包括吸入糖皮质激素类药物(简称激素)、全身用激素、白三烯调节药、长效 β_2 受体激动剂(LABA,须与吸入激素联合应用)、缓释茶碱、色甘酸钠、抗 IgE 抗体及其他有助于减少全身激素剂量的药物等。②缓解药物,是指按需使用的药物。这些药物通过迅速解除支气管痉挛从而缓解哮喘症状,其中包括速效吸入 β_2 受体激动剂、全身用激素、吸入性抗胆碱能药物、短效茶碱及短效口服 β_2 受体激动剂等。

1. 激素

激素是最有效的控制气道炎症的药物。给药途径包括吸入、口服和静脉应用等,吸入为首选途径。

(1)吸入给药:吸入激素的局部抗炎作用强;通过吸气过程给药,药物直接作用于呼吸道,所需剂量较小。通过消化道和呼吸道进入血液药物的大部分被肝灭活,因此全身性不良反应较少。研究结果证明吸入激素可以有效减轻哮喘症状、提高生命质量、改善肺功能、降低气道高反应性、控制气道炎症,减少哮喘发作的频率和减轻发作的严重程度,降低病死率。当使用不同的吸入装置时,可能产生不同的治疗效果。多数成人哮喘患者吸入小剂量激素即可较好地控制哮喘。过多增加吸入激素剂量对控制哮喘的获益较小而不良反应增加。由于吸烟可以降低激素的效果,故吸烟患者须戒烟并给予较高剂量的吸入激素。吸入激素的剂量与预防哮喘严重急性发作的作用之间有非常明确的关系,所以,严重哮喘患者长期大剂量吸入激素是有益的。

吸入激素在口咽部局部的不良反应包括声音嘶哑、咽部不适和念珠菌感染。吸药后及时用清水含漱口咽部,选用干粉吸入剂或加用储雾器可减少上述不良反应。吸入激素的全身不良反应的大小与药物剂量、药物的生物利用度、在肠道的吸收、肝首关代谢率及全身吸收药物的半衰期等因素有关。已上市的吸入激素中丙酸氟替卡松和布地奈德的全身不良反应较少。目前有证据表明成人哮喘患者每天吸入低至中剂量激素,不会出现明显的全身不良反应。长期高剂量吸入激素后可能出现的全身不良反应包括皮肤瘀斑、肾上腺功能抑制和骨密度降低等。已有研究证据表明吸入激素可能与白内障和青光眼的发生有关,但前瞻性研究没有证据表明与后囊下白内障的发生有明确关系。目前没有证据表明吸入激素可以增加肺部感染(包括肺结核)的发生率,因此伴有活动性肺结核的哮喘患者可以在抗结核治疗的同时给予吸入激素治疗。

气雾剂给药:临床上常用的吸入激素有 4 种(表 4-4),包括二丙酸倍氯米松、布地奈德、丙酸氟替卡松等。一般而言,使用干粉吸入装置比普通定量气雾剂方便,吸入下呼吸道的药物量较多。

溶液给药:布地奈德溶液经以压缩空气为动力的射流装置雾化吸入,对患者吸气配合的要求不高,起效较快,适用于轻中度哮喘急性发作时的治疗。

吸入激素是长期治疗哮喘的首选药物。国际上推荐的每天吸入激素剂量,见表 4-4。我国哮喘患者所需吸入激素剂量比该表中推荐的剂量要小一些。

表 4-4 常用吸入型糖皮质激素类药物的每天剂量与互换关系

药物	低剂量(μg)	中剂量(μg)	高剂量(μg)
二丙酸倍氯米松	200~500	500~1 000	1 000~2 000
布地奈德	200~400	400~800	800~1 600
丙酸氟替卡松	100~250	250~500	500~1 000
环索奈德	80~160	160~320	320~1 280

(2)口服给药：适用于中度哮喘发作、慢性持续哮喘吸入大剂量激素联合治疗无效的患者和作为静脉应用激素治疗后的序贯治疗。一般使用半衰期较短的激素(如泼尼松、泼尼松龙或甲泼尼龙等)。对于激素依赖型哮喘，可采用每天或隔天清晨顿服给药的方式，以减少外源性激素对下丘脑-垂体-肾上腺轴的抑制作用。泼尼松的维持剂量最好每天不超过 10 mg。

长期口服激素可以引起骨质疏松症、高血压、糖尿病、下丘脑-垂体-肾上腺轴的抑制、肥胖症、白内障、青光眼、皮肤菲薄导致皮纹和瘀斑、肌无力。对于伴有结核病、寄生虫感染、骨质疏松、青光眼、糖尿病、严重忧郁或消化性溃疡的哮喘患者，全身给予激素治疗时应慎重并应密切随访。长期甚至短期全身使用激素的哮喘患者可感染致命的疱疹病毒应引起重视，尽量避免这些患者暴露于疱疹病毒是必要的。尽管全身使用激素不是一种经常使用的缓解哮喘症状的方法，但对于严重的急性哮喘是需要的，因为它可以预防哮喘的恶化、减少因哮喘而急诊或住院的机会、预防早期复发、降低病死率。推荐剂量：泼尼松龙 30~50 mg/d，5~10 天。具体使用要根据病情的严重程度，当症状缓解或其肺功能已经达到个人最佳值，可以考虑停药或减量。地塞米松因对垂体-肾上腺的抑制作用大，不推荐长期使用。

(3)静脉给药：严重急性哮喘发作时，应经静脉及时给予琥珀酸氢化可的松(400~1 000 mg/d)或甲泼尼龙(80~160 mg/d)。无激素依赖倾向者，可在短期(3~5 天)内停药；有激素依赖倾向者应延长给药时间，控制哮喘症状后改为口服给药，并逐步减少激素用量。

2.$β_2$ 受体激动剂

通过对气道平滑肌和肥大细胞等细胞膜表面的 $β_2$ 受体的作用，舒张气道平滑肌、减少肥大细胞和嗜碱性粒细胞脱颗粒和介质的释放、降低微血管的通透性、增加气道上皮纤毛的摆动等，缓解哮喘症状。此类药物较多，可分为短效(作用维持 4~6 小时)和长效(维持 12 小时)$β_2$ 受体激动剂。后者又可分为速效(数分钟起效)和缓慢起效(30 分钟起效)两种(表 4-5)。

表 4-5 $β_2$ 受体激动剂的分类

起效时间	作用维持时间	
	短效	长效
速效	沙丁胺醇吸入剂	福莫特罗吸入剂
	特布他林吸入剂	
	非诺特罗吸入剂	
慢效	沙丁胺醇口服剂	沙美特罗吸入剂
	特布他林口服剂	

(1)短效 $β_2$ 受体激动剂(简称 SABA)：常用的药物有沙丁胺醇和特布他林等。①吸入给药：可供吸入的短效 $β_2$ 受体激动剂包括气雾剂、干粉剂和溶液等。这类药物松弛气道平滑肌作用

强,通常在数分钟内起效,疗效可维持数小时,是缓解轻至中度急性哮喘症状的首选药物,也可用于运动性哮喘。如每次吸入 100～200 μg 沙丁胺醇或 250～500 μg 特布他林,必要时每 20 分钟重复 1 次。1 小时后疗效不满意者应向医师咨询或去急诊。这类药物应按需间歇使用,不宜长期、单一使用,也不宜过量应用,否则可引起骨骼肌震颤、低血钾、心律失常等不良反应。压力型定量手控气雾剂(pMDI)和干粉吸入装置吸入短效 β_2 受体激动剂不适用于重度哮喘发作;其溶液(如沙丁胺醇、特布他林、非诺特罗及其复方制剂)经雾化泵吸入适用于轻至重度哮喘发作。②口服给药:如沙丁胺醇、特布他林、丙卡特罗片等,通常在服药后 15～30 分钟起效,疗效维持 4～6 小时。如沙丁胺醇 2～4 mg,特布他林 1.25～2.5 mg,每天 3 次;丙卡特罗 25～50 μg,每天 2 次。使用虽较方便,但心悸、骨骼肌震颤等不良反应比吸入给药时明显。缓释剂型和控释剂型的平喘作用维持时间可达 8～12 小时,特布他林的前体药班布特罗的作用可维持 24 小时,可减少用药次数,适用于夜间哮喘患者的预防和治疗。长期、单一应用 β_2 受体激动剂可造成细胞膜 β_2 受体的向下调节,表现为临床耐药现象,故应予避免。③注射给药:虽然平喘作用较为迅速,但因全身不良反应的发生率较高,国内较少使用。④贴剂给药:为透皮吸收剂型。现有产品有妥洛特罗,分为 0.5 mg、1 mg、2 mg 3 种剂量。由于采用结晶储存系统来控制药物的释放,药物经过皮肤吸收,因此可以减轻全身不良反应,每天只需贴敷 1 次,效果可维持 24 小时。对预防晨降有效,使用方法简单。

(2)长效 β_2 受体激动剂(简称 LABA):这类 β_2 受体激动剂的分子结构中具有较长的侧链,舒张支气管平滑肌的作用可维持 12 小时以上。目前,在我国临床使用的吸入型 LABA 有 2 种。①沙美特罗:经气雾剂给药,给药后 30 分钟起效,平喘作用维持 12 小时以上。推荐剂量 50 μg,每天 2 次吸入。②福莫特罗:经吸入装置给药,给药后 3～5 分钟起效,平喘作用维持 8～12 小时。平喘作用具有一定的剂量依赖性,推荐剂量 4.5～9 μg,每天 2 次吸入。吸入 LABA 适用于哮喘(尤其是夜间哮喘和运动诱发哮喘)的预防和治疗。福莫特罗因起效相对较快,也可按需用于哮喘急性发作时的治疗。

近年来推荐联合吸入激素和 LABA 治疗哮喘。这两者具有协同的抗炎和平喘作用,可获得相当于(或优于)应用加倍剂量吸入激素时的疗效,并可增加患者的依从性、减少较大剂量吸入激素引起的不良反应,尤其适合于中至重度持续哮喘患者的长期治疗。不推荐长期单独使用 LABA,应该在医师指导下与吸入激素联合使用。

3.白三烯调节药

白三烯调节药包括半胱氨酰白三烯受体拮抗剂和 5-脂氧化酶抑制药。除吸入激素外,是唯一可单独应用的长效控制药,可作为轻度哮喘的替代治疗药物和中重度哮喘的联合治疗用药。目前在国内应用主要是半胱氨酰白三烯受体拮抗剂,通过对气道平滑肌和其他细胞表面白三烯受体的拮抗抑制肥大细胞和嗜酸性粒细胞释放出的半胱氨酰白三烯的致喘和致炎作用,产生轻度支气管舒张和减轻变应原、运动和二氧化硫(SO_2)诱发的支气管痉挛等作用,并具有一定程度的抗炎作用。本品可减轻哮喘症状、改善肺功能、减少哮喘的恶化。但其作用不如吸入激素,也不能取代激素。作为联合治疗中的一种药物,本品可减少中至重度哮喘患者每天吸入激素的剂量,并可提高吸入激素治疗的临床疗效,联用本品与吸入激素的疗效比联用吸入 LABA 与吸入激素的疗效稍差。但本品服用方便,尤适用于阿司匹林哮喘、运动性哮喘和伴有过敏性鼻炎哮喘患者的治疗。本品使用较为安全。虽然有文献报道接受这类药物治疗的患者可出现 Churg-Strauss 综合征,但其与白三烯调节剂的因果关系尚未肯定,可能与减少全身应用激素的剂量有关。5-脂氧化酶抑制药齐留通可能引起肝损害,需监测肝功能。通常口服给药。白三烯受体拮抗剂扎鲁司特 20 mg,每天 2 次;孟鲁司特 10 mg,每天 1 次;异丁司特 10 mg,每天 2 次。

4.茶碱

具有舒张支气管平滑肌作用,并具有强心、利尿、扩张冠状动脉、兴奋呼吸中枢和呼吸肌等作用。有研究资料显示,低浓度茶碱具有抗炎和免疫调节作用。作为症状缓解药,尽管现在临床上在治疗重症哮喘时仍然静脉使用茶碱,但短效茶碱治疗哮喘发作或恶化还存在争议,因为它在舒张支气管,与足量使用的快速 β_2 受体激动剂对比,没有任何优势,但是它可能改善呼吸驱动力。不推荐已经长期服用缓释型茶碱的患者使用短效茶碱,除非该患者的血清中茶碱浓度较低或者可以进行血清茶碱浓度监测时。

口服给药:包括氨茶碱和控(缓)释型茶碱。用于轻至中度哮喘发作和维持治疗。一般剂量为每天 6~10 mg/kg。口服控(缓)释型茶碱后昼夜血药浓度平稳,平喘作用可维持 12~24 小时,尤其适用于夜间哮喘症状的控制。联合应用茶碱、激素和抗胆碱药物具有协同作用。但本品与 β_2 受体激动剂联合应用时,易出现心率加快和心律失常,应慎用并适当减少剂量。

静脉给药:氨茶碱加入葡萄糖溶液中,缓慢静脉注射[注射速度不宜超过 0.25 mg/(kg·min)]或静脉滴注,适用于哮喘急性发作且近 24 小时内未用过茶碱类药物的患者。负荷剂量为 4~6 mg/kg,维持剂量为 0.6~0.8 mg/(kg·h)。由于茶碱的"治疗窗"窄,以及茶碱代谢存在较大的个体差异,可引起心律失常、血压下降甚至死亡,在有条件的情况下应监测其血药浓度,及时调整浓度和滴速。茶碱有效、安全的血药浓度范围应在 6~15 mg/L。影响茶碱代谢的因素较多,如发热性疾病、妊娠,抗结核治疗可以降低茶碱的血药浓度;而肝脏疾病、充血性心力衰竭及合用西咪替丁或喹诺酮类、大环内酯类等药物均可影响茶碱代谢而使其排泄减慢,增加茶碱的毒性作用,应引起临床医师的重视,并酌情调整剂量。多索茶碱的作用与氨茶碱相同,但不良反应较轻。双羟丙茶碱的作用较弱,不良反应也较少。

5.抗胆碱药物

吸入抗胆碱药物如溴化异丙托品、溴化氧托品和溴化泰乌托品等,可阻断节后迷走神经传出支,通过降低迷走神经张力而舒张支气管。其舒张支气管的作用比 β_2 受体激动剂弱,起效也较慢,但长期应用不易产生耐药,对老年人的疗效不低于年轻人。

本品有气雾剂和雾化溶液两种剂型。经 pMDI 吸入溴化异丙托品气雾剂,常用剂量为,每天 3~4 次;经雾化泵吸入溴化异丙托品溶液的常用剂量为 50~125 μg,每天 3~4 次。溴化泰乌托品系新近上市的长效抗胆碱药物,对 M_1 和 M_3 受体具有选择性抑制作用,仅需每天 1 次吸入给药。本品与 β_2 受体激动剂联合应用具有协同、互补作用。本品对有吸烟史的老年哮喘患者较为适宜,但对妊娠早期妇女和患有青光眼或前列腺肥大的患者应慎用。尽管溴化异丙托品被用在一些因不能耐受 β_2 受体激动剂的哮喘患者上,但是到目前为止尚没有证据表明它对哮喘长期管理方面有显著效果。

6.抗 IgE 治疗

抗 IgE 单克隆抗体可应用于血清 IgE 水平增高的哮喘患者。目前它主要用于经过吸入糖皮质激素类药物和 LABA 联合治疗后症状仍未控制的严重哮喘患者。目前在 11~50 岁的哮喘患者的治疗研究中尚没有发现抗 IgE 治疗有明显不良反应,但因该药临床使用的时间尚短,其远期疗效与安全性有待进一步观察。价格高也使其临床应用受到限制。

7.变应原特异性免疫疗法(SIT)

通过皮下给予常见吸入变应原提取液(如尘螨、猫毛、豚草等),可减轻哮喘症状和降低气道高反应性,适用于变应原明确但难以避免的哮喘患者。其远期疗效和安全性尚待进一步研究与评价。变应原制备的标准化也有待加强。哮喘患者应用此疗法应严格在医师指导下进行。目前已试用舌下给药的变应原免疫疗法。SIT应该是在严格的环境隔离和药物干预无效(包括吸入激素)情况下考虑的治疗方法。现在没有研究比较其和药物干预的疗效差异。现在还没有证据支持使用复合变应原进行免疫治疗的价值。

8.其他治疗哮喘药物

(1)抗组胺药物:口服第二代抗组胺药物(H_1受体拮抗剂),如酮替芬、氯雷他定、阿司咪唑、氮䓬司丁、特非那定等具有抗变态反应作用,在哮喘治疗中的作用较弱。可用于伴有变应性鼻炎哮喘患者的治疗。这类药物的不良反应主要是嗜睡。阿司咪唑和特非那定可引起严重的心血管不良反应,应谨慎使用。

(2)其他口服抗变态反应药物:如曲尼司特、瑞吡司特等可应用于轻至中度哮喘的治疗。其主要不良反应是嗜睡。

(3)可能减少口服糖皮质激素类药物剂量的药物:包括口服免疫调节药(甲氨蝶呤、环孢素、金制剂等)、某些大环内酯类抗生素和静脉应用免疫球蛋白等。其疗效尚待进一步研究。

(三)急性发作期的治疗

哮喘急性发作的治疗取决于发作的严重程度及对治疗的反应。治疗的目的在于尽快缓解症状、解除气流受限和低氧血症,同时还需要制定长期治疗方案以预防再次急性发作。

对于具有哮喘相关死亡高危因素的患者,需要给予高度重视,这些患者应当尽早到医疗机构就诊。高危患者包括以下几种:①曾经有过气管插管和机械通气的濒于致死性哮喘的病史;②在过去1年中因为哮喘而住院或看急诊;③正在使用或最近刚刚停用口服激素;④目前未使用吸入激素;⑤过分依赖速效β_2受体激动剂,特别是每月使用沙丁胺醇(或等效药物)超过1支的患者;⑥有心理疾病或社会心理问题,包括使用镇静药;⑦有对哮喘治疗计划不依从的历史。

轻度和部分中度急性发作可以在家庭中或社区中治疗。家庭或社区中的治疗措施主要为重复吸入速效β_2受体激动剂,在第1小时每20分钟吸入2~4喷。随后根据治疗反应,轻度急性发作可调整为每3~4小时2~4喷,中度急性发作每1~2小时6~10喷。如果对吸入性β_2受体激动剂反应良好(呼吸困难显著缓解,PEF占预计值>80%或个人最佳值,且疗效维持3~4小时),通常不需要使用其他药物。如果治疗反应不完全,尤其是在控制性治疗的基础上发生的急性发作,应尽早口服激素(泼尼松龙0.5~1 mg/kg或等效剂量的其他激素),必要时到医院就诊。

部分中度和所有重度急性发作均应到急诊室或医院治疗。除氧疗外,应重复使用速效β_2受体激动剂,可通过压力定量气雾剂的储雾器给药,也可通过射流雾化装置给药。推荐在初始治疗时连续雾化给药,随后根据需要间断给药(每4小时1次)。目前尚无证据支持常规静脉使用β_2受体激动剂。联合使用β_2受体激动药和抗胆碱能制剂(如异丙托溴铵)能够取得更好的支气管舒张作用。茶碱的支气管舒张作用弱于SABA,不良反应较大应谨慎使用。对规则服用茶碱缓释制剂的患者,静脉使用茶碱应尽可能监测茶碱血药浓度。中重度哮喘急性发作应尽早使用全身激素,特别是对速效β_2受体激动剂初始治疗反应不完全或疗效不能维持,以及在口服激素基础上仍然出现急性发作的患者。口服激素与静脉给药疗效相当,不良反应小。

推荐用法：泼尼松龙30～50 mg或等效的其他激素，每天单次给药。严重的急性发作或口服激素不能耐受时，可采用静脉注射或滴注，如甲泼尼龙80～160 mg，或氢化可的松400～1 000 mg分次给药。地塞米松因半衰期较长，对肾上腺皮质功能抑制作用较强，一般不推荐使用。静脉给药和口服给药的序贯疗法有可能减少激素用量和不良反应，如静脉使用激素2～3天，继之以口服激素3～5天。不推荐常规使用镁制剂，可用于重度急性发作（FEV_1 25%～30%）或对初始治疗反应不良者。

重度和危重哮喘急性发作经过上述药物治疗，临床症状和肺功能无改善甚至继续恶化者，应及时给予机械通气治疗，其指征主要包括意识改变、呼吸肌疲劳、$PaCO_2$不低于6.0 kPa（45 mmHg）等。可先采用经鼻（面）罩无创机械通气，若无效应及早行气管插管机械通气。哮喘急性发作机械通气需要较高的吸气压，可使用适当水平的呼气末正压（呼气末正压）治疗。如果需要过高的气道峰压和平台压才能维持正常通气容积，可试用允许性高碳酸血症通气策略以减少呼吸机相关肺损伤。

初始治疗症状显著改善，PEF或FEV_1占预计值的百分比恢复到或个人最佳值60%者以上可回家继续治疗，PEF或FEV_1为40%～60%者应在监护下回到家庭或社区继续治疗，治疗前PEF或FEV_1低于25%或治疗后低于40%者应入院治疗。在出院时或近期的随访时，应当为患者制订一个详细的行动计划，审核患者是否正确使用药物、吸入装置和峰流速仪，找到急性发作的诱因并制订避免接触的措施，调整控制性治疗方案。严重的哮喘急性发作意味着哮喘管理的失败，这些患者应当给予密切监护、长期随访，并进行长期哮喘教育。

大多数哮喘急性发作并非由细菌感染引起，应严格控制抗菌药物的使用指征，除非有细菌感染的证据，或属于重度或危重哮喘急性发作。

（四）慢性持续期的治疗

哮喘的治疗应以患者的病情严重程度为基础，根据其控制水平类别选择适当的治疗方案。哮喘药物的选择既要考虑药物的疗效及其安全性，也要考虑患者的实际状况，如经济收入和当地的医疗资源等。要为每个初诊患者制订哮喘防治计划，定期随访、监测，改善患者的依从性，并根据患者病情变化及时修订治疗方案。哮喘患者长期治疗方案分为5级（表4-6）。

表4-6 根据哮喘病情控制分级制订治疗方案

	第1级	第2级	第3级	第4级	第5级
	哮喘教育、环境控制				
按需使用短效β_2受体激动剂	按需使用短效β_2受体激动剂				
控制性药物		选用1种	选用1种	加用1种或以上	加用1种或2种
		低剂量ICS	低剂量的ICS加LABA	中高剂量的ICS加LABA	口服最小剂量的糖皮质激素类药物
		白三烯调节药	中高剂量的ICS	白三烯调节药	抗IgE治疗
			低剂量的ICS加白三烯调节药	缓释茶碱	
			低剂量的ICS加缓释茶碱		

对以往未经规范治疗的初诊哮喘患者可选择第2级治疗方案，哮喘患者症状明显，应直接选择第3级治疗方案。从第2级到第5级的治疗方案中都有不同的哮喘控制药物可供选择。而在

每一级中都应按需使用缓解药物,以迅速缓解哮喘症状。如果使用含有福莫特罗和布地奈德单一吸入装置进行联合治疗时,可作为控制和缓解药物应用。

如果使用该分级治疗方案不能够使哮喘得到控制,治疗方案应该升级直至达到哮喘控制为止。当哮喘控制并维持至少 3 个月后,治疗方案可考虑降级。建议减量方案:①单独使用中至高剂量吸入激素的患者,将吸入激素剂量减少 50%;②单独使用低剂量激素的患者,可改为每天 1 次用药;③联合吸入激素和 LABA 的患者,将吸入激素剂量减少约 50%,仍继续使用 LABA 联合治疗。当达到低剂量联合治疗时,可选择改为每天 1 次联合用药或停用 LABA,单用吸入激素治疗。若患者使用最低剂量控制药物达到哮喘控制 1 年,并且哮喘症状不再发作,可考虑停用药物治疗。上述减量方案尚待进一步验证。通常情况下,患者在初诊后 2~4 周回访,以后每 1~3 个月随访 1 次。出现哮喘发作时应及时就诊,哮喘发作后 2 周至 1 个月内进行回访。

对于我国贫困地区或低经济收入的哮喘患者,视其病情严重度不同,长期控制哮喘的药物推荐使用:①吸入低剂量激素;②口服缓释茶碱;③吸入激素联合口服缓释茶碱;④口服激素和缓释茶碱。这些治疗方案的疗效与安全性需要进一步临床研究,尤其要监测长期口服激素可能引起的全身不良反应。

(蒋　娜)

第三节　上气道梗阻

上气道是指鼻至气管隆嵴一段的传导性气道,通常以胸腔入口(体表标志为胸骨上切迹)为标志,分为胸腔外上气道和胸腔内上气道两部分。上气道疾病颇多,部分归入鼻咽喉科的诊治范围,也有不少就诊于呼吸内科,或者划界并不明确,如鼾症和睡眠呼吸暂停低通气综合征。上气道疾病最常见和最具特征性的症状是上气道阻塞(upper airway obstruction,UAO)。本节用症状而不用疾病单独讨论旨在强调:①UAO 有别于下气道(或弥漫性气道)阻塞(如慢性阻塞性肺疾病、哮喘),需要注意鉴别,而临床常有将上气道阻塞长期误诊为哮喘者;②UAO 又分为急性和慢性,前者为呼吸急诊,需要紧急处理,不得丝毫延误;③UAO 具有特征性的肺功能流量-容积(F-V)环的变化,临床医师应当善于运用这项检查识别不同类型的 UAO。

一、上气道阻塞的原因

按急性和慢性列于表 4-7。

表 4-7　上气道阻塞的原因

急性	异物吸入
	水肿:过敏性、血管神经性、烟雾吸入
	感染:扁桃腺炎、咽炎、会厌炎、咽后壁脓肿、急性阻塞性喉气管支气管炎、免疫抑制患者喉念珠菌病
慢性	声带:麻痹、功能障碍
	气管异常:气管支气管软化、复发性多软骨炎、气管支气管扩大、骨质沉着性气管支气管病
	浆细胞病变:气管支气管淀粉样变

续表

肉芽肿性疾病:结节病(咽、气管/主支气管、纵隔淋巴结压迫)、结核(咽后壁脓肿,喉、气管/主支气管、纵隔淋巴结压迫)

韦格纳肉芽肿(声门下狭窄、溃疡性气管支气管炎)

气管狭窄:插管后、气管切开后、创伤、食管失弛缓症

气管受压/受侵犯:甲状腺肿、甲状腺癌、食管癌、纵隔肿瘤(淋巴瘤、淋巴结转移肿瘤)、主动脉瘤

肿瘤:咽/喉/气管(乳头瘤病)

儿童上气道阻塞的附加原因

急性:喉炎、免疫抑制儿童的喉部病变、白喉

慢性:Down综合征(各种原因的多部位病变或狭窄)、先天性喉鸣、血管环(双主动脉弓畸形)压迫气管、先天性声门下狭窄、黏多糖病

二、病理生理和肺功能改变

胸外的上气道处于大气压下,胸内部分则在胸膜腔内压作用之下。气管内外两侧的压力差为跨壁压。当气管外压大于胸膜腔内压,跨壁压为正值,气道则趋于闭合;当跨壁压为负值时,即气管内压大于气管外压,气管通畅(图4-2)。上气道阻塞主要使患者肺泡通气减少,弥散功能则多属正常。上气道阻塞的位置、程度、性质(固定型或可变型)及呼气或吸气相压力的变化,引起患者出现不同的病理生理改变,产生吸气气流受限、呼气气流受限、抑或两者均受限。临床上,根据呼吸气流受阻的不同可将上气道阻塞分为三种,即可变型胸外上气道阻塞、可变型胸内上气道阻塞和固定型上气道阻塞。

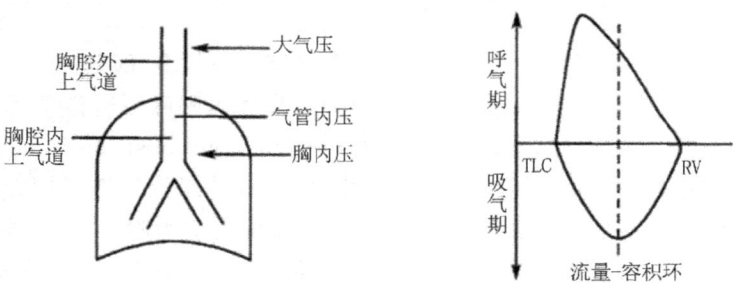

图4-2 与气道口径有关的压力及正常流量-容积环

(一)可变型胸外上气道阻塞

可变型阻塞是指梗阻部位气管内腔大小可因气管内外压力改变而变化的上气道阻塞,见于气管软化及声带麻痹等疾病的患者。正常情况下,胸外上气道外周的压力在整个呼吸周期均为大气压,吸气时由于气道内压降低,引起跨壁压增大,其作用方向为由管外向管内,导致胸外上气道倾向于缩小。存在可变型胸外上气道阻塞的患者,当其用力吸气时,由于湍流导致阻塞远端的气道压力显著降低,跨壁压明显增大,引起阻塞部位气道口径进一步缩小,出现吸气气流严重受阻;相反,当其用力呼气时,气管内压力增加,由于跨壁压降低,其阻塞程度可有所减轻。动态流量-容积环表现为吸气流速受限而呈现吸气平台,但呼气流速受限较轻则不出现平台,甚或呈现正常图形,50%肺活量用力呼气流速($FEF_{50\%}$)与50%肺活量用力吸气流速($FIF_{50\%}$)之比($FEF_{50\%}/FIF_{50\%}$)>1.0,见图4-3。

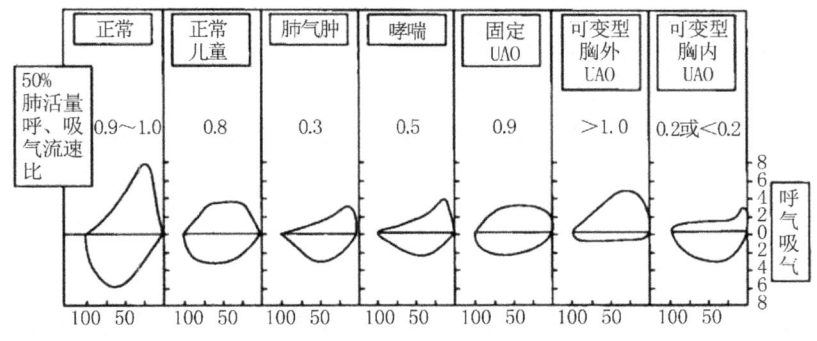

图 4-3 动态流量-容积环

(二)可变型胸内上气道阻塞

可变型胸内上气道阻塞,见于胸内气道的气管软化及肿瘤患者。由于胸内上气道周围的压力与胸膜腔内压接近,管腔外压(胸膜腔内压)与管腔内压相比为负压,跨壁压的作用方向由管腔内向管腔外,导致胸内气道倾向于扩张。当患者用力呼气时,湍流可使阻塞近端的气道压力降低,也引起阻塞部位气道口径进一步缩小,但出现呼气气流严重受阻。动态流量-容积环描记 $FEF_{50\%}/FIF_{50\%} \leqslant 0.2$,见图 4-3。

(三)固定型上气道阻塞

固定型上气道阻塞是指上气道阻塞性病变部位僵硬固定,呼吸时跨壁压的改变不能引起梗阻部位的气道口径变化,见于气管狭窄和甲状腺肿瘤患者。这类患者,吸气和呼气时气流均明显受限且程度相近,动态流量-容积环的吸气流速和呼气流速均呈现平台。多数学者认为,50%肺活量时呼气流速与吸气流速之比($FEF_{50\%}/FIF_{50\%}$)等于1是固定型上气道阻塞的特征。但与阻塞病变邻近的正常气道可出现可变型阻塞,对 $FEF_{50\%}/FIF_{50\%}$ 有一定的影响,应予以注意。

三、临床表现

急性上气道阻塞通常呈现突发性严重呼吸困难,听诊可闻及喘鸣音。初起喘鸣音呈吸气性,随着病情进展可出现呼气鼾鸣声。严重者可有缺氧等急性呼吸衰竭的表现。慢性上气道阻塞早期症状不明显。逐渐出现刺激性干咳、气急。喘鸣音可以传导至胸,因而容易误判为肺部哮鸣音,误诊为哮喘或慢性阻塞性肺疾病。因病因不同可有相应的症状或体征,如肿瘤常有痰中带血,声带麻痹则有声嘶和犬吠样咳嗽。

四、诊断

基本要点和程序如下:①对可疑患者的搜寻;②肺功能检测,特别要描记流量-容积曲线;③影像学或鼻咽喉科检查,寻找阻塞及其定位;④必要时借助喉镜或纤维支气管镜进行活组织检查,确立病理学诊断。

五、呼吸内科涉及上气道梗阻(UAO)的主要疾病及治疗

从定位而言呼吸内科涉及的 UAO 是指气管疾病,即胸内上气道阻塞。以下简要叙述除了肿瘤和感染之外的另几种重要气管疾病。

(一)气管支气管软化

本病病因和病理生理不清楚。临床见于气管切开术后(尤其是儿童)、黏多糖综合征(黏多糖在气管壁沉积),其他可能的原因有吸烟、老年性退化、过高气道压(可能继发于慢性下气道阻塞)、纤维组织先天性脆弱。气道软骨变软,弹力纤维丧失。肉眼观可分为两类,即"新月"型(后气道壁陷入管腔)和"刀鞘"型(侧壁塌陷)。主要症状是气急、咳嗽、咳痰、反复呼吸道感染和咯血。治疗方法主要有3种,即持续气道正压通气、气管切开和气管支架植入,可按病情严重程度参考其他相关因素进行选择。

(二)复发性多软骨炎(relapsing polychondritis,RP)

本病是一种累及全身软骨的自身免疫性结缔组织病,1923年,Jackson Wartenhorst首先描述。主要引起鼻、耳、呼吸道软骨的反复炎症与破坏,也有关节炎、巩膜炎及主动脉、心脏、肾脏受累的报道。约50%患者病变发生在气管和主支气管,与气管支气管软化非常相似,有作者认为RP是气管支气管软化的原因之一。临床表现咳嗽、声嘶、气急和喘鸣等。诊断的关键是医师在气急和喘鸣患者的临诊中熟悉和警惕本病。

肺功能流速-容量环描记、气管体层摄片均有助于发现上气道狭窄,最直接的诊断证据是纤维支气管镜检查显示气管软骨环消失和气道壁塌陷、狭窄。本病缺少实验室诊断标准。糖皮质激素类药物、氨苯砜和非甾体抗炎药可能有一定治疗作用。威胁生命时需要气管切开。气管支架植入可能在一定时期内获益。

(三)气管支气管淀粉样变

原发性淀粉样变累及气管支气管树比较少见。Thompson和Citron将其分为3种类型:①气管支气管型(影响上气道或中心性气道);②小结节性肺实质型(肺内单发或多发性小结节);③弥漫性肺泡间隔型。后两型常误诊为肺肿瘤,经手术或尸检病理确诊。气管支气管淀粉样变表现为大气道肿块或弥漫性黏膜下斑块。支气管镜下可见气管支气管壁呈鹅卵石状,管壁显著增厚,可延及较小的支气管。临床症状无特异性。诊断有赖于纤维支气管镜活检、标本镜检和刚果红阳性染色。本病预后不良,但进展可以相当缓慢,少数患者可生存数十年。病变弥漫累及较小支气管者约30%在4~6年死亡。治疗困难,激光凝灼、支架植入如果指征选择确当可以有一定效果。局部放疗偶尔也有帮助。最近有人提出可试用抗肿瘤化疗药物,但治疗反应很慢(6~12个月)。

(四)气管狭窄

气管狭窄相对常见,医源性(气管切开)为最常见原因,其他原因包括创伤、气道灼伤等。气管扩张术、支架植入和切除重建术可根据病情进行选择。气道灼伤引起的广泛狭窄治疗困难。

(五)气管支气管扩大

一种先天性异常,表现为气管和主支气管萎缩、弹力纤维缺乏和气道肌层减少,气管和支气管变软,导致吸气时显著扩张,而呼气时狭窄陷闭。植入支架似乎是最好和唯一的治疗选择。

(六)骨质沉着性气管支气管病

本病是老年人气管支气管的退行性病变,表现为气管支气管黏膜下软骨性或骨性小结节,如息肉样。轻者无症状,严重和广泛病变患者可出现咳嗽、咯血、气急、反复呼吸道感染及肺不张等。气管镜下摘除气道块状病灶可以有益。

(李 瑞)

第四节 肺不张

肺不张是指一个或多个肺段或肺叶的容量或含气量减少。由于肺泡内气体吸收,肺不张通常伴有受累区域的透光度降低,邻近结构(支气管、肺血管、肺间质)向不张区域聚集,有时可见肺泡腔实变,其他肺组织代偿性气肿。肺小叶、段(偶为肺叶)之间的侧支气体交通可使完全阻塞的区域仍可有一定程度的透光。

肺不张可分为先天性或后天获得性两种。先天性肺不张是指婴儿出生时肺泡内无气体充盈,临床上有严重的呼吸困难与发绀,患儿多在出生后死于严重的缺氧。临床绝大多数肺不张为后天获得性,为本节讨论的重点。

一、病因和发病机制

根据累及的范围肺不张可分为段、小叶、叶或整个肺的不张,也可根据其发生机制分为阻塞性(吸收性)和非阻塞性,后者包括粘连性、被动性、压迫性、瘢痕性和坠积性肺不张。大多数肺不张由叶或段的支气管内源性或外源性的阻塞所致。阻塞远端的肺段或肺叶内的气体吸收,使肺组织皱缩,在胸片上表现为不透光区域,一般无支气管空气征,又称吸收性肺不张。若为多发性或周边的阻塞,可出现支气管空气征。非阻塞性肺不张通常由瘢痕或粘连所致,表现为肺容量的下降,多有透光度降低,一般有支气管空气征。瘢痕性(挛缩性)肺不张来自慢性炎症,常伴有肺实质不同程度的纤维化。此种肺不张通常继发于支气管扩张、结核、真菌感染或机化性肺炎。

粘连性肺不张有周围气道与肺泡的塌陷,可为弥漫性(如透明膜病)、多灶性(如手术后及膈肌运动障碍所致的微小肺不张与亚段肺不张)或叶、段肺不张(如肺栓塞),其机制尚未完全明确,可能与缺乏表面活性物质有关。

压迫性肺不张是由肺组织受邻近的扩张性病变的推压所致,如肿瘤、肺气囊、肺大疱,而松弛性(被动性)肺不张由胸腔内积气、积液所致,常表现为圆形肺不张。盘状肺不张较为少见,其发生与横膈运动减弱(常见于腹水时)或呼吸动度减弱有关。

(一)支气管阻塞

叶、段支气管部分或完全性阻塞可引起多种放射学改变,其中之一为肺不张。阻塞的后果与阻塞的程度、病变的可变性、是否有侧支气体交通等因素有关。引起阻塞的病变可在管腔内、外或管壁内。

当气道发生阻塞后,受累部分肺组织中的血管床开始吸收空气,使肺泡逐渐萎陷。在既往健康的肺脏,阻塞后24小时空气将完全吸收。氧气的弥散速率远远高于氮气,吸入100%纯氧的患者在阻塞后1小时即可发生肺不张。空气吸收使胸腔内负压增高,促使毛细血管渗漏,液体潴留于不张肺的间质与肺泡中,此种情况类似"淹溺肺"。但支气管的阻塞并非一定引起肺不张。如果肺叶或肺段之间存在良好的气体交通,阻塞远端的肺组织可以保持正常的通气,甚至可以发生过度膨胀。

临床上黏液性或黏液脓性痰栓引起的支气管阻塞和随后的肺叶、段或全肺不张较为常见。痰栓多位于中央气道,形成均一的肺叶、段透光度降低,可有或没有支气管空气征。如果周围气道有痰栓存在，则无气体的肺实质可显露出中央气道的支气管空气征。手术后肺不张是最常见的阻塞性肺不张，大手术后的发生率约5%。这类患者通常有慢性支气管炎、重度吸烟或手术前呼吸道感染的病史。其他易患因素包括麻醉时间过长、上腹部手术、术中和术后气道清洁较差，以及黏液纤毛系统清除功能受损。此种患者多在术后24～48小时出现发热、心动过速与呼吸急促。咳嗽有痰声但咳嗽无力，受累区域叩呈浊音，呼吸音降低。纤维支气管镜检查常可见相应支气管有散在的黏液栓。患者常继发感染，若在支气管完全堵塞之前发生感染，则可因肺实变而不致形成完全性的肺不张。偶在神经疾病时由于呼吸肌无力或昏迷状态形成黏液栓而致肺不张。此时咳嗽无力是主要因素，而呼吸道感染常为易患因素。慢性化脓性支气管炎患者偶可因黏稠的分泌物形成栓子而发生肺不张。

胸壁疾病所致肺不张常发生于受累侧的下肺。多根肋骨骨折形成连枷胸可显著影响同侧肺清除分泌物的能力，而单根骨折若错位明显，同样可因疼痛而抑制呼吸造成肺不张，特别见于分泌物较多的慢性支气管炎患者。胸部外伤引起肺不张的其他原因还包括支气管内的血凝块堵塞或支气管裂伤。

支气管哮喘患者急性发作时细支气管可形成活瓣样阻塞，导致广泛的双侧肺过度膨胀，但偶尔黏稠的黏液栓也可引起段或叶的不张。此种情况多见于儿童。一般通过抗哮喘治疗即可奏效，但有时可能需要紧急的支气管镜吸出痰栓。成年哮喘患者若发生肺不张，常提示有变应性支气管肺曲霉菌病所致黏液嵌塞的可能性。

黏液黏稠病（胰囊性纤维变性）的晚期也可因黏液栓引起肺不张。

（二）异物吸入

异物吸入主要见于婴幼儿，常见吸入物为花生、瓜子、糖果、鱼刺、笔帽等，偶见于带义齿或昏迷、迟钝的老年人。工作时习惯将小零件、小工具含在口中也可吸入。面部创伤，特别是车祸伤，也可吸入碎牙。

儿童吸入异物常有明确的吸入史。吸入当时有突发的呛咳或说话时咳嗽，随后有数分钟到数月的无症状期。此后患儿有慢性咳嗽，常可闻及喘息或喘鸣，可咳脓痰。有机性异物可迅速产生严重的咽-气管-支气管炎，有发热与中毒症状。由于医师未能想到吸入的可能，或所提的问题不当，常常不能搜集到异物吸入的病史，如果无症状间隙期太长，更不易将症状与吸入史联系起来。

体格检查所见与阻塞的程度有关，也取决于异物是固定的还是活动的。异物形成部分开启的活瓣时，可闻及喘鸣，但很少有其他异常发现。由于患侧过度充气，气管和心尖可向健侧移位，受累区域呈过清音，呼吸音降低，可闻及吸气性或呼气性喘鸣。如有肺不张或阻塞性肺炎，气管和心尖冲动可向患侧移位。此时患侧胸廓变小，语颤降低，吸气时肋间隙内陷，叩诊呈浊音，触觉语颤降低，呼吸音降低或消失。受累肺可吸气性湿啰音。通过查体要分辨肺不张、阻塞性肺炎还是胸腔积液常常比较困难。

胸片有相当大的诊断价值，如果异物不透X线，胸片即可明确诊断并定位。若为透过X线异物，则平片上的阻塞性病变或其他的放射学改变也可提示异物所在。支气管内活瓣性病变所致的阻塞性肺过度充气是最常见的放射学改变。整叶的不张一般由完全性阻塞所致，但并不常见。如果阻塞部位在主支气管，整侧肺均可塌陷。依据阻塞的程度，可表现为复发性肺炎、支气管扩张或少见的肺脓肿。CT检查对明确异物的存在及其性质和部位价值更大。

如果临床上初步考虑为支气管内异物，应通过支气管镜检查证实，通过支气管镜检常常也能达到治疗的目的。大多数异物在镜下可以看到,某些植物性异物由于引起明显的炎症反应,可隐藏于水肿的黏膜下而不易发现。

(三)肿瘤性支气管狭窄

肺不张和阻塞性肺炎是中央型支气管肺癌最常见的放射学征象。同时也有相当数量的肺不张由支气管肺癌引起。完全性支气管阻塞主要见于鳞癌和大细胞未分化癌,而腺癌和小细胞癌较为少见。典型的患者为中老年男性,有多年重度吸烟史,常有呼吸道症状如咳嗽、咯血、咳痰、胸痛和气短。胸片可见肺门增大,纵隔增宽。在某些患者肿瘤体积较大,形成"S"征。支气管抽吸物或刷片做细胞学检查或支气管活检对于明确肿瘤所致的肺不张有极高的诊断价值,然而上叶不张由于纤维支气管镜操作的不便常不易窥见。支气管肺癌经皮肺穿刺或纵隔镜检查也可得到阳性结果,特别是有肺门增大或锁骨上淋巴结肿大时,后者还可直接活检。

肺内转移性肿瘤偶也侵及支气管使其阻塞。支气管镜检常有阳性发现,痰细胞学检查可发现肿瘤细胞,但不易与支气管肺癌鉴别诊断。肾上腺样瘤为支气管内转移的常见原因。肿瘤转移时也可因肿大的淋巴结压迫支气管而致肺不张。

支气管腺瘤恶性程度相对较低,主要来自支气管黏液腺。90%的支气管腺瘤为类癌,细胞来源似乎为嗜银细胞而非起源于腺体。黏液腺肿瘤包括柱状瘤(腺样囊性癌),黏液表皮腺瘤和混合性肿瘤。柱状瘤生长缓慢,但为支气管腺瘤中恶性程度最高者,切除后极易复发。

支气管腺瘤患者中男性与女性发病率相近,主要见于50岁以下人群,85%的患者有症状,如咳嗽、咯血、疼痛、反复发热及喘息。75%的患者胸片上有气道阻塞的证据,一般为肺不张、阻塞性肺气肿和阻塞性肺炎。支气管腺瘤常常较大部分位于支气管外,故在胸片上可见邻近肺门的中等大小的不透光阴影伴远端肺不张。肺脏广泛受累时有肺不张的体征。大多数腺瘤起源于较大的主支气管,故易在纤维支气管镜下窥见肿瘤并取活检。

通常腺瘤表面的支气管黏膜保持完整,纤维支气管镜下活检偶可引起大量出血。细胞学检查或支气管冲洗常无阳性发现。淋巴瘤也可引起支气管阻塞和肺不张。Hodgkin病可在支气管内浸润引起肺不张,同时常伴有其他部位的病变如纵隔淋巴结肿大、空洞形成、肺内结节或粗糙的弥漫性网状浸润。通过纤维支气管镜活检、冲洗或痰的细胞学检查常可做出诊断。肿大的淋巴结压迫所致肺不张极为罕见。一些非Hodgkin淋巴瘤也可引起肺不张,一般见于疾病的晚期,也可通过支气管镜检得以诊断。

良性支气管肿瘤比较少见。约有10%的畸胎瘤表现为孤立性支气管内肿瘤,除非引起阻塞性肺不张或阻塞性肺炎,一般无临床症状。其他支气管内良性肿瘤如平滑肌瘤、纤维瘤、神经鞘瘤、软骨瘤、血管瘤、脂肪瘤等也可引起阻塞性肺不张。支气管内乳头状瘤主要见于儿童,常为多发,通常合并有复发性咽部乳头状瘤病,可引起咳嗽、咯血、喘息。

肺泡细胞癌一般不会引起支气管阻塞。

(四)非肿瘤性支气管狭窄

支气管结核是引起良性支气管狭窄的最主要的原因。大多数患者肺不张发生于纤维空洞型肺结核,由结核性肉芽组织及溃疡引起狭窄,病变愈合期也可出现纤维性狭窄。在原发性肺结核,支气管阻塞和肺不张主要由肿大的淋巴结在管外压迫所致。结核性支气管狭窄的X线征象为迅速长大的薄壁空洞,伴有肺不张或支气管扩张。支气管镜检查及痰培养可以明确诊断。有时仅从纤维支气管镜下所见即可明确狭窄的性质为结核性。结核性肺不张还可由肺实质的瘢痕所致。肺真菌病,以及支气管内异物未及时处理时也可引起支气管狭窄。

非特异性局限性支气管炎为局限于肺叶或肺段开口处的炎症,严重的炎症和肉芽肿形成可阻塞支气管。这种少见疾病只能通过排除肿瘤、异物、特异性感染后做出诊断,有时需要开胸活检。大多数慢性炎症所致的支气管狭窄其原发病因不明,有时可能是由于管腔外的压迫所致。Wegener肉芽肿也可引起支气管狭窄和肺不张。支气管镜下活检通常不易明确诊断。

如果在外伤后未及时进行手术修复,大的支气管断裂可引起支气管狭窄和肺不张。肺不张可发生于急性损伤期,但多见于急性期后4~6周,其发生常不可预料。急性期通常表现为第1~3根肋骨单支或多支骨折,气胸,纵隔气肿和皮下气肿。最常见的原因是交通意外的顿挫伤。

支气管内结节病较少引起肺不张,但常可见到其他的放射学改变如肺门增大、肺内弥漫性网状影、结节影等。纤维支气管镜检查常可以做出诊断。

(五)支气管结石

支气管结石较为少见,是由支气管周围的钙化淋巴结穿破支气管壁形成,常见的病因为肺结核和组织胞浆菌病。临床症状有咳嗽、咯血与胸痛。咳出沙粒状物或钙化物质的病史极有诊断价值。如为不完全阻塞,可闻及喘鸣,而完全性阻塞则引起阻塞性肺炎和肺不张。造成阻塞的主要原因为围绕突出管腔的结石形成大量的肉芽肿组织。典型的胸片表现为肺不张与近端的多数钙化影。断层摄片和CT对于明确结石的存在及评价结石与支气管壁的关系甚有价值。75%的患者支气管镜检查可以明确诊断,若肉芽组织完全覆盖结石,则不易见到结石,这些患者只能由开胸活检明确诊断。

(六)黏液嵌塞

支气管分泌物浓缩可形成半固体或固体状的黏液嵌塞,此时由于侧支气体交通,远端的肺泡尚有气体充盈。出现肺不张后黏液嵌塞的特征性放射学征象变得不明显,如单个或多个结节影,"手指样""葡萄串"或"牙膏样"等改变。临床体征有哮喘、外周血和痰中嗜酸性粒细胞增多,实验室检查常可发现变应性曲霉菌病的证据。黏液嵌塞偶也发生于没有曲霉菌病的哮喘患者,或发生于囊性纤维化和支气管扩张患者。

支气管内阻塞性病变(如肿瘤)远端的黏液嵌塞也可出现上述X线征象。如果有气体通过阻塞处或有侧支通气,则不出现远端肺的萎陷。

(七)医源性肺不张

机械通气时带气囊的导管移位可迅速引起整侧肺的塌陷,多见于气囊导管超过隆嵴进入右侧主支气管,使左肺完全没有通气。听诊时受累肺没有呼吸音可立即确定诊断,故在更换导管后应定期进行胸部听诊。冠状动脉搭桥术后患者常出现左下肺不张,主要是由于手术时局部使用冰块所致,从而引起左膈神经麻痹。

(八)外源性压迫所致支气管堵塞

邻近结构异常压迫支气管也可引起肺不张,如动脉瘤、心腔扩大(特别是左心房)、肺门淋巴结肿大、纵隔肿瘤、纤维化性纵隔炎、囊肿及肺的恶性肿瘤。外源性压迫最常见为支气管周围肿大的淋巴结,其中右侧中叶最常受累。引起淋巴结肿大的疾病主要为结核,其次为真菌感染、淋巴瘤、转移性肿瘤。

普通胸片可见与肺不张同时存在的肺门肿大与血管异常,从而提示外源性压迫的可能性。胸部断层摄影和CT可进一步明确诊断。纤维支气管镜下在阻塞部位做黏膜活检有时可获得原发病的组织学资料,但在活检前必须排除动脉瘤。受压的支气管可能存在非特异性的炎症。

类癌的淋巴结肿大罕有压迫支气管,而淋巴瘤和转移性肿瘤也极少引起肺门淋巴结肿大。

此种情况下的肺不张通常由支气管内的直接侵犯而非外源性压迫所致。外源性包块跨壁性压迫儿童多于成人。

二、临床表现

肺不张的症状和体征取决于支气管阻塞发生的速度、受累的范围及是否合并感染。

(一)症状

短期内形成的阻塞伴大面积的肺脏萎陷，特别是合并感染时，患侧可有明显的疼痛、突发呼吸困难、发绀，甚至出现血压下降、心动过速、发热，偶可引起休克。缓慢形成的肺不张可以没有症状或只有轻微的症状。中叶综合征多无症状，但常有剧烈的刺激性干咳。

一些临床状况可提示支气管阻塞和肺不张的可能性。某些哮喘患儿若持续发作喘息，可发生肺不张，此时如有发热，则提示诊断。变应性曲霉菌病伴黏液嵌塞主要见于哮喘患者。外科手术后48小时出现发热和心动过速(手术后肺炎)常由肺不张引起。心脏手术后最易发生左下叶肺不张。胸壁疾病患者不能进行有效的咳嗽，是肺不张的易患因素，这种患者一旦出现呼吸系统症状，应考虑到肺不张的可能性。单根或多根肋骨骨折均可发生肺不张，特别是存在有慢性支气管炎时。

儿童出现呼吸系统症状时均应想到异物吸入的可能，特别是病史中有说话呛咳、窒息或咳嗽。患者常不能主动提供这类资料，需要通过有目的的询问加以排除。应注意到在异物吸入之后有一个长短不一的无症状期。成年人常可提供明确的异物吸入史，但迟钝或神志不清者例外。

继发于支气管肺癌的肺不张主要见于有吸烟史的中年或老年男性，常有慢性咳嗽史。这类情况常伴发感染，患者常有发热、寒战、胸痛及咳脓痰，反复少量咯血较具特征性。肿瘤向胸腔外转移时可出现明显的症状。支气管腺瘤女性多于男性，发病年龄较支气管肺癌小。呼吸道症状均无特异性，但多有咯血。偶尔患者可表现为类癌综合征，提示有肿瘤的广泛转移。

若病史中有肺结核、肺真菌感染、异物吸入或慢性哮喘，应注意有无支气管狭窄。以前有胸部创伤史应注意排除有无未发现的支气管裂伤和支气管狭窄。继发于支气管结石的肺不张患者约有50%有咳出钙化物质的历史，患者常常未加以注意，需要医师的提示。有的患者以为医师不相信会咳出"石头"，所以有意遗漏这段病史。支气管结石的其他常见症状包括慢性咳嗽、喘息、反复咯血及反复的肺部感染。此外，在重症监护病房的患者也易发生肺不张。

(二)体征

阻塞性肺不张的典型体征有肺容量减少的证据(触觉语颤减弱、膈肌上抬、纵隔移位)、叩浊、语音震颤和呼吸音减弱或消失。如果有少量的气体进入萎陷的区域，可闻及湿啰音。可有明显的发绀和呼吸困难，术后患者较有特征的是反复的带痰声而无力的咳嗽。如果受累的区域较小，或周围肺组织充分有效地代偿性过度膨胀，此时肺不张的体征可能不典型或缺如。非阻塞性肺不张其主要的支气管仍然通畅，故语音震颤常有增强，呼吸音存在。上叶不张因其邻近气管，可在肺尖闻及支气管呼吸音。下叶不张的体征与胸腔积液和单侧膈肌抬高的体征相似。

体检时发现与基础疾病有关的体征，可提供诊断线索。黏液栓、黏液嵌塞或继发于哮喘的支气管狭窄所致的肺不张，听诊可闻及特征性的呼气性哮鸣。支气管肺癌可有杵状指或其他转移征象。淋巴瘤所致肺不张可发现有不同部位的淋巴结肿大。肺不张伴颈静脉曲张和肝脏长大常提示纤维化性纵隔炎。心血管疾病所致的压迫性肺不张可发现心脏杂音、奔马律、发绀或心力衰竭的体征。胸部创伤时触诊较易发现一根或多根肋骨骨折，吸气时出现连枷胸。由于胸壁肌肉无力所致的肺不张常有基础的神经肌肉疾病的证据。

三、诊断

在临床症状与体征的基础上,以下检查手段可明确是否存在肺不张,并为病因诊断提供线索。

(一)放射学检查

放射学检查是诊断肺不张最重要的手段。常规胸部平片通常即可明确叶或段不张的存在及其部位。肺不张的放射学表现变化较大,常常是不典型的。在投照条件不够的前后位或后前位摄片,由于心脏的掩盖,左下叶不张常易漏诊。上叶不张可误认为纵隔增宽,包裹性积液也与肺不张相似,且大量胸腔积液可掩盖下叶不张。支气管空气征可排除完全性支气管阻塞,但不能除开肺叶萎陷。

在不张的肺段或肺叶的顶部发现钙化的淋巴结,对诊断支气管结石有重要意义。纤维化性纵隔炎及各种炎性淋巴结肿大时可发现纵隔钙化。

变应性曲霉菌病、黏液黏稠症、淋巴瘤、不透X线的异物和支气管裂伤均有相应的放射学异常征象。异物阻塞主支气管时,常规胸片可发现一侧肺变小,透光度降低,另一侧肺体积增大,透光度增加。这一现象可能表示:①一侧肺因活瓣阻塞而过度膨胀,压迫对侧肺使其不张;②一侧肺阻塞后发生吸收性不张,对侧肺代偿性过度膨胀。荧光透视和比较吸气末与呼气末的胸片可以鉴别上述两种情况,因为只有支气管通畅的肺在吸气、呼气之间容量有明显的变化。

断层摄片对下述情况帮助较大:描述萎陷肺叶的位置与形状,有无支气管空气征,有无钙化及其位置,阻塞病变的性状,有无管腔内引起阻塞的包块。CT检查对于此类问题的诊断价值更大,特别是对下述情况明显优于断层摄影,包括明确支气管腔内阻塞性病变的位置甚或性质,探查肿大的纵隔淋巴结,鉴别纵隔包块与纵隔周围的肺不张。支气管造影主要用于了解非阻塞性肺不张中是否存在支气管扩张,但目前已基本为CT所取代。如怀疑肺不张由肺血栓所致,可考虑行肺通气-灌注显像或肺血管造影,相对而言血管造影的特异性较高。

对纤维化性纵隔炎所致肺不张的患者,上腔静脉血管造影有一定的价值。心血管疾病引起压迫性肺不张时可选择多种影像学手段。

(二)实验室检查

血液常规检查对肺不张的鉴别诊断价值有限。哮喘及伴有黏液嵌塞的肺曲霉菌感染血嗜酸性粒细胞增多,偶尔也可见于Hodgkin病、非Hodgkin淋巴瘤、支气管肺癌和结节病。阻塞远端继发感染时有中性粒细胞增多、红细胞沉降率增快。慢性感染和淋巴瘤多有贫血。结节病、淀粉样变、慢性感染和淋巴瘤可见γ球蛋白增高。

血清学试验检测抗曲霉菌抗体对诊断肺变应性曲霉菌感染的敏感性与特异性较高,组织胞浆菌病和球孢子菌病引起支气管狭窄时特异性补体结合试验可为阳性。

血及尿中检出5-羟色胺对支气管肺癌引起的类癌综合征有诊断价值。

(三)支气管镜检查

支气管镜检查是肺不张最有价值的诊断手段之一,可用于大部分患者。多数情况下可在镜下直接看到阻塞性病变并取活检。如果使用硬质支气管镜,则可扩张狭窄部位并取出外源性异物或内源性的结石。如异物或支气管结石被肉芽组织包绕,则在镜下不易明确诊断。

支气管腺癌表面通常覆盖有一层正常的上皮组织,如果肿瘤无蒂,易被误认为腔内的压迫性病变。但大部分腺癌有蒂,有助于判断其支气管的起源。支气管类癌血管丰富,活检时易出血,此时应留待开胸手术时切除,而不应盲目活检。有时支气管肺癌表面也可覆盖一层肉芽组织,镜下活检只能取到炎症组织。此时如果阻塞的支气管尚存细小的缝隙,也可通过深部刷检取得肿瘤学证据。对于支气管外的压迫性病变,支气管黏膜的活检偶尔可发现与基础病变有关的组织学异常。但管外的搏动性包块切忌活检。

对于黏液栓引起的阻塞性肺不张,纤维支气管镜下抽吸既是诊断性的也是治疗性的。纤维支气管镜下活检与刷检对引起阻塞的良性和恶性肿瘤、结节病及特异性炎症也有诊断价值。

四、治疗

(一)急性肺不张

急性肺不张(包括手术后急性大面积的肺萎陷)需要尽快去除基础病因。如果怀疑肺不张由阻塞所致,而咳嗽、吸痰、24小时的呼吸治疗与物理治疗仍不能缓解时,或者患者不能配合治疗措施时,应当考虑行纤维支气管镜检查。支气管阻塞的诊断一旦确定,治疗措施即应针对阻塞病变及合并的感染。纤维支气管镜检查时可吸出黏液栓或浓缩的分泌物而使肺脏得以复张。如果怀疑异物吸入,应立即行支气管镜检查,较大的异物可能需经硬质支气管镜取出。

肺不张患者的一般处理如下:①卧位时head低脚高,患侧向上,以利于引流;②适当的物理治疗;③鼓励翻身、咳嗽、深呼吸。如果在医院外发生肺不张,如由异物吸入所致,而又有感染的临床或实验室证据,应当使用广谱抗生素。住院患者应根据病原学资料和药物敏感试验选择针对性强的抗生素。神经肌肉疾病引起的反复发生的肺不张,试用 $0.49\sim1.47$ kPa($5\sim15$ cmH_2O)的经鼻导管持续气道正压通气可能有一定的帮助。

(二)慢性肺不张

肺萎陷的时间越久,则肺组织毁损、纤维化或继发支气管扩张的可能性越大。任何原因的肺不张均可继发感染,因此若有痰量及痰中脓性成分增加,应使用适当的抗生素。部分结核性肺不张通过抗结核治疗也可使肺复张。以下情况应考虑手术切除不张的肺叶或肺段:①缓慢形成或存在时间较久的肺不张,常继发慢性炎症使肺组织机化挛缩,此时即使解除阻塞性因素,肺脏也难于复张;②由于肺不张引起频繁的感染和咯血。如由肿瘤阻塞所致肺不张,应根据细胞学类型、肿瘤的范围与患者的全身情况,决定是否进行手术治疗及手术的方式。放疗与化疗也可使部分患者的症状得以缓解。对某些管腔内病变可试用激光治疗。

五、预防

慢性支气管炎及重度吸烟是手术后肺不张的主要易患因素,因此应在术前戒烟并训练咳嗽与深呼吸。应避免使用作用时间过长的麻醉方式,术后尽量少用镇静剂,以免抑制咳嗽反射。麻醉结束时不应使用100%的纯氧。患者应每小时翻身一次,鼓励咳嗽和深呼吸。必要时可雾化吸入支气管扩张药,雾化吸入生理盐水也可达到湿化气道,促进分泌物排出的目的。

由胸廓疾病、神经肌肉疾病或中枢神经疾病所致通气不足,或呼吸浅快,以及长期进行机械通气的患者,均有发生肺不张的可能,应予以特别注意并进行严密的监护。

(李 瑞)

第五节 慢性阻塞性肺疾病

慢性阻塞性肺疾病(COPD)由于其患病人数多,死亡率高,社会经济负担重,已成为一个重要的公共卫生问题。

COPD是一种具有气流受限特征的可以预防和治疗的疾病,气流受限不完全可逆、呈进行性发展,与气道和肺部对有害颗粒或有害气体的慢性炎症反应增强有关。急性加重和合并症对个体患者的整体疾病严重程度产生影响。COPD的一些危险因素可以作为COPD一级预防,如吸烟、室内空气污染及控制不佳的哮喘。戒烟对于吸烟的COPD患者是最重要的干预措施。由于COPD是有害物质累积暴露的结果,其他暴露包括粉尘、烟雾和烟草应尽可能避免。

COPD与慢性支气管炎和肺气肿密切相关,多数患者是由慢性支气管炎和肺气肿发展而来。通常,慢性支气管炎是指在除外慢性咳嗽的其他已知原因后,患者每年咳嗽、咳痰3个月以上,并连续2年者。肺气肿则指肺部终末细支气管远端气腔出现异常持久的扩张,并伴有肺泡壁和细支气管的破坏而无明显的肺纤维化。当慢性支气管炎、肺气肿患者肺功能检查出现气流受限,并且不能完全可逆时,则能诊断COPD。如患者只有"慢性支气管炎"和/或"肺气肿",而无气流受限,则不能诊断为COPD。可将具有咳嗽、咳痰症状的慢性支气管炎视为COPD的高危者。

支气管哮喘及一些已知病因或具有特征病理表现的气流受限疾病,如支气管扩张症、肺结核纤维化病变、肺囊性纤维化、弥漫性泛细支气管炎以及闭塞性细支气管炎等,均不属于COPD。

一、危险因素

引起COPD的主要危险因素是遗传与环境共同作用的结果。比如具有相同吸烟的人,只有其中一些人发展为COPD,这是由于遗传性疾病易感性或其生存时间不同所致。

(一)基因

COPD是一种多基因疾病。已知的遗传因素为α_1-抗胰蛋白酶缺乏。α_1-抗胰蛋白酶是一种主要的血循环中蛋白酶的抑制剂。重度α_1-抗胰蛋白酶缺乏与非吸烟者的肺气肿形成有关。在我国α_1-抗胰蛋白酶缺乏引起的肺气肿迄今尚未见正式报道。在患有严重COPD的吸烟同胞中,已观察到气流阻塞具有显著的家族性风险,这提示遗传因素可能影响对本病的易感性。通过对遗传血统分析,已证实基因组中有数个区域可能含有COPD易感基因,包括染色体2q。遗传相关性研究已涉及COPD发病中一系列基因,包括转移生长因子β1(TGF-β1),微粒环氧化物水解酶1(MEPHX1),肿瘤坏死因子α(TNFα)。然而,这些遗传相关性研究的结果还很不一致,且影响COPD发病的功能性基因变异(除外α_1-抗胰蛋白酶缺乏)还没有被明确证实。

支气管哮喘和气道高反应性是COPD的危险因素,气道高反应性可能与机体某些基因和环境因素有关。

(二)环境因素

1.有害物质接触

由于个体一生中可能暴露于一系列不同类型的可吸入颗粒,各种颗粒,根据其大小和成分,致病风险各不同,总的风险取决于暴露的浓度和时间总体情况。在个体一生中可能遇到的吸入性暴露中,仅有烟草烟雾、职业性粉尘及化学物质(蒸汽,刺激剂,烟雾)是已知的可导致COPD的危险因素。

(1)吸烟是目前最常见的导致COPD的危险因素。吸烟者出现呼吸道症状和肺功能异常的概率更高,每年FEV_1下降的速度更快,COPD的死亡率更高。但并非所有的吸烟者均发展成具有显著临床症状的COPD,这提示遗传因素必定影响每个个体的患病风险。在严重COPD患者,与男性比较,女性的气道管腔更小,气道壁(相对于管腔周径)增厚更为明显,肺气肿则较为局限,其特征为气腔更小,外周病变相对较少。

被动吸烟也会致使出现呼吸道症状和COPD,这是由于增加肺脏的可吸入颗粒和气体负担所致。怀孕期间吸烟,可能会影响宫内胎儿的肺脏生长发育及免疫系统的形成,进而使胎儿面临日后患病的风险。

(2)职业粉尘与化学物质:当职业性粉尘及化学物质(烟雾、变应原、有机与无机粉尘,化学物质及室内空气污染等)的浓度过大或接触时间过久,均可导致与吸烟无关的COPD发生。

(3)室内空气污染:木材、动物粪便、农作物残梗、煤炭、以明火在通风功能不佳的火炉中燃烧,可导致很严重的室内空气污染,是导致COPD的一个很重要的危险因素,尤其是发展中国家的女性。

(4)室外空气污染:城镇严重的空气污染对已有心肺疾病的个体很有害。室外空气污染在COPD致病中的地位尚不清楚,与吸烟相比似乎不很重要。此外,也很难评价长期暴露于大气污染中的单一污染物的作用。然而,城市中因燃烧石油造成的空气污染,主要源于机动车辆排放的尾气,与呼吸功能下降有关。

2.肺脏生长与发育

肺脏生长与妊娠,出生及童年时暴露史等过程有关。肺功能的最大测定值降低(通过肺功能仪测定),可识别出那些具有发展成为COPD的高危人群。在妊娠及童年时期,任何可影响肺脏生长的因素均具有潜在的增加个体发生COPD风险的作用。

3.感染

感染(细菌或病毒)在COPD的发生与疾病进展中起一定作用,细菌定植与气道炎症有关,并在急性发作中发挥重要作用。曾患肺结核,幼年时有严重的呼吸道感染史与成年时肺功能下降及呼吸道症状增加有关。

4.社会经济状态

发生COPD的风险与社会经济状态呈负相关。这可能与低社会经济状态与暴露于室内及室外空气污染物、拥挤、营养状态差或其他因素有关。

二、发病机制

香烟烟雾等慢性刺激物作用于气道,使气道发生异常炎症反应。氧化与抗氧化失衡和肺部的蛋白酶和抗蛋白酶失衡进一步加重COPD肺组织炎症。遗传因素可能参与其中。这些机制共同促进COPD病理改变(图4-4)。

(一)炎症

COPD表现为以中性粒细胞、肺巨噬细胞、淋巴细胞为主的炎症反应。这些细胞释放炎症介质,并与气道和肺实质的结构细胞相互作用。

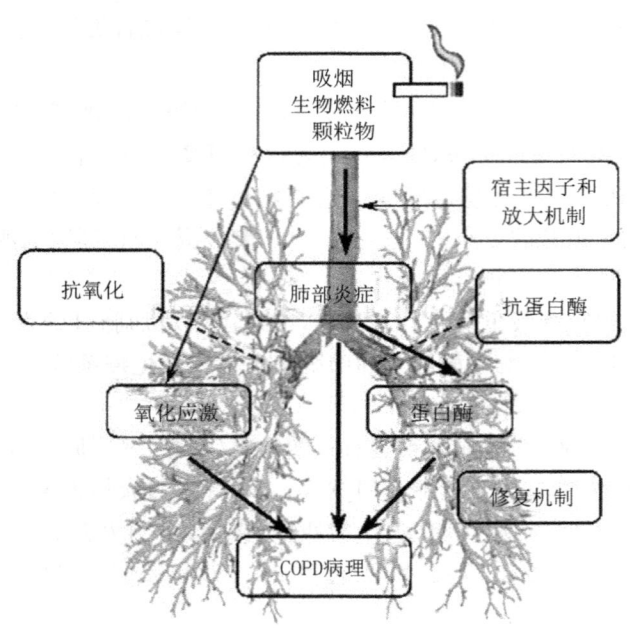

图 4-4 COPD 的发病机制

COPD 以气道、肺实质和肺血管的慢性炎症为特征,在肺的不同部位有肺泡巨噬细胞、T 淋巴细胞(尤其是 CD_8^+)和中性粒细胞增加,部分患者有嗜酸性粒细胞增多。激活的炎症细胞释放多种介质,包括白三烯 B4(LTB4)、白细胞介素-8(IL-8)、肿瘤坏死因子 α(TNF-α)和其他介质。这些介质能破坏肺的结构和/或促进中性粒细胞炎症反应。吸入有害颗粒或气体可导致肺部炎症;吸烟能诱导炎症并直接损害肺脏;COPD 的各种危险因素都可产生类似的炎症过程,从而导致 COPD 的发生。

(二)氧化应激

氧化应激是加重 COPD 炎症的重要机制。COPD 患者呼出气浓缩物、痰、体循环中氧化应激的生物标志(如过氧化氢和 8-前列烷)增加。COPD 急性加重时氧化应激进一步增加。香烟烟雾和其他吸入颗粒能产生氧化物,由活化的炎症细胞如巨噬细胞和中性粒细胞释放。COPD 患者内源性抗氧化物产生下降。氧化应激对肺组织造成一些不利的影响,包括激活炎症基因、使抗蛋白酶失活、刺激黏液高分泌,并增加血浆渗出。这些有害反应大多数是由过硝酸盐介导,通过超氧阴离子和一氧化氮的相互作用产生。而一氧化氮是由诱导型一氧化氮合酶产生,主要表达在 COPD 患者的外周气道和肺实质。氧化应激也能引起 COPD 患者肺组织组蛋白去乙酰酶活型下降,导致炎症基因表达增加,同时糖皮质激素的抗炎活性下降。

(三)蛋白酶和抗蛋白酶的失衡

COPD 患者肺组织中分解结缔组织的蛋白酶和对抗此作用的抗蛋白酶之间存在失衡。COPD 患者中炎症细胞和上皮细胞释放的几种蛋白酶表达增加,并存在相互作用。弹性蛋白是肺实质结缔组织的主要成分,蛋白酶引起弹性蛋白破坏,是导致肺气肿的重要原因,而肺气肿是不可逆的。

(四)自主神经系统功能紊乱

胆碱能神经张力增高也在 COPD 发病中起重要作用。参与的主要因素有以下 5 种。

1.迷走神经反射增强

由于气道的慢性非特异性炎症,使得分布于气道上皮细胞间及上皮细胞下的刺激性受体的活性阈值降低,对烟雾等化学机械性刺激的敏感性提高,通过迷走神经反射,使乙酰胆碱(Ach)释放增加。

2.突触前受体的功能异常

在胆碱能神经末梢存在一些对 Ach 释放起着负反馈抑制作用的受体,如组织胺 H_3 受体,肾上腺素能 β_2 受体、α_2 受体及 M_2 受体,这些突触前受体的功能障碍,均导致 Ach 释放的增加。

3.抑制性非肾上腺素能非胆碱能(iNANC)神经功能障碍

iNANC 神经释放的血管活性肠肽(VIP)除能拮抗 Ach 所致的气道平滑肌痉挛外,还能抑制胆碱能神经传递,抑制 Ach 的释放。VIP 分泌减少或功能障碍均可导致 Ach 释放增加。

4.基础迷走神经张力作用增强

正常人在安静状态下,迷走神经持续发放一定的冲动,以维持气道一定的张力,给正常人抗胆碱能药物或肺移植时切断迷走神经均能引起支气管舒张,证实了基础迷走神经张力的存在。在 COPD 患者,由于气道黏膜充血水肿,黏液腺肥大,黏液栓塞,导致管腔狭窄,使迷走神经的基础张力明显增强。

5.M 受体的数量或功能异常

副交感神经节后纤维所释放的 Ach 是通过靶细胞上 M 受体而发挥作用,COPD 患者存在 M 受体的数量或功能的异常,参与了胆碱能神经张力增高。

由于遗传因素或炎症细胞和介质的作用,肺内源性蛋白酶和抗蛋白酶失衡,为肺气肿性的主要机制,氧化作用和其他炎症后果也起作用

三、病理

COPD 特征性的病理学改变存在于中央气道、外周气道、肺实质和肺的血管系统。在中央气道(气管、支气管以及内径>4 mm 的细支气管),表层上皮炎症细胞浸润,黏液分泌腺增大和杯状细胞增多使黏液分泌增加。在外周气道(内径<2 mm 的小支气管和细支气管)内,慢性炎症导致气道壁损伤和修复过程反复循环发生。修复过程导致气道壁结构重构,胶原含量增加及瘢痕组织形成,这些病理改变造成气腔狭窄,引起固定性气道阻塞。

COPD 患者典型的肺实质破坏表现为小叶中央型肺气肿,涉及呼吸性细支气管的扩张和破坏。病情较轻时,这些破坏常发生于肺的上部区域,但病情发展,可弥漫分布于全肺,并有肺毛细血管床的破坏。

COPD 肺血管的改变以血管壁的增厚为特征,这种增厚始于疾病的早期。内膜增厚是最早的结构改变,接着出现平滑肌增加和血管壁炎症细胞浸润。COPD 加重时,平滑肌、蛋白多糖和胶原的增多进一步使血管壁增厚。COPD 晚期继发肺心病时,部分患者可见多发性肺细小动脉原位血栓形成。

四、病理生理

在 COPD 肺部病理学改变的基础上出现相应 COPD 特征性病理生理学改变,包括黏液高分泌、纤毛功能失调、气流受限、肺过度充气、气体交换异常、肺动脉高压和肺心病以及全身的不良效应。黏液高分泌和纤毛功能失调导致慢性咳嗽及多痰。呼气气流受限,是 COPD 病理生理改

变的标志,是疾病诊断的关键,主要是由气道固定性阻塞及随之发生的气道阻力增加所致。

小气道炎症程度、纤维化和腔内渗出物与 FEV_1,FEV_1/FVC 降低相关,并且可能与COPD的特征性表现 FEV_1 进行性下降相关。外周气道阻塞使得在呼气时气体陷闭,导致过度充气。尽管肺气肿引起气体交换异常比引起 FEV_1 下降更为常见,但在呼气时能促进气体陷闭,尤其是当疾病发展到重度时,肺泡与小气道的附着受到破坏。过度充气使吸气容积下降,导致功能残气量增加,尤其是在运动时,引起呼吸困难和运动能力受限。目前认为,过度充气在疾病早期即可出现,是引起劳力性呼吸困难的主要原因。作用在外周气道的支气管扩张剂能减轻气体陷闭,因此可降低肺容积,改善症状和运动能力。

随着COPD的进展,外周气道阻塞、肺实质破坏及肺血管的异常等减少了肺气体交换能力,产生低氧血症,以后可出现高碳酸血症。长期慢性缺氧可导致肺血管广泛收缩和肺动脉高压,常伴有血管内膜增生,某些血管发生纤维化和闭塞,造成肺循环的结构重组。COPD晚期出现的肺动脉高压是其重要的心血管并发症,并进而产生慢性肺源性心脏病及右心衰竭,提示预后不良。

COPD的炎症反应不只局限于肺部,也可以导致全身不良效应。全身炎症表现为全身氧化负荷异常增高、循环血液中细胞因子浓度异常增高以及炎症细胞异常活化等。患者骨质疏松、抑郁、慢性贫血及心血管疾病风险增加。COPD的全身不良效应具有重要的临床意义,它可加剧患者的活动能力受限,使生活质量下降,预后变差。

五、临床表现

(一)病史特征

1.吸烟史

多有长期较大量吸烟史。

2.职业性或环境有害物质接触史

如较长期粉尘、烟雾、有害颗粒或有害气体接触史。

3.家族史

COPD有家族聚集倾向。

4.发病年龄及好发季节

多于中年以后发病,症状好发于秋冬寒冷季节,常有反复呼吸道感染及急性加重史。随病情进展,急性加重愈渐频繁。

5.慢性肺源性心脏病史

COPD后期出现低氧血症和/或高碳酸血症,可并发慢性肺源性心脏病和右心衰竭。

(二)症状

1.慢性咳嗽

通常为首发症状。初起咳嗽呈间歇性,早晨较重,以后早晚或整日均有咳嗽,但夜间咳嗽并不显著。少数病例咳嗽不伴咳痰。也有部分病例虽有明显气流受限但无咳嗽症状。

2.咳痰

咳嗽后通常咳少量黏液性痰,部分患者在清晨较多;合并感染时痰量增多,常有脓性痰。

3.气短或呼吸困难

这是COPD的标志性症状,是使患者焦虑不安的主要原因,早期仅于劳力时出现,后逐渐加重,以致日常活动甚至休息时也感气短。

4.喘息和胸闷

不是COPD的特异性症状。部分患者特别是重度患者有喘息；胸部紧闷感通常于劳力后发生，与呼吸费力、肋间肌等容性收缩有关。

5.全身性症状

在疾病的临床过程中，特别在较重患者，可能会发生全身性症状，如体重下降、食欲减退、外周肌肉萎缩和功能障碍、精神抑郁和/或焦虑等。合并感染时可咳血痰或咯血。

(三)体征

COPD早期体征可不明显。随疾病进展，常有以下体征。

1.视诊及触诊

胸廓形态异常，包括胸部过度膨胀、前后径增大、剑突下胸骨下角(腹上角)增宽及腹部膨凸等；常见呼吸变浅，频率增快，辅助呼吸肌如斜角肌及胸锁乳突肌参加呼吸运动，重症可见胸腹矛盾运动；患者不时采用缩唇呼吸以增加呼出气量；呼吸困难加重时常采取前倾坐位；低氧血症者可出现黏膜及皮肤发绀，伴右心衰竭者可见下肢水肿、肝脏增大。

2.叩诊

由于肺过度充气使心浊音界缩小，肺肝界降低，肺叩诊可呈过度清音。

3.听诊

两肺呼吸音可减低，呼气延长，平静呼吸时可闻干性啰音，两肺底或其他肺野可闻湿啰音；心音遥远，剑突部心音较清晰响亮。

六、诊断

(一)肺功能检查

肺功能检查尤其是通气功能检查是判断气流受限的客观指标，其重复性好，对COPD的诊断、严重度评价、疾病进展、预后及治疗反应等均有重要意义。气流受限是以FEV_1和FEV_1与用力肺活量(FVC)之比(FEV_1/FVC)降低来确定的。FEV_1/FVC是COPD的一项敏感指标，可检出轻度气流受限。FEV_1占预计值的百分比是中、重度气流受限的良好指标，它变异性小，易于操作，应作为COPD肺功能检查的基本项目。吸入支气管舒张剂后FEV_1/FVC%<70%者，可确定为不能完全可逆的气流受限。呼气峰流速(PEF)及最大呼气流量——容积曲线(MEFV)也可作为气流受限的参考指标，但COPD时PEF与FEV_1的相关性不够强，PEF有可能低估气流阻塞的程度。气流受限可导致肺过度充气，使肺总量(TLC)、功能残气量(FRC)和残气容积(RV)增高，肺活量(VC)减低。TLC增加不及RV增加的程度大，故RV/TLC增高。肺泡隔破坏及肺毛细血管床丧失可使弥散功能受损，一氧化碳弥散量(DL-CO)降低，DLCO与肺泡通气量(VA)之比(DLCO/VA)比单纯DLCO更敏感。深吸气量(IC)是潮气量与补吸气量之和，IC/TLC是反映肺过度膨胀的指标，它在反映COPD呼吸困难程度甚至反映COPD生存率上具有意义。作为辅助检查，支气管舒张试验结果与基础FEV_1值及是否处于急性加重期和以往的治疗状态等有关，在不同时期检查结果可能不尽一致，因此要结合临床全面分析。但其在临床应用中仍有一定价值，因为：①有利于鉴别COPD与支气管哮喘，或二者同时存在；②可获知患者能达到的最佳肺功能状态；③与预后有更好的相关性；④可能预测患者对支气管舒张剂的治疗反应。

(二)胸部X线检查

X线检查对确定肺部并发症及与其他疾病(如肺间质纤维化、肺结核等)鉴别有重要意义。

COPD早期胸片可无明显变化,以后出现肺纹理增多、紊乱等非特征性改变;主要X线征为肺过度充气:肺容积增大,胸腔前后径增长,肋骨走向变平,肺野透亮度增高,横膈位置低平,心脏悬垂狭长,肺门血管纹理呈残根状,肺野外周血管纹理纤细稀少等,有时可见肺大疱形成。并发肺动脉高压和肺源性心脏病时,除右心增大的X线征外,还可有肺动脉圆锥膨隆,肺门血管影扩大及右下肺动脉增宽等。

(三)胸部CT检查

CT检查一般不作为常规检查。但是,在鉴别诊断时,CT检查有益,高分辨CT(HRCT)对辨别小叶中心型或全小叶型肺气肿及确定肺大疱的大小和数量,有很高的敏感性和特异性,对预计肺大疱切除或外科减容手术等的效果有一定价值。

(四)血气检查

当FEV_1<40%预计值时或具有呼吸衰竭或右心衰竭的COPD患者,均应做血气检查。血气异常首先表现为轻、中度低氧血症。随疾病进展,低氧血症逐渐加重,并出现高碳酸血症。呼吸衰竭的血气诊断标准为海平面吸空气时动脉血氧分压(PaO_2)<8.0 kPa(60 mmHg)伴或不伴动脉血二氧化碳分压($PaCO_2$)>6.7 kPa(50 mmHg)。

(五)其他实验室检查

COPD患者可见血红蛋白及红细胞增高或减低。并发感染时,痰涂片可见大量中性白细胞,痰培养可检出各种病原菌,常见者为肺炎链球菌、流感嗜血杆菌、卡他摩拉菌、肺炎克雷伯杆菌等。反复住院和行机械通气的患者可见不动杆菌的和铜绿假单胞菌等。

七、治疗

COPD疾病管理包括缓解症状、改善运动耐力、改善健康状态、阻止疾病进展、预防和治疗急性加重、降低病死率。其中前3项主要针对缓解症状,后3项主要是降低风险。

(一)稳定期治疗

1.教育与管理

通过教育与管理可以提高患者及有关人员对COPD的认识和自身处理疾病的能力,更好地配合治疗和加强预防措施,减少反复加重,维持病情稳定,提高生活质量。主要内容包括:①教育与督促患者戒烟;②使患者了解COPD的病理生理与临床基础知识;③掌握一般和某些特殊的治疗方法;④学会自我控制病情的技巧,如腹式呼吸及缩唇呼吸锻炼等;⑤了解赴医院就诊的时机;⑥社区医师定期随访管理。

2.控制职业性或环境污染

避免或防止粉尘、烟雾及有害气体吸入。

3.药物治疗

药物治疗用于预防和控制症状,减少急性加重的频率和严重程度,提高运动耐力和生活质量。根据疾病的严重程度,逐步增加治疗,如果没有出现明显的药物不良反应或病情的恶化,应在同一水平维持长期的规律治疗。根据患者对治疗的反应及时调整治疗方案。

(1)支气管舒张剂:支气管舒张剂可松弛支气管平滑肌、扩张支气管、缓解气流受限,是控制COPD症状的主要治疗措施。短期按需应用可缓解症状,长期规则应用可预防和减轻症状,增加运动耐力,但不能使所有患者的FEV_1得到改善。与口服药物相比,吸入剂不良反应小,因此多首选吸入治疗。

主要的支气管舒张剂有 β_2 激动剂、抗胆碱药及甲基黄嘌呤类,根据药物的作用及患者的治疗反应选用。定期用短效支气管舒张剂较为便宜,但不如长效制剂方便。不同作用机制与作用时间的药物联合可增强支气管舒张作用、减少不良反应。β_2 受体激动剂、抗胆碱药物和/或茶碱联合应用,肺功能与健康状况可获进一步改善。①β_2 受体激动剂:主要有沙丁胺醇、特布他林等,为短效定量雾化吸入剂,数分钟内开始起效,15~30 分钟达到峰值,持续疗效 4~5 小时,每次剂量 100~200 μg(每喷 100 μg),24 小时不超过 8~12 喷。主要用于缓解症状,按需使用。福莫特罗为长效定量吸入剂,作用持续 12 小时以上,与短效 β_2 激动剂相比,作用更有效与方便。福莫特罗吸入后 1~3 分钟起效,常用剂量为 4.5~9 μg,每天 2 次。②抗胆碱药:主要品种有异丙托溴铵气雾剂,可阻断 M 胆碱受体。定量吸入时,开始作用时间比沙丁胺醇等短效 β_2 受体激动剂慢,但持续时间长,30~90 分钟达最大效果。维持 6~8 小时,剂量为 40~80 μg(每喷 20 μg),每天 3~4 次。该药不良反应小,长期吸入可改善 COPD 患者健康状况。噻托溴铵选择性作用于 M_3 和 M_1 受体,为长效抗胆碱药,作用长达 24 小时以上,吸入剂量为 18 μg,每天 1 次。长期吸入可增加深吸气量(IC),减低呼气末肺容积(EELV),进而改善呼吸困难,提高运动耐力和生活质量,也可减少急性加重频率。对于轻症患者效果可能会更好一些。③茶碱类药物:可解除气道平滑肌痉挛,在 COPD 应用广泛。另外,还有改善心搏血量、舒张全身和肺血管,增加水盐排出,兴奋中枢神经系统、改善呼吸肌功能以及某些抗炎作用等。但总的来看,在一般治疗量的血药浓度下,茶碱的其他多方面作用不很突出。缓释型或控释型茶碱每天 1 次或 2 次口服可达稳定的血浆浓度,对 COPD 有一定效果。茶碱血药浓度监测对估计疗效和不良反应有一定意义。血茶碱浓度 >5 mg/L,即有治疗作用;>15 mg/L 时不良反应明显增加。吸烟、饮酒、服用抗惊厥药、利福平等可引起肝脏酶受损并缩短茶碱半衰期;老人、持续发热、心力衰竭和肝功能明显障碍者,同时应用西咪替丁、大环内酯类药物(红霉素等)、氟喹诺酮类药物(环丙沙星等)和口服避孕药等都可能使茶碱血药浓度增加。

(2)糖皮质激素:COPD 稳定期长期应用糖皮质激素吸入治疗并不能阻止其 FEV_1 的降低趋势。长期规律的吸入糖皮质激素较适用于 $FEV_1<50\%$ 预计值(Ⅲ级和Ⅳ级)并且有临床症状以及反复加重的 COPD 患者。这一治疗可减少急性加重频率,改善生活质量。联合吸入激素和 β_2 激动剂,比各自单用效果好,目前已有布地奈德/福莫特罗、氟地卡松/沙美特罗两种联合制剂。但在 FEV_1 低于 60% 的患者,长效 β_2 激动剂、吸入糖皮质激素及其联合药物治疗,减低了肺功能下降速率。对 COPD 患者,不推荐长期口服糖皮质激素治疗。

(3)其他药物。①祛痰药(黏液溶解剂):COPD 气道内可产生大量黏液分泌物,可促使继发感染,并影响气道通畅,应用祛痰药似有利于气道引流通畅,改善通气,但除少数有黏痰患者获效外,总的来说效果并不十分确切。常用药物有盐酸氨溴索、乙酰半胱氨酸等。②抗氧化剂:COPD 气道炎症使氧化负荷加重,促使 COPD 的病理、生理变化。应用抗氧化剂如 N-乙酰半胱氨酸、羧甲司坦等可降低疾病反复加重的频率。③免疫调节剂:对降低 COPD 急性加重严重程度可能具有一定的作用。但尚未得到确证,不推荐作常规使用。④疫苗:流感疫苗可减少 COPD 患者的严重程度和死亡,可每年给予 1 次(秋季)或 2 次(秋、冬)。它含有杀死的或活的、无活性病毒,应每年根据预测的病毒种类制备。肺炎球菌疫苗含有 23 种肺炎球菌荚膜多糖,已在 COPD 患者应用,但尚缺乏有力的临床观察资料。

4.氧疗

COPD 稳定期进行长期家庭氧疗(LTOT)对具有慢性呼吸衰竭的患者可提高生存率。对血流动力学、血液学特征、运动能力、肺生理和精神状态都会产生有益的影响。LTOT应在Ⅳ级极重度COPD患者应用,具体指征是:①PaO_2≤7.3 kPa(55 mmHg)或动脉血氧饱和度(SaO_2)≤88%,有或没有高碳酸血症。②PaO_2 7.3~8.0 kPa(55~60 mmHg),或SaO_2<89%,并有肺动脉高压、心力衰竭水肿或红细胞增多症(红细胞比容>55%)。LTOT一般是经鼻导管吸入氧气,流量1.0~2.0 L/min,吸氧持续时间>15 h/d。长期氧疗的目的是使患者在海平面水平,静息状态下,达到PaO_2≥8.0 kPa(60 mmHg)和/或使SaO_2升至90%,这样才可维持重要器官的功能,保证周围组织的氧供。

5.康复治疗

康复治疗可以使进行性气流受限、严重呼吸困难而很少活动的患者改善活动能力、提高生活质量,是COPD患者一项重要的治疗措施。它包括呼吸生理治疗,肌肉训练,营养支持、精神治疗与教育等多方面措施。在呼吸生理治疗方面包括帮助患者咳嗽,用力呼气以促进分泌物清除;使患者放松,进行缩唇呼吸以及避免快速浅表的呼吸以帮助克服急性呼吸困难等措施。在肌肉训练方面有全身性运动与呼吸肌锻炼,前者包括步行、登楼梯、踏车等,后者有腹式呼吸锻炼等。在营养支持方面,应要求达到理想的体重;同时避免过高碳水化合物饮食和过高热量摄入,以免产生过多二氧化碳。

(二)急性加重期的治疗

1.确定COPD急性加重的原因

引起COPD加重的最常见原因是气管-支气管感染,主要是病毒、细菌的感染。部分病例加重的原因难以确定,环境理化因素改变可能有作用。肺炎、充血性心力衰竭、心律失常、气胸、胸腔积液、肺血栓栓塞症等可引起酷似COPD急性发作的症状,需要仔细加以鉴别。

2.COPD急性加重的诊断和严重性评价

COPD加重的主要症状是气促加重,常伴有喘息、胸闷、咳嗽加剧、痰量增加、痰液颜色和/或黏度改变以及发热等,此外亦可出现全身不适、失眠、嗜睡、疲乏抑郁和精神紊乱等症状。当患者出现运动耐力下降、发热和/或胸部影像异常时可能为COPD加重的征兆。气促加重,咳嗽痰量增多及出现脓性痰常提示细菌感染。

与加重前的病史、症状、体征、肺功能测定、动脉血气检测和其他实验室检查指标进行比较,对判断COPD加重的严重度甚为重要。应特别注意了解本次病情加重或新症状出现的时间,气促、咳嗽的严重度和频度,痰量和痰液颜色,日常活动的受限程度,是否曾出现过水肿及其持续时间,既往加重时的情况和有无住院治疗,以及目前的治疗方案等。本次加重期肺功能和动脉血气结果与既往对比可提供极为重要的信息,这些指标的急性改变较其绝对值更为重要。对于严重COPD患者,神志变化是病情恶化和危重的指标,一旦出现需及时送医院救治。是否出现辅助呼吸肌参与呼吸运动,胸腹矛盾呼吸、发绀、外周水肿、右心衰竭,血流动力学不稳定等征象亦有助于判定COPD加重的严重程度。

肺功能测定:加重期患者,常难以满意地完成肺功能检查。FEV_1<1 L可提示严重发作。

动脉血气分析:在海平面呼吸空气条件下,PaO_2<8.0 kPa(60 mmHg)和/或SaO_2<90%,提示呼吸衰竭。如PaO_2<6.7 kPa(50 mmHg),$PaCO_2$>9.3 kPa(70 mmHg),pH<7.30提示病情危重,需进行严密监护或入住ICU行无创或有创机械通气治疗。

胸部X线影像、心电图(ECG)检查:胸部X线影像有助于COPD加重与其他具有类似症状的疾病相鉴别。ECG对心律失常、心肌缺血及右心室肥厚的诊断有帮助。螺旋CT、血管造影和血浆 D-二聚体检测在诊断 COPD 加重患者发生肺栓塞时有重要作用,但核素通气灌注扫描在此诊断价值不大。低血压或高流量吸氧后 PaO_2 不能升至 8.0 kPa(60 mmHg)以上可能提示肺栓塞的存在,如果临床上高度怀疑合并肺栓塞,则应同时处理 COPD 和肺栓塞。

其他实验室检查:血红细胞计数及血细胞比容有助于了解有无红细胞增多症或出血。部分患者血白细胞计数增高及中性粒细胞核左移可为气道感染提供佐证。但通常白细胞计数并无明显改变。

当 COPD 加重症状有脓性痰者,应给予抗生素治疗。肺炎链球菌、流感嗜血杆菌及卡他莫拉菌是 COPD 加重患者最普通的病原菌。若患者对初始抗生素治疗反应不佳时,应进行痰培养及细菌药物敏感试验。此外,血液生化检查有助于确定引起 COPD 加重的其他因素,如电解质紊乱(低钠、低钾和低氯血症等),糖尿病危象或营养不良等,也可发现合并存在的代谢性酸碱失衡。

3.院外治疗

对于 COPD 加重早期,病情较轻的患者可以在院外治疗,但需注意病情变化,及时决定送医院治疗的时机。

COPD 加重期的院外治疗包括适当增加以往所用支气管舒张剂的量及频度。若未曾使用抗胆碱药物,可以用异丙托溴铵或噻托溴铵吸入治疗,直至病情缓解。对更严重的病例,可给予数天较大剂量的雾化治疗。如沙丁胺醇 2 500 μg,异丙托溴铵 500 μg,或沙丁胺醇 1 000 μg 加异丙托溴铵 250~500 μg 雾化吸入,每天 2~4 次。

全身使用糖皮质激素对加重期治疗有益,可促进病情缓解和肺功能的恢复。如患者的基础 FEV_1<50%预计值,除支气管舒张剂外可考虑口服糖皮质激素,泼尼松龙,每天 30~40 mg,连用 7~10 天。也可糖皮质激素联合长效 $β_2$ 受体激动剂雾化吸入治疗。

COPD 症状加重,特别是咳嗽痰量增多并呈脓性时应积极给予抗生素治疗。抗生素选择应依据患者肺功能及常见的致病菌结合患者所在地区致病菌及耐药流行情况,选择敏感抗生素。在院外治疗的 COPD 急性加重患者,通常病情都不很重。主要病原体多为流感嗜血杆菌、肺炎链球菌、卡他莫拉菌、病毒等。因此,除确诊为单纯病毒感染可不应用抗菌药物外,都应给予适当的抗菌药物。可选择以下药物:青霉素、β-内酰胺类/酶抑制剂(阿莫西林/克拉维酸)、大环内酯类(阿奇霉素、克拉霉素、罗红霉素等),第一代或二代头孢菌素(头孢呋辛、头孢克洛)、多西环素、左氧氟沙星等,这些药物除青霉素外,可使用口服制剂,较重者注射给药。

4.住院治疗

COPD 急性加重病情严重者需住院治疗。COPD 急性加重到医院就诊或住院治疗的指标:①症状显著加剧,如突然出现的静息状况下呼吸困难;②出现新的体征或原有体征加重(如发绀、外周水肿);③新近发生的心律失常;④有严重的伴随疾病;⑤初始治疗方案失败;⑥高龄 COPD 患者的急性加重;⑦诊断不明确;⑧院外治疗条件欠佳或治疗不力。

COPD 急性加重收入重症监护治疗病房(ICU)的指征:①严重呼吸困难且对初始治疗反应不佳;②精神障碍,嗜睡,昏迷;③经氧疗和无创正压通气(NIPPV)后,低氧血症[PaO_2<6.7 kPa(50 mmHg)]仍持续或呈进行性恶化,和/或高碳酸血症[$PaCO_2$>9.3 kPa(70 mmHg)]无缓解甚至有恶化,和/或严重呼吸性酸中毒(pH<7.30)无缓解,甚至恶化。

COPD 加重期主要的治疗方案有以下几种。

(1)根据症状、血气、X 线胸片等评估病情的严重程度。

(2)控制性氧疗：氧疗是COPD加重期住院患者的基础治疗。无严重合并症的COPD加重期患者氧疗后易达到满意的氧合水平（$PaO_2>60$ mmg 或 $SaO_2>90\%$）。但吸入氧浓度不宜过高，需注意可能发生潜在的二氧化碳潴留及呼吸性酸中毒，给氧途径包括鼻导管或Venturi面罩，其中Ventruri面罩更能精确地调节吸入氧浓度。氧疗30分钟后应复查动脉血气，以确认氧合满意，且未引起二氧化碳潴留和/或呼吸性酸中毒。

(3)抗生素：COPD急性加重多由细菌感染诱发，故抗生素治疗在COPD加重期治疗中具有重要地位。当患者呼吸困难加重，咳嗽伴有痰量增多及脓性痰时，应根据COPD严重程度及相应的细菌分层情况，结合当地区常见致病菌类型及耐药流行趋势和药物敏情况尽早选择敏感抗生素。如对初始治疗方案反应欠佳，应及时根据细菌培养及药敏试验结果调整抗生素。通常COPD Ⅰ级轻度或Ⅱ级中度患者加重时，主要致病菌多为肺炎链球菌、流感嗜血杆菌及卡他莫拉菌。属于COPD Ⅲ级重度及Ⅳ级严重患者急性加重，除以上常见细菌外，尚可有肠杆菌科细菌、铜绿假单胞菌及耐甲氧西林金黄色葡萄球菌。发生铜绿假单胞菌的危险因素有近期住院、频繁应用抗菌药物、以往有铜绿假单胞菌分离或寄植的历史等。要根据细菌可能的分布采用适当的抗菌药物治疗。抗菌治疗应尽可能将细菌负荷降低到最低水平，以延长COPD急性加重的间隔时间。长期应用广谱抗生素和糖皮质激素易继发深部真菌感染，应密切观察真菌感染的临床征象并采用防治真菌感染措施。抗生素使用疗程一般情况下3～7天，根据病情需要可适当延长。在我国，目前疗程往往偏长。

(4)支气管舒张剂：短效β_2受体激动剂较适用于COPD急性加重期的治疗。若效果不显著，建议加用抗胆碱能药物（为异丙托溴铵，噻托溴铵等）。对于较为严重的COPD加重者，可考虑静脉滴注茶碱类药物。由于茶碱类药物血清浓度个体差异较大，治疗窗较窄，监测血清茶碱浓度对于评估疗效和避免不良反应的发生都有一定意义。β_2受体激动剂，抗胆碱能药物及茶碱类药物由于作用机制不同，药代及药动学特点不同且分别作用于不同大小的气道，所以联合应用，可获得更大的支气管舒张作用。不良反应的报道亦不多。

(5)糖皮质激素：COPD加重期住院患者宜在应用支气管舒张剂基础上，口服或静脉滴注糖皮质激素，激素的剂量要权衡疗效及安全性，建议口服泼尼松30～40 mg/d，连续7～10天后逐渐减量停药。也可以静脉给予甲泼尼松龙，40 mg每天1次，3～5天后改为口服。延长给药时间不能增加疗效，相反会使不良反应增加。

(6)机械通气：可通过无创或有创方式给予机械通气，根据病情需要，可首选无创性机械通气。机械通气无论是无创或有创方式都不是一种治疗，而是生命支持的一种方式，在此条件下，通过药物治疗消除COPD加重的原因使急性呼吸衰竭得到逆转。进行机械通气患者应有动脉血气监测。

在决定终末期COPD患者是否使用机械通气时还需充分考虑到病情好转的可能性，患者自身及家属的意愿以及强化治疗的条件是否允许。

使用最广泛的3种通气模式包括辅助控制通气（A-CMV），压力支持通气（PSV）或同步间歇强制通气（SIMV）与PSV联合模式（SIMV+PSV）。因COPD患者广泛存在内源性呼气末正压（PEEPi），为减少因PEEPi所致吸气功耗增加和人机不协调，可常规加用一适度水平（为PEEPi的70%～80%）的外源性呼气末正压（PEEP）。COPD的撤机可能会遇到困难，需设计和实施一个周密方案。NIPPV已被用于帮助早期脱机并初步取得了良好的效果。

(7)其他住院治疗措施：在出入量和血电解质监测下适当补充液体和电解质；注意维持液体

和电解质平衡;注意补充营养,对不能进食者需经胃肠补充要素饮食或予静脉高营养;对卧床、红细胞增多症或脱水的患者,无论是否有血栓栓塞性疾病史均需考虑使用肝素或低分子肝素;注意痰液引流,积极排痰治疗(如刺激咳嗽,叩击胸部,体位引流等方法)。

(三)合并症的治疗

识别并治疗伴随疾病对COPD的预后有着重要的影响。COPD经常合并存在其他疾病,对预后产生重要影响。一般来说,存在合并症并不需要改变COPD的治疗,合并症亦应按照其应有的治疗方案进行。心血管疾病是COPD最常见和最主要的合并症。骨质疏松和抑郁症也是其重要的合并症,这二者在临床实际中可能诊断不足,对健康状态和疾病预后产生不良影响。肺癌在COPD患者常见,是轻度COPD患者的主要死亡原因。休克,弥散性血管内凝血,上消化道出血,胃功能不全等是急性加重期经常遇到的问题,需要及时正确处理。

(蒋　娜)

第六节　哮喘-慢阻肺重叠

支气管哮喘(简称哮喘)和慢性阻塞性肺疾病(简称慢阻肺)是两种常见的慢性气道阻塞性疾病,二者共同的病理、生理特点是气流受限,但临床特点和发病机制不同。通常认为,哮喘和慢阻肺是两种不同的疾病,但近年来发现两者存在一些重叠,称为哮喘-慢阻肺重叠。2014年全球哮喘防治创议(Global Initiative for Asthma,GINA)和慢性阻塞性肺疾病全球创议(GOLD)科学委员会共同提出哮喘-慢阻肺重叠综合征的新名称。2014年GOLD更新版中增加了哮喘-慢阻肺重叠综合征(asthma COPD overlap syndrome,ACOS)简介一章。2014年5月GINA更新版中新增第五章"哮喘、慢阻肺和ACOS",对ACOS的定义进行了描述。2015年GINA和2015年GOLD(简称2015年GINA/GOLD)联合指南修订版也介绍了ACOS的定义、临床特征描述、诊断等。2017年,GINA建议将哮喘-慢阻肺重叠综合征(ACOS)一词改为哮喘-慢阻肺重叠(asthma COPD overlap,ACO),原因之一为避免将其认为是一种单一或独立的疾病。ACO可能包括不同潜在机制导致的多种疾病。

目前ACO的定义是在哮喘和慢阻肺各自定义的基础上提出的一种对其临床特征的描述:ACO是以持续性气流受限为特征,同时具备哮喘和慢阻肺的特征,也就是说,一个患者同时并存哮喘和慢阻肺,才可以诊断为ACO。哮喘和慢阻肺有多种表型,因此增加了对这两种疾病精准诊断的难度,临床上有时并不能明确区分某位患者患的是哮喘还是慢阻肺。有时会遇到一些哮喘患者合并慢阻肺的情况;例如在儿童时期有哮喘病史的吸烟患者,中年后逐渐出现肺功能固定性气流受限的慢阻肺特点(如果高分辨率CT显示存在肺气肿及弥散功能下降,有助于ACO的诊断);另外,也有一些慢阻肺患者合并哮喘的情况;如长期吸烟的中老年患者,出现接触致敏因素后反复发作性喘息,对糖皮质激素治疗反应良好,肺功能显示固定性气流阻塞伴有可逆性气流受限的情况(呼出气一氧化碳增高、诱导痰嗜酸性粒细胞增高,需考虑ACO诊断)。上述这些患者同时具备哮喘和慢阻肺两种疾病的特点,应考虑为ACO。因此,ACO的诊断基于识别患者具有哮喘和慢阻肺两种疾病的特征。

目前,关于哮喘或慢阻肺的临床研究常排除两者并存的情况(哮喘合并慢阻肺或慢阻肺合并哮喘），尚无针对 ACO 患者的多中心、前瞻性、随机对照临床试验研究，因而关于 ACO 的定义、诊断标准及治疗等尚无循证医学的证据。

由于 ACO 在吸烟者及中老年人群多见，与单纯哮喘或慢阻肺比较，ACO 患者的急性加重和住院次数更多，肺功能及生活质量更差，死亡风险更大，医疗费用及医疗资源消耗更高。ACO 已成为重要的公共卫生问题。

一、流行病学及危险因素

ACO 的患病率在由医师诊断的慢性阻塞性气道疾病患者中为 15%～20%，在普通人群中约为 2%。Zeki 等报道，ACO 的患病率为 15%～55%。ACO 的发病率随着年龄增长而提高，澳大利亚 Gibson 等对年龄≥55 岁的稳定期阻塞性气道疾病患者进行研究，发现 65% 的患者为哮喘-慢阻肺重叠，而只有 16% 是单纯哮喘，21% 的患者是单纯慢阻肺。

文献报道，ACO 的危险因素为高龄、哮喘、气道高反应性、吸烟、反复下呼吸道感染、肺功能快速下降及肺发育不良等。易感人群为有儿童早期感染或宫内因素，婴儿肺发育不良，儿童时期频繁发生急性发作的严重哮喘，长期哮喘导致肺功能明显下降伴持续性气道重构者。对于早发型哮喘患者，长期吸烟可导致固定性气流受限，最后发展为 ACO。

二、发病机制

ACO 的发病机制和病理、生理过程尚未明确。ACO 与哮喘和慢阻肺之间有遗传学、病理学和功能学的部分重叠。ACO 的发病机制可能与气道炎症、气道高反应性、气道重塑、气道结构破坏及遗传因素和环境因素等综合因素有关。目前发现，ACO 是由不同潜在机制的多种临床通路及分子学机制共同作用的结果。

（一）气道炎症

哮喘通常以嗜酸性粒细胞炎症为主，由 $CD4^+$ T 细胞介导的 Th2 细胞被活化并释放 IL-4、IL-5、IL-13 等炎症介质，引起可逆的气流受限，糖皮质激素（简称激素）治疗效果好。吸烟或重症哮喘患者的中性粒细胞计数显著升高且升高的程度与第一秒用力呼吸容积（FEV_1）下降的速度显著相关。而慢阻肺好发于中年吸烟者，其气道炎症以中性粒细胞、$CD8^+$ T 细胞和巨噬细胞浸润为主，并释放 IL-6、IL-8、IL-1β、TNF-α，导致气道炎症和气道结构破坏。但慢阻肺急性加重期患者的嗜酸性粒细胞计数现显著增加。因此提示，中性粒细胞炎性反应和嗜酸性粒细胞炎性反应在 ACO 的发病中具有重要作用。ACO 可能是嗜酸性粒细胞和中性粒细胞共同介导的重叠气道炎症，因而临床上表现为哮喘与慢阻肺的重叠。ACO 的哮喘与慢阻肺的炎症可能存在共同的发病机制，并在不同的情况下表现出不同的炎症特征。

（二）气道高反应性

文献报道，约 92% 的 ACO 患者存在气道高反应性（airway hyperresponsiveness，AHR）；而在单纯哮喘和慢阻肺患者中，AHR 发生率分别为 67% 和 15%。AHR 是哮喘病理、生理的重要特征，而在慢阻肺患者中亦可观察到 AHR，但发生率明显低于哮喘，而且哮喘和慢阻肺的 AHR 的发生机制不同。AHR 可能是哮喘和慢阻肺患者临床症状加重和肺功能下降的早期表现。已明确，哮喘患者 AHR 主要是过敏体质、家族遗传及环境因素的相互作用，使用支气管舒张治疗后呼气流速改善明显，气流受限可逆。慢阻肺的发病则与吸烟或生物燃料等有毒烟雾或颗粒有关，已经证实慢阻肺患者存在着不可逆性的呼气流速下降。此外，吸烟导致 AHR 的进一步加重,其严重程度与哮喘和慢阻肺症状加重及 FEV_1 的下降显著相关。

(三)气道重塑

哮喘和慢阻肺都存在气道重塑,包括上皮下纤维化、杯状细胞化生、平滑肌细胞增生或肥大等。气道重塑是哮喘和慢阻肺的重要病理生理特征,也是病情进展、反复发作、难以痊愈的重要原因。哮喘和慢阻肺患者的气道上皮层具有相同的特点——杯状细胞和鳞状上皮化生。气道重塑是哮喘的特征,表现为气道上皮细胞黏液化生、上皮下纤维化、气道平滑肌增生肥大、上皮下胶原沉积和纤维化、血管增生等。哮喘的气道重塑与气道高反应性和气道炎症等相关,随着疾病进展,可导致不可逆气道阻塞。慢阻肺气道重塑主要与气道炎症的持续存在及异常修复的反复发生以及蛋白酶-抗蛋白酶失衡、氧化应激、细胞凋亡等有关。慢阻肺的气道重塑主要发生在小气道和肺实质,存在小气道杯状细胞过度增生以及类似于哮喘的大气道杯状细胞过度增生。慢阻肺的气道壁增厚涉及上皮、网状基底膜、气道平滑肌和黏液腺,但不如哮喘表现突出。

文献报道,吸烟的哮喘患者高分辨率胸部CT可见肺气肿,且其气道壁增厚程度大于慢阻肺。吸烟的慢阻肺患者肺结构的改变主要为肺泡壁的破坏,而非吸烟的ACO患者肺结构的改变则主要为气道重塑。ACO患者的网状基底膜层较慢阻肺更厚,气体陷闭更多,气道壁更厚。文献报道,ACO患者胸部HRCT显示的支气管壁增厚较单纯慢阻肺患者更显著,提示ACO气道受损更为严重。文献显示,ACO的气道阻塞不仅发生在大气道,也常见于小气道,气道重塑广泛存在于整个呼吸道,而小气道重塑主要发生在肺功能下降的慢阻肺及长期稳定的哮喘患者。哮喘和慢阻肺患者肺功能下降主要与小气道重塑密切相关,因而小气道重塑的抑制和逆转将可能成为今后哮喘和慢阻肺及ACO治疗研究的重点。

(四)气道结构破坏

哮喘的肺实质结构改变主要为肺泡附着异常和肺泡周围弹性纤维减少,主要发生在细支气管周围。慢阻肺则为肺泡壁的破坏并直接导致肺气肿。长期吸入烟草烟雾、生物燃料燃烧废气等有毒气体和颗粒导致氧化应激、胰蛋白酶-抗胰蛋白酶比例失衡、结构细胞的凋亡以及气道慢性炎症等是慢阻肺发生肺气肿的主要机制。哮喘和慢阻肺均存在远端肺实质的破坏,两者气道结构改变的机制存在一定的重叠,如胰蛋白酶表达的上调和弹力蛋白降解的加速也可以在哮喘中出现,而与哮喘发病机制有关的 $CD4^+$ T 细胞介导并释放的 IL-13 也可以诱导小鼠产生肺气肿。气道结构改变的最终结果是一过性或持久性气道狭窄。研究发现,ACO患者支气管壁增厚程度大于单纯慢阻肺患者,且更多出现气体闭陷而更少出现肺气肿。

(五)遗传因素和环境因素

哮喘的发病与家族遗传因素、过敏性体质及环境因素等有关。部分ACO患者有哮喘家族史及过敏体质,总IgE升高,诱导痰嗜酸性粒细胞增多和呼出气一氧化氮(fractional exhaled nitric oxide,FeNO)升高,提示ACO可能与家族遗传、特应性过敏体质及环境因素有关。基因分析发现,ACO患者显示GPR65基因的单核苷酸多态性。但目前ACO的全基因组相关研究尚不清楚,有待于确定ACO相关的遗传基因。

三、临床表现及相关检查

(一)哮喘-慢阻肺重叠的临床表现

1.发病年龄及易感人群

ACO的患病率与年龄呈正相关,发病多在40岁以上,50岁以下人群患病率<10%,80岁及

以上者患病率≥50%。但也有部分患者在儿童期或青少年期出现症状。ACO 多见于目前或既往有哮喘史、过敏性疾病和/或生物燃料接触史和吸烟史者。ACO 多发生于以下人群：①在儿童期或青年期有哮喘病史伴有长期吸烟史，或者儿童时期反复出现下呼吸道感染或肺发育不全以及肺功能下降，中年后逐渐出现肺功能固定性气流受限。②长期吸烟的中老年患者在接触过敏因素后出现反复发作性喘息，对糖皮质激素治疗反应良好。

2.症状及体征

主要症状为持续性劳力性呼吸困难，慢性咳嗽、咳痰或有喘息、气短、胸闷等症状，可随时间出现波动变化。早期患者查体可以正常，常部分患者可有口唇发绀、桶状胸、杵状指，听诊可有哮鸣音或湿啰音。

3.病史及实验室检查

多在当前或既往被诊断为哮喘，有过敏史或家族哮喘史和/或有毒物质暴露史。ACO 常见于有特应性特征的气道炎症患者，如诱导痰嗜酸性粒细胞增多和 FeNO 升高，总 IgE 升高及变应原检测阳性。ACO 痰中也可见中性粒细胞。

4.其他

治疗后临床症状可部分或显著减轻，疾病进展较为常见，且需要高强度治疗。急性加重较慢阻肺患者更多见，但经治疗后可减少，并发症可加重疾病损害。

(二)哮喘-慢阻肺重叠的肺功能特点

1.持续性气流受限

吸入支气管舒张剂后 $FEV_1/FVC<0.7$。

2.气流受限变异性增高

(1)可逆性气流受限：吸入支气管舒张剂后，FEV_1 较基础值改善增加≥12%，FEV_1 绝对值增加 200 mL。

(2)显著的可逆性气流受限：吸入支气管舒张剂后，FEV_1 较基础值改善增加≥12%，FEV_1 绝对值增加 400 mL。

3.气道高反应性

Zeki 等报道，当哮喘或慢阻肺患者出现以下两种情况，包括肺功能变化，即可考虑诊断 ACO：①哮喘患者存在部分可逆性气流受限，伴或不伴肺气肿或一氧化碳弥散量(DL_{CO})<80%预计值。②具有肺气肿的慢阻肺患者伴有可逆或部分可逆性气流阻塞，伴或不伴对环境或食物等过敏或 DL_{CO} 下降。

(三)哮喘-慢阻肺重叠的影像学表现

ACO(尤其在早期)的影像学表现可以正常。胸部 X 线或 CT 异常表现与慢阻肺类似，包括肺过度充气、气道壁增厚、气体陷闭、肺透亮度增加、肺气肿或肺大疱等，有时可见支气管壁增厚和肺动脉高压的征象。

四、诊断及鉴别诊断

现阶段 ACO 的诊断主要参考 2015 年 GINA/GOLD 联合指南、西班牙慢阻肺专家共识和 2017 年 GINA。2017 年 GINA 提出了慢性气流受限疾病的综合诊断流程及 ACO 的初步诊断方法。

(一)2017 年 GINA 中的慢性气流受限疾病综合诊断流程及初步诊断分步法

2017 年 GINA 对哮喘、慢阻肺和 ACO 的诊断和鉴别诊断提出了一个分步骤进行的方法,共分为 5 个步骤。

第一步:诊断慢性气道疾病,即确定患者是否存在慢性气道受限性疾病。

第二步:哮喘、慢阻肺、ACO 临床综合诊断,即确定患者是否符合哮喘、慢阻肺和 ACO 的初步诊断。

第三步:肺功能检查,即通过肺功能检查有无气流受限及气流变异度增加(支气管舒张试验阳性或 AHR),确定初步的临床诊断。

第四步:开始初始治疗,即如果症状评估提示为哮喘或 ACO,或难以鉴别哮喘与慢阻肺,或不能确诊慢阻肺,应按哮喘的治疗原则开始初始治疗,并进一步检查以确定或修改诊断。

第五步:专科检查或转诊,即确定有无转诊的需要。对于哮喘或慢阻肺不典型,诊断不确定为 ACO 或出现持续症状或病情加重,需要排除其他疾病或合并其他肺部疾病时,需要转诊呼吸科专科进行进一步检查及诊断。

具体方法详述如下。

1.第一步:诊断慢性气道疾病

诊断应根据患者是否属于易感人群、病史、体格检查、影像学及其他资料(如呼吸道疾病筛查问卷等),明确患者是否存在慢性气道疾病或相关风险,同时除外其他可能引起呼吸道症状的疾病。

(1)慢性气道疾病的病史及临床症状特点:①慢性或反复咳嗽、咳痰、呼吸困难或喘息,或反复发作急性下呼吸道感染。②既往曾被医师诊断为哮喘或慢阻肺。③曾使用吸入药物治疗。④有吸烟史。⑤有环境污染或职业危害暴露史。

(2)体格检查:包括口唇发绀、桶状胸、杵状指,可闻及哮鸣音和/或湿啰音等。早期患者可能没有阳性体征。

(3)胸部影像学异常表现:包括肺过度充气、气道壁增厚、气体陷闭、肺透光度增高、肺气肿或肺大疱等,但早期患者影像学检查可能正常。

2.第二步:哮喘、慢阻肺、ACO 临床综合诊断

2017 年 GINA 给出了用于诊断和鉴别诊断哮喘、慢阻肺和 ACO 的表格(表 4-8),列出了诊断和鉴别诊断成年人哮喘、慢阻肺和 ACO 最有用的特征。

表 4-8 哮喘、慢阻肺和 ACO 的特征

特征	哮喘	慢阻肺	ACO	支持哮喘	支持慢阻肺
发病年龄	通常在儿童期发病,但可在任何年龄发病	通常>40 岁	通常≥40 岁,但可在儿童期或青少年期出现症状	□发病年龄<20 岁	□发病年龄>40 岁
症状随时间变化	症状在一定时间内可变(在每天或较长的时间内),常活动受限,常由运动、情绪恶化或大笑、接触灰尘或变应原等诱发	慢性症状,通常为持续性症状,尤其在运动时明显	呼吸道症状(包括劳力性呼吸困难)呈持续性,但可有显著变化	□症状随时间变化(数分钟、数小时或数天内) □症状在夜间或凌晨加重 □活动、情绪恶化或大笑、接触灰尘或变应原等可诱发哮喘发作	□治疗后症状仍持续存在 □症状时好时坏,但每天都劳力性呼吸困难和其他症状 □先有慢性咳嗽、咳痰,继之出现呼吸困难,与诱发因素无关

续表

特征	哮喘	慢阻肺	ACO	支持哮喘	支持慢阻肺
肺功能	目前和/或既往曾经证实存在可变的气流受限,如支气管舒张试验阳性、气道高反应性	在治疗后 FEV_1 可能改善,但吸入支气管舒张剂后 $FEV_1/FVC<0.7$ 持续存在	持续性气流受限,不完全可逆性气流受限,但常在目前或既往存在气道受限变异性增高	□可变的气流受限(肺功能、PEF)	□持续性气流受限(支气管舒张剂后 $FEV_1/FVC<0.7$)
症状间期的肺功能	在症状间期可正常	持续性气流受限	持续性气流受限	□在症状间期肺功能可正常	□在症状间期肺功能异常
既往史或家族史	许多患者具有过敏症以及儿童时期的哮喘史和/或家族哮喘史	有有毒颗粒物和气体暴露史(主要是吸烟和生物燃料)	常有被医师诊断的哮喘史(目前或既往)、过敏症个哮喘家族史和/或有毒颗粒物和气体暴露史	□既往被医师诊断为哮喘 □有哮喘家族史以及其他过敏性疾病(过敏性鼻炎或湿疹)	□既往被医师诊断为慢阻肺、慢性支气管炎或肺气肿 □有长时间的危险因素暴露,如吸烟、生物燃料
病程	常可自行或治疗后好转,但可导致固定性气流受限	一般呈慢性进行性发展(即使接受治疗)	治疗后症状在一定程度上明显减轻;通常会病情进展,治疗需求高	□症状不随时间而恶化,有季节性变化 □可自行好转或颈支气管舒张剂或吸入性糖皮质激素治疗数周后病情好转	□症状随时间缓慢加重(数年内进行性加重) □短效支气管舒张剂对症状缓解的效果有限
胸部X线表现	通常为正常	严重肺过度充气及其他慢阻肺改变	严重肺过度充气及其他慢阻肺改变	□正常	□严重肺过度充气
急性加重	会发生急性加重,但治疗可明显降低加重风险	治疗可减少急性加重;如果存在并发症,可加重病情	急性加重可能比慢阻肺更多见,但治疗可减少急性加重,并发症可加重病情		
典型的气道炎症	嗜酸性粒细胞和/或中性粒细胞	痰中有中性粒细胞、气道淋巴细胞,可有系统性炎症	痰中有嗜酸性粒细胞和/或中性粒细胞		

注:表格的使用:在支持哮喘和支持慢阻肺两列中列出了最有助于鉴别哮喘和慢阻肺的特征。在相应的小方框内画勾,并计总数。如果哮喘或慢阻肺的一列中画勾的项目达到3个或以上,提示哮喘或慢阻肺的诊断;如果在上述两列中的项目数相似,应该考虑 ACOS 诊断。

(1)在2017年 GINA 用于诊断和鉴别诊断哮喘、慢阻肺和 ACO 的表格中(表4-8),右侧两列支持哮喘或支持慢阻肺的项目各11项,对于每一位患者逐项进行评估,如果患者符合某一项特征就在相应的小方框内画勾,计算每一列符合项的总数。支持哮喘或支持慢阻肺的11项内容包括患者的发病年龄、症状随时间变化、肺功能、症状间期的肺功能、既往史或家族史、病程、胸部X线表现。完成上述过程需要仔细评估患者详细病史(既往诊断和治疗情况及治疗反应)、职业危险因素及吸烟史、症状(初发病时间、疾病进展、症状波动的季节性或周期性)等,从而获取支持哮喘或慢阻肺诊断的特征。

(2)评估患者后比较支持哮喘或慢阻肺诊断特征的小方框内的画勾的数目:如果在支持哮喘或在支持慢阻肺的一列中画勾的小方框达到3个或3个以上,则支持哮喘或支持慢阻肺的诊断(表4-8)。

(3)按照哮喘、慢阻肺临床特征11个小方框表(表4-8)进行评估后,如果某一患者的每一列中的小方框数目相似,即符合哮喘或符合慢阻肺的项目数量相似,说明该患者同时具备哮喘和慢阻肺两种疾病特征,提示该患者应考虑诊断为ACO(表4-8)。

3.第三步:肺功能检查

ACO的肺功能特点为持续性气流受限(吸入支气管舒张剂后,$FEV_1/FVC<0.7$)伴有气流受限变异性增高(吸入支气管舒张剂后,FEV_1较基础值改善增加≥12%和FEV_1绝对值增加200 mL)或者显著的气流受限可逆性(吸入支气管舒张剂后,FEV_1较基础值改善增加≥12%和FEV_1绝对值增加400 mL)(表4-9)。由于吸入糖皮质激素(ICS)和长效β_2受体激动剂(LABA)会影响肺功能检查结果,患者在肺功能检查前应该停用此类药。此外,有些患者单次肺功能检查结果可能正常,做多次重复肺功能检查是必要的,不仅有助于确定诊断,还可以评估对初始治疗的反应性。应根据肺功能检查结果、临床症状及治疗反应等进行综合分析确立ACO的诊断。

表4-9 哮喘、慢阻肺和哮喘-慢阻肺重叠的肺功能特点

肺功能变量	哮喘	慢阻肺	ACO
吸入支气管舒张剂前后FEV_1/FVC正常	符合诊断	不符合诊断	不符合诊断
吸入性支气管舒张剂后$FEV_1/FVC<0.7$	提示气流受限,但可自行或治疗后改善	确诊要求	经常存在
FEV_1≥80%预测值	符合诊断(哮喘控制良好或处于症状间期)	在吸入性支气管舒张剂后$FEV_1/FVC<0.7$,符合GOLD分级中的轻度气流受限(A组或B组)	符合轻度ACO诊断
FEV_1<80%预测值	符合诊断:是哮喘急性加重的危险因素	提示气流受限的严重程度以及未来风险(如死亡和ACO急性加重)	提示气流受限的严重程度以及未来风险(如死亡和ACO急性加重)
可逆性气流受限(吸入性支气管舒张剂后FEV_1较基础值改善≥12%及200 mL)	通常可在哮喘病程度的某段时间出现,但在哮喘控制良好时或使用控制药物治疗后可能不会出现	常见,而且FEV_1越低,出现可能性更大,但也应该考虑存在ACO	常见,而且FEV_1越低,出现可能性更大,但也应该考虑存在ACO
显著的气流受限可逆性(吸入性支气管舒张剂后FEV_1较基础值改善增加≥12%及400 mL)	很可能是哮喘	不常见,需考虑ACO	符合ACO诊断

4.第四步:开始初始治疗

(1)如果临床综合症状评估提示为哮喘或 ACO,或难以鉴别哮喘与慢阻肺,或诊断慢阻肺的可能性不大,应根据哮喘的治疗策略进行初始治疗,并进一步检查以确定或修正诊断。ACO 治疗药物有 ICS(根据症状水平选择低剂量或中等剂量);如果已使用 LABA,需继续使用;如果仅使用 ICS,可加用 LABA;推荐 ICS 与 LABA 联合应用,但不能用 LABA 单药治疗。

(2)如果显示有慢阻肺临床特征,建议使用支气管舒张剂或支气管舒张剂联合 ICS,但不能用 ICS 单药治疗

(3)ACO 的治疗也应包括戒烟、肺康复、疫苗接种、并发症的治疗等。

5.第五步:专科检查或转诊

2017 年 GINA 指出,在出现以下情况时,建议应尽快转诊到呼吸科专科以进一步诊断评估:①治疗后患者仍有持续性症状和/或急性加重。②因为哮喘或慢阻肺表现不典型,导致诊断不确定。③疑似哮喘或慢阻肺,但特征性症状较少,尤其对怀疑诊断 ACO。④需要排除其他疾病,如支气管扩张症、陈旧性肺结核、细支气管炎、肺纤维化、肺动脉高压和心血管疾病等。⑤存在其他症状和体征,如咯血、体重明显下降、盗汗和发热,提示可能合并其他肺部疾病。⑥存在可影响慢性气道疾病诊断和处理的并发症。

(二)西班牙慢阻肺专家共识中 ACOS 的诊断标准

2012 年西班牙慢阻肺专家共识提出了 ACOS 诊断标准:慢阻肺患者如果具有以下两项主要指标,或一项主要指标+两项次要指标,则强烈提示为 ACOS。

主要指标:①显著的支气管舒张试验阳性(吸入支气管舒张剂后 FEV_1 较基础值改善增加率≥15%且 FEV_1 绝对值增加≥400 mL)。②痰嗜酸性粒细胞增多。③40 岁前有哮喘史。

次要指标:①总 IgE 升高。②有过敏疾病史。③两次及以上支气管舒张试验阳性(FEV_1 较基础值改善增加≥12%和 FEV_1 绝对值增加≥200 mL)。

五、治疗

迄今,由于治疗哮喘或慢阻肺的大型药物临床试验都不包括 ACO 患者,有关 ACO 的治疗,尚缺乏循证医学证据。因此,在临床,ACO 的治疗可行性方案为分别参考现行哮喘和慢阻肺的治疗指南,结合患者的情况进行治疗。ACO 的治疗药物包括治疗哮喘和慢阻肺的药物,如支气管舒张剂(LABA、LAMA、SABA)、吸入糖皮质激素(ICS)、PDE-4 抑制剂(如罗氟司特等)、茶碱、白三烯受体拮抗剂、奥马珠单抗等。

目前推荐的 ACO 治疗原则:①当临床难以鉴别哮喘和慢阻肺或考虑 ACO 时,建议按照哮喘进行初始治疗。②考虑到 ICS 在哮喘治疗中的治疗地位和长效 β_2 受体激动剂(LABA)在慢阻肺治疗中的重要地位,建议对于 ACO 患者尽早联合使用 ICS+LABA,ICS 剂量应根据患者症状、肺功能和痰嗜酸性粒细胞等进行调整。③病情严重者,可考虑使用 3 种药物联合治疗,即 ICS+LABA+LAMA。④根据患者病情,可加用茶碱、罗氟司特、白三烯受体拮抗剂、奥马珠单抗等。⑤不应该单独应用 LABA 治疗 ACO。

ACO 其他治疗策略:①戒烟。②氧疗。③肺康复和疫苗接种等。④治疗 ACO 并发症,如过敏性鼻炎、鼻窦炎、心力衰竭、心血管病等。未来 ACO 的治疗有可能采用靶向阻断药物,如抗嗜酸性粒细胞的药物(抗 IL-5、抗 IL-13、抗 IL-33 的单克隆抗体、奥马珠单抗等)、抗中性粒细胞药物(大环内酯类药物、CXCR2 拮抗剂及抗 IL-17 抗体等)。

ACO 的综合治疗流程见图 4-5。

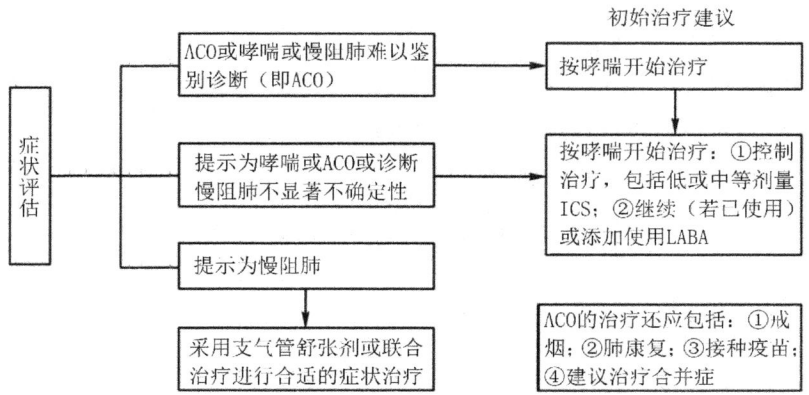

图 4-5 ACO 的综合治疗流程

综上所述,当患者同时具有哮喘和慢阻肺的特征时,需考虑诊断 ACO。2017 年 GINA 建议,ACO 诊断应逐级分步骤进行:首先,明确是否存在慢性气道疾病;其次,根据症状确定是否存在哮喘、慢阻肺或 ACO 的初步诊断;再次,通过肺功能检查明确有无气流受限及气流变异度增加;最后,如果症状评估提示为哮喘或 ACO,应按哮喘的治疗原则开始初始治疗,原则上应采用 ICS+LABA 联合治疗,对于病情严重的患者,可采用 LAMA+ICS+LABA 联合治疗。由于 ACO 的发病机制、风险因素、定义和规范化诊断标准及病情评估方法等尚不清楚,未来需要开展更多的流行病学和多中心临床试验研究。此外,ACO 患者具有显著的异质性,传统的检测指标不足以指导治疗,有待于通过开展分子生物学及全基因组检测研究以识别 ACO 个体化表型。ACO 的未来潜在治疗方向可能是根据基因检测及分型进行个体化或靶向治疗。

(蒋 娜)

第五章

肺循环障碍性疾病

第一节 肺 水 肿

肺内正常的解剖和生理机制保持肺间质水分恒定和肺泡处于理想的湿润状态,以利于完成肺的各种功能。如果某些原因引起肺血管外液体量过度增多甚至渗入肺泡,引起生理功能紊乱,则称之为肺水肿。临床表现主要为呼吸困难、发绀、咳嗽、咳白色或血性泡沫痰,两肺散在湿啰音,影像学呈现为以肺门为中心的蝶状或片状模糊阴影。理解肺液体和溶质转运的基本原理是合理有效治疗肺水肿的基础。

一、肺内液体交换的形态学基础

肺泡表面为上皮细胞,肺泡表面约有90%被扁平Ⅰ型肺泡细胞覆盖,其余为Ⅱ型肺泡细胞(图5-1)。细胞间连接紧密,正常情况下液体不能透过。Ⅱ型肺泡细胞含有丰富的磷脂类物质,主要成分是二软脂酰卵磷脂,其分泌物进入肺泡,在肺泡表面形成一薄层减低肺泡表面张力的肺泡表面活性物质,维持肺泡开放,并有防止肺泡周围间质液向肺泡腔渗漏的功能。Ⅱ型肺泡细胞除了分泌表面活性物质外,还参与钠运输。钠先通过肺泡腔侧的阿米洛利敏感性钠通道进入细胞内,再由位于基膜侧的 Na^+-K^+-ATP 酶将钠泵入肺间质。肺毛细血管内衬着薄而扁平的内皮细胞,内皮细胞间的连接较为疏松,允许少量液体和某些蛋白质颗粒通过。近来的研究还发现,支气管肺泡上皮还表达4种特异性水转运蛋白或称为水通道蛋白(aquaporin,AQP)1、3、4、5,可加速水的转运,参与肺泡液体的交换。

电镜观察可见肺泡的上皮与血管的基膜之间不是完全融合,与毛细血管相关的肺泡壁存在一侧较薄和一侧较厚的边(图5-2)。薄侧上皮与内皮的基膜相融合,即由肺泡上皮、基膜和毛细血管内皮三层所组成,有利于血与肺泡的气体交换。厚侧由肺毛细血管内皮层、基膜、胶原纤维和弹力纤维交织网、肺泡上皮、极薄的液体层和表面活性物质层组成。上皮与内皮基膜之间被间隙(肺间质)分离,该间隙与支气管血管束周围间隙、小叶间隔和脏层胸膜下的间隙相连通,以利液体交换。进入肺间质的液体主要通过淋巴系统回收。在厚侧肺泡隔中,电镜下可看到神经和点状胶原物质组成的感受器。当间质水分增加,胶原纤维肿胀刺激"J"感受器,传至中枢,反射性使呼吸加深加快,引起胸腔负压增加,淋巴管液体引流量增多。

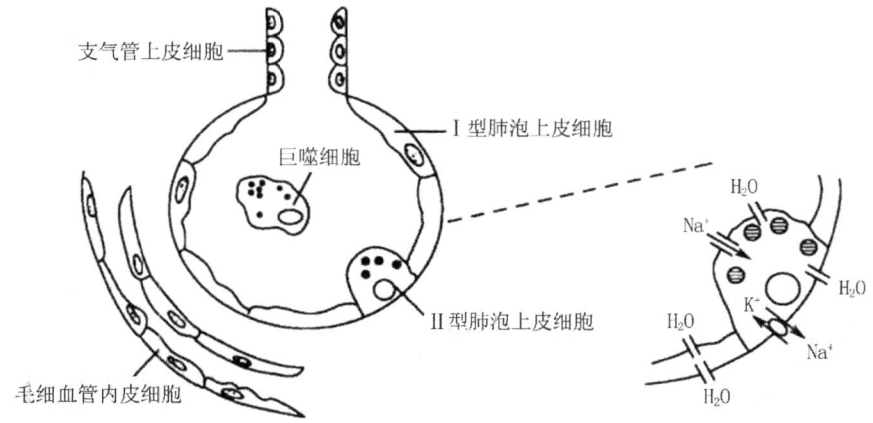

图 5-1　肺泡液体交换形态学基础示意图

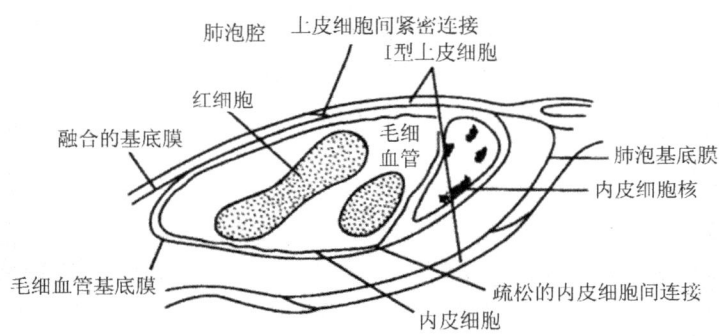

图 5-2　肺泡毛细血管结构示意图

二、发病机制

无肺泡液体清除时,控制水分通过生物半透膜的各种因素可用 Starling 公式概括,若同时考虑到滤过面积和回收液体至血管内的机制,可改写为下面公式:

$$EVLW = \{(SA \times Lp)[(P_{mv} - P_{pmv}) - \sigma(\pi_{mv} - \pi_{pmv})]\} - Flymph$$

式中 EVLW 为肺血管外液体含量;SA 为滤过面积;Lp 为水流体静力传导率;P_{mv} 和 P_{pmv} 分别为微血管内和微血管周围静水压;σ 为蛋白反射系数;π_{mv} 和 π_{pmv} 分别为微血管内和微血管周围胶体渗透压;$Flymph$ 为淋巴流量,概括了所有将液体回收到血管内的机制。

这里之所以使用微血管而不是毛细血管这一术语,是因为液体滤出还可发生在小动脉和小静脉处。此外,$SA \times Lp = K_f$,是水过系数。虽然很难测定 SA 和 Lp,但其中强调了 SA 对肺内液体全面平衡的重要性。反射系数表示血管对蛋白的通透性。如果半透膜完全阻止可产生渗透压的蛋白通过,σ 值为 1.0,相反,如其对蛋白的滤过没有阻力,σ 值为 0。因此,σ 值可反映血管通透性变化影响渗透压梯度,进而涉及肺血管内外液体流动的作用。肺血管内皮的 σ 值为 0.9,肺泡上皮的 σ 值为 1.0。因此,在某种程度上内皮较肺泡上皮容易滤出液体,导致肺间质水肿发生在肺泡水肿前。

从公式可看出,如果 SA、Lp、P_{mv} 和 π_{pmv} 部分或全部增加,其他因素不变,EVLW 即增多。P_{pmv}、σ、π_{mv} 和 $Flymph$ 的减少也产生同样效应。由于重力和肺机械特性的影响,肺内各部位的 P_{mv} 和 P_{pmv} 并不是均匀一致的。在低于右心房水平的肺区域中,虽然 P_{mv} 和 P_{pmv} 均可升高,但前者的升高程度大于后者,这有助于解释为什么肺水肿易首先发生在重力影响最明显的部位。

正常时,尽管肺微血管和间质静水压力受姿势、重力、肺容量乃至循环液体量变化的影响,但肺间质和肺泡均能保持理想的湿润状态。这是由于淋巴系统、肺间质蛋白和顺应性的特征有助于对抗液体潴留并连续不断地清除肺内多余的水分。肺血管静水压力和通透性增加时,淋巴流量可增加 10 倍以上对抗肺水肿的产生。起次要作用的是肺间质内蛋白的稀释效应,它由微血管内静水压力升高后致使液体滤过增多引起,效应是降低 π_{pmv},反过来减少净滤过量,但对血管通透性增加引起的肺水肿不起作用。预防肺水肿的另一因素是顺应性变化效应。肺间质中紧密连接的凝胶结构不易变形,顺应性差。肺间质轻度积液后压力即迅速升高,阻止进一步滤过。但同时由于间质腔扩张范围小,当移除肺间质内水分的速度赶不上微血管滤出的速度时,易发生肺泡水肿。

近来的研究又发现,肺水肿的形成还受肺泡上皮液体清除功能的影响。肺泡 II 型细胞在儿茶酚胺依赖性和非依赖性机制的调节下,可主动清除肺泡内的水分,改善肺水肿。据此,可以推论,肺水肿的发病机制除了 Starling 公式中概括的因素外,还受肺泡上皮主动液体转运功能的左右。只有液体漏出的作用强于回收的作用,并超过了肺泡液体的主动转运能力后才发生肺水肿。而且,肺泡液体转运功能完整也有利于肺水肿的消散。

三、分类

为便于指导临床诊断和治疗,可将肺水肿分为微血管压升高性(高压性肺水肿)、微血管压正常性(常压性肺水肿)和高微血管压合并高肺毛细血管膜通透性肺水肿(混合性肺水肿)3 类(表 5-1)。

表 5-1 肺水肿分类

高压性肺水肿
  心源性:左心衰竭、二尖瓣病、左心房黏液瘤
  肺静脉受累:原发性静脉闭塞性疾病、纵隔纤维化或肉芽肿病变
  神经源性:颅脑外伤、颅内压升高、癫痫发作后
常压性肺水肿
  吸入有毒烟雾和可溶性气溶胶:二氧化氮、二氧化硫、一氧化碳、高浓度氧、臭氧、烟雾烧伤、氨气、氯气、光气、有机磷酸酯
  吸入有毒液体:液体性胃内容物、淹溺、高张性造影剂、乙醇
  高原肺水肿
  新生儿暂时性呼吸急促
  胸穿后肺复张胜肺水肿
  血浆胶体渗透压减少
  淋巴回流障碍
  其他:外伤性脂肪栓塞、肺挫伤急性放射性反应、循环毒素(四氧嘧啶、蛇毒)、循环的血管活性物质(组胺、激肽、前列腺素、5-羟色胺)
混合性肺水肿
  吸毒或注射毒品过量
  急性呼吸窘迫综合征(ARDS)

四、病理和病理生理

肺表面苍白,含水量增多,切面有大量液体渗出。显微镜下观察,可将其分为间质期、肺泡壁期和肺泡期。

间质期是肺水肿的最早表现,液体局限在肺泡外血管和传导气道周围的疏松结缔组织中,支气管、血管周围腔隙和叶间隔增宽,淋巴管扩张。液体进一步潴留时,进入肺泡壁期。液体蓄积在厚的肺泡毛细血管膜一侧,肺泡壁进行性增厚。发展到肺泡期时,充满液体的肺泡壁会丧失其环形结构,出现褶皱。无论是微血管内压力增高还是通透性增加引起的肺水肿,肺泡腔内液体中蛋白与肺间质内相同时,提示表面活性物质破坏,而且上皮丧失了滤网能力。

肺水肿可影响肺顺应性、弥散功能、通气/血流比值和呼吸类型。其程度与病理改变有关,间质期最轻,肺泡期最重。肺含水量增加和肺表面活性物质破坏,可降低肺顺应性,增加呼吸功。间质和肺泡壁液体潴留可加宽弥散距离。肺泡内部分或全部充满液体可引起弥散面积减少和通气/血流比值降低,产生肺泡动脉血氧分压差增加和低氧血症。区域性肺顺应性差异易使吸入气体进入顺应性好的肺泡,加重通气/血流比值失调。同时由于肺间质积液刺激 J 感受器,呼吸浅速,进一步增加每分钟无效腔通气量,减少呼吸效率、增加呼吸功耗。当呼吸肌疲劳不能代偿性增加通气和保证肺泡通气量后,即出现二氧化碳潴留和呼吸性酸中毒。

此外,肺水肿间质期即可表现出对血流动力学的影响。间质静水压升高可压迫附近微血管,增加肺循环阻力,升高肺动脉压力。低氧和酸中毒还可直接收缩肺血管,进一步恶化血流动力学,加重右心负荷,引起心功能不全。

五、临床表现

高压性肺水肿体检时可发现心脏病体征。临床表现依病程而变化。在肺水肿间质期,患者可主诉咳嗽、胸闷、呼吸困难,但因为增加的水肿液体大多局限在间质腔内,只表现轻度呼吸浅速,听不到啰音。因弥散功能受影响或通气/血流比值失调而出现动脉血氧分压降低。待肺水肿液体渗入到肺泡后,患者可主诉咳白色或血性泡沫痰,出现严重的呼吸困难和端坐呼吸,体检时可听到两肺满布湿啰音。血气分析指示低氧血症加重,甚至出现二氧化碳潴留和混合性酸中毒。

常压性和混合性肺水肿的临床表现可因病因而异,而且同一病因引起肺水肿的临床表现也可依不同的患者而变化。吸入有毒气体后患者可表现为咳嗽、胸闷、气急,听诊可发现肺内干啰音或哮鸣音。吸入胃内容物后主要表现为气短、咳嗽。通常为干咳,如果经抢救患者得以存活,度过急性肺水肿期,可咳出脓性黏痰,痰培养可鉴定出不同种类的需氧菌和厌氧菌。淹溺后,由于肺泡内的水分吸收需要一定时间,可表现咳嗽、肺内湿啰音,血气分析提示严重的持续性低氧血症,部分病例表现为代谢性酸中毒,呼吸性酸中毒少见。高原肺水肿的症状发生在到达高原的 12 小时至 3 天,主要为咳嗽、呼吸困难、乏力和咯血,常合并胸骨后不适。体检可发现发绀和心动过速,吸氧或回到海平面后迅速改善。对于吸毒或注射毒品患者来讲,最严重的并发症之一即是肺水肿。过量应用海洛因后,肺水肿的发生率为 48%~75%,也有报道应用美沙酮、右丙氧芬、氯氮䓬和乙氯维诺可诱发肺水肿。患者送到医院时通常已昏迷,鼻腔和口腔喷出粉红色泡沫状水肿液,发生严重的低氧血症、高碳酸血症、呼吸性合并代谢性酸中毒、ARDS(见急性呼吸窘迫综合征)。

六、影像学改变

典型间质期肺水肿的 X 线表现主要为肺血管纹理模糊、增多,肺门阴影不清,肺透光度降低,肺小叶间隔增宽。两下肺肋膈角区可见 Kerley B 线,偶见 Kerley A 线。肺泡水肿主要为腺泡状致密阴影,弥漫分布或局限于一侧或一叶的不规则相互融合的模糊阴影,或呈肺门向外扩展逐渐变淡的蝴蝶状阴影。有时可伴少量胸腔积液。但肺含量增加 30% 以上才可出现上述表现。CT 和磁共振成像术可定量甚至区分肺充血和肺间质水肿,尤其是体位变化前后的对比检查更有意义。

七、诊断和鉴别诊断

根据病史、症状、体检和 X 线表现常可对肺水肿做出明确诊断,但需要肺含水量增多超过 30% 时才可出现明显的 X 线变化,必要时可应用 CT 和磁共振成像术帮助早期诊断和鉴别诊断。热传导稀释法和血浆胶体渗透压-肺毛细血管楔压梯度测定可计算肺血管外含水量及判断有无肺水肿,但均需留置肺动脉导管,为创伤性检查。用 ^{99m}Tc-人血球蛋白微囊或 ^{113}In-运铁蛋白进行肺灌注扫描时,如果通透性增加可聚集在肺间质中,通透性增加性肺水肿尤其明显。此外,高压性肺水肿与常压性肺水肿在处理上有所不同,两者应加以鉴别(表 5-2)。

表 5-2 高压性肺水肿与常压性肺水肿鉴别

鉴别项目	高血压肺水肿	常压性肺水肿
病史	有心脏病史	无心脏病史,但有其他基础疾病病史
体征	有心脏病体征	无心脏异常体征
发热和白细胞计数升高	较少	相对较多
X 线表现	自肺门向周围蝴蝶状浸润,肺上野血管影增深	肺门不大,两肺周围弥漫性小斑片阴影
水肿液性质	蛋白含量低	蛋白含量高
水肿液胶体渗透压/血浆胶体渗透压	<0.6	>0.7
肺毛细血管楔压	出现充血性心力衰竭静脉注射时 PCWP>2.4 kPa	≤1.6 kPa
肺动脉舒张压-肺毛细血管楔压差	<0.6 kPa	>0.6 kPa
利尿剂治疗效果	心影迅速缩小	心影无变化,且肺部阴影不能在 1~2 天消散

八、治疗

高压性肺水肿治疗包括以下内容。

(一)病因治疗

输液速度过快者应立即停止或减慢速度。尿毒症患者可用透析治疗。感染诱发者应立即应用恰当抗生素。毒气吸入者应立即脱离现场,给予解毒剂。麻醉剂过量摄入者应立即洗胃及给予对抗药。

(二)氧疗

肺水肿患者通常需要吸入较高浓度氧气才能改善低氧血症,最好用面罩给氧。湿化器内置

75%～95%乙醇或10%硅酮有助于消除泡沫。

(三) 吗啡

每剂5～10 mg皮下或静脉注射可减轻焦虑，并通过中枢性交感神经抑制作用降低周围血管阻力，使血液从肺循环转移到体循环，并可舒张呼吸道平滑肌，改善通气。对心源性肺水肿效果最好，但禁用于休克、呼吸抑制和慢性阻塞性肺疾病合并肺水肿者。

(四) 利尿

静脉注射呋塞米40～100 mg或布美他尼（丁尿胺）1 mg，可迅速利尿、减少循环血量和升高血浆胶体渗透压，减少微血管滤过液体量。此外静脉注射呋塞米还可扩张静脉，减少静脉回流，在利尿作用发挥前即可产生减轻肺水肿的作用。但不宜用于血容量不足者。

(五) 血管舒张剂

血管舒张剂是治疗急性高压性肺水肿的有效药物，通过扩张静脉，促进血液向外周再分配，进而降低肺内促进液体滤出的驱动压。此外，还可扩张动脉、降低系统阻力（心脏后负荷），增加心排血量，其效果可在几分钟内出现。对肺水肿有效的血管舒张剂分别是静脉舒张剂、动脉舒张剂和混合性舒张剂。静脉舒张剂代表为硝酸甘油，以10～15 μg/min的速度静脉给药，每3～5分钟增加5～10 μg的剂量直到平均动脉压下降（通常＞2.7 kPa）、肺血管压力达到一定的标准、头痛难以忍受或心绞痛减轻。混合性舒张剂代表为硝普钠，通常以10 μg/min的速度静脉给药，每3～5分钟增加5～10 μg的剂量直到达到理想效果。动脉舒张压不应＜8.0 kPa（60 mmHg），收缩压峰值应该高于12.0 kPa（90 mmHg），多数患者在50～100 μg/min剂量时可以获得理想的效果。

(六) 强心剂

强心剂主要适用于快速心房纤颤或扑动诱发的肺水肿。2周内未用过洋地黄类药物者，可用毒毛花苷K 0.25 mg或毛花苷C 0.4～0.8 mg溶于葡萄糖内缓慢静脉注射，也可选用氨力农静脉滴注。

(七) β_2 受体激动剂

已有研究表明雾化吸入长效、短效 β_2 受体激动剂，如特布他林或沙美特罗可能有助于预防肺水肿或加速肺水肿的吸收和消散，但其疗效还有待于进一步验证。

(八) 肾上腺糖皮质激素

对肺水肿的治疗价值存在分歧。一些研究表明，它能减轻炎症反应和微血管通透性，促进表面活性物质合成，增强心肌收缩力，降低外周血管阻力和稳定溶酶体膜。可应用于高原肺水肿、中毒性肺水肿和心肌炎合并肺水肿。通常用地塞米松20～40 mg/d或氢化可的松400～800 mg/d静脉注射，连续2～3天，但不适合长期应用。

(九) 减少肺循环血量

患者坐位，双腿下垂或四肢轮流扎缚静脉止血带，每20分钟轮番放松一肢体5分钟，可减少静脉回心血量。适用于输液超负荷或心源性肺水肿，禁用于休克和贫血患者。

(十) 机械通气

出现低氧血症和/或二氧化碳潴留时，可经面罩或人工气道机械通气，辅以0.29～0.98 kPa（3～10 cmH$_2$O）呼气末正压。可迅速改善气体交换和通气功能，但无法用于低血压和休克患者。

（张 杰）

第二节 肺栓塞

一、病因及发病机制

肺栓塞(pulmonary embolism,PE)是以各种栓子堵塞肺动脉系统为其发病原因的一组疾病或临床综合征的总称,包括肺血栓栓塞症、脂肪栓塞综合征、空气栓塞等。而肺血栓栓塞症为肺栓塞的最常见类型,占肺栓塞的绝大多数,本节所称的肺栓塞即指肺血栓栓塞症。在欧美国家肺栓塞的发病率很高,美国每年大约有65万的新发患者,国内关于肺栓塞发病率的流行病学资料尚不完备,但近年肺栓塞的发病有明显增多的趋势,有一种说法,肺栓塞的发病率是急性心肌梗死发病率的一半,说明肺栓塞并不是一种少见病,应该引起足够的重视。

绝大多数患者存在肺栓塞的易发因素,仅6%找不到诱因。

(一)血栓形成

肺栓塞常常是静脉系统的血栓堵塞肺动脉所引起的疾病,栓子通常来源于深静脉。据统计,有静脉血栓的患者,肺栓塞的发生率为52%~79.4%。在肺栓塞的血栓中,90%来自下腔静脉系统,而来自上腔静脉和右心者仅占10%。静脉血栓的好发部位是静脉瓣和静脉窦,特别是深静脉,如腓静脉、髂静脉、股静脉、盆腔静脉丛等。静脉血栓形成的原因可能与血流淤滞、血液高凝状态和静脉内皮损伤等因素有关。因此,创伤、手术、长期卧床、静脉曲张和静脉炎、肥胖、糖尿病、长期口服避孕药物或其他引起凝血机制亢进的因素,容易诱发静脉血栓的形成。静脉血栓脱落的原因不十分清楚,可能与静脉内压力急剧升高或静脉血流突然增多等有关。血栓性静脉炎在活动期,栓子比较松软,易于脱落。脱落的血栓迅速通过大静脉、右心到达肺动脉,而发生肺栓塞。

(二)心肺疾病

心肺疾病是肺动脉栓塞的主要危险因素。在肺栓塞患者中约有40%合并有心肺疾病,特别是心房纤颤、心力衰竭和亚急性细菌性心内膜炎者发病率较高。风湿性心脏病、动脉硬化性心脏病、肺源性心脏病也容易合并肺栓塞。栓子的来源以右心腔血栓最多见,少数也来源于静脉系统。

(三)肿瘤

恶性肿瘤患者易并发肺栓塞的原因可能与凝血机制异常有关。胰腺、肺、胃肠、泌尿系统肿瘤均易合并肺栓塞。肺栓塞有时先于肿瘤的发现,成为肿瘤存在的信号。

(四)妊娠和分娩

孕妇肺栓塞的发生率比同龄未孕妇高7倍,尤以产后和剖宫产术后发生率最高。妊娠时腹腔内压增加和激素松弛血管平滑肌及盆腔静脉受压可引起静脉血流缓慢,改变血液流变学特性,加重静脉血栓形成。此外,妊娠期凝血因子和血小板增加,血浆素原-血浆素溶解系统活性降低。这些改变对血栓形成起到了促进作用。

(五)其他

大面积烧伤和软组织创伤也可并发肺栓塞,可能因受伤组织释放的某些物质损伤肺血管内皮,引起了多发性肺微血栓形成。没有明显的促发因素时,还应考虑到遗传性抗凝血素减少或纤维蛋白溶酶原激活抑制剂增加等因素。

二、临床表现及特征

肺栓塞的临床表现多种多样,主要取决于栓子的大小、堵塞的肺段数、发生的速度,及患者基础的心肺功能储备状况。肺栓塞包括以下几种类型。①猝死型:在发病后1小时内死亡,系有大块血栓堵塞肺动脉,出现所谓"断流"征,使血液循环难以维持所致。②急性肺心病型:突然发生呼吸困难,有濒死感,低血压、休克、发绀、肢端湿冷、右心衰竭。③肺梗死型:突然气短、胸痛、咯血及胸膜摩擦音或胸腔积液。④不能解释的呼吸困难:栓塞面积相对较小,无效腔增加。⑤慢性栓塞性肺动脉高压:起病缓慢,发现较晚,主要表现为肺动脉高压,右心功能不全,病情呈持续性、进行性。

(一)症状

1.呼吸困难

占80%～90%,为肺栓塞最常见的症状,表现为活动后呼吸困难,在肺栓塞面积较小时,活动后呼吸困难可能是肺栓塞的唯一的症状。

2.胸痛

占65%～88%,为胸膜痛或心绞痛的表现。胸膜痛提示可能有肺梗死存在。而当有较大的栓子栓塞时,可出现剧烈的胸骨后疼痛,向肩及胸部放散,酷似心绞痛发作。

3.咳嗽

20%～37%的患者出现干咳,或有少量白痰,有时伴有喘息。

4.咯血

一般为小量的鲜红色血,数天后可变成暗红色,发生率为25%～30%。

5.晕厥

占13%左右,系由大面积肺栓塞引起的脑供血不足,也可能是慢性栓塞性肺动脉高压的唯一或最早出现的症状,常伴有低血压、右心衰竭和低氧血症。

6.其他

约有半数患者出现惊恐,发生原因不明,可能与胸痛或低氧血症有关。巨大肺栓塞时可引起休克,常伴有烦躁、恶心、呕吐、出冷汗等。有典型肺梗死的胸膜性疼痛、呼吸困难和咯血三联征者不足1/3。

(二)体征

没有特异性提示肺栓塞的阳性体征,因而经常将肺栓塞的阳性体征误认为是其他心肺疾病的体征。

1.一般体征

约半数患者出现发热,为肺梗死或肺出血、血管炎引起,多为低热,可持续1周左右,如果合并肺部感染时也可以出现高热;70%的患者出现呼吸急促;由于肺内分流可以出现发绀;40%有心动过速;当有大块肺栓塞时可出现低血压。

2.呼吸系统

当出现一侧肺叶或全肺栓塞时,可出现气管向患侧移位,叩诊浊音,肺部可听到哮鸣音和干湿啰音及肺血管杂音,发生肺梗死时,部分患者可出现胸膜摩擦音,以及胸腔积液的相应体征。

3.心脏血管系统

可以出现肺动脉高压及右心功能不全的相应体征,如肺动脉瓣区第二音亢进($P_2 > A_2$);肺动脉瓣区及三尖瓣区可闻及收缩期反流性杂音,也可听到右心性房性奔马律和室性奔马律。右心衰竭时可出现颈静脉充盈、搏动增强,第二心音变为正常或呈固定性分裂,肝脏增大、肝颈静脉回流征阳性和下肢水肿。

下肢深静脉血栓的检出对肺栓塞有重要的提示作用。双下肢检查常见单侧或双侧肿胀,多不对称,常伴有压痛、浅静脉曲张,病史长者可出现色素沉着。

(三)辅助检查

1.实验室检查

(1)血常规:白细胞数增多,但很少超过 $1.5 \times 10^9/L$。

(2)红细胞沉降率增快。

(3)血清胆红素增高,以间接胆红素升高为主。

(4)血清酶学(包括乳酸脱氢酶、AST 等)同步增高,但肌酸磷酸激酶(CPK)不高。

(5)D-二聚体(D-Dimer,DD):为特异性的纤维蛋白降解产物。D-二聚体敏感性和特异性取决于所用的检测方法。用酶联免疫吸附法(ELISA)检测证明诊断肺栓塞的敏感性为97%。通常以 500 μg/L 作为分界值,当 DD 低于此值时可以除外肺栓塞或深部静脉血栓(DVT)。但是,DD 的检测存在假阳性结果,在其他如感染和恶性肿瘤等病理状态下,DD 也可以升高。用 DD 诊断肺栓塞的特异性仅为45%,因此,DD 只能用来作为除外肺栓塞的指标,而不能作为肺栓塞或 DVT 的确诊指标。

(6)血气检查:患者可出现低氧血症和低碳酸血症,肺泡动脉氧分压差[$P_{(A-a)}O_2$]增加,但血气正常也不能排除肺栓塞。当 $PaO_2 < 6.7$ kPa(50 mmHg)时,提示肺栓塞面积较大。$P_{(A-a)}O_2$ 的计算公式为:$P_{(A-a)}O_2 = 150 - 1.5 \times PaCO_2 - PaO_2$,正常值为 0.7~2.0 kPa(5~15 mmHg)。

2.特殊检查

(1)心电图:心电图的常见表现为动态出现 $S_I Q_{III} T_{III}$ 征(即肢体导联 I 导出现 S 波,III 导出现 Q 波和 T 波倒置)及 $V_{1,2}$ T 波倒置、肺性 P 波及完全或不完全性右束支传导阻滞。

(2)胸部 X 线检查:常见 X 线征象为栓塞区域的肺纹理减少及局限性透过度增加。肺梗死时可见肺梗死阴影,多呈楔形,凸向肺门,底边朝向胸膜,也可呈带状、球状、半球状及肺不张影。另外可以出现肺动脉高压征,即右下肺动脉干增粗及残根现象。急性肺心病时可见右心增大征。

(3)放射性核素肺扫描:是安全、无创的肺栓塞的诊断方法。肺栓塞者肺灌注扫描的典型表现是呈肺段分布的灌注缺损。肺灌注扫描的敏感性高,一般内径大于 3 mm 的肺血管堵塞时,肺扫描的结果可全部异常。然而,肺灌注扫描的特异性不高,许多疾病也可引起肺灌注缺损,导致假阳性的结果。另外,对于小血管的栓塞,肺灌注扫描也可出现假阴性的结果。因而,必须结合临床,才能对缺损的意义做出全面的判断,提高诊断的准确性。为提高肺栓塞的诊断率,可将肺通气扫描和灌注扫描结合分析,如果通气扫描正常而灌注扫描呈典型改变,可诊断肺栓塞;如肺扫描既无通气区,也无血流灌注,可见于肺梗死和其他任何肺脏本身的疾病,如需进一步明确肺梗死诊断时,可行肺动脉造影检查。

(4)心脏超声检查:对于肺栓塞,超声诊断的直接依据是检出肺动脉内栓子。位于主肺动脉或左右肺动脉内的血栓可被超声检出,对于存在左右肺动脉以远的血栓则无法显示。超声检查主要通过检出肺栓塞所造成的血流动力学改变提供诊断信息。急性肺栓塞通常有以下发现。

①心腔内径及容量改变:右心增大尤以右心室增大显著,发生率在67%~100%,左心室减小,RV/LV的比值明显增大,该比值越高,提示肺血管床减少的面积越大;②室间隔运动异常:表现为与左心室后壁的同向运动,并随着呼吸的加深变化幅度增大;③三尖瓣环扩张伴少至中量的三尖瓣反流;④肺动脉高压,如患者既往无肺部疾病史,出现急性心肺功能异常时,检出上述异常应高度怀疑急性肺栓塞。

(5)CT及MRI检查:螺旋CT可直接显示肺血管,属于非创伤性检查,比经食管和经胸部的超声心动图具有更高的敏感性和特异性,目前正日益普及。其诊断段或以上的肺动脉栓塞的敏感性为75%~100%,特异性为76%~100%。但尚不能可靠地诊断段以下的肺动脉栓塞。直接征象可见肺动脉半月形或环形充盈缺损或完全梗阻,间接征象包括主肺动脉扩张,或左右肺动脉扩张,血管断面细小缺支,肺梗死灶或胸膜改变等。有人认为,螺旋CT应完全替代肺通气灌注扫描并成为有肺栓塞症状患者的首选检查方法。当CT检查有禁忌证时,MRI检查可以作为替代方法。

(6)肺动脉造影:选择性肺动脉造影可提供绝大部分肺血管性疾病的定性定位诊断和鉴别诊断的证据,是目前临床诊断肺栓塞的最佳确诊的方法。它不仅可明确诊断,还可显示病变部位、范围、程度和肺循环的某些功能状态。肺动脉造影常见的征象有:①肺动脉及其分支充盈缺损,诊断价值最高;②栓子堵塞造成的肺动脉截断现象;③肺动脉堵塞引起的肺野无血流灌注,不对称的血管纹理减少,肺透过度增强;④栓塞部位出现"剪枝征";⑤栓子不完全堵塞时,可见肺动脉分支充盈和排空延迟。

肺动脉造影检查属有创性检查方法,有一定的危险性,且价格昂贵,适用于临床高度怀疑肺栓塞,而灌注扫描不能明确做出诊断及需要鉴别肺栓塞还是肺血管其他病变者。对临床诊断清楚,拟采用内科保守治疗的患者,造影并非必要。

70%以上的肺动脉栓塞的栓子来自下肢深静脉血栓,因此静脉血栓的发现虽不能直接诊断肺栓塞,但却能给予很大的提示。但50%的下肢深静脉血栓患者无临床症状和体征,需依靠检查明确。下肢静脉造影是诊断下肢深静脉血栓的最可靠方法,但需注意有引起栓子脱落的可能性,目前应用较少。多普勒超声血管检查、放射性核素静脉造影、肢体阻抗容积图等均是诊断深静脉血栓的常用方法,具有较高的敏感性和特异性。

三、诊断及鉴别诊断

肺栓塞的临床误诊、漏诊率相当高,国外尸检发现肺栓塞的漏诊率为67%,国内外医院资料显示院外误诊率为79%。究其原因主要是对肺栓塞的诊断意识不强,认为肺栓塞是少见甚至是罕见病,很少将它作为诊断和鉴别诊断内容。减少误诊、漏诊的首要条件是提高对肺栓塞的认识,当临床发现以下情况时,应高度疑诊肺栓塞,需进一步做相应检查以确诊:①劳力性呼吸困难;②原有疾病发生突然变化,呼吸困难加重或外伤后呼吸困难、胸痛、咯血;③发作性晕厥;④不能解释的休克;⑤低热、红细胞沉降率增快、黄疸、发绀等;⑥胸部X线片肺野有圆形或楔形阴影;⑦肺扫描有血流灌注缺损;⑧有发生肺栓塞的基础疾病,如下肢无力、静脉曲张,不对称性下肢水肿和血栓性静脉炎。

仅凭临床表现诊断肺栓塞是绝对不可靠的,但在进行辅助检查前对是否存在肺栓塞的临床可能性进行认真评价很有必要,而且有助于对怀疑肺栓塞的患者进行有针对性的辅助检查。Wells等根据临床表现将肺栓塞的可能性进行预测,对诊断有一定的指导意义,对存在可能性的患者应按程序进行诊断和鉴别诊断。

(1)肺炎:肺栓塞时可出现发热、胸痛、咳嗽、白细胞计数增多,胸部 X 线片有浸润阴影等易与肺炎相混淆。如果注意到较明显的呼吸困难、下肢静脉炎、胸部 X 线片部分肺血管纹理减少及血气异常等,再进一步做肺通气/灌注扫描,多能予以鉴别。

(2)胸膜炎:约 1/3 肺栓塞患者可发生胸腔积液,易被误诊为结核性胸膜炎。但并发胸腔积液的肺栓塞患者缺乏结核中毒症状,胸腔积液多为血性、量少、吸收较快,胸部 X 线片同时发现吸收较快的肺浸润影。

(3)冠状动脉供血不足:在年龄较大的急性肺栓塞患者,可出现胸闷、胸痛、气短的症状,并同时伴有心电图胸前导联 $V_{1,2}$ 甚至到 V_4 T 波倒置时易诊断为冠状动脉供血不足。通常肺栓塞的心电图除 ST-T 改变外,心电轴右偏明显或出现 $S_I Q_{III} T_{III}$ 及"肺性 P 波",心电图改变常在 1~2 个月内好转或消失。

(4)胸主动脉夹层动脉瘤:急性肺栓塞剧烈胸痛,上纵隔阴影增宽,胸腔积液伴休克者需与夹层动脉瘤相鉴别,后者多有高血压病史,疼痛部位广泛,与呼吸无关,发绀不明显,超声心动图检查有助于鉴别。

四、治疗策略

(一)一般治疗

首先要区分高危和非高危患者。高危患者需全面监护,包括呼吸和血流动力学监测,必要时给以呼吸支持。大部分肺栓塞患者不需要入住重症监护室,除非是大面积肺栓塞或原有心肺基础病。需要准确调整输注肝素剂量及监测其效果的患者也应入住监护室,不能在普通病房进行。保持大便通畅,避免过度用力;对于有焦虑和惊恐症状的患者应予安慰并适当使用镇静剂;胸痛者可予止痛剂;如果预期需溶栓治疗,应慎重考虑中心静脉置管、反复静脉穿刺或动脉内穿刺抽血,针刺活检等有创性操作。

长期以来观点是要防止栓子再次脱落,深静脉血栓患者应绝对卧床休息。近来越来越多的研究证明早期活动对 DVT 患者并没害处。ACCP 有关血栓栓塞指南第 9 版推荐只要可行,DVT 患者尽早下床活动优于卧床休息(Grade 2C)。Zhenle.Liu 等对包括 3 269 患者的 13 个研究的荟萃分析显示,与卧床休息相比,正在接受抗凝治疗的急性 DVT 患者早期活动并不导致新的肺栓塞、DVT 进展、DVT 相关死亡的发生率增加。而且,对起病时局部有中到重度疼痛的患者,早期活动可使疼痛更快消失。

1.氧疗和呼吸支持

肺栓塞的患者经常出现低氧血症和低碳酸血症,但大多数为中度。卵圆孔未闭患者当右心房压力超过左心房时可发生右-左分流,加重低氧血症。低氧血症通常可通过鼻导管或面罩吸氧纠正。需要机械通气时要尽量减轻正压通气对血流动力学的不良影响,因正压通气可减少静脉回流,同时加重右心衰竭,特别是大面积肺栓塞的患者。要谨慎使用呼气末正压(PEEP)。使用低潮气量(大约 5 mL/kg 去脂体重),使吸气末气道平台压保持低于 2.94 kPa(30 cmH_2O)。实施机械通气应通过气管插管,尽量避免气管切开,以免在抗凝或溶栓过程中出现局部大量出血。

对猪的实验显示体外心肺支持可能对大面积肺栓塞有效。零星的病例报告也支持这一观点。

2.血流动力学支持

急性右心衰竭伴输出量降低是高危肺栓塞患者最主要的死亡原因。支持治疗十分重要。静脉补液对肺栓塞低血压的患者可能有益也可能有害。一方面,对狗的研究显示,积极补液扩容不但没有益处,还可能进一步损害右心室功能,其机制是心肌过度机械性伸张或通过反射机制抑制右心室功能。另一方面,可在密切观察收缩压和舒张压情况下试用少量液体冲击试验,一旦情况恶化应立即停止。对血压正常而心脏排血指数低的患者,适当地(500 mL)液体补充可增加心脏排血指数。

大面积肺栓塞患者正在进行或者等待再灌注治疗的同时,常常需用升压药。去甲肾上腺素可以通过直接正性肌力作用改善右心功能,同时通过外周血管α受体激动作用,改善右心室冠脉灌注和升高收缩压。其使用仅限于有低血压的患者。根据一系列小规模研究结果,血压正常而心排血指数降低的肺栓塞患者,可考虑使用多巴酚丁胺和/或多巴胺;但是如果心脏排血指数高于生理水平,可产生血流再分配,从完全(或部分)阻塞血管分流到未阻塞的血管,加重通气-灌注失调。肾上腺素同时具有去甲肾上腺素和多巴酚丁胺的优点,而没有后者的全身血管扩张作用。对肺栓塞合并休克的患者更加适合。

血管扩张剂可降低肺动脉压和肺血管阻力,但缺乏特异性,因通过静脉给药时药物并非仅作用于肺血管系统。根据小规模临床研究,大面积肺栓塞患者吸入一氧化氮可以改善血流动力学和气体交换。左西孟旦(Levosimendan)与肌钙蛋白相结合,使钙离子诱导的心肌收缩所必需的心肌纤维蛋白的空间构型得以稳定,从而使心肌收缩力增加,而心率、心肌耗氧无明显变化。同时具有扩血管作用,通过激活三磷酸腺苷(ATP)敏感的钾通道使血管扩张,使心脏前负荷降低,对治疗心力衰竭有利。初步数据显示,左西孟旦可增强急性肺栓塞患者右心室收缩能和舒张肺动脉,恢复右心室和肺动脉的协调。

(二)治疗策略

1. 休克患者

有休克或低血压的肺栓塞患者院内死亡的风险很高,尤其是在入院后的头几个小时。除了血流动力学和呼吸支持,普通肝素静脉注射是初始抗凝治疗的首选(ES.Ⅰ C),因为低分子肝素或磺达肝癸钠没有在低血压和休克患者身上做过研究,且起效慢,不能迅速达到有效的抗凝作用。

初始再灌注治疗,特别是系统溶栓,是高危肺栓塞患者首选的治疗方法(ES.Ⅰ B)。有溶栓禁忌证的患者,以及经溶栓治疗血流动力学状态没有改善的患者,如果有足够专业水准的外科团队和资源,推荐作外科栓子切除术(ESC Ⅰ C)。如果有足够专业水准的介入治疗团队和资源,也可考虑行经皮导管治疗(ES.C)。在这些情况下,应该由一个跨学科的团队,包括呼吸科医师、胸外科医师、介入专科医师讨论决定治疗方案。

2. 中危肺栓塞

临床评分肺栓塞概率为高或中的患者,在进行确诊检查的同时推荐立即予以胃肠外抗凝治疗(ES.Ⅰ C)。对于大多数没有休克或低血压的急性肺栓塞,如果没有严重的肾功能不全,根据体重确定剂量的低分子肝素或磺达肝癸钠皮下注射,是治疗的首选(ES.Ⅰ A)。推荐胃肠外抗凝治疗同时联合维生素 K 拮抗剂,目标 INR 2.5。

PESI 分级为 PES.Ⅲ~Ⅳ 或 sPESI≥1 属于中危患者。对这类患者是否需要溶栓一直存在争议。为解决这个问题,PEITHO(th.Pulmonary Embolis.Thrombolysis)研究探讨血压正常的中危急性肺栓塞患者溶栓治疗的疗效和安全性。该试验为随机双盲试验,比较溶栓药替奈普酶加肝素或安慰剂加肝素治疗中危肺栓塞患者的结果。主要结局终点是随机后 7 天内死亡或血流动力学失代偿,主要安全终点是随机后7天的颅外大出血、缺血性或出血性脑卒中。替奈普酶组的506例患者中13例(2.6%)死亡或出现血流动力学失代偿,安慰剂组499患者,28例(5.6%)死亡或出现血流动力学失代偿(O.0.44,95%C.0.23~0.87,P=0.02)。从随机开始到第7天期间替奈普酶组死亡6例(1.2%),安慰剂组死亡9例(1.8%)(P=0.42)。替奈普酶组颅外出血32例(6.3%),安慰剂组6例(1.2%)(P<0.001)。替奈普酶组脑卒中12例(2.4%),其中出血性脑卒中10例;安慰剂组脑卒中1例(0.2%),为出血性(P=0.003)。在第30天,替奈普酶组总共死亡12例(2.4%),安慰剂组16例(3.2%)(P=0.42)。结论是对中危肺栓塞患者,迅速溶栓治疗可以预防血流动力学失代偿,但增加大出血和脑卒中的危险。基于上述研究结果,ES.2014版指南建议对中危急性肺栓塞患者进一步分层,细分为中高危和中低危。推荐对中高危患者密切监测,早期发现血流动力学失代偿征象,及时进行补救性再灌注治疗(ES.ⅠC):首选溶栓治疗(Ⅱ.B)。中低危肺栓塞患者应选择抗凝治疗。目前证据并不支持再灌注为主要的治疗手段。同样也没有任何证据支持卧床休息对这些患者的临床预后有任何的帮助作用。

有研究显示,对75岁或以上的ST段升高的心肌梗死患者,如果溶栓药剂量减少一半,没有发生颅内出血。这种降低剂量的策略也可考虑用于中危肺栓塞,值得进一步研究。

超声辅助导管局部溶栓也可以降低溶栓药物用量同时可取得相当的疗效。超声波本身不能溶栓,但可使交织在一起的纤维素纤维产生可逆性解体和分离,使溶栓药物易于渗入;此外,超声压力波也有助于溶栓药物的渗透。Kuche.N的研究显示,中危肺栓塞患者使用超声辅助导管局部溶栓,在24小时逆转右心室扩张方面,优于单纯肝素抗凝,而不增加出血并发症。值得进一步研究。

3.低危肺栓塞

PESI分级为Ⅰ或Ⅱ级,或者sPESI分级为0级的患者,属低危肺栓塞,如果患者及家属理解,可以早期出院或者门诊治疗。但要注意的是,尽管目前指南认为对PESI评分属低危或sPESI为0级的患者,并不需要常规影像学检查右心功能或做血液生物标志物检查,但如果被发现有心脏生物标志物升高或有右心室功能不全的影像学证据,也应被归于中低危,则不适宜门诊治疗。Vinso·R等对2010—2012年急诊低危肺栓塞患者进行回顾性多中心队列研究。比较对门诊治疗有相对禁忌证和没有相对禁忌证的患者5天和30天的结局,包括大出血、静脉血栓栓塞复发和全因死亡率。总共有423例成人低危急性肺栓塞。其中271例(64.1%)没有门诊治疗相对禁忌证,152例(35.9%)有至少一个相对禁忌证。结果:没有禁忌证组5天内没有一例发生不良事件,有禁忌证组有2例(1.3%,95%C.0.1%~5.0%)。在30天期间,没有禁忌证组5例出现不良事件(1.8%,95%CI 0.7%~4.4%)(2例血栓栓塞复发和3例大出血),有禁忌证组9例(5.9%,95%C.2.7%~10.9%,P<0.05)。结论:到急诊就诊的低危肺栓塞患者大约有2/3可以适合门诊治疗。门诊治疗相对禁忌证有3种类型:①肺栓塞相关因素。②患肺栓塞以外的疾病而需要住院治疗。③对治疗的依从性和随访的障碍,嗜酒或吸毒,精神病或老年性痴呆,社会问题,没有家,没有电话,或者是联系住址过远。

4.深静脉血栓形成的治疗原则

深静脉血栓形成治疗的主要目标是防止肺栓塞,减少并发症,防止或尽量降低血栓形成后综合征(PTS)的风险。

抗凝治疗是DVT的主要治疗手段,其他治疗包括:药物溶栓、血管外科介入治疗、物理措施(弹性压力袜和行走)。

抗凝治疗主要药物是普通肝素和低分子肝素和华法林。间接Ⅹa因子抑制剂（如磺达肝癸钠）：剂量个体差异小，每天1次，无须监测，对肾功能影响小于低分子肝素，疗效和安全性与依诺肝素相类似。直接Ⅹa因子抑制剂（如利伐沙班）：服用更加简便，单药治疗急性DVT与标准治疗（低分子肝素与华法林合用）疗效相当。而且出血并发症减少，也可用于高危人群。

单次静脉溶栓治疗可改善静脉血栓的再通率，但目前已不再推荐，因为出血性并发症增高，死亡风险也略有增加。而且PTS的发生率也无明显改善。美国胸科医师学院（ACCP）的共识指南推荐溶栓治疗只适用于有肢体缺血或血管衰竭的大范围髂股静脉血栓形成患者。

经皮介入治疗包括导管定向溶栓，机械取栓，血管成形术和/或受阻塞静脉的支架植入术。

导管定向溶栓的出血风险与全身溶栓相类似。导管溶栓是否优于抗凝尚未做过研究。在介入治疗中机械取栓可优先考虑，因为可以更快地使血栓堵塞部位再通，降低溶栓药的剂量，因此出血风险可能会降低。介入治疗的适应证包括比较少见的股青肿，有症状的下腔静脉血栓形成，单靠抗凝治疗效果差，或有症状的出血风险较低的髂股或股腘DVT患者。

推荐抗凝治疗疗程为3~12个月，取决于血栓的部位和危险因素是否持续存在。如果深静脉血栓复发，或者存在慢性高凝状态，或者出现危及生命的PE，推荐终身抗凝治疗。这种治疗方案累计出血并发症小于12%。

五、抗凝治疗

（一）抗凝药物

推荐对急性肺栓塞患者行抗凝治疗，其目的是预防早期死亡以及VTE的早期复发。标准的抗凝疗程至少3个月，包含最初急性期5~10天的胃肠外抗凝治疗，可选用普通肝素、低分子肝素或磺达肝癸钠。胃肠外抗凝药应该与维生素K拮抗剂在一开始时就重叠使用，也可在胃肠外抗凝药使用一周后接着用新型口服抗凝药物达比加群或依度沙班。新型口服抗凝药利伐沙班或阿哌沙班可在一开始时就单独使用，也可在使用普通肝素、低分子肝素或磺达肝癸钠1~2天后使用。如果用于急性期治疗，利伐沙班在头3周内，阿哌沙班在头7天内必须增加剂量。对一些患者，在评估复发和出血风险后，有可能需要超过3个月的长时间或终身抗凝治疗。

1.胃肠外抗凝药

对于临床评分肺栓塞概率为中、高的患者，在等待检查结果时，应立即开始胃肠外抗凝治疗（ES.ⅠC）。可静脉注射普通肝素，皮下注射低分子肝素或磺达肝癸钠。对于肺栓塞的初始治疗，低分子肝素或磺达肝癸钠优于普通肝素，因为严重出血或肝素诱导血小板减少的发生率较低。

（1）普通肝素：对于可能需要再灌注治疗或有严重肾损害（肌酐清除率<30 mL/min），或严重肥胖，皮下吸收有问题的患者，推荐首选普通肝素。因普通肝素半衰期短，容易监控抗凝效果，必要时可以快速被鱼精蛋白所拮抗。普通肝素剂量需根据APTT调整。在某些临床情况下，如可能需要内科或外科有创操作或小手术，临床医师往往优先选择静脉注射普通肝素，因其半衰期短，方便暂时停止抗凝治疗，以减少手术过程中的出血风险。虽然这种策略缺乏支持证据，但不失为一种合理的选择。

肝素治疗的疗效取决于在治疗的第一个24小时内达到肝素治疗的临界水平。达到肝素治疗的临界水平的标志是达到基础值的1.5倍或正常范围的上限。这一水平与鱼精蛋白滴定法测定的0.2~0.4 U/mL，以及抗因子Ⅹ分析法测定的0.3~0.6 U/mL的肝素水平相对应。各实验室应确定达到治疗水平的最低肝素浓度,其方法是测定 APTT,让每批次凝血活酶试剂测定的 APTT 均与 0.2 U/mL 的最低肝素治疗浓度相对应。

普通肝素用法是:先用 80 U/kg,或 5 000 U 的肝素静脉注射,以后静脉滴注 18 U/(kg·h) 或 1 300 U/h,以迅速达到并保持在治疗肝素水平的 APTT 的目标值。随机对照研究显示,按体重方法给药可更快达到治疗 APTT 的目标值,也较少出现复发或出血的并发症。也可选用有监测的固定剂量普通肝素皮下注射的方案。

(2)低分子肝素:美国 ACCP 建议低分子肝素治疗急性 PE 或 DVT 患者采用每天一次给药,优于每天两次(2C 级)。荟萃分析显示两者在死亡率、VTE 复发和大出血方面的结局相似,先决条件是每天总的剂量必须相同。然而,由于资料的不精确性和不一致性,证据质量较低。

低分子肝素不需常规监测,但对孕妇需定期监测抗凝血因子 Xa 的活性。抗凝血因子 Xa 活性峰值测定时间应该是在最后一次注射后 4 小时测定,谷值测定时间是下一次注射低分子肝素之前。目标范围是每天 2 次用药:0.6～1.0 U/mL;每天 1 次用药:1.0～2.0 U/mL。

对急性肺栓塞患者,磺达肝癸钠作为初始治疗优于普通肝素静脉注射(2B 级)和皮下注射(2C 级)。磺达肝癸钠是选择性因子 Xa 抑制剂,根据体重决定剂量,每天 1 次皮下注射,不需要监测。在没有溶栓治疗指征的急性肺栓塞患者中使用磺达肝癸钠治疗,VTE 复发和大出血的发生率与静脉注射普通肝素相似。未有报道磺达肝癸钠诱发血小板减少的病例。磺达肝癸钠禁止用于严重肾功能不全(肌酐清除率<30 mL/min)的患者,因可产生积蓄而增加出血的风险。积蓄也可发生在中度肾功能不全(肌酐清除率 30～50 mL/min)的患者,因此对这些患者剂量应减少 50%。

2.维生素 K 拮抗剂——华法林

多年来维生素 K 拮抗剂一直是口服抗凝药的金标准,华法林目前仍然是治疗肺栓塞的最主要抗凝药物。华法林通过干扰维生素 K 依赖的凝血因子 Ⅱ、Ⅶ、Ⅸ、Ⅹ 的活化而发挥抗凝血作用。此外,华法林还能抑制抗凝蛋白调节素 C 和 S 的作用,因而有短暂的促凝血作用。华法林经胃肠道迅速吸收,作用高峰在用药后 36～72 小时才出现,难以调节。在血液循环中与血浆蛋白(主要是清蛋白)结合,在肝脏中两种异构体通过不同途径代谢。监测华法林疗效及不良反应的指标是 INR,中文称为国际标准化比值,是从凝血酶原时间(PT)和测定试剂的国际敏感指数(ISI)推算出来的,INR=(患者 PT/正常对照 PT)×ISI,采用 INR 使不同实验室和不同试剂测定的 PT 具有可比性,便于统一用药标准。

华法林对体内已合成的维生素 K 依赖的凝血因子没有抑制作用,只有当这些凝血因子代谢后,华法林才能发挥抗凝作用。给药后需数天才能达到最佳抗凝效果。ACCP 指南推荐维生素 K 拮抗剂如华法林应与胃肠外抗凝药在同一天开始使用(1B 级)。肠外抗凝药应与华法林一起使用至少 5 天,直到 INR 达到为 2.0 为止。

华法林起始剂量国内主张首剂 3～5 mg 口服,在接下来的 5～7 天根据 INR 调整每天剂量,目标为使 INR 水平为 2.0～3.0。一般维持量为 1.5～3.0 mg。国外使用剂量较高:起始剂量年轻(<60 岁)或健康门诊患者为每次 10 mg,在年长和住院患者为每次 5 mg。住院患者口服华法林 2～3 天后开始每天或隔天监测 INR,直到 INR 达到治疗目标值并维持至少 2 天。此后,根据 INR 结果的稳定性,数天至每周监测 1 次。出院后可每 4 周监测 1 次。门诊患者剂量稳定前应数天至每周监测 1 次,当 INR 稳定后,可每 4 周监测 1 次。美国胸科医师协会第 9 版抗栓指南建议,如果华法林的剂量和 INR 值的关系已经较长时间稳定。接受维生素 K 拮抗剂治疗的患者,

建议INR监测频率一直到12周,而不是每4周(Grad.2B)。如需调整剂量,应重复前面所述的监测频率,直到剂量再次稳定。老年患者华法林清除减少,同时患其他疾病或合并用药较多,应加强监测。

治疗过程中剂量调整应谨慎,频繁调整剂量会使INR波动。INR连续测得结果位于目标范围之外再开始调整剂量,一次轻度升高或降低可不必急于改变剂量,而应寻找原因。华法林剂量调整幅度较小时,可计算每周剂量,比调整每天剂量更为精确。对于从前有着稳定INR值的接受维生素K拮抗剂治疗的患者,单次INR超出治疗范围减低或增加0.5,建议维持原剂量不变,然后1~2周内监测INR(Grade 2C)。INR如超过目标范围,可升高或降低原剂量的5%~20%(用1 mg规格华法林便于剂量调整)。调整剂量后注意加强监测。如INR一直稳定,偶尔波动且幅度不超过INR目标范围上下0.5,可不必调整剂量,可数天或1~2周酌情复查INR。

华法林治疗期间INR超范围和/或出血的处理如下:①INR高于治疗INR范围,但小于4.5,无出血,无须快速逆转INR:降低剂量或取消一次剂量,每天监测INR,直到INR达标。②INR4.5~10,无出血:取消1~2次剂量,监测INR,重新调整剂量。2001 ACCP指南建议反对常规使用维生素K_1(植物甲萘醌)。2001 ACCP指南建议考虑维生素K 1~2.5 mg口服一次。其他推荐:维生素K 1 mg口服或0.5 mg静脉注射。应使INR在24小时内降低。③INR>10,无出血:暂停华法林,监测INR,重新调整剂量。2001 ACCP指南推荐维生素K_1口服(未指定剂量);2001 ACCP指南建议给予维生素K 2.5~5 mg口服一次。如果在24~48小时内观察到INR下降,继续监测INR,必要时再给一次维生素K_1。其他推荐:维生素K_1 2~2.5 mg口服,或0.5~1 mg,静脉注射。④轻微出血,任何INR升高:暂停华法林,监测INR,重新调整剂量,考虑维生素K_1 2.5~5 mg口服一次;如有必要可24小时后重复。⑤大出血,任何INR升高:暂停华法林,监测INR,重新调整剂量,2001 ACCP指南推荐用人凝血酶原复合物(PCC)加维生素K_1 5~10 mg,静脉注射,为减少对维生素K_1的变态反应,可将药物加进50 mL液体,使用输液泵在20分钟内输注。也可以考虑用新鲜冰冻血浆(FFP)或补充重组凝血因子Ⅶa(rⅦa)。高剂量的维生素K(如≥10 mg)可产生一周或更长时间的华法林抵抗;对需要长期抗凝治疗的临床状况(如心房颤动的血栓预防),可考虑使用肝素,低分子肝素,或直接凝血酶抑制剂。

(6)危及生命的出血和INR升高:停用华法林,给予新鲜冰冻血浆和维生素10 mg缓慢静脉滴注,必要时根据INR重复使用。

华法林的量效关系受遗传和环境等因素影响。与白种人比较,中国人对华法林的耐受剂量明显较低,目前已发现数个基因多态性与华法林剂量相关,主要是细胞色素P4502C9和VKORCl。药物遗传学路线图结合了患者的基因类型和临床信息,可根据这些整合的信息调整华法林的剂量。2012年发表的一个试验表明,与传统方法相比,药物遗传学方法确定华法林剂量可使一个月中INR值绝对超范围减少10%,主要是INR值<1.5出现的次数减少。这个改善与DVT发生率降低66%相对应。2013年发表了三个大型随机对比临床研究。三个研究都用开始治疗的头4~12周INR在治疗范围内的时间百分比(TTR)来反映抗凝治疗的质量,作为主要终点指标。在455例患者中,使用床边检测的华法林的基因引导用药方案,与传统的3天负荷剂量方案相比,头12周的TTR提高(67.4 vs.60.3%;$P<0.001$)。INR到达治疗水平的中位时间从29天下降到21天。另一项对1 015例患者的研究,比较了2种华法林负荷剂量的确定方法:基于基因类型数据加上临床变量和单纯基于临床资料相比,以治疗4~28天期间的TTR作为评判标准,2组并无明显差别。

总之,研究结果表明临床资料加药物遗传学检查不能提高抗凝质量。也提示根据患者临床资料决定剂量优于固定剂量方案。必须强调优化组织结构,及时反馈 INR 测定结果用于个体化的剂量调整。

药物、饮食、多种疾病状态均可影响华法林的抗凝作用。至少 186 种食物或药物被报告与华法林有相互作用。临床上证明有明显相互作用的有常用的 26 种药物和食物,包括 6 种抗生素和 5 种心血管药。最常见的药物包括:胺碘酮、某些抗生素、解热镇痛药、抑酸药以及某些中成药等。避免使用 NSAIDs(包括环氧化酶-2 选择性的 NSAIDs)、特定的抗生素(Grad.2C)。尽量避免使用抗血小板制剂,除非是服用抗血小板药的益处明显大于出血危害,比如机械瓣膜患者、ACS 患者或近期冠脉支架或搭桥患者(Grad.2C)。努力保持患者充分的抗凝,因为当华法林治疗不充分,促凝血因素首先恢复。对口服华法林比较难以保持充分抗凝的患者,要求限制食用含维生素 K 的食物。

如果患者适合停止维生素 K 拮抗剂治疗,建议骤停(迅速停止),而不是逐渐减小剂量停用。

(二)急性肺栓塞抗凝治疗的疗程

对首次有诱因的血栓栓塞患者,如卧床、手术、创伤,应该接受华法林治疗至少 3 个月。对于首次特发性(无诱因)血栓栓塞。2 个抗凝治疗研究均未发现 3 个月和 6 个月的抗凝治疗在复发率方面有什么差别。目前对这些患者推荐抗凝治疗至少 3 个月,3 个月后是否继续抗凝需要重新评估。

美国胸科医师协会第 9 版抗栓指南推荐对所有特发性血栓栓塞患者抗凝治疗 3 个月,而不是更短,3 个月后作延续抗凝治疗的风险-获益评估(1B 级)。对首次特发性 VTE 事件且出血风险为中低度的患者应延长抗凝疗程(2B 级)。对首次 VTE 事件且出血风险为高的患者抗凝疗程限于 3 个月(1B 级)。

对第二次特发性肺栓塞且出血风险为低或中的患者推荐延长抗凝治疗(分别为 1B 和 2B 级)。对第二次特发性肺栓塞且出血风险为高的患者,选择 3 个月的抗凝,不延长抗凝(2B 级)。

对有过肺栓塞同时存在不可逆危险因素,如抗凝血酶Ⅲ,蛋白 S 和蛋白 C 缺乏,因子 V 莱顿突变,或者存在抗磷脂抗体,应长期抗凝。

有活动性肿瘤的肺栓塞患者因其肺栓塞和 DVT 复发的危险持续增高,其长期治疗是一个挑战。ACCP 的第 9 版指南推荐,如果肿瘤患者出血风险为中低度,应给予延续抗凝治疗而不是 3 个月的治疗。如果有活动性肿瘤同时出血风险高,仍然建议延续抗凝治疗,尽管支持证据较少(2B 级)。对肿瘤患者肺栓塞的长期治疗,推荐优先选用低分子肝素,维生素 K 拮抗剂如华法林。但有些肿瘤患者不愿选用低分子肝素,因为需要注射以及费用问题。对这些患者推荐选用维生素 K 拮抗剂如华法林,而不是达比加群或利伐沙班(2C 级)。

(三)抗凝治疗禁忌证

抗凝治疗的禁忌证包括大的活动性消化性溃疡,最近外科手术,创伤,颅内出血,裂孔疝,严重肝肾功能不全,凝血功能障碍,未控制的高血压,感染性心内膜炎,肝素过敏,妊娠,视网膜病变,以及酒精中毒。对于确诊急性肺栓塞的患者,以上的禁忌证均属于相对禁忌证,在抗凝之前要考虑患者的风险/获益比。

(四)抗凝治疗的并发症

1.出血

出血是抗凝治疗最重要的并发症,可以表现为皮肤紫斑、咯血、血尿,或穿刺部位、胃肠道和阴道出血。年龄越大出血的风险就越大,应当检查血小板计数和其他凝血指标。

应用肝素过程中如出现严重的出血,除了支持疗法和输新鲜血外,还可给予抗肝素治疗。普通肝素的抗凝作用可以被鱼精蛋白中和。鱼精蛋白能与肝素结合而形成稳定的盐。1 mg鱼精蛋白可中和大约100 U普通肝素。因此5 000 U的肝素大约需要50 mg鱼精蛋白来中和。当静脉滴注肝素时,因为肝素的半衰期短(约60分钟),只需把前几小时给予的肝素剂量计算在内。如普通肝素1 250 U/h静脉滴注的患者要中和肝素的抗凝作用约需要鱼精蛋白30 mg。APTT值可评估抗肝素治疗的效果。应用低分子肝素一旦出现出血,停药后凝血能较快恢复,必要时用鱼精蛋白0.6 mg可拮抗LMW。应用鱼精蛋白有时可出现低血压和窦性心动过缓等严重不良反应,通过减慢给药速度(>3分钟)可减少其发生。有输精管切除史、含鱼精蛋白胰岛素注射史、对鱼有过敏史的患者,形成抗鱼精蛋白抗体和发生变态反应的风险增加。鱼精蛋白过敏风险较高的患者可预先给予糖皮质激素和抗组胺药物。

华法林过量引起的出血,停药2天凝血功能可恢复,如同时应用维生素K_1 10 mg皮下或静脉注射,24小时内可终止抗凝作用;紧急情况下,输新鲜血浆或浓缩凝血因子能迅速终止出血。

2.皮肤坏死

华法林可引起一些不良皮肤反应,如瘀斑、紫癜、出血性坏死、斑丘疹或水泡样荨麻疹隆起,皮肤坏死。常先表现为麻木或压迫感,伴边界不清的红斑。病灶突起疼痛,局限,常呈出血或红斑,在真皮和皮下层出现水肿,呈橘皮样征象。在最初24小时,在受累皮肤范围内出现瘀点和出血性大泡,后者提示损害已属不可逆性,全层皮肤坏死是不可避免的终末期结果。痂皮脱落后留有深及皮下脂肪层的缺损,范围小的可自行愈合,较大的常需清创和植皮治疗。本并发症常见于中年围绝经期妇女。一旦出现,应立即停用华法林。

3.肝素过敏

肝素、低分子肝素来源于猪黏膜提取物,里面不可避免的会有一些杂质、变应原,可引起变态反应。由抗凝药引发的严重肝素变态反应虽然临床较少见,但由于此类药物使用广泛,一旦发生变态反应会对患者的治疗策略、安全带来诸多困扰。

轻症患者常表现为皮肤潮红、发痒、心悸、皮疹,严重者可出现呼吸困难、休克或死亡。一旦发生应立即停用肝素,尽可能地多饮水。轻度的口服抗过敏药物如氯雷他定,部分需要加口服抗炎药物如泼尼松,重度需要静脉使用糖皮质激素,皮疹常需局部处理。

磺达肝癸钠是纯化学合成的高亲和力的戊糖结构,完全为化学合成,不含来源于动物的成分,减少了病原微生物污染和过敏的潜在风险,在临床疗效和安全性方面有着明显的优势。

六、溶栓治疗

(一)溶栓治疗的适应证

溶栓治疗的适应证是急性肺栓塞合并血流动力学不稳定,收缩压<12.0 kPa(90 mmHg),或者较基础值下降5.3 kPa(40 mmHg),持续15分钟以上。同时出血风险低。美国胸科医师协会抗栓指南第9版建议对急性肺栓塞合并低血压[收缩压<12.0 kPa(90 mmHg)]而且出血风险低的患者,给予系统性溶栓治疗,优于没有全身溶栓治疗(2C级)。欧洲心脏病学会2014年版肺栓塞诊疗指南推荐对高危肺栓塞患者进行溶栓治疗。溶栓治疗比单用普通肝素抗凝治疗可更快地恢复肺血流灌注,早期解除肺血管阻塞,加快肺动脉压力和肺血管阻力的下降,改善右心室功能。溶栓治疗对血流动力学的益处仅局限于最初几天,在存活的病例中,治疗后一星期的差别便

不再明显。因此,有溶栓指征的病例宜尽早进行,症状出现后48小时内溶栓效果最佳。溶栓时间窗通常定为出现症状14天以内。

对没有血流动力学损害的中危肺栓塞患者溶栓治疗的利弊多年来仍然存在争议。一项专门针对中危肺栓塞患者溶栓治疗的PEITHO研究,是一多中心、随机双盲对照研究,比较肝素加替奈普酶和肝素加安慰剂治疗的结果。纳入对象为急性肺栓塞,经超声心动图或CT肺动脉造影(CTPA)证实有右心功能不全,同时经肌钙蛋白Ⅰ或T检测证实有心肌损伤的患者,共纳入1 006例。主要疗效终点是:随机后7天内全因死亡或血流动力学失代偿,主要安全性终点是大出血和脑卒中。该研究的结论显示,对中危肺栓塞患者,溶栓治疗可以预防血流动力学失代偿,但增加大出血和脑卒中的危险,特别是75岁以上的患者。为了对比溶栓治疗与抗凝治疗对急性肺栓塞,包括中危肺栓塞的患者在存活率方面的获益和出血的危险。Chatterje·S等对从开始有溶栓治疗到2014年4月10日的医疗文献数据库PubMed、EMBASE等进行搜索,找到16个符合条件的随机对照试验(RCTs),共2 115例患者的资料进行荟萃分析。其中低危肺栓塞210例(9.93%),中危肺栓塞1 499例(70.87%),高危肺栓塞31例(1.47%),不能归类385例(18.20%)。结果发现溶栓治疗可降低全因死亡率,在平均81.7天的随访期间,溶栓治疗队列死亡率2.17%(23/1 061),抗凝治疗队列死亡率3.89%(41/1 054)(O.0.53,95%CI 0.32~0.88)。NNT(numbe.neede.t.treat)=59,要救活一个患者需治疗59个患者。溶栓治疗组的大出血发生率9.24%(98/1 061),抗凝组3.42%(36/1 054),溶栓治疗具有较大的大出血风险(O.2.73,95%C.1.91~3.91),NNH=18,平均每18例溶栓治疗就出现一例大出血。溶栓组颅内出血发生率1.46%(15/1 024),抗凝组0.19%(2/1 019),(O.4.63,95%CI 1.78~12.04,NN.78,95%C.48~206)。但对65岁或以下的患者,大出血发生率并没有明显上升(O.1.25,95%C.0.50~3.14)。结论是:对于急性肺栓塞,包括血流动力学稳定而有右心室功能不全(中高危肺栓塞)的患者,溶栓治疗降低全因死亡率,但增加大出血和颅内出血的危险。该结论并不适用于没有右心室功能不全的血流动力学稳定的患者。

(二)溶栓药物

1.溶栓药物的分类

目前使用的溶栓药物是丝氨酸蛋白酶,通过将纤维蛋白溶酶原转换成为纤维蛋白溶酶而起作用。纤维蛋白溶酶分解血凝块中的纤维蛋白原和纤维蛋白,发挥溶解血凝块的作用。

溶栓疗法的应用始于1933年,当时发现某些链球菌菌株(β-溶血性链球菌)肉汤培养物的滤液能溶解纤维蛋白凝块。链激酶最初的临床应用是纤维素性胸膜炎、血胸和结核性脑膜炎。1958年链激酶首次被用于急性心肌梗死(AMI),才改变了其应用方向。1986年意大利的GISSI研究才确定链激酶治疗急性心肌梗死的疗效。

1947年首次报道人尿具有纤溶的潜力,其活性成分被命名为尿激酶。与链激酶不同,尿激酶不具抗原性,能直接激活纤溶酶原,形成纤维蛋白溶酶。

组织型纤溶酶原激活剂(tPA)是一种存在于血管内皮细胞的天然纤溶剂,参与血栓形成和溶栓之间的平衡。tPA对纤维素有明显的特异性和亲和力。在血栓部位,tPA和纤维素表面的纤溶酶原相结合,诱发结构的变化,促使纤溶酶原转化为纤维蛋白溶酶,溶解血栓。

溶栓药物有时也被称为血浆纤维蛋白溶酶原激活剂,有两大类。

(1)纤维蛋白特异性溶栓药:该类药物在有纤维蛋白存在时,与纤溶酶原的亲和力可增至600倍左右,而无纤维蛋白存在时,纤溶酶原活性很少被激活,所以引起出血的不良反应明显减少。目前该类药物的代表有阿替普酶,瑞替普酶和替奈普酶。

(2)非纤维蛋白特异性溶栓药:第一代的溶栓药都属于非纤维蛋白特异性的溶栓药,其激活纤溶酶原的作用不受纤维蛋白的影响,所以引起出血及严重出血等不良反应较多。非纤维蛋白特异性溶栓药包括尿激酶、链激酶、尿激酶原。

2.纤维蛋白特异性溶栓药

(1)阿替普酶(rt-PA):阿替普酶是第一个重组组织型纤溶酶原激活剂,与天然的 rt-PA 相同。在体内,组织型纤溶酶原激活剂由血管内皮细胞合成。它是生理的溶栓剂,可以预防体内过多的血栓形成。

阿替普酶具纤维蛋白特异性,其血浆半衰期 4~6 分钟。常被用于冠状动脉血栓、肺栓塞和急性缺血性脑卒中(AIS)的治疗。阿替普酶已被 FDA 批准用于治疗 ST 段抬高心肌梗死(STEMI)、AIS、急性大面积肺栓塞和中央静脉导管堵塞的溶栓,也是目前是唯一被批准用于 AIS 溶栓的药物。

理论上,阿替普酶只是在纤维蛋白凝块的表面才有效。然而在实践中它有系统性溶解血栓的作用,血液循环中可发现中量的纤维蛋白降解产物,具有相当大的全身性出血的风险。阿替普酶在必要时可以重复使用,没有抗原性,几乎从未发现有变态反应。

(2)瑞替普酶(r-PA):瑞替普酶是第二代重组组织型纤溶酶原激活剂。瑞替普酶起作用更快,出血风险比第一代阿替普酶低。它是一种合成的非糖基化的 rt-PA 突变蛋白,527 个氨基酸中的 355 个。该药是在大肠埃希菌中通过 DNA 重组技术而产生的。

瑞替普酶不像天然 rt-PA 那样与纤维蛋白紧密结合,它可以更自由地扩散通过血凝块,而不是像 rt-PA 那样仅仅与血栓表面结合。在高浓度,瑞替普酶不会与纤维蛋白溶酶原竞争纤维蛋白结合部位,从而使纤维蛋白溶酶原可以在血凝块部位转化成为能溶解血栓的纤维蛋白溶酶。这些特性有助于解释使用瑞替普酶患者血块溶解比使用阿替普酶患者更快。

对分子的生化改造使瑞替普酶的半衰期延长(13~16 分钟),可以静脉注射。FDA 批准瑞替普酶用于急性心肌梗死,用法是 2 次静脉注射,每次 10 U,在 2 分钟内注完,相隔 30 分钟。瑞替普酶这样的给药方法比阿替普酶更方便快捷,后者静脉注射后需静脉滴注。跟阿替普酶一样,瑞替普酶不具抗原性,必要时可以重复使用;几乎从未发现任何变态反应。

(3)替奈普酶:美国 FDA 在 2000 年批准替奈普酶用于临床溶栓治疗,是最新被批准的溶栓药。它是用中国仓鼠卵巢细胞利用重组 DNA 技术而产生。其作用机制类似于阿替普酶,目前用于急性心肌梗死的治疗。

替奈普酶是包含 527 个氨基酸的糖蛋白(GP),经过对氨基酸分子数的不断修改而成。包括以苏氨酸代替谷氨酰胺,天门冬酰胺代替谷氨酰胺,以及在蛋白酶结构区域氨基酸的四丙氨酸置换。这些变化使替奈普酶血浆半衰期延长,对纤维蛋白的特异性增强。替奈普酶的半衰期可长达 130 分钟。主要通过肝脏代谢。此外,氨基酸修改的结果使替奈普酶可以一次注射用药,同时对纤维蛋白有高的特异性,出血不良反应减少。

ASSENT-2 试验比较替奈普酶和阿替普酶治疗急性心肌梗死的疗效和安全性。发现使用替奈普酶 30 天的死亡率并不高于阿替普酶。替奈普酶出血并发症较少,大出血较少(4.66 $vs.$ 5.94%),并且较少需要输血(4.25 $vs.$ 5.49%)。颅内出血率相似(0.93 $vs.$ 0.94%)随访研究表明,2 个治疗组 1 年后死亡率相似。

(4)去氨普酶:去氨普酶是一种新的纤溶酶原激活剂,最初在吸血蝙蝠的硬纤维唾液腺中发现。与其他纤溶酶原激活剂相比具有纤维蛋白特异性高、半衰期长、没有神经毒性和不活化β淀粉样蛋白等优点。

3.非纤维蛋白特异性溶栓药

(1)尿激酶：尿激酶是介入放射科医师最熟悉的溶栓药，也常用于外周血管内血栓和被堵塞的导管的溶栓治疗。

尿激酶是一种由肾实质细胞产生的生理溶栓剂。不像链激酶，尿激酶直接裂解纤溶酶原产生纤溶酶。如果从人尿中提纯，约需要1 500 L的尿液才能生产足够一个患者用的尿激酶。商品尿激酶也可通过组织培养生产，也可利用大肠埃希菌培养通过重组DNA技术生产。

目前美国食品药品管理局(FDA)批准的尿激酶使用指征只有大面积肺栓塞和肺栓塞伴血流动力学不稳定。但目前大量医疗机构也用其来作静脉和动脉血栓的局部溶栓。在血浆中，尿激酶半衰期约20分钟。变态反应罕见，可以反复给药而无抗原性的问题。

(2)链激酶：链激酶由β-溶血性链球菌产生。其本身并不是一个纤溶酶原激活剂，它与血液循环中的游离纤溶酶原(或纤溶酶)结合形成复合物，可以将额外的纤溶酶原转化为纤溶酶。在有纤维蛋白存在时链激酶活性并不增强。使用放射性链激酶研究证明有2种不同的清除率，"快"的半衰期约18分钟，"慢"的大约为83分钟。负荷量25 000 U，超过30分钟静脉输注，继以10 000 U/h，持续静脉滴注12～24小时。同时给予抗组织胺药物和氢化可的松以降低免疫反应。不良反应包括寒战、发热、恶心，皮疹常见(20%)。大约10%的病例在治疗过程中或治疗后不久可发生血压和心率下降。晚期并发症包括紫癜、呼吸窘迫综合征、血清病、吉兰-巴雷综合征、血管炎、肾或肝功能不全。应用时必须备用肾上腺素和复苏器械。

由于链激酶是从链球菌所产生，链激酶通常不能在6个月内重复使用，因为它具有高度抗原性和高水平的抗链球菌抗体。链激酶是最便宜的溶栓药。但其高发的不良反应限制了其临床应用。

(三)溶栓治疗的实施

1.溶栓药物的选择和用法

目前美国食品药品管理局(FDA)和欧洲心脏病学会(ESC)批准用于肺栓塞溶栓治疗的药物只有阿替普酶、尿激酶和链激酶。

肺栓塞患者病情可迅速恶化，因此首选起作用快的阿替普酶，多个对比研究显示，阿替普酶2小时滴注比尿激酶或链激酶12小时滴注更有效而且见效更快。对尿激酶和链激酶也首选2小时的快速滴注方案，优于12～24小时的静脉滴注方案。在所有溶栓药中链激酶是最没有优势的，因其具有抗原性和其他不良反应，导致大量患者因不良反应而需要停药。

(1)阿替普酶：FDA批准阿替普酶治疗肺栓塞的剂量为100 mg，用法是连续输注2小时。先用15 mg静脉注射，然后85 mg在2小时内滴完。在滴注阿替普酶期间必须停止肝素滴注。

一些中心更喜欢用加速的90分钟的方案，似乎比2小时输注起效更快，更安全有效。对于体重小于67 kg的患者，先静脉注射15 mg，然后0.75 mg/kg在接下来的30分钟内给药(最大剂量50 mg)，和0.50 mg/kg在接下来的60分钟内给药(最大剂量35 mg)。对于体重超过67 kg的患者，100 mg的剂量分为：先静脉注射15 mg，接下来的30分钟滴注50 mg，其后60分钟内滴注35 mg。

国内肺栓塞规范化诊治方法研究课题组阿替普酶的用法是：50 mg静脉点滴2小时或100 mg静脉点滴2小时。认为2种剂量在疗效方面没什么差别，但50 mg的治疗方案较100 mg出血的发生率低。Zhang 等的系统和荟萃分析发现,低剂量 rt-PA(0.6 mg/kg,最大 50 mg 或固定剂量 50 mg 静脉滴注 2 小时)与标准剂量(100 mg 静脉滴注 2 小时)相比,标准剂量组有更多的大出血事件,而肺栓塞复发或全因死亡率 2 组差别无统计学意义。Brand K 等对 PubMed 从 1966 年 1 月到 2015 年的文献复习发现,TPA 导致的大出血并发症是剂量依赖性的,可发生于 6.4% 的患者。临床试验证明低剂量 TPA 的安全性和疗效,尤其是对于低体重(小于 65 kg)和有右心室功能不全的患者。此外,有病例报告低剂量 TPA 安全地用于出血风险高的患者,包括老年人、孕妇和手术患者。

在阿替普酶滴注结束或将近结束,APTT 小于基础值的 2 倍时,开始胃肠外抗凝治疗。

(2)瑞替普酶(reteplase):FDA 尚未批准瑞替普酶用于急性心肌梗死以外的疾病,但瑞替普酶仍被广泛用于急性深静脉血栓和肺栓塞的治疗,所用剂量与批准用于急性心肌梗死患者相同:静脉注射 2 次,每次 10 U,相隔 30 分钟。一个比较瑞替普酶和阿替普酶的前瞻随机研究发现:瑞替普酶组在用药后 1.5 小时总肺动脉阻力下降,而阿替普酶需要 2 小时。也有研究将阿替普酶分别与瑞替普酶和去氨普酶进行比较,结果是在血流动力学指标方面没大差别。

2.溶栓药与抗凝药的衔接问题

使用链激酶或尿激酶溶栓时,必须停止滴注普通肝素。溶栓治疗结束后,应每隔 2~4 小时监测 APTT,待 APTT 小于基础值的 2 倍或 <80 秒时,开始规范化肝素治疗。考虑到溶栓治疗潜在的出血危险以及可能需要马上停止或逆转肝素的抗凝效果,ES.2014 年肺栓塞指南认为合理的做法是溶栓结束后,先用普通肝素继续抗凝几个小时,再转换为 LMWH 或磺达肝癸钠。可持续静脉滴注肝素(不必用负荷剂量),监测 APTT 使其维持在对照值的 1.5~2.5 倍。病情改善,血流动力学稳定后,可改为低分子肝素,此时不用检查 APTT。在用肝素或低分子肝素的同时,可以口服华法林。当 INR 达到 2.0~3.0 后,停用肝素或低分子肝素。开始溶栓时如果患者正在使用 LMWH 或磺达肝癸钠,则溶栓后普通肝素的滴注必须推迟至末次 LMWH 注射后 12 小时(LMWH 注射每天 2 次),或 LMWH 或磺达肝癸钠注射后 24 小时(LMWH 或磺达肝癸钠注射每天 1 次)。

3.溶栓注意事项

(1)患者应绝对卧床休息。溶栓前常规检查血常规、血型、出凝血时间、活化部分凝血酶时间(APTT)、肝肾功能及血气分析等;配血并做好输血准备。在溶栓治疗前,对于曾经做动静脉穿刺的部位需要进行加压包扎,防止溶栓后发生出血。

(2)在溶栓过程中及溶栓治疗后需要密切监测患者的神志情况及肢体活动情况,以判断有无脑出血的发生。溶栓前要保留外周血管套管针,避免反复血管穿刺,溶栓期间应避免肌内注射和穿刺。确需穿刺深静脉时以动脉穿刺法进行,尽量不穿透血管的后壁。穿刺后需要充分压迫止血,压迫部位应在皮肤穿刺点的略上方,以防止未压到血管穿刺部位而发生局部血肿。需机械通气的患者,勿行气管切开。

(3)溶栓后 3 天内需要每天监测血红蛋白、红细胞及尿常规和大便潜血等,以及时发现难以察觉的内脏出血,尤其是腹膜后出血。一旦发现血红蛋白有明显的下降,需要积极寻找原因,并采取相应措施。

(4)溶栓治疗疗效的判断:溶栓治疗是否有效要根据患者血流动力学和氧合情况判断,而不是根据影像学检查栓子是否减少来判断。溶栓过程中要监测患者的症状、生命体征和氧合功能。如果溶栓后患者的血压逐渐恢复正常,血氧分压上升,则说明溶栓有效。溶栓后 24 小时可复查超声心动图,如果右心室缩小,估测的肺动脉压力降低,右心室壁运动幅度增大,进一步说明溶栓有效。不建议用心电图、CTPA作为判断疗效的指标。

(5)二次溶栓问题:通常急性肺栓塞只需进行一次溶栓治疗即可取得理想效果。二次溶栓的情况非常少见。

当第一次溶栓血流动力学和氧合恢复后,如果再次出现血流动力学和氧合的异常,考虑为栓子再次脱落所致,可考虑进行第二次溶栓。

首次溶栓后,如果血流动力学稳定,则继续抗凝治疗,不必急于复查CT肺动脉造影,即使CTPA发现肺动脉血栓负荷仍较大,建议仍继续抗凝治疗。

如果首次溶栓后血流动力学仍不稳定,则应在第二次溶栓或手术取栓之间权衡。与第二次溶栓相关的问题如指征、时机、方案等目前尚无统一的共识。如果首次溶栓治疗效果不满意但不适合作介入治疗,或溶栓治疗后出现新的较大面积的肺栓塞,或医院不具备介入治疗的条件,加上首次溶栓时未发生出血并发症,可考虑第二次溶栓。第二次溶栓应在首次溶栓复查后,通常是在第一次溶栓结束后24小时,存在上述情况时进行。除链激酶外,第二次溶栓可使用与第一次相同的溶栓药,也可以更换另一种,剂量通常小于第一次。

(6)肺栓塞并发咯血,如具备下列情况仍可考虑溶栓:①血流动力学不稳。②无溶栓禁忌证或潜在性出血性疾病。此时应常规配血,准备新鲜冷冻血浆和对抗纤溶酶原活性的药物如氨基己酸等。

(张 杰)

第三节 慢性肺源性心脏病

慢性肺源性心脏病(简称慢性肺心病)是由慢性支气管肺疾病、胸廓疾病或肺血管疾病引起肺循环阻力增加、肺动脉高压,进而引起右心室肥厚、扩大,甚至发生右心衰竭的心脏病。由先天性心脏病和左心疾病引起的右心室肥厚、扩大或右心衰竭不属于肺源性心脏病。本节主要论述继发于慢性支气管肺疾病(特别是COPD)的慢性肺源性心脏病。

本病是我国的常见病、多发病。一般特征为寒冷地区较温暖地区患病率为高;高原地区较平原地区患病率为高;农村较城市患病率为高;吸烟者较不吸烟者患病率为高。患者年龄多在40岁以上,患病率随着年龄增长而增高。急性发作以冬、春季多见,急性呼吸道感染常为急性发作的诱因。

一、病因

按原发病变发生部位一般可分为四大类。

(一)慢性支气管、肺疾病

该病最常见。我国慢性肺源性心脏病中继发于COPD者占80%以上,其他如支气管哮喘、重症肺结核、支气管扩张、间质性肺疾病等晚期也可继发慢性肺源性心脏病。

(二)严重的胸廓畸形

如严重的脊椎后、侧凸,脊椎结核,类风湿性脊柱炎,广泛胸膜增厚粘连和胸廓成形术后造成的严重的胸廓或脊柱畸形等,可引起胸廓运动受限、肺组织受压、支气管扭曲或变形,气道引流不畅,或引起肺纤维化、肺不张、肺气肿等,最终引起慢性肺源性心脏病。

(三)肺血管疾病

原发性肺动脉高压、广泛或反复发作的多发性肺小动脉栓塞和肺小动脉炎以及原发性肺动脉血栓形成等,均可引起肺血管阻力增加、肺动脉高压和右心室负荷加重,最终发展成肺源性心脏病。

(四)其他

神经肌肉疾病如脊髓灰质炎、肌营养不良和肥胖通气不良综合征等,可导致肺泡通气不足,引起缺氧,使肺血管收缩、肺血管阻力增加,形成肺动脉高压,最终发展成肺源性心脏病。近年发现,睡眠呼吸暂停综合征也是引起慢性肺源性心脏病的重要原因。

二、病理

(一)肺部基础疾病病变

尽管导致慢性肺源性心脏病的病因多种多样,但我国慢性肺源性心脏病的基础疾病大多数为慢支和阻塞肺气肿及其并发的COPD。

(二)肺血管病变

在继发于COPD的慢性肺源性心脏病常可观察到以下几点。

1.肺血管构型重建

由慢性缺氧引起,是发生慢性缺氧性肺动脉高压最重要的原因。主要见肺动脉内膜增厚,内膜弹力纤维增多,内膜下出现纵行肌束,弹力纤维和胶原纤维性基质增多,使血管变硬,阻力增加;中膜平滑肌细胞增生、肥大,导致中膜肥大;<60 μm的无肌层肺小动脉出现明显的肌层。

2.肺小动脉炎症

长期反复发作的COPD慢性气道炎症,可累及邻近肺小动脉,引起血管炎,管壁增厚、管腔狭窄或纤维化,甚至完全闭塞。

3.肺泡壁毛细血管床破坏和减少

肺气肿病变使肺泡间隔断裂,肺泡融合,造成肺泡壁内的毛细血管毁损,毛细血管床减小,当减损超过70%时肺循环阻力增大。

4.肺血管床受压迫

肺气肿时肺泡含气量过多,肺广泛纤维化时瘢痕组织收缩,均可压迫肺血管使其变形、扭曲。

5.部分慢性肺源性心脏病急性发作期

患者存在多发性肺微小动脉原位血栓形成,引起肺血管阻力增加,加重肺动脉高压。

(三)心脏病变

慢性肺源性心脏病时,心脏的主要病变表现为心脏重量增加,右心肥大,右心室肌肉增厚,心室腔扩大,肺动脉圆锥膨隆,心尖圆钝。光镜下观察,常见心肌纤维呈不同程度的肥大性变化,表现为心肌纤维增粗,核大深染,呈不规则形、方形或长方形。心肌纤维出现灶性肌浆溶解、灶性心肌纤维坏死或纤维化,心肌间质水肿,炎细胞浸润,房室束纤维化,小片状脂肪浸润,小血管扩张,传导束纤维减少。急性病变还可见到广泛的心肌组织水肿、充血、灶性或点状出血、多发性坏死灶。电镜下可见心肌细胞线粒体肿胀、内质网扩张、肌节溶解或长短不一,糖原减少或消失等。

三、发病机制

多种支气管肺组织和胸廓疾病导致肺源性心脏病的发病机制虽然不完全相同,但共同点是这些疾病均可造成患者呼吸系统功能和结构的明显改变,发生反复的气道感染和低氧血症,导致一系列体液因子和肺血管的变化,使肺血管阻力增加,肺动脉血管构型重建,产生肺动脉高压。肺动脉高压使右心室负荷加重,再加上其他因素共同作用,最终引起右心室扩大、肥大,甚至发生右心衰竭。

(一)肺动脉高压

肺动脉高压指肺动脉压升高,静息状态下肺动脉平均压>3.3 kPa(25 mmHg),运动状态下>4.0 kPa(30 mmHg)。目前多将肺动脉高压分为5类。①动脉型肺动脉高压:如特发性肺动脉高压和家族性肺动脉高压。②左心疾病相关肺动脉高压:由主要累及左心房和左心室的心脏疾病、二尖瓣及主动脉瓣疾病所致。③呼吸系统疾病和/或缺氧相关的肺动脉高压:包括COPD、间质性肺病、睡眠呼吸障碍等。④慢性血栓和/或栓塞性疾病所引起的肺动脉高压。⑤其他疾病所致肺动脉高压:如结节病和组织细胞增多症等。

由COPD等慢性呼吸系统疾病所致的肺动脉高压,其主要发病机制包括以下几点。

1.肺血管功能性改变

COPD和其他慢性呼吸系统疾病发展到一定阶段,可以出现肺泡低氧和动脉血低氧血症。肺泡气氧分压(PaO_2)下降可引起局部肺血管收缩和支气管舒张,以利于调整通气/血流比例,并保证肺静脉血的氧合作用,这是机体的一种正常保护性反应。但长期缺氧引起肺血管持续收缩,即可导致肺血管病理性改变,产生肺动脉高压。这是目前研究最为广泛而深入的机制,主要可概括为以下几个方面。

(1)体液因素:正常时,肺循环是一个低阻、低压系统,低度的肺动脉张力是由多种收缩血管物质和舒张血管物质共同维持的。缺氧可以使肺组织中多种生物活性物质的含量发生变化,其中包括具有收缩血管作用物质,如内皮素、组胺、5-羟色胺(5-HT)、血管紧张素Ⅱ(AT-Ⅱ)、白三烯、血栓素(TXA_2)、前列腺素F_2(PGF_2),也包括具有舒张血管作用的物质,如一氧化氮、前列环素I_2(PGI_2)及前列腺素E_1(PGE_1)等。肺血管对低氧的收缩反应是上述多种物质共同变化的结果。缺氧使收缩血管物质与舒张血管物质之间正常的比例发生改变,收缩血管物质的作用占优势,从而导致肺血管收缩。

(2)神经因素:缺氧和高碳酸血症可刺激颈动脉窦和主动脉体化学感受器,反射性地引起交感神经兴奋,儿茶酚胺分泌增加,使肺动脉收缩。缺氧后存在肺血管肾上腺素能受体失衡,使肺血管的收缩占优势,也有助于肺动脉高压的形成。

(3)缺氧对肺血管的直接作用:缺氧可直接使肺血管平滑肌膜对Ca^{2+}的通透性增高,使Ca^{2+}内流增加,肌肉兴奋-收缩偶联效应增强,引起肺血管收缩。

2.肺血管器质性改变

慢性缺氧除了可以引起肺动脉收缩外,还可以导致肺血管构型重建,其具体机制尚不清楚,可能涉及肺脏内、外多种生长因子表达的改变以及由此产生的一系列生物学变化,如血小板衍生生长因子、胰岛素样生长因子、表皮生长因子等。其他各种伴随慢性胸肺疾病而产生的肺血管病理学改变也都可以参与肺动脉高压的发病。

3.血液黏稠度增加和血容量增多

COPD严重者可出现长期慢性缺氧,促红细胞生长素分泌增加,导致继发性红细胞生成增多,血液黏滞性增高,使肺血流阻力增高。缺氧可使醛固酮增加,使水钠潴留;缺氧使肾小动脉收缩,肾血流减少也加重水钠潴留,血容量增多。COPD患者还存在肺毛细血管床面积减少和肺血管顺应性下降等因素,血管容积的代偿性扩大明显受限,因而肺血流量增加时,可引起肺动脉高压。

(二)右心功能的改变

慢性胸肺疾病影响右心功能的机制主要为肺动脉高压引起右心后负荷增加,右心室后负荷增加后,右心室壁张力增加,心肌耗氧量增加。此外,右心冠状动脉阻力增加,右心室心肌血流减少,心肌供氧量减少;还有,低氧血症和呼吸道反复感染时的细菌毒素对心肌可以产生直接损害。这些因素长期作用,最终造成右心室肥大、扩大。当呼吸道发生感染、缺氧加重或其他原因使肺动脉压进一步增高而超过右心室所能负担者时,右心室排出血量就不完全,收缩末期存留的残余血液过多,使右室舒张末期压增高,右心室扩张加重,最后导致右心衰竭。

(三)其他重要器官的损害

各种慢性肺胸疾病所导致的缺氧、高碳酸血症和酸碱平衡紊乱除影响心脏外,尚可使其他重要器官如脑、肝、肾、胃肠及内分泌系统、血液系统等发生病变,引起多个器官的功能损害。

四、临床表现

本病发展缓慢,临床上除原有肺、胸疾病的各种症状和体征外,主要是逐步出现的肺、心功能不全以及其他器官受损的征象,往往表现为急性发作期与缓解期交替出现,肺、心功能不全也随之进一步恶化,急性发作次数愈多,肺、心功能损害也愈重。下面按其功能代偿期与失代偿期分别加以阐述。

(一)肺、心功能代偿期

1.症状

表现肺、胸基础疾病的症状,如COPD患者可有咳嗽、咳痰、气促,活动后可有心悸、呼吸困难、乏力和劳动耐力下降。急性感染可使上述症状加重。

2.体征

除可见肺、胸疾病的体征外,尚可见肺动脉高压和右室扩大的体征,如$P_2 > A_2$,三尖瓣区出现收缩期杂音,剑突下心脏搏动增强。部分患者因肺气肿使胸腔内压升高,阻碍腔静脉回流,可有颈静脉充盈,呼气期尤为明显,吸气期充盈减轻;此期肝下界下移是由膈肌下降所致,不要误认为是右心衰竭的表现。

(二)肺、心功能失代偿期

1.呼吸衰竭

(1)症状:呼吸困难加重,夜间为甚,常有头痛、失眠、食欲下降,但白天嗜睡,甚至出现表情淡漠、神志恍惚、谵妄等肺性脑病的表现。

(2)体征:明显发绀,球结膜充血、水肿,严重时可有视网膜血管扩张、视盘水肿等颅内压升高的表现。腱反射减弱或消失,出现病理反射。因高碳酸血症可出现周围血管扩张的表现,如皮肤潮红、多汗。

2.右心衰竭

(1)症状：除肺、胸疾病的症状更明显外，尚可见心悸、食欲下降、腹胀、恶心等右心衰竭的表现。

(2)体征：发绀更明显、颈静脉怒张、心率增快，可出现心律失常，剑突下可闻及收缩期杂音，甚至出现舒张期杂音。肝大且有压痛，肝颈静脉回流征阳性，下肢水肿，重者可有腹水。

五、实验室和辅助检查

(一)X线检查

除有肺、胸基础疾病及急性肺部感染的特征外，尚有肺动脉高压和右心增大征象，包括右下肺动脉干增宽，肺动脉段凸出，心尖圆隆、上翘等(图5-3)。

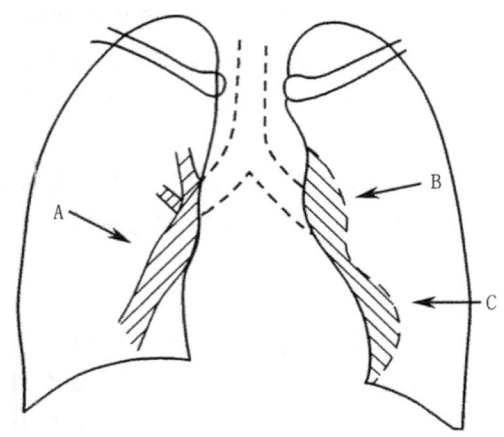

图5-3 慢性肺源性心脏病X线正位胸片
A.右下肺动脉干增宽；B.肺动脉段凸出；C.心尖圆隆、上翘

(二)心电图检查

心电图对肺源性心脏病诊断的阳性率为60.1%～88.2%。典型慢性肺源性心脏病的心电图可见电轴右偏，顺钟向转位，肺型P波，V_1导联上QRS波群呈qR，$V_5 R/S<1$，$R_{v1}+S_{v5}>1.05$ mV。

(三)超声心动图检查

诊断符合率为60.6%～87%，较心电图和X线检查的敏感性高。典型表现为出现肺动脉高压征象，右心房增大，右心室肥大、增大。

(四)心向量图检查

阳性率可达80%～95%，较心电图敏感，主要表现为右心增大图形。

(五)动脉血气分析

用以判断有无缺氧、二氧化碳潴留和酸碱平衡紊乱及其严重程度，对于指导肺源性心脏病急性发作期的治疗具有重要意义。

(六)血液检查

血液流变学检查可了解红细胞变形性等变化；凝血功能检查有助于了解有无血液高凝状态；血电解质测定可了解电解质紊乱；血常规检查可见红细胞、血红蛋白升高，合并感染时，白细胞计数总数升高，中性粒细胞计数升高。

六、诊断与鉴别诊断

根据患者有严重 COPD 或其他胸肺疾病史,并有 $P_2>A_2$、剑突下心音增强、颈静脉怒张、肝大及压痛、肝颈静脉反流征阳性、下肢水肿及体静脉压升高等肺动脉高压、右心室增大或右心功能不全的表现,结合心电图、胸部 X 线、超声心动图、心电向量图有肺动脉高压和右心室肥大、扩大的征象,可以做出诊断。

肺源性心脏病应与以下疾病进行鉴别。

(一)冠状动脉粥样硬化性心脏病(冠心病)

冠心病患者可发生全心力衰竭,并出现肝大、下肢水肿及发绀,这些表现均与肺源性心脏病相似,且肺源性心脏病患者心电图 $V_1\sim V_3$ 可呈 QS 型,酷似心肌梗死的心电图改变,故两者易于混淆。但冠心病患者多有心绞痛或心肌梗死病史,心脏增大主要为左心室大,心尖区可闻及收缩期杂音。X 线检查显示心左缘向左下扩大。心电图显示缺血型 S-T、T 图形,或出现异常 Q 波。冠心病出现心律失常者多为持久性;而肺源性心脏病患者出现的心律失常多为短期性,随着呼吸衰竭和右心衰竭的好转心律失常可以好转或消失,有助于两者之鉴别。值得注意的是,由于肺源性心脏病和冠心病都多发于老年人,两者伴发存在于同一患者临床并非少见,使诊断和鉴别诊断十分困难。应详细询问病史,认真进行体格检查,结合有关的心、肺功能检查,加以鉴别。

(二)原发性心肌病

原发性心肌病右心衰竭引起肝大、肝颈静脉反流征阳性、下肢水肿和腹水,与肺源性心脏病相似。尤其是伴有呼吸道感染者,可出现咳嗽、咳痰、肺部啰音、明显的呼吸困难及发绀,容易误诊为肺源性心脏病。但原发性心肌病多见于中青年,无明显慢性呼吸道疾病史,无明显肺气肿体征,无突出的肺动脉高压,心电图无明显顺时针向转位及电轴右偏,而以心肌广泛损害多见。心脏大多呈普遍性增大。超声心动图检查可见各心室腔明显增大,室间隔和左心室后壁运动幅度减低,可资鉴别。

(三)风湿性心脏病

慢性肺源性心脏病时右心室肥大,心脏呈顺钟向转位,三尖瓣左移,可出现由三尖瓣相对狭窄和相对性关闭不全引起的舒张中期杂音和/或收缩期杂音,有时可酷似风湿性二尖瓣狭窄并关闭不全时的双期杂音,仅凭心脏听诊进行鉴别较为困难。但风湿性心脏病多见于青少年,有风湿活动史,X 线表现为左心房扩大为主。其他瓣膜如主动脉瓣常有病变。而慢性肺源性心脏病好发于 40 岁以上患者,常有慢性肺、胸疾病史和右心室肥大体征,X 线检查左心房不大。心电图在 Ⅱ、Ⅲ、aVF 导联上常出现肺型 P 波。心脏彩超检查可明确诊断。

(四)发绀型先天性心脏病

这类患者常有右心增大、肺动脉高压及发绀等表现,有时可与慢性肺源性心脏病相混淆。先天性心脏病患者多于儿童和青年时发病,但也有少数到老年时才出现比较明显的临床表现;体检无肺气肿体征;心脏听诊可闻及特征性杂音。对诊断有疑问者应行心脏彩超检查,对个别鉴别诊断特别困难者可行心导管及心脏造影检查。

七、治疗

(一)肺、心功能代偿期

采用中西医结合的综合措施,增强患者的免疫功能,延缓肺、胸基础疾病的进展,去除急性发作的诱发因素,减少或避免急性加重期的发生,希望使肺、心功能得到部分恢复。

(二)肺、心功能失代偿期

治疗原则为积极控制感染,通畅气道,改善呼吸功能,纠正缺氧与二氧化碳潴留,控制呼吸衰竭和心力衰竭,处理并发症。

1.呼吸衰竭的治疗

参考痰细菌培养及药物敏感试验,选择有效的抗生素,控制支气管、肺部感染;在没有细菌学培养结果前,可先进行经验性治疗。使用支气管舒张药和祛痰药,吸痰、通畅呼吸道。合理给氧以纠正缺氧,积极纠正二氧化碳潴留。纠正酸碱失衡及电解质紊乱。

2.右心衰竭的治疗

对慢性肺源性心脏病出现右心衰竭的患者,一般经过氧疗、控制呼吸道感染、改善呼吸功能、纠正低氧和解除二氧化碳潴留后,心力衰竭症状可减轻或消失,患者尿量增多,水肿消退,肿大的肝缩小、压痛消失,不需常规使用利尿剂和强心剂。病情较重者或上述治疗无效者,可酌情选用利尿剂和强心剂。

(1)利尿剂:通过抑制肾脏钠、水重吸收而增加尿量,消除水肿,减少循环血容量,减轻右心前负荷,纠正右心衰竭。但是利尿剂使用过多、利尿过猛,对慢性肺源性心脏病患者也有其不利的一面。包括:①大量利尿后可以使痰液变黏稠、不易咳出。②可导致低钾、低钠、低氯等电解质紊乱。③可使血液黏滞性进一步升高。因此,其使用原则为小剂量、联合使用排钾和保钾利尿剂,疗程宜短,间歇用药。一般可用氢氯噻嗪 25 mg,每天 1～3 次,联合螺内酯 40 mg,每天 1～2 次。重度而急需行利尿的患者可用呋塞米 20 mg,肌内注射或口服,使用过程中注意补充钾盐和其他电解质。

(2)强心剂:对使用洋地黄治疗肺源性心脏病右心衰竭的评价不一,主要是因为肺源性心脏病缺氧而使得心脏对洋地黄的敏感性增高,易致中毒如出现心律失常,甚至猝死。因此,对肺源性心脏病右心衰竭使用洋地黄应持慎重态度。然而,对肺源性心脏病右心衰竭一概反对使用洋地黄也是不合适的。在下列情况仍应考虑使用洋地黄:①感染已控制,呼吸功能已改善,经利尿剂治疗右心功能仍未能改善者。②合并室上性快速心律失常,如室上性心动过速、心房颤动(心室率>100 次/分)者。③以右心衰竭为主要表现而无明显急性感染的患者。④合并急性左心衰竭者。其用药原则是选用作用快、排泄快的强心剂,小剂量(常规剂量的1/3～1/2)给药,常用毛花苷 C 0.2～0.4 mg 或毒毛旋子苷 K 0.125～0.25 mg 加入葡萄糖液 20 mL 内缓慢静脉注射。应注意纠正低氧和低钾血症,不宜依据心率快慢作为观察疗效的指标,因为低氧和低钾血症均可引起心率增快。

3.血管扩张剂

从理论上推测,血管扩张剂可使肺动脉扩张,降低肺动脉高压,以减轻右心负荷,改善右心功能,但实际应用效果并不理想。而且,许多血管扩张剂在降低肺动脉压的同时也能引起体循环动脉血压下降,导致冠状动脉血流减少等不良效应。此外,肺血管扩张后常可影响肺内通气/血流的比例,加重低氧血症。临床试用过的药物很多,如硝酸甘油、酚妥拉明、硝苯地平、卡托普利等,疗效均不确实。近年来新开发的治疗肺动脉高压的药物包括前列环素（依前列醇）、内皮素受体拮抗剂（波生坦）、磷酸二酯酶抑制剂（西地那非）等,对特发性肺动脉高压等具有一定临床疗效,但对继发于COPD等支气管肺疾病的肺动脉高压无效。

（三）并发症的治疗

慢性肺源性心脏病除肺脏和心脏功能严重损伤外,全身其他器官均可受累及,出现多种并发症,须及时发现并积极治疗,方可降低病死率。

1.肺性脑病

肺性脑病是由于呼吸衰竭所致缺氧、二氧化碳潴留而引起精神障碍和神经系统症状的一种综合征。但必须除外脑动脉硬化、严重电解质紊乱、单纯性碱中毒、感染中毒性脑病等。肺性脑病是慢性肺源性心脏病死亡的首要原因,应积极防治。对于不准备实施机械通气的患者应特别注意慎用镇静剂,以免导致严重呼吸抑制,危及患者生命。

2.酸碱失衡及电解质紊乱

慢性肺源性心脏病出现呼吸衰竭时,由于缺氧和二氧化碳潴留,当机体发挥最大限度代偿能力仍不能保持体内酸碱平衡时,可发生各种不同类型的酸碱失衡及电解质紊乱,使呼吸衰竭、心力衰竭、心律失常等更为恶化,对治疗及预后皆有重要意义。应进行监测,及时采取治疗措施。

3.心律失常

心律失常多表现为房性期前收缩及阵发性室上性心动过速,其中以紊乱性房性心动过速最具特征性。也可有心房扑动及心房颤动。少数病例由于急性严重心肌缺氧,可出现心室颤动以至心搏骤停。应注意与洋地黄中毒等引起的心律失常相鉴别。一般的心律失常经过控制呼吸道感染,纠正缺氧、二氧化碳潴留、酸碱失衡及电解质紊乱,可自行消失；如持续存在,可根据心律失常的类型选用药物。

4.休克

慢性肺源性心脏病休克并不多见,一旦发生,预后不良。发生原因有严重感染、失血（多由上消化道出血所致）和严重心力衰竭或心律失常。

八、预后

继发于COPD等支气管、肺疾病的慢性肺源性心脏病常由于COPD等的反复急性发作而反复加重。虽然每次发作经积极治疗多数可以缓解,但对患者肺、心和全身重要脏器都会造成严重打击;随着心肺功能的损害逐渐加重,远期多数预后不良。积极治疗虽然不能从根本上逆转慢性肺源性心脏病的自然病程,但可在一定程度上延缓病情进展,从而延长患者寿命,提高患者生活质量。

九、预防

由于慢性肺源性心脏病是各种原发肺、胸疾病发展至晚期的并发症,病变已很难逆转,故做好预防工作对于降低肺源性心脏病死亡率非常重要。主要是积极防治引起本病的COPD等慢性支气管肺疾病。

（张 杰）

第四节 急性肺源性心脏病

一、定义及概况

急性肺源性心脏病(简称急性肺心病)是指主要来自静脉系统或右心的栓子进入肺循环,引起肺动脉主干或其分支的广泛栓塞,并伴发广泛肺动脉痉挛,使肺循环受阻,肺动脉压急剧升高,超越右心所能负荷的范围,从而引起右心室急剧扩张和急性右心衰竭。大块肺动脉栓塞尚可引起猝死。其中肺血栓栓塞症(pulmonary thromboembolism,PTE)是最常见的一种。

二、病因

急性肺源性心脏病病因较多,最常见于急性大面积肺梗死,而严重肺动脉血栓栓塞是最常见原因,栓子的主要来源有周围静脉栓塞,常见栓子来源有髂外静脉、股静脉、深股静脉、腘静脉,其次为生殖腺静脉(卵巢或睾丸静脉)、子宫静脉、盆腔静脉丛、大隐静脉等,以下肢深部静脉栓塞和盆腔静脉血栓形成或血栓性静脉炎的血栓脱落为常见。久病或手术后长期卧床、静脉曲张、右衰竭、静脉内插管、红细胞增多症、血小板增多症、抗凝血酶的缺乏等引起的高凝状态所致血流淤滞,静脉炎后等致静脉管壁损伤均易致血栓形成。盆腔炎、腹部手术、分娩为促进局部静脉血栓形成与血栓性静脉炎的重要因素。肺、胰腺、消化道和生殖系统的肿瘤易合并肺血栓。这与肿瘤细胞产生激活凝血系统的物质(组织蛋白,组织蛋白酶)有关。其次右心血栓可导致急性肺源性心脏病,血栓可来自右心房,如长期心房颤动,右心房的附壁血栓脱落;来自右心室,如心肌梗死波及右心室心内膜下引起附壁血栓脱落时;还有心内膜炎时肺动脉瓣或三尖瓣的赘生物脱落引起肺动脉栓塞。此外,空气栓塞也占一定比例,为心血管手术、肾周空气造影、人工气腹等,因操作不当,空气进入右心腔或静脉所致的气栓。空气栓塞为目前造成非血栓肺栓塞的常见原因。还有癌栓、脂肪栓塞及其他(如细菌性心内膜炎、动脉内膜炎、化脓性静脉炎后的菌栓;分娩时羊水栓塞;急性寄生虫病有大量成虫或虫卵进入肺循环引起的广泛的肺动脉栓塞)。口服避孕药也是导致肺动脉栓塞的危险因素。

三、病理

常见肺血栓栓塞症(PTE)病理表现为大块栓子或多个栓子阻塞在肺总动脉,骑跨在左、右肺动脉分叉处或分别阻塞左、右肺动脉。有时栓子向右心室延伸至阻塞部分肺动脉瓣。右心室扩大,其心肌及左心室心肌,尤其是心内膜下心肌,可能因休克或冠状动脉反射性痉挛引起严重缺氧而常有灶性坏死。PTE可以是单发的,但多发或双侧性的栓塞更为常见,其成因可能是血栓反复脱落或新鲜血栓在通过心腔或进入肺动脉后由于机械和/或纤溶作用,破碎成多个较小的血栓。常见表现为下肺多于上肺,特别好发于右下叶肺,达85%,这与血流及引力有关。若纤溶机制不能完全溶解血栓,24小时后栓子的表面即逐渐为内皮样细胞被覆,2~3周后牢固贴于动脉壁,血管重建。早期栓子退缩,血流再通的冲刷作用,覆盖于栓子表面的纤维素、血小板凝集物及溶栓过程,都可以产生新栓子进一步栓塞小的血管分支。栓子是否引起肺梗死由受累血管大小、栓塞范围、支气管动脉供给血流的能力及阻塞区通气适当与否决定。肺梗死多发生在下叶,尤其在肋膈角附近,常呈楔形,其底部在肺表面略高于周围的正常肺组织,呈红色。梗死区肺表面活性物质减少可导致肺不张。胸膜表面常见渗出,产生血性或浆液性胸腔渗液,1/3为血性。存活者梗死处的坏死组织逐渐被吸收,最后形成瘢痕。

脂肪栓塞多见于严重创伤或骨折后,尤其是长骨(如股骨干骨折)或骨盆多发性骨折、严重挫伤、挤压伤造成脂肪组织大面积损伤及骨髓碎片或脂肪颗粒进入静脉血流,经过右心进入肺微小动脉或毛细血管所致。除脂肪滴机械阻塞外,尚存在继发性化学炎症反应机制。栓塞部位的中性脂肪在被激活的脂肪酶的作用下,释放出活性游离脂肪酸,刺激局部肺间质,发生生物化学性炎症反应,损伤毛细血管和肺泡,引起肺组织水肿、缺血、缺氧、出血甚至肺不张,严重者发生急性呼吸窘迫综合征。

羊水栓塞主要见于分娩过程中。在某些病理因素作用下,羊水中的胎儿产物如胎粪、鳞状上皮、毛发、胎脂、黏液等,通过有缺陷的子宫肌层或胎盘附着部位的静脉窦、破裂的宫颈内膜静脉,进入母体循环所致。胎盘早剥、胎膜破裂及早破水为此提供了通路。使用过量催产药物后宫内高压为羊水进入血液循环提供了条件。羊水栓塞引起肺栓塞不完全是羊水中的有形成分引起的机械阻塞,而羊水入血后激发的一系列炎症、血管活性物质释放和过敏样反应可能是最重要的机制。

空气栓塞是内科穿刺等治疗和外科手术的严重并发症之一,少数可由外伤引起。空气栓塞又分为动脉型和静脉型两种。动脉型空气栓塞主要是由于空气进入左心房、左心室和周围动脉系统而引起的栓塞;静脉型空气栓塞主要是由于空气进入周围静脉、右心和肺动脉系统,经血液搅拌为泡沫状,严重阻碍右心室及肺动脉血流,可造成急性右心衰竭,甚至死亡,少量气泡可通过肺小动脉、毛细血管或肺内动静脉吻合支进入体循环,到达心脏、脑、肾等。

四、病理生理

(一)常见表现

血栓运行到肺部对肺循环影响的大小,视血管阻塞的部位、面积、肺循环原有的储备能力及肺血管痉挛的程度而定。一般小的栓塞对血液循环影响不大,血栓机化后,阻塞的肺动脉可再通。当两侧的肺动脉主要分支被巨大的血栓阻塞及血栓表面的血小板崩解释放体液因子如组胺、5-羟色胺、多种前列腺素、血栓素A_2等进入肺循环,可引起广泛肺细小动脉痉挛。可引起呼吸的病理生理改变:①肺泡无效腔增大,当某一支动脉被血栓完全阻塞时,无灌注的肺泡不能进行有效的气体交换,故肺泡无效腔(VD/VT)增大。②V/Q比例失调,出现肺萎陷、不张和梗死区域,如有残存血流,可形成低V/Q区。通气血流比例失调是形成低氧血症的主要原因。③通气受限,较大的栓塞可引起反射性支气管痉挛,同时5-羟色胺、组胺和缓激肽等也促使气道收缩,均可引起气腔及支气管痉挛,可加重呼吸困难。当支气管肺泡明显收缩时,可产生高碳酸血症,进一步造成肺毛细血管阻滞。④肺泡表面活性物质减少,肺泡可变形及塌陷,出现充血性肺不张,及局限肺水肿,可导致肺萎陷,肺顺应性下降;同时可引起血管漏出增加,产生局部或弥漫性肺水肿和不张,导致通气和弥散功能进一步下降。在临床上可出现咯血及严重缺氧。⑤肺内右向左分流,通气功能障碍、肺不张及严重的肺动脉高压引起的动静脉短路开放,引起肺内右向左分流。⑥胸膜受累,栓塞部位临近胸膜时,可引起胸腔积液,积液多为渗出性,也可为血性。

当大量的小栓子同时发生肺小动脉栓塞造成肺循环横截面积阻塞超过一半时,可使肺动脉压急剧升高。因右心室无法排出从体循环回流的血液,随即发生右心室扩张与右心衰竭。此外,由于左心回心血量锐减,左心室输出量突然降低,体循环动脉压下降,可发生不同程度的休克。

(二)非典型表现

发生 PTE 后,由于血管堵塞及缩血管物质释放,引起肺血管床的减少,使肺毛细血管血流阻力增加,其中最主要的是机械阻塞作用。阻力增加和缺氧可引起肺动脉高压,约 70% 的 PTE 患者肺动脉平均压(mPAP)≥2.7 kPa(20 mmHg),常为 3.3~4.0 kPa(25~30 mmHg)。右心室充盈压增加,心脏指数下降;肺血管床被阻塞 50%~70% 时,出现持续的严重肺动脉高压;阻塞达 85% 时,出现所谓断流现象,可致猝死。

肺动脉高压导致右心室后负荷增加,右心室壁张力增高,心排血量下降,体循环淤血,出现急性肺源性心脏病;右心室扩大,右心室充盈压升高,室间隔左移,加之受到心包的限制,可引起左心室充盈下降,导致体循环压减低,严重时可出现休克;主动脉内低血压和右心房压升高,使冠状动脉灌注压下降,心肌血流减少,特别是右心室内膜下心肌处于低灌注状态,加之急性肺栓塞时心肌耗氧增加,可致心肌缺血诱发心绞痛。

新鲜血栓上面覆盖有多量的血小板及凝血酶,栓子在肺血管树内移动时,引起血小板活化并脱颗粒,释放各种血管活性物质,如 5-羟色胺、血栓素 A_2(TXA_2)等,这些介质具有收缩肺血管作用,使肺动脉压力增高和血管通透性改变,它们还可以刺激肺的各种神经受体,包括肺泡壁上的 J 受体和气道的刺激受体,从而引起胸闷。

五、临床表现

(一)常见症状和体征

1.症状

发生大块栓塞或多发性梗死时,患者起病急骤,常突然发生不明原因呼吸困难、气促、发绀、剧烈咳嗽、窒息感、心悸和咯血。其中呼吸困难严重且持续时间长,呼吸困难的特征是浅而速,呼吸频率为 40~50 次/分。咯血常为小量咯血,每次数口到 20~30 mL。大咯血少见。重者有烦躁不安、神志障碍、惊恐甚至濒死感。发作时因有脑供血不足,可伴有昏厥(也可为 PTE 的唯一或首发症状)。

病变累及胸膜时,因栓塞部位附近的胸膜有纤维素性炎症,可出现剧烈胸膜炎性胸痛并放射至肩部,与呼吸有关,据此可判断肺栓塞的部位。

临床上有时出现所谓肺梗死三联征,即同时出现呼吸困难、胸痛及咯血,但仅见不足 30% 的患者。

肺梗死后综合征:一般肺血栓后 5~15 天可出现类似心肌梗死后综合征,如有心包炎、发热、胸骨后疼痛、胸膜炎、白细胞计数增多及红细胞沉降率快等。

2.体征

(1)肺部体征:常见呼吸急促,肤色苍白或发绀,肺大块梗死区域因肺不张、心力衰竭、肺泡表面活性物质丧失致毛细血管渗透性改变,因此常可闻及细湿啰音。神经反射及介质作用可引起小支气管的痉挛、间质水肿等,使肺部出现哮鸣音。叩诊浊音,呼吸音减弱,或有哮鸣音和/或细湿性音,如肺梗死病变累及胸膜可闻及胸膜摩擦音或有胸腔积液体征。偶在肺部听到一连续或收缩期血管杂音,且吸气期增强,是因血流通过狭窄的栓塞部位引起湍流所致,也可发生于栓子开始溶解时。

(2)心脏体征:心动过速往往是肺栓塞的唯一及持续的体征。大块肺栓塞患者,右心负荷剧增,心浊音向右扩大,心底部肺动脉段浊音可增宽,可伴明显搏动,肺动脉瓣区第二音亢进及分裂,有响亮收缩期喷射性杂音伴震颤,可有舒张期杂音及奔马律,吸气时增强,若用 Valsalva 方法检查时,即减轻或消失。当有心排血量急骤下降时,肺动脉压也下降,肺动脉第二音可不亢进。脉细速,血压低或测不到,心率加快,心前区奔马律、阵发性心动过速、心房扑动或颤动等心律失常。

(二)非典型表现

1. 心搏骤停

老年人急性肺源性心脏病可出现心搏骤停。

2. 症状不典型

无咯血胸痛,仅表现为胸闷与气短。

3. 其他体征

可伴发热,早期可有高热,低热持续 1 周或 1 周以上。右心衰竭时,颈静脉曲张,肝大并有疼痛及压痛。急性期下肢水肿多不明显。如有横膈胸膜炎或充血性脏器肿大时可伴有急性腹痛。

六、实验室检查

(一)血浆 D-二聚体测定

血浆 D-二聚体的快速测定对血栓栓塞性疾病具有早期诊断价值,能够反映疾病的发展变化、严重程度,了解血栓形成过程,估计抗凝、溶栓治疗效果和预后。血浆 D-二聚体诊断肺血栓栓塞症的敏感度高达 92%~100%,但特异度较低,仅 40%~43%。血浆 D-二聚体<500 μg/L 时提示无肺栓塞存在。但病程长又无新的血栓形成时,血浆 D-二聚体可不高;外伤、手术、心血管病、肿瘤、炎症、高龄等因素可使其升高,故血浆 D-二聚体测定最好用于疑似肺血栓栓塞症而不合并急性全身疾病的患者,应当结合其他临床资料综合分析。

(二)动脉血气分析

常表现低氧血症,低碳酸血症,PaO_2 平均为 8.3 kPa(62 mmHg),原有心肺疾病的患者肺栓塞时 PaO_2 更低,但 PaO_2 无特异性,无低氧血症也不能排除肺栓塞。部分患者的血气结果可以正常。

七、器械检查

(一)心电图检查

1. 常见心电图表现

心电图检查主要表现为急性右心室扩张和肺动脉高压,典型的心电图表现:①电轴显著右偏,极度顺钟向转位,右束支传导阻滞。②Ⅰ、aVL 导联上 S 波加深,Ⅲ、aVF 导联上出现 Q 波,T 波倒置。③肺型 P 波。④Ⅰ、Ⅱ、Ⅲ、aVL、aVF 导联上 S~T 段降低,aVR 导联和右胸导联上 R 波常增高,右侧心前导联上 T 波倒置。⑤胸前导联过渡区左移,可出现房性或室性心律失常,完全性或不完全性右束支传导阻滞。这些变化可在起病 5~24 小时出现,如病情好转,数天后消失。对心电图改变,需动态观察。心电图检查也是鉴别急性心肌梗死的重要方法。

2. 非典型心电图表现

V_1~V_3 导联上 ST 段弓背向上抬高,V_5~V_6 导联上 ST 段轻度下移。QRS 电轴多数右偏,少数也可左偏(≤-300),或出现SⅠ、SⅡ、SⅢ征和顺钟向转位。

(二)胸部X线检查

1.常见表现

由于肺栓塞的病理变化多端,所以胸部X线表现也是多样的,应连续做胸部X线检查。

(1)肺梗死发病后24小时,肺梗死形成早期,X线检查可无特殊发现,或仅见肋膈角模糊,一侧肺门阴影加深及同侧膈肌上升及呼吸幅度减弱等间接征象。

(2)发病1~2天后,肺梗死已甚明显,常见改变如下:①胸部X线检查发现肺门阴影和肺血管影可较正常为宽,但当一个较大的肺叶或肺段动脉栓塞时,胸部X线片表现为周围肺动脉阴影可有局部变细,阻塞区域的肺纹理减少,以及局限性肺野的透亮度增加。多发性肺动脉有小的PTE可引起普遍性肺血流量减少,因此显示肺纹理普遍性减少和肺野透亮度的增加。②心影向两侧扩大,伴上腔静脉及奇静脉增宽。③肺梗死区呈卵圆形或三角形密度增高影,底部向外与胸膜相连,可有胸腔积液影像。两肺多发性肺栓塞时,其浸润阴影颇似支气管肺炎。④肺动脉高压征象较大的肺动脉或较多肺动脉分支发生栓塞时,由于未被栓塞的肺动脉内血流量突然增加,高度充血及扩张,肺动脉段明显扩大突出。尤其是在连续观察下,若右下肺动脉逐渐增粗,横径>15 mm,则诊断意义更大。一般扩张现象在发病后24小时出现,2~3天达最大值,持续1~2周。另一个重要征象是外围的肺纹理突然变纤细,或突然终止,如"残根"样。⑤一侧或双侧横膈抬高。发生率为40%~60%;胸膜增厚、粘连、少量胸腔积液;盘状肺不张。⑥特异性X线片表现。Hampton驼峰征:即肺内实变的致密区呈圆顶状,顶部指向肺门,常位于下肺肋膈角区。另为Westermark征:栓塞近侧肺血管扩张,而远侧肺血管纹理缺如。

2.非典型影像表现

急性肺源性心脏病主要原因为肺动脉栓塞,肺栓塞影像表现可不典型,可表现为双下肺球形阴影,与肺炎性假瘤、结核球、肺癌相似,广泛肺栓塞表现似支气管肺炎。可出多发性腔隙性胸腔积液。

(三)CT肺血管成像

CT肺血管成像(CTPA)不仅可以直接看到血栓和血流阻断,而且有助于排除其他胸部疾病,因而大大提高了诊断正确率。主要发现肺动脉或其分支堵塞呈"截断"现象,或管腔不规则充盈缺损征象者提示肺栓塞。在诊断主干肺动脉和叶干肺动脉上发生的大块时,特异性和敏感性超过95%,而非确定性诊断率仅为3%~10%。但由于分辨率的限制,仅能可靠地显示肺动脉2~4级分支,即便通过采用薄层和多方位重组提高了肺段及肺亚段动脉血栓的显示率,但由于支气管的变异性较大,对亚段及亚段以下动脉的血栓显像存在局限性,同时由于需要迅速推注造影剂,也限制了该检查的应用范围,在原有心功能不全或肾功能不全患者中应用需慎重。

(四)肺动脉造影

1.常见表现

肺动脉造影(conventional pulmonary angiography,CPA)是目前诊断肺动脉栓塞最可靠的方法,其敏感度约为98%,特异度95%~98%。可以确定阻塞的部位及范围,若辅以局部放大及斜位摄片,甚至可显示直径0.5 mm血管内的栓子,一般不易发生漏诊,假阳性很少。肺栓塞时的肺动脉造影的X线最有价值的征象是:①血管腔内充盈缺损。肺动脉内有充盈缺损或血流中断对诊断肺栓塞最有意义。②肺动脉截断现象。为栓子完全阻塞一支肺动脉后而造成的。③某一肺区血流减少。一支肺动脉完全阻塞后,远端肺野无血流灌注,局限性肺叶、肺段血管纹理减少或呈剪枝征象。④肺血流不对称。栓子造成不完全阻塞后,造影过程中,动脉期延长,肺静脉的充盈和排空延迟,未受累血管增粗、扭曲,为血流再分配所致。⑤肺动脉高压征象。中心肺动脉增宽,段以下分支变细,右心增大。肺动脉造影有一定危险,特别是并发严重肺动脉高压和急性肺源性心脏病者危险性更大。

2.非典型表现

CPA易将重叠血管结构误诊为肺栓塞,或难以辨认未完全阻塞的血管,加用数字电影血管造影,可使重叠结构在相对运动中观察更清楚,并可见到往返运动的栓子及造影剂在栓子旁流过的情况,以提高诊断率。

(五)超声心动图

1.常见表现

由于超声心动图敏感性较低,且难以发现肺动脉远端的栓子,故对肺动脉的诊断价值有限,但其快速、便捷、无创,并可以在急诊室或重症监护病房进行床旁检查,在对急危患者的诊断和病情评估中占有重要地位,且能够排除其他心血管疾病。

经胸部或经食管二维超声心动图可以直观地看到位于右心房血栓、活动蛇样运动的组织和不活动无蒂极致密的组织,若同时患者临床表现符合急性肺栓塞,则可以做出诊断;或右心发现肺动脉近端的血栓也可确定诊断。此为直接征象,直接检出肺动脉内栓子并评估其位置、阻塞程度、累及范围,有利于制订治疗方案。

间接征象提示急性肺栓塞的有以下几种:①心腔内径改变。右心室和右心房扩大,尤以右心室增大显著;室间隔左移、左心室内径变小和运动异常等。多数患者的左心室前后径<40 mm,反应肺栓塞造成的左心充盈不良。RV/LV的比值明显增大。右心室壁局部运动幅度降低。②室壁运动异常。室间隔运动异常,表现为左心室后壁的同向运动,其幅度常大于其他原因造成的室间隔的异常运动,随呼吸变化幅度增大;右心室游离壁功能异常,右心血流动力学改变、不能解释的右心舒张功能障碍。③三尖瓣环扩张伴少至中量的三尖瓣反流。④肺动脉高压。M超声显示肺动脉瓣曲线α波浅至消失,CD段切迹;二维图像上肺动脉增宽,肺动脉瓣关闭向右心室流出道膨凸;近端肺动脉扩张内径增加、明显的三尖瓣反流等。

2.非典型表现

有些部位的栓子常难以发现。但超声心动图检出率较低,主要原因如下:①经胸超声仅能显示左、右肺动脉主干,不能显示其远端分支,位于叶、段动脉内的血栓无法观察。②该患者新鲜陈旧血栓混合,新鲜血栓回声若趋近于无回声区则不能识别。

(六)放射性核素肺扫描

1.常见表现

放射性核素肺扫描是临床无创伤性、对肺动脉栓塞诊断价值较高的常用技术。肺灌注扫描常用^{99m}Tc标记的人体清蛋白微粒静脉注射,几乎全部放射性颗粒都滞留在肺毛细血管前小动脉,放射性核素的分部与肺血流量呈比例。肺栓塞者肺灌注扫描的典型所见是呈肺段分布的灌注缺损,不呈肺段分布者诊断价值有限。肺灌注扫描正常者基本可排除肺动脉栓塞。一般可将扫描结果分为3类:①高度可能。其征象为至少1个或更多叶、段的局部灌注缺损,而该部位通气良好或胸部X线无异常。②正常或接近正常。③非诊断性异常。其征象介于高度可能与正常之间,需要做进一步检查,包括下列检查策略:D-二聚体测定和临床可能性评估、一系列下肢检查、肺螺旋CT、肺动脉血管造影等。结果呈高度可能具有诊断意义。

2.非典型表现

值得注意的是,单独灌注显像缺乏特异性,由于某些疾病,如肺炎、肺不张、气胸及慢性阻塞性肺疾病等,当通气降低时,肺血流灌注也降低。肺实质性病变,如肺气肿、结节病、支气管肺癌及结核等也可引起通气及灌注的降低。因此,上述灌注的缺损并非特异性,仍需有肺通气显像,让患者吸入 ^{133}Xe 等放射性气体,也可用放射性气溶胶发生器,将 ^{99m}Tc-MAA 的某些药物(植酸钠)雾化成放射性气溶胶让患者吸入,沉着于肺泡,然后体外显像,以反映气道的通畅情况。此外检查时机、显像是否为同期进行均可影响结果的分析。

八、诊断

急性肺源性心脏病的诊断是比较困难的,在临床工作中易忽略及误诊,如不及时诊断,往往使患者失去了抢救时机。在诊断过程中应注意以下几点。

(1)发现可疑患者,根据突然发病剧烈胸痛、与肺部体征不相称的呼吸困难、发绀、心悸、昏厥和休克,尤其发生于长期卧床、手术后、分娩、骨折、肿瘤、心脏疾病(尤其合并心房纤颤)、肥胖及下肢深静脉炎等患者,应考虑肺动脉大块栓塞引起急性肺源性心脏病的可能;排除急性心肌梗死、降主动脉瘤破裂或夹层动脉瘤、急性左心衰竭、食管破裂、气胸等。

(2)对可疑患者进一步检查,结合肺动脉高压的体征,急性右心衰竭的临床表现及心电图、X线检查结果,可以初步诊断。高分辨CT和/或放射性核素肺灌注扫描检查和选择性肺动脉造影可以诊断栓塞的部位和范围。

九、鉴别诊断

鉴别诊断急性肺源性心脏病的临床表现为非特异性,与其他许多疾病的临床表现相类似,因此临床已发现的可疑患者必须做进一步的鉴别诊断。

(一)常见表现

1.心肌梗死

疼痛在胸骨后呈压榨性或窒息性,并有一定放射部位,疼痛与呼吸无关,除有肺水肿外,一般无咯血,不出现肺实变体征,部分患者有心包摩擦音、血清转氨酶明显升高、心电图出现特征性改变,出现异常Q波,且不易消失。

2.细菌性肺炎

可有与肺梗死相似的症状和体征,如呼吸困难、胸膜痛、咳嗽、咯血、心动过速、发热、发绀、低血压、X线表现也可相似。但肺炎有寒战、脓痰、菌血症等。

3.胸膜炎

约1/3的肺栓塞患者可发生胸腔积液,易被诊断为结核性胸膜炎。但是并发胸腔积液的肺栓塞患者缺少结核病的全身中毒症状,胸腔积液常为血性、量少,消失也快。

(二)非典型表现

1.癫痫

部分大面积PTE表现为癫痫样发作,而且病程长者可因下肢深静脉血栓长期慢性脱落,造成反复的癫痫样小发作,往往被误诊为癫痫而长期服用抗癫痫药。但这些患者一般较年轻,既往没有癫痫病史或诱因,往往存在PTE的危险因素,如下肢深静脉血栓形成、手术、骨折等。癫痫样发作考虑与大块血栓栓子严重阻塞中心肺动脉,导致呼吸衰竭引起严重低氧血症、呼吸性酸中毒及PTE导致右心衰竭引起脑部低灌注有关。对突然出现的不能解释的癫痫样发作,同时伴有严重低氧血症、心动过速,呼吸急促的患者,应警惕PTE的可能。

2.主动脉夹层动脉瘤

急性PTE患者剧烈胸痛、上纵隔阴影增宽(上腔静脉曲张引起),伴休克、胸腔积液时要与主动脉夹层动脉瘤相鉴别,后者多有高血压病史,起病急骤,疼痛呈刀割样或撕裂样,部位广泛,与呼吸无关,发绀不明显,患者因剧烈疼痛而焦虑不安,大汗淋漓,面色苍白,心率加快,多数患者血压同时升高。有些患者临床上有休克表现,但血压下降情况与病情轻重不平行,同时可出现夹层血肿的压迫症状和体征。病变部位有血管性杂音和震颤,周围动脉搏动消失或两侧脉搏强弱不等;如主动脉夹层累及主动脉瓣,可引起急性主动脉瓣关闭不全的症状和体征。超声心动图可进行鉴别。

3.高通气综合征

又称焦虑症。呈发作性呼吸困难、胸部憋闷、垂死感;情绪紧张或癔症引起呼吸增强与过度换气,二氧化碳排出增加,动脉血气常呈呼吸性碱中毒,心电图可有T波低平或倒置等,需与急性PTE相鉴别。高通气综合征常有精神心理障碍,情绪紧张为诱因,较多见于年轻女性,一般无器质性病变,症状可自行缓解和消失,动脉血气虽有$PaCO_2$下降,但氧分压正常可行鉴别。

十、治疗

(一)血栓性肺栓塞的治疗

1.用药方法

大块肺动脉栓塞引起急性肺源性心脏病时,必须紧急处理以挽救生命。治疗措施如下:①给予氧气吸入。②抗休克治疗:可用多巴胺20~40 mg加到200 mL 5%葡萄糖溶液中静脉滴注,目前常用多巴酚丁胺5~15 μg/(kg·min)静脉滴注。③胸痛可用罂粟碱30~60 mg皮下注射或哌替啶50 mg或吗啡5 mg皮下注射以止痛及解痉。④心力衰竭时用快速强心药物。⑤溶栓疗法和抗凝治疗:美国食品药品管理局批准的是:链激酶负荷量30分钟25 000 U,继而100 000 U/h,维持24小时静脉滴注;尿激酶负荷量10分钟2 000 U/lb(磅,1磅=0.45 kg);静脉滴注,继而每小时2 000 U/lb(磅,1磅=0.45 kg)维持24小时静脉滴注;重组组织型纤溶酶原激活剂2小时100 mg,静脉滴注。国内常用尿激酶2~4小时20 000 U/kg静脉滴注;重组组织型纤溶酶原激活剂2小时50~100 mg,静脉滴注。溶栓主要用于两周内的新鲜血栓栓塞。溶栓治疗结束后继以肝素或华法林抗凝治疗。对小的肺动脉栓塞也可只用肝素抗凝治疗。

2.治疗矛盾

溶栓治疗急性肺栓塞如下:①通过溶解血栓,可迅速恢复肺灌注,逆转血流动力学的改变,及早改善肺的气体交换。②通过清除静脉血栓,减少肺栓塞的复发。③快速而完全地溶解栓子,可减少慢性肺栓塞和慢性肺动脉高压的发生。④通过以上各种机制,溶栓治疗可以降低肺栓塞的发病率和病死率。但溶栓治疗的主要并发症为出血、变态反应、溶栓后继发性栓塞(如心、脑、肺等)等。溶栓治疗存在一定危险,是治疗上的矛盾,在治疗上如何评估治疗中出血及继发性栓塞的危险性,是临床上需要探讨的问题。

3.对策

为探讨溶栓的恰当性,有关专家把急性肺栓塞患者分为两类:①出现休克或出现机体组织灌注不足(包括低血压、乳酸性酸中毒、心排血量减少)的肺栓塞。②血流动力学稳定的肺栓塞。对于后组患者,已有足够的证据表明,溶栓治疗较之单独应用肝素治疗并不能减少患者的病死率和肺栓塞的复发率,且溶栓可明显增加出血的危险性,所以不推荐溶栓治疗。对于前组患者,除非有绝对的禁忌证,此类患者均应接受溶栓治疗,因为溶栓治疗已被反复证明具有减少栓子负荷、提高血流动力学参数和患者存活率的优势。

但在溶栓治疗 PTE 时应注意:①溶栓应尽可能在 PTE 确诊的前提下慎重进行。②严格根据溶栓适应证及禁忌证筛选溶栓患者。③提倡溶栓药物剂量个体化。④用药前充分评估出血及继发性栓塞的危险性,必要时应配血,做好输血准备。⑤溶栓中严密观察,溶栓前宜留置外周静脉套管针,以方便溶栓中取血监测,避免反复穿刺血管。⑥溶栓后继续观察,绝对卧床 3 周。⑦绝对卧床 1 周后,血液处于高凝状态时应高度警惕血栓栓塞的可能。

急性 PTE 溶栓治疗的注意事项:溶栓前用一套管针做静脉穿刺,保留此静脉通道至溶检结束后第 2 天,此间避免做静脉、动脉穿刺和有创检查。为预防不测,溶栓前需验血型及备血,输血时要滤出库存血血块。准备新鲜冷冻血浆和对抗纤溶酶原活性的药物,如氨基己酸、对梭基苄胺等。一般少量出血者可不予处理,严重出血时即刻停药,输冷沉淀和/或新鲜冷冻血浆及给予对梭基苄胺或氨基己酸等。颅内出血请神经外科医师紧急会诊。

对血流动力学稳定的急性肺栓塞可行抗凝治疗。

肺动脉血栓摘除术:适用于经积极的保守治疗无效的紧急情况,要求医疗单位有施行手术的条件与经验。患者应符合以下标准:①大面积 PTE,肺动脉主干或主要分支次全堵塞,不合并固定性肺动脉高压者(尽可能通过血管造影确诊)。②有溶栓禁忌证者。③经溶栓和其他积极的内科治疗无效者。

经静脉导管碎解和抽吸血栓:用导管碎解和抽吸肺动脉内巨大血栓或行球囊血管成形,同时还可进行局部小剂量溶栓肺动脉主干或主要分支大面积 PTE 并存在以下情况者:溶栓和抗凝治疗禁忌;经溶栓或积极的内科治疗无效;缺乏手术条件。

(二)非血栓性肺栓塞的治疗

1. 脂肪栓塞(fasembolism,FES)

到目前为止,尚无特效治疗手段,主要是支持和对症治疗。自从 1966 首次应用糖皮质激素类药物治疗 FES 以来,临床已广泛使用该类药物治疗且取得较好的疗效。早期给予肾上腺皮质激素类药物可减轻生物化学性炎症反应、降低血管通透性、减轻间质肺水肿,缓解脂肪栓塞的严重程度。出现 ARDS 或病情危重者,可给予大剂量、短疗程(连用 3~5 天)激素治疗,及时给予氧疗和呼吸支持,建立人工气道,给予辅助正压通气或呼气末正压通气,并保护脑功能,防止各种并发症的发生。肝素治疗疗效不确切,选择时应慎重。有报道静脉输注清蛋白可通过与血中游离脂肪酸结合,降低血中脂肪酸水平,有助于减轻脂肪酸炎症反应。有条件者可应用抑肽酶注射治疗。

2. 羊水栓塞

治疗原则主要是针对羊水栓塞的病理生理特点给予血流动力学支持,针对凝血功能障碍给予成分输血。具体措施包括抗过敏、抗休克、减轻肺动脉高压、缓解呼吸困难、纠正心力衰竭、补充血容量、确保输液通道(要有 2 条以上的输液通道)、纠正酸中毒、保护。肾脏功能,肝素的使用要视病情而定,凝血功能障碍早期可用肝素,至出现纤溶现象时可增加补充纤维蛋白原和新鲜血或新鲜血浆,吸氧、呼吸机辅助呼吸,对症和支持治疗。产后大出血不能控制,应果断切除子宫,避免子宫血窦中的羊水栓子进一步释放至血液而加重子宫出血,即使在休克状态下也要创造条件果断进行手术。凡分娩期间在疑似羊水栓塞患者外周血中找到羊水成分,应高度怀疑有羊水栓塞可能,并给予重视,及早采取抢救措施,挽救患者生命。

3.空气栓塞

治疗原则是排除心腔内的气体和防止空气继续进入。发现栓塞应立即终止手术操作,让患者取左侧卧位和头低足高位。头低足高位有利于患者在吸气时增加胸膜腔内压,以减少进入静脉的气体量;左侧卧位使肺动脉位置低于右心房、右心室,以尽可能使空气局限于右心房的上侧壁,偏离右心室出口处,以迅速解除血流停滞。空气量较多者,还可取头、胸低位,通过穿刺针或导管进入右心房与上腔静脉交界下 2 cm 处将空气吸出。病情稳定后可考虑进行高压氧治疗以改善循环和脑功能,并促进血管内空气泡的排出。有报道静脉推注32%乙醇溶液 20~40 mL 可有效地减少或消除气栓。血液灌注对空气栓塞也有一定效果。

(张 杰)

第五节 先天性心脏病相关性肺动脉高压

先天性心脏病(congenital heart disease,CHD)是最常见的新生儿疾病之一,在存活的新生儿中发生率为 0.8%~1.0%,每年新出生的先天性心脏病患儿约 15 万,是严重危害人们健康的疾病。在成年人心血管疾病中也占有一定比例。肺动脉高压是左向右分流型先天性心脏病的一种常见而严重的并发症,对患者的临床病程,手术或介入干预的可行性、疗效,及其预后具有决定性的影响。中国先天性心脏病患者在儿童时期修补或者封堵治疗率低,成人时发生肺动脉高压的比率远高于国外。近年来随着心血管外科、心脏介入手术,以及相关药物的进展和推广,不仅使越来越多的先天性心脏病患者及时获得了有效地治疗,还对该疾病的护理提出了更高的要求。

一、先天性心脏病相关性肺动脉高压定义

先天性心脏病相关性肺动脉高压(pulmonary arterial hypertension associated with congenital heart disease,PAHCHD)是指由分流型(包括体-肺分流和肺-体分流)CHD 所引起原发性肺泡低通气综合征。该定义包含 3 层含义。

(一)CHD 是引起原发性肺泡低通气综合征唯一原因

同时合并其他疾病,如结缔组织病相关性原发性肺泡低通气综合征或特发性原发性肺泡低通气综合征(idiopathic PAH,IPAH),如何进一步区分,尚无明确标准。

(二)原发性肺泡低通气综合征系分流导致肺血流量增多引起

原发性瓣膜病变和梗阻性疾病所致肺动脉压力(pulmonary artery pressure,PAP)升高不属于原发性肺泡低通气综合征范畴,理论上体、肺循环压力相等的 CHD,如无肺动脉狭窄的单心室、三尖瓣闭锁、右心室双出口和完全型大动脉转位,是否应归于本范畴尚存在争议。

(三)最终引起原发性肺泡低通气综合征,而不是肺高压

如果患者虽然存在分流,但同时合并左心衰竭或左心系统原发性瓣膜病变,则仍以 pH 称呼更为确切。此外,术前存在重度原发性肺泡低通气综合征,术后 PAP 未降至正常,导致术后原发

性肺泡低通气综合征,因其初始病因为CHD,故仍属PAH-CHD范畴。

二、先天性心脏病相关性肺动脉高压流行病学

PAH-CHD患病率为$1.6/10^6$～$12.5/10^6$,有5%～10%的成人先天性心脏病患者最终发展成为肺动脉高压,其中25%～50%的患者为艾森曼格综合征(Eisenmenger's syndrome,ES)。CHD引起原发性肺泡低通气综合征的主要因素有缺损大小、分流水平、手术年龄和缺氧程度。

(一)缺损大小

在不手术矫治条件下,中小型室间隔缺损(ventricular septal defect,VSD)原发性肺泡低通气综合征发生率仅3%,而大型VSD(缺损直径>1.5 cm)原发性肺泡低通气综合征发生率达50%。

(二)分流水平

房间隔缺损(atrial septal defect,ASD)艾森曼格综合征发生率仅10%,而中大型VSD和动脉导管未闭(patent ductus arteriosus,PDA)ES发生率为50%～70%。

(三)年龄

随着年龄增长,原发性肺泡低通气综合征发生率逐渐增加,程度逐渐加重。极少数ASD患者在成年后才会出现原发性肺泡低通气综合征,VSD患者在1～2岁以内也很少出现严重原发性肺泡低通气综合征。

(四)缺氧程度

发绀型CHD如完全型肺静脉异位连接、无肺动脉狭窄的右心室双出口等,通常早期(1岁以内)即可因原发性肺泡低通气综合征而失去手术机会,而在大型VSD和PDA,2岁以内因原发性肺泡低通气综合征而不能手术者少见。

关于CHD患者原发性肺泡低通气综合征发生率,我国目前尚无大规模流行病学资料提供数据,估计要高于国外文献报道数据。

三、发病机制

先天性心脏病相关性肺动脉高压往往是全身动脉压通过一个大的通道直接向右心室和肺动脉传递的结果。在病理状况下,如存在左向右分流型先天性心脏畸形,分流引起的肺血流增多,肺动脉压增高,使新生儿期小肺动脉中层肌性增厚的管壁持续存在;同时刺激平滑肌细胞向肺小动脉及其更小的肺动脉壁浸润,使肺组织内原有的腺泡肺动脉生长延缓和新的肺动脉发育滞后。另外,肺血流增加可上调血管内皮生长因子(vascular endothelial growth factor,VEGF)的表达,VEGF刺激肺血管平滑肌细胞和内皮细胞的增殖、分化,可能导致肺血管丛状病变(plexogenic pulmonary arteriopathy)。引起肺动脉高压的先天性心脏病主要有室间隔缺损、房间隔缺损、动脉导管未闭和艾森曼格综合征等。

四、先天性心脏病相关肺动脉高压分类

先天性心脏病相关性肺动脉高压的分类在2008年Dana原发性肺泡低通气综合征大会上做了新的修订和改进,将各类型原发性肺泡低通气综合征中不同分类内容得到了充分体现。从属第一大类肺动脉高压的CHD相关原发性肺泡低通气综合征有了新的临床分类,共分为4类。①第1类:艾森曼格综合征,指包括所有由于大型的先天性缺损而引起的体肺循环分流,伴有重

度升高的肺血管阻力,出现逆向或者双向分流,表现为中央型发绀、红细胞增多症等涉及多个器官的临床综合征。②第 2 类:无发绀的体肺分流相关原发性肺泡低通气综合征,即中到大型缺损、肺血管阻力轻到中度升高,以左向右分流为主,静息时不出现发绀的原发性肺泡低通气综合征。③第 3 类:小缺损型原发性肺泡低通气综合征,指经超声测量后室间隔缺损<1 cm、房间隔缺损<2 cm,临床表现与特发性原发性肺泡低通气综合征非常相似的原发性肺泡低通气综合征。④第 4 类:心脏矫形术后原发性肺泡低通气综合征,指先天性心血管畸形经手术矫正后原发性肺泡低通气综合征仍持续存在,以及术后数月或数年复现的原发性肺泡低通气综合征并不伴有显著的术后残余瘘。

ES 是 PAH-CHD 的终末期,预后差。狭义 ES 是指各种体-肺分流型 CHD 因肺血管阻力(pulmonary vascular resistance,PVR)升高,导致 PAP 达到或超过体循环压力,使血液通过心内或心外异常通路产生双向或逆向分流的一种病理生理综合征。由于右心室后负荷明显增加和右向左分流,机体处于乏氧状态,临床可见中心型发绀和杵状指(趾),PDA 患者则可见差异性发绀,并可引起栓塞、出血、肺动脉血栓形成、红细胞增多症、感染、心律失常、猝死、肝肾功能异常和骨骼疾病等并发症。

五、临床表现

(一)房间隔缺损合并肺动脉高压的临床表现

1.症状

最早出现和最常见症状为心悸和呼吸困难。由于反复肺内感染和肺栓塞,患者常有咯血。其他症状包括充血性心力衰竭、反复呼吸道感染和晕厥等。当患者出现原发性肺泡低通气综合征后有房性心律失常、肺动脉栓塞和右心功能不全 3 个主要并发症。

2.体征

常见周围型发绀,中央型发绀仅限于阻力型原发性肺泡低通气综合征,出现中央型发绀的平均年龄为 32 岁。肺动脉瓣区可闻及收缩期杂音,约 70% 的患者出现肺动脉瓣喷射音,第二心音分裂变窄甚至形成单一成分,约 50% 患者可闻及三尖瓣关闭不全杂音。动力型原发性肺泡低通气综合征对 ASD 体征改变较少。约 40% 患者颈静脉压力升高。

(二)室间隔缺损合并肺动脉高压的临床表现

1.症状

最常见首发症状是活动后气短、乏力,可有胸痛、咯血、眩晕或晕厥、干咳等。多数患者 6 岁以后逐渐出现劳累后发绀,逐步加重。

2.体征

可见发绀和杵状指(趾),肺动脉瓣区可闻及收缩期或舒张期杂音,肺动脉瓣区第二心音亢进;部分患者可闻及三尖瓣关闭不全杂音。晚期右心功能不全时出现颈静脉充盈或曲张,下肢水肿,发绀;右心室肥厚可导致剑突下出现抬举性搏动;少许患者可闻及右心室奔马律。

(三)动脉导管未闭合并肺动脉高压的临床表现

1.症状

劳累后心悸、气急、乏力,易患呼吸道感染,并且伴有生长发育不良。

2.体征

肺动脉第二音增强或亢进,产生逆向分流时,可出现差异性发绀,连续性杂音消失,仅可闻及收缩期杂音，或收缩期杂音也消失而代之以肺动脉瓣关闭不全的舒张期杂音（Graham Steell 杂音）。晚期患者发绀明显，并可因心力衰竭而死亡。

（四）复杂先天性心脏病相关性肺动脉高压的临床表现

复杂先天性心脏病（complex congenital heart disease,CCHD）是指除 VSD、ASD、PDA 和肺动脉瓣狭窄等常见简单 CHD 之外的少见先天性心血管畸形，常包括两种或多种病变，如法洛四联症、肺动脉闭锁、大动脉转位、心室双出口、完全性房室隔缺损、主肺动脉窗、共同动脉干、单心房、单心室、肺静脉畸形引流、主动脉弓离断等，约占 CHD 的 30%。CCHD 合并原发性肺泡低通气综合征的临床表现取决于心脏畸形导致的血流动力学异常及原发性肺泡低通气综合征程度，较轻患者可长期无症状。常见症状包括心慌、气促、活动耐量下降，甚至有胸痛、咯血、呼吸困难、晕厥等症状，婴幼儿表现为喂养困难，生长发育迟缓。与简单 CHD 不同，CCHD 患者原发性肺泡低通气综合征症状一般出现较早。

六、诊断检查

（一）心导管检查术

心导管检查术是通过心导管直接测量心脏各腔室和大血管腔内压力，获取血液标本测量血氧含量，通过计算肺/体循环血量和血管阻力等指标而判断原发性肺泡低通气综合征严重程度的一种检查方法，常用右心导管检查术（right heart catheterization,RHC），是确诊 PAH-CHD 的金标准。

（二）急性肺血管扩张试验

PAH-CHD 早期肺血管以收缩成分占主导地位，使用血管扩张药后，肺动脉平滑肌舒张，PVR 下降。随着疾病进展，肺血管重构比例增加，血管顺应性减低，即使给予血管扩张药，也不能使肺动脉扩张。因此，对于重度原发性肺泡低通气综合征患者，通过吸入特异性肺血管扩张药，可评价肺血管反应性和病变严重程度，对判断患者预后具有重要作用。急性肺血管扩张试验阳性标准为 mPAP 下降幅度≥1.3 kPa（10 mmHg）且绝对值降至 5.3 kPa（40 mmHg）以下，心排血量（cardiac output,CO）不变或者增加。必须满足此三项标准，方可确定为阳性。该标准多用于评价非 CHD 患者，PAH-CHD 尚无统一阳性标准。

七、治疗

（一）病因治疗

CHD 相关性原发性肺泡低通气综合征的病因治疗即尽早进行手术介入治疗，纠正异常分流，可根本解决引起原发性肺泡低通气综合征的因素，也是阻止病情发展的最佳方式。但是手术介入治疗仅适用于动力型肺动脉高压期，肺血管总阻力多在 10Wood 单位以下及肺小动脉阻力正常。如艾森曼格期，肺血管阻力及肺小动脉阻力显著升高，患者肺血管表现为不可逆病变，为手术绝对禁忌证。当肺血管阻力及肺小动脉阻力介于前两者之间时，可使用肺血管扩张药，如能降低两者的阻力时，可能仍有介入治疗的机会。对于 CHD 相关性原发性肺泡低通气综合征患者，在封堵过程中，如肺动脉收缩压或平均压降低 20% 或＞4.0 kPa（30 mmHg），而主动脉压力和动脉血氧饱和度无下降或上升，且无全身反应，可释放封堵器。如肺动脉压力升高或主动脉压力下降，患者出现心悸气短、烦躁、血压下降等明显的全身反应时应立即收回封堵器。对于肺动脉压无变化、患者无全身反应、血氧饱和度及心排血量无下降者预后难以估测时，最好应用能降低肺动脉压的药物治疗一段时间后再行封堵治疗。

(二)药物治疗

随着对CHD相关性原发性肺泡低通气综合征认识的提高,其治疗方法也不断改进,有多种治疗措施可供选择。传统治疗方法包括氧疗、抗凝、强心、利尿、预防感染等,氧疗可以减轻肺血管痉挛,降低肺血管阻力。对于CHD相关原发性肺泡低通气综合征患者,有研究表明夜间鼻导管吸氧可显著提高五年生存率。抗凝治疗可预防肺动脉原位血栓形成,降低栓塞率,长期口服抗凝剂可提高生存率。强心利尿可以改善患者心脏功能,减轻心脏负荷。对于急性肺血管扩张试验有良好反应的患者可选用钙通道阻滞剂,如硝苯地平、氨氯地平、非洛地平等。目前主张使用大剂量钙通道阻滞剂治疗原发性肺泡低通气综合征,并从小剂量逐渐开始加量。但是钙通道阻滞剂对心脏有负性肌力作用,多数患者不能长时间耐受,从而限制临床上的应用。

肺动脉靶向药物是CHD相关性原发性肺泡低通气综合征的内科治疗的主要方法,能显著降低肺血管阻力,缓解肺动脉压力,减轻心脏负荷,增加心排血量,逆转肺血管内皮重构。目前主要包括前列环素类似物、磷酸二酯酶抑制剂及内皮素受体拮抗剂。

1.前列环素类似物

前列环素类似物包括静脉前列腺环素,吸入性伊洛前列素和口服贝前列素,它可与细胞表面的前列腺受体结合,激活腺苷酸环化酶,引起血管扩张,此类药物可降低肺静脉压、肺血管阻力,改善右心功能,提高患者静脉血氧饱和度,提高远期生存率。静脉应用的前列环素类似物依前列醇可明显降低CHD相关性原发性肺泡低通气综合征患者的肺动脉压力和阻力,改善患者6分钟步行距离及心功能。但由于该药需持续静脉泵入,长期深静脉置管可能合并感染及导管脱落、漏液等问题,少部分患者出现体循环血压下降,从而限制了其在临床应用。吸入性前列环素类似物伊洛前列素可通过呼吸道雾化吸入,直接作用于肺血管局部,与静脉应用相比有较高的肺血管选择性。多项临床试验显示吸入伊洛前列素具有良好的扩张肺动脉平滑肌,降低肺血管阻力的作用,而体循环血压无变化。贝前列素是一种口服有活性的前列环素类似物,半衰期较短(35~40分钟)。短期应用有效,9~12个月不再显示疗效。

2.磷酸二酯酶抑制剂

磷酸二酯酶抑制剂包括西地那非、伐地那非、他达拉非等,能抑制磷酸二酯酶-5,该酶通过减少鸟苷酸环化酶水解进而扩张肺动脉血管,降低肺动脉压力。两项开放性临床研究表明西地那非能改善患者运动能力和血流动力学参数。另一项研究显示他达拉非治疗艾森曼格综合征患者12周后同样获益。

3.内皮素受体拮抗剂

内皮素受体拮抗剂包括波生坦、安贝生坦,它能扩张肺血管,有效降低肺血管阻力,近年来被推荐为有症状的原发性肺泡低通气综合征患者治疗药物。波生坦是非选择性内皮素受体拮抗剂,作用于内皮素受体A和B,可减少肺小动脉平滑肌的收缩,降低肺血管阻力。

4.联合药物治疗

上述靶向治疗药物由于作用于不同靶点,联合治疗肺动脉高压应是合理的选择,以发挥药物的最大疗效,降低最小毒性,减少药物剂量。联合用药方案有吸入伊洛前列素加西地那非,波生坦加西地那非或依前列醇加西地那非等联合,联合用药必须注意药物间潜在的相互作用。

(三)手术治疗

终末期肺动脉高压患者可选择以下手术。

1.房间隔造口术

卵圆孔未闭的原发性肺泡低通气综合征患者其寿命较卵圆孔关闭者长,对一些顽固性右心衰竭或反复发作晕厥的原发性肺泡低通气综合征患者行房间隔造口术,可改善患者临床症状,提高生存率。

2.移植手术

无论是心肺移植或肺移植加心脏矫形手术,是CHD合并严重原发性肺泡低通气综合征出现艾森曼格综合征时,唯一的潜在治疗方案。然而心肺移植患者10年生存率为30%~40%,低于艾森曼格综合征患者的10年平均生存率,这使得确定移植的最佳时间显得尤为重要。一项回顾性临床研究中发现艾森曼格综合征患者或等待移植患者中,使用内皮素受体拮抗剂或前列环素类药物治疗的患者生存时间为7~8年,而未接受靶向药物治疗的患者生存时间为3~4年。因此,等待移植的患者及时应用前列环素类似物或内皮素受体拮抗剂等靶向治疗药物可获益。

(蔡 畅)

第六节 左心疾病相关性肺动脉高压

一、概述

左心疾病相关性肺动脉高压是指左心疾病患者经右心导管测得平均肺动脉压(mPAP)≥3.3 kPa(25 mmHg),肺小动脉楔压(PAWP)≤2.0 kPa(15 mmHg)。肺动脉高压(原发性肺泡低通气综合征)是左心疾病常见,且严重的并发症之一。

左心疾病在病情发展过程中,可引起肺静脉高压,从而继发肺动脉高压。肺静脉高压和原发性肺泡低通气综合征是左心疾病发展过程中的现象之一。继发性原发性肺泡低通气综合征的相关左心疾病主要有下列几种。①心力衰竭(心力衰竭):包括收缩和/或舒张功能障碍(扩张型心肌病、缺血性心肌病、冠心病、心肌炎、药物导致的心肌损伤、缩窄性心包炎、肥厚性心肌病、限制性心肌病等)。②瓣膜病变:包括左心房室瓣膜狭窄和关闭不全、主动脉瓣狭窄和关闭不全。③左心房疾病:包括左心房黏液瘤、血栓等导致的左心房充盈压受限及三房心等。左心室疾病、左心房疾病及左侧心脏瓣膜病所致的心力衰竭是原发性肺泡低通气综合征最常见的原因。

二、流行病学

由于社会的老龄化,各种治疗手段的进步,冠心病、心肌梗死及高血压等疾病的死亡率明显下降,患者的存活时间延长,疾病逐渐发展成心力衰竭(HF)。HF通常是指左心衰竭,包括左心收缩功能衰竭和/或舒张功能衰竭。慢性心力衰竭是各种左心疾病的终末阶段,其发病率为1.5%~2.0%,65岁以上人群发病率为6%~10%。30%~50%的心力衰竭患者由左心舒张功能不全所致。约60%的严重左心室收缩功能障碍患者,70%的左心室舒张功能障碍患者,100%瓣膜严重受损的患者会发生肺动脉高压。原发性肺泡低通气综合征是多种左心疾病患者死亡的独立危险因素。原发性肺泡低通气综合征的出现意味着左心衰竭向全心力衰竭的进展,提示患者预后不良。慢性心力衰竭相关性肺动脉高压患者死亡率为40.3%。左心衰竭合并中度原发性肺泡低通气综合征患者 2.8 年的病死率达 57%，而无肺动脉高压的心力衰竭患者其病死率则为 17%。

左心房室瓣病变是另一继发肺动脉高压的常见原因。多数左心房室瓣狭窄患者肺动脉收缩压<6.7 kPa(50 mmHg)。慢性心力衰竭或瓣膜病的患者，其预后并不取决于左心功能，而决定于肺血管病变和右心功能不全的严重程度。严重主动脉狭窄伴肺动脉高压若不予积极干预将在 1.5 年内死亡。手术治疗可提高患者生存率，但严重主动脉狭窄伴肺动脉高压的围术期病死率可高达 40%，部分二尖瓣病变患者术后左心房压、肺血管阻力和肺动脉压逐渐下降，10~20 年后出现三尖瓣反流。由于肺血管重构加重，风湿性心脏病二尖瓣置换术后，23%~37%发生严重的三尖瓣反流。心脏移植术是挽救终末期心力衰竭患者生命的唯一方法。由于长期左心衰竭导致肺血管阻力增加和血管重构，部分患者即使没有肺动脉高压，也有肺血管病变出现，使移植后的正常右心室难以适应肺血管高阻力病变，术后发生的急性右心功能不全是最难处理的并发症之一，其死亡率与肺动脉高压的严重程度相关。

三、发病机制

左心疾病相关性肺动脉高压的发病机制目前尚不清楚，可能与下列致病因素有关：左心室收缩功能不全；左心室舒张功能不全；先天性/获得性左心流入道/流出道梗阻；心脏瓣膜病等。其病理生理学改变较为复杂，目前认为是由被动性和主动性两种机制共同作用所致。升高的左心压力逆向传导所致的被动性肺静脉压力升高对肺动脉高压的发生发展有着重要作用。左心疾病各种原因引起的肺静脉回流受阻，肺静脉压力升高，通过肺毛细血管床的逆向传递从而引起肺动脉压升高，这一过程伴有肺循环功能和结构的改变，导致反应性肺血管重构。左心疾病相关性肺动脉高压属于继发性肺血管疾病，累及肺静脉、肺动脉、毛细血管，甚至肺组织。主要病变为肌型肺动脉中层明显增厚，细胞间质水肿和胶原沉着，细动脉肌型化，内膜纤维化普遍而严重；肺静脉中层肥厚、内外弹力板形成，类似肺动脉结构，也常见内膜纤维化，约半数患者有肺间质纤维化。长期的肺静脉高压往往表现为肺淤血、肺血容量增加、肺血管重新分布、间质性或肺泡性肺水肿等。

(一) 左心室收缩功能衰竭所致肺动脉高压

其病理生理改变始于毛细血管。在初期，跨肺动脉压正常，属血管反应性改变。血管扩张药可即刻逆转。随着病情向不良方向进展，出现跨肺动脉压和肺血管阻力进行性升高，此时对药物治疗的反应性降低，甚至无反应。向无血管反应性发展是肺血管重构的结果。异常的弹力纤维、内膜纤维化和中膜肥厚，血管因此变得僵硬且对血管扩张药反应性降低。肺高压的主要机制：①慢性心力衰竭时肺血管内皮受损，一氧化氮(NO)合成障碍，而内皮素(ET)增加。②静脉血栓(VTE)。

(二) 左心室舒张功能衰竭所致肺动脉高压

左心室舒张末压或左心房压升高而引起肺静脉压升高，出现肺淤血和呼吸困难症状。当心力衰竭(HF)发生时，左心室舒张末期压力升高导致左心房压力升高，进而引起肺动脉压被动升高。长期肺静脉高压可引起充血性肺动脉重构。当收缩功能与舒张功能衰竭并存时，肺高压严重性的决定因素为舒张功能衰竭的严重程度，而非左心室射血分数或心排血量。慢性右心室压力负荷过重可促使左心室舒张功能障碍，其机制如下：①左心室顺应性改变，慢性右心室压力负荷过重发生室间隔肥厚而使室间隔在收缩期和舒张期移动协调性欠佳。②左心室顺应性降低,在慢性右心室压力负荷过重时,存在室间隔向左移位而影响左心室容量,并改变左心室内在心肌特性而影响心肌顺应性的情况。患者存在左心舒张功能障碍,与其右心室膨胀程度成正相关。

(三)左心房室瓣膜疾病所致肺动脉高压

左心房室瓣狭窄初期出现肺动脉高压,主要通过反射性肺小动脉痉挛表现,为可逆性,且肺动脉压力可有波动。随着病情发展,可导致肺小动脉硬化,发展为阻塞性肺动脉高压。

四、临床表现

由于肺动脉高压的临床表现常被基础左心疾病掩盖,也并不是所有的患者均能出现肺动脉高压的体征(如肺动脉瓣第二心音亢进),一般要到晚期才有右心衰竭的体征,如水肿(包括外周水肿)。因此肺动脉高压的诊断往往被延误。以下为常见的临床表现。

(一)气短、呼吸困难

气短、呼吸困难是早期最常见的临床表现,由于肺淤血,气体交换障碍,患者出现呼吸困难和阵发性夜间呼吸困难,甚至端坐呼吸。

(二)乏力

患者合并心力衰竭时,易出现劳累和疲乏感。HF合并原发性肺泡低通气综合征常被潜在心脏疾病所掩盖面难以早期识别。

(三)胸痛

活动时部分患者会出现胸痛。其持续时间、部位和疼痛性质多变,并无特异性表现。临床上许多原发性肺泡低通气综合征患者会出现类似心绞痛的症状,有的被误诊为冠心病;常在劳力或情绪变化时发生类似心绞痛发作。

(四)水肿

在疾病的中后期由于PVR升高,右心射血障碍导致右心功能不全甚至右心衰竭,患者会出现肝颈静脉回流征阳性,表现为肝大、胸腔积液、腹水、心包积液、下肢水肿等。出现消化系统和肺淤血等右心衰竭征象,提示病情进入终末期。

五、诊断

(一)体格检查

常见有发绀;颈静脉充盈;肺动脉瓣听诊区第二心音(P_2)亢进;三尖瓣收缩期杂音;右心室抬举及出现第三心音,甚至第四心音,奔马律;下肢水肿等。

(二)生物标志物

1.脑钠肽(BNP)

氨基末端脑钠肽前体(NT-proBNP)在左心功能不全时可以升高,与是否并存原发性肺泡低通气综合征无关,因此无益于识别左心疾病所致原发性肺泡低通气综合征。

2.肌钙蛋白

血浆心脏肌钙蛋白T和I升高已证明是心肌受损的特殊标记。肌钙蛋白T检测敏感性和特异性很高,其血浆中浓度与心肌受损程度呈正相关。

3.骨保护素(osteoprotegerin,OPG)

OPG被认为在心血管疾病中起重要作用。OmLand等研究发现,OPG系统在心室功能不全和心力衰竭的早期就已被激活,血清 OPG 水平可作为冠心病患者发生肺动脉高压的早期心室指标变化预测因子。冠心病合并肺动脉高压组患者的血清 OPG 水平明显升高,且与其左心室指标变化相关,而左心室压力变化直接影响着左心房压进而导致肺动脉压升高。提示血清 OPG 水平可作为冠心病患者发生肺动脉高压的临床监测指标之一。

4. 其他

内皮素-1(ET-1)、C 反应蛋白(CRP)、尿酸(UA)、异前列烷、高密度脂蛋白胆固醇(HDL-C)、胆红素等。

(三)心电图检查

心电图作为筛查原发性肺泡低通气综合征的手段,其敏感性(55%)和特异性(70%)均不是很高。

(四)胸部 X 线检查

胸片上叶肺血管扩张是肺静脉高压的征象。

(五)超声心动图(UCG)检查

UCG 可评价左右心室功能和瓣膜情况,频谱组织多普勒超声心动图所测得右心结构与功能变化与肺血管病变和血流动力学关系十分密切,根据右心情况可以推测与其后负荷明显相关的肺血管阻力与病变的严重程度。这是目前临床上最常用的无创性诊断左心疾病相关性肺动脉高压的方法之一,但其对肺动脉压、左心室压和左心室舒张功能评估均欠准确。

(六)心脏磁共振成像(MRI)

MRI 是评估左、右心室大小和功能的无创手段之一。能准确测量右心室的结构、射血分数,不错的检查手段。

(七)6 分钟步行距离试验(6MWT)

如果左心疾病患者存在运动耐量减低,心肺运动试验(CPET)有助于识别早期或运动诱发的原发性肺泡低通气综合征。对于不能完成 CPET 的患者,可用 6MWT 替代。

(八)右心导管

右心导管是诊断肺动脉高压的金标准。

(九)病情评估

HF 合并原发性肺泡低通气综合征的严重程度及预后应结合患者的运动耐量、无创检查指标及血流动力学参数等进行综合判断。

六、治疗

LHD 相关原发性肺泡低通气综合征的治疗首先应进行基础疾病的原发病治疗。以预防和治疗原发病为主,目前尚缺乏 HF 合并原发性肺泡低通气综合征的特异性治疗。

(一)对症治疗

各种心力衰竭的基本病因是心力衰竭发病的"源头",要从根本上防治心力衰竭就必须切断"源头",由此而引发的一系列病理反应链才有可能被终止,必须采取积极措施防治心力衰竭的病因。及时消除发热、感染等诱发 HF 的因素,还可起到减轻症状、控制病情的作用。

维生素 B_1 严重缺乏引起心力衰竭时,及时补充维生素 B_1,即可恢复正常的心肌代谢,控制心力衰竭。

(二)基础治疗

1.氧疗

氧疗对 HF 患者是有益的。氧疗能改善心力衰竭症状,减轻呼吸困难,改善生活质量,防止心力衰竭恶化。合理用氧,保证指末血氧饱和度在 95% 及以上。动脉血氧饱和度(SaO_2)>90% 有助于保证组织氧供,减轻肺血管收缩、改善肺血管重构,从而改善患者症状。

(1)鼻导管吸氧:左心疾病相关性原发性肺泡低通气综合征患者进行常规氧疗,每天至少 6 小时;氧分压(PaO_2)低于 8.0 kPa(60 mmHg)的患者每天吸氧时间大于 15 小时;对世界卫生组织(WHO)肺高压功能Ⅲ~Ⅳ级的患者乘飞机时必须吸氧。

(2)机械通气治疗:因无创呼吸机可持续交替给予两种不同水平的气道正压气流,吸气末正压(IPAP)通气,增加肺内压,降低气道阻力,帮助肺泡复张;呼气末正压(EPAP)通气,能够阻止小气道和肺泡萎缩,增加气体交换面积,有效改善低氧血症,改善 HF 患者临床症状和心肺功能,尤其在急性左心衰竭时不仅见效快,且抢救成功率高。

2.抗心力衰竭治疗

强心药是一类加强心肌收缩力的药物,又称正性肌力药。临床上用于治疗心肌收缩力严重损害时引起的充血性心力衰竭。主要有强心苷类(洋地黄)和非苷类包括磷酸二酯酶抑制剂(米力农、氨力农),钙敏化剂,β受体激动剂(多巴胺、多巴酚丁胺)。

(1)增强心肌收缩功能:洋地黄(地高辛)、多巴胺、多巴酚丁胺、米力农、氨力农等,以增强心肌的收缩力。

(2)改善心肌舒张功能:目前对于钙通道阻滞剂、肾上腺素β受体阻滞剂、硝酸酯类药物的使用尚存争议。

(3)减轻心脏后负荷:合理使用血管扩张药,如动脉血管扩张药(肼屈嗪)、血管紧张素转化酶抑制剂、Ca^{2+}拮抗剂等,可降低周围血管阻力,减轻心脏后负荷。

(4)调整心脏前负荷:HF 时前负荷可出现过高或过低的情况,在血容量扩大、回心血量增多时,前负荷会增大,使用静脉血管扩张药(硝酸甘油),可减少回心血量,减轻心脏前负荷。前负荷过低时,在严密监测中心静脉压或肺毛细血管楔压的情况下,适当补充血容量,有利于心排血量增加。

(5)利尿:水钠潴留是 HF 特别是慢性心力衰竭代偿过度或代偿失调的后果,使用利尿药可排出多余的水、钠,降低血容量。

(6)新型强心药物(左西孟旦):是一种新型钙增敏剂,正性肌力作用。适用于传统治疗如利尿药、血管转换酶抑制剂和洋地黄类疗效不佳时,且需要增加心肌收缩力的急性失代偿 HF 的短期治疗。该药通过与心肌细胞上的肌钙蛋白 C 结合,从而增加心肌收缩力,同时减少心肌氧耗和心律失常的发生,通过开放血管平滑肌的钾通道,减少钙内流,扩张冠状动脉和外周血管;也可用于急性失代偿心力衰竭、心脏手术围术期、右心功能不全患者。心脏代偿失调心力衰竭患者的短期治疗,能增强心肌收缩力并扩张血管,且不增加心肌耗氧量和心律失常的发生率,不影响心室舒张,与常规的治疗心力衰竭的药物比较,左西孟旦有增强心肌收缩力、抗缺血及扩张血管的作用。不良反应:头痛、低血压和室性心动过速、低钾血症、失眠、头晕、心动过速、室性期前收缩、心力衰竭、心肌缺血、期前收缩、恶心、便秘、腹泻、呕吐、血红蛋白减少;急性毒性反应:活动减退、呼吸急促、流涎、共济失调、后肢轻瘫、虚脱、心脏呼吸停止。

3.补充电解质

HF患者食欲下降,进食量少,常存在贫血,重度贫血可引起高输出量心力衰竭,影响预后。需要适当补充钾、镁、铁等电解质。

4.抗凝治疗

预防左心疾病相关性原发性肺泡低通气综合征的血栓栓塞事件。不同左心疾病,所用药物也不同。由于缺乏确定性的临床试验,如何在HF患者中使用抗凝药物尚不明确。在曾有血栓事件或患有阵发或持续性心房颤动的HF患者中应用华法林抗凝证据是最充分的。患有可能增加血栓栓塞危险的基础疾病(如淀粉样变性病或左心室心肌致密化不全)、家族性扩张型心肌病及一级亲属有血栓栓塞史的患者也考虑抗凝治疗。

(三)选择性扩张肺血管药物治疗

目前治疗原发性肺泡低通气综合征的新型靶向药物有以下三大类。

1.前列环素及结构类似物(贝前列素钠、伊洛前列素、依前列醇)

前列环素及结构类似物是强有力的血管扩张药,通过刺激环磷酸腺苷(cAMP)的产生而诱导血管平滑肌舒张,并能够抑制平滑肌细胞增殖及血小板聚集。

(1)前列环素:HF患者静脉输注前列环素的急性作用包括PCWP和PVR降低、心脏指数增加,但其所伴随体循环血管阻力的下降会导致肾上腺素、去甲肾上腺素、肾素和醛固酮的分泌增加。间断静脉输注前列腺素E_1可以降低进展期HF患者的PAP,从而改善患者症状。

(2)依前列醇:是第一个在欧美上市的前列环素类药物,研究报道,在传统抗心力衰竭治疗的基础上,可以将患者12周的6MWD提高30 m,但缺乏长期应用的证据。一项研究对伴有严重左心衰竭患者静脉给予依前列醇治疗,患者的心脏指数及PCWP得到改善,但发现其会造成患者死亡率增加,因此该试验被提前终止。

(3)伊洛前列素:对于接受二尖瓣置换术的原发性肺泡低通气综合征患者,吸入伊洛前列素可以有效预防体外循环终止时的急性右心衰竭,效果优于静脉用硝酸甘油。在国内,雾化吸入和/或微量注射泵静脉推注,伊洛前列素是原发性肺泡低通气综合征导致右心衰竭患者首选抢救药物,也是WHO肺高压功能Ⅲ~Ⅳ级患者的一线用药。

2.选择性内皮素(ET-1)受体拮抗剂(波生坦、西他生坦)

ET-1是目前所知最强的内源性血管收缩因子之一。ET-1含量与左心疾病的发病率和死亡率密切相关;同时还与HF症状和血流动力学改变的严重程度相关。HF患者的ET-1显著增加,提示预后不良。静脉应用波生坦能引起mPAP、PAP、右心房压、PCWP和PVR的降低及心脏指数的增加,并不加快心率。短期口服波生坦可引起相似但更强的血流动力学变化,它可以使PVR恢复正常,并明显改善呼吸困难症状。有研究证实西他生坦也有相似的作用,但该药同时导致体循环血管阻力明显降低,造成患者临床状况恶化。小规模研究表明ET-1受体拮抗剂波生坦可降低mPAP、右心房压、肺毛细血管楔压和增加心排血量,但其用于慢性心力衰竭的大规模试验却导致心力衰竭症状明显加重和较多的不良事件,因此该试验也被提前终止。

3.5型磷酸二酯酶抑制剂

西地那非是特异性5型磷酸二酯酶抑制剂,它可以增加HF患者体内NO浓度并促进NO介导的血管舒张。西地那非可以增强人类内皮功能并改善动脉僵硬度,还可以增强心肌收缩力、降低左心室后负荷、改善肺弥散功能及静息和运动时的肺血流动力学。

虽然在左心疾病相关性原发性肺泡低通气综合征患者中已进行了一些靶向药物治疗研究，但大部分为阴性结果。由于尚无成功使用肺动脉高压靶向药物治疗的随机对照试验，故在此类患者中目前不常规推荐给予肺动脉高压靶向药物治疗。

4.吸入NO

理论上增加NO是一理想的治疗策略。对左心功能正常的肺高压患者，吸入NO并不会增加左心室充盈压，但在中、重度HF时吸入NO除可降低肺血管阻力外，并不能降低肺动脉压，甚至增加肺毛细血管楔压，增加急性肺水肿的危险。其机制可能与肺静脉回流至左心室的血容量增加有关。故吸入NO治疗HF已不用或很少使用。仅用于心脏移植前的肺血管反应试验、进行冠状动脉旁路移植术或瓣膜置换术高危患者的围术期治疗，及心脏移植后或左心室辅助装置应用者预防或治疗右心衰竭。

（四）手术治疗

左心室辅助装置、瓣膜置换和心脏移植等手术治疗后，PAP伴随左心室充盈压的下降而下降，但不能完全逆转。心脏再同步化治疗可以提高心排血量、降低PCWP，从而改善导致HF患者出现继发性原发性肺泡低通气综合征的血流动力学异常，使患者适宜行心脏移植术。对于终末期HF合并原发性肺泡低通气综合征的患者，则应进行心脏移植或心肺联合移植。肺移植和心肺联合移植术后3年和5年生存率分别为55%和45%，目前更多实施双肺移植，对于艾森曼格综合征及终末期心力衰竭患者，应考虑行心肺联合移植。

（蔡　畅）

第七节　特发性肺动脉高压及其他类型肺动脉高压

肺动脉高压（pulmonary hypertention，PH）是不同病因导致的，以肺动脉压力和肺血管阻力升高为特点的一组临床病理生理综合征，肺动脉高压可导致右心室负荷增加，最终右心衰竭。临床常见、多发且致残、致死率均很高。目前肺动脉高压的诊断标准采用美国国立卫生研究院规定的血流动力学标准，即右心导管测得的肺动脉平均压力在静息脉高压状态下≥3.3 kPa（25 mmHg），运动状态下≥4.0 kPa（30 mmHg）（高原地区除外）。

依据肺动脉高压的病理生理、临床表现及治疗策略的不同对肺动脉高压进行分类。最新的肺动脉高压的分类是2003年在意大利威尼斯举行的第三届世界肺动脉高压大会上制订的（表5-3）。

表5-3　肺动脉高压分类（2003年，威尼斯）

1.动脉型肺动脉高压（pulmonary arterial hypertention，PAH）
　（1）特发性肺动脉高压
　（2）家族性肺动脉高压
　（3）相关因素所致的肺动脉高压
　　结缔组织病
　　先天性体-肺分流

续表

  门静脉高压

  人类免疫缺陷病毒感染

  药物/毒素

  其他:甲状腺疾病,戈谢病,糖原蓄积症,遗传性出血性毛细血管扩张症,血红蛋白病,脾切除术,骨髓增生异常

 (4)肺静脉或毛细血管病变:肺静脉闭塞病,肺毛细血管瘤

 (5)新生儿持续性肺动脉高压

2.左心疾病相关性肺动脉高压

 (1)主要累及左心房或左心室性的心脏疾病

 (2)二尖瓣或主动脉瓣瓣膜疾病

3.呼吸系统疾病和/或低氧血症均相关性肺动脉高压

 (1)慢性阻塞性肺疾病

 (2)间质性肺疾病

 (3)睡眠呼吸障碍

 (4)肺泡低通气综合征

 (5)慢性高原病

 (6)肺发育异常

4.慢性血栓和/或栓塞性肺动脉高压

 (1)肺动脉近端血栓栓塞

 (2)肺动脉远端血栓栓塞

 (3)非血栓性肺阻塞(肿瘤、寄生虫、异物)

5.混合性肺动脉高压

 (1)结节病

 (2)肺朗汉斯细胞增生症

 (3)淋巴管肌瘤病

 (4)肺血管受压(淋巴结肿大、肿瘤、纤维素性纵隔炎)

一、特发性肺动脉高压

(一)定义

  特发性肺动脉高压(idiopathic pulmonary arterial hypertension,IPAH)是指原因不明的肺血管阻力增加引起持续性肺动脉压力升高,肺动脉平均压力在静息状态下>3.3 kPa(25 mmHg),在运动状态下>4.0 kPa(30 mmHg),肺毛细血管嵌压<2.0 kPa(15 mmHg),心排血量正常或降低,排除所有引起肺动脉高压的已知病因和相关因素所致。特发性肺动脉高压这个名词在2003年威尼斯第三届肺动脉高压会议上第一次提出。在此之前,特发性肺动脉高压曾与家族性肺动脉高压统称为原发性肺动脉高压(primary pulmonary hypertension,PPH)。

(二)流行病学

  目前国外的统计数据表明PPH的发病率为(15~35)/100万。90%以上的患者为IPAH。IPAH患者一般在出现症状后2~3年死亡。老人及幼儿皆可发病,但是多见于中青年人,平均

患病年龄为36岁,女性多发,男女发病比为(2～3):1。易感因素包括药物因素、病毒感染和其他因素及遗传因素。

(三)病理与病理生理学

1.病理

主要累及肺动脉和右心,表现为右心室肥大,右心房扩张。肺动脉主干扩张,周围肺小动脉稀疏。特征性的改变为肺小动脉内皮细胞、平滑肌细胞增生肥大,血管内膜纤维化增大,中膜肥厚,管腔狭窄、闭塞,扭曲变形。

2.病理生理

其机制尚未完全清楚,目前认为与肺动脉内皮细胞功能失调(肺血管收缩和舒张功能异常、内皮细胞依赖性凝血和纤溶系统功能异常)、血管壁平滑肌细胞钾离子通道缺陷、肺动脉重构等多种因素引起血管收缩、血管重构和原位血栓形成有关。

(四)临床表现

1.症状

患者早期无明显症状。最常见的症状为劳力性呼吸困难,其他常见症状包括胸痛、咯血、晕厥、下肢水肿。约10%患者(几乎均为女性)呈现雷诺现象,提示预后较差。也可有声嘶。

2.体征

主要是肺动脉高压和右心功能不全的表现,具体表现取决于病情的严重程度。

(1)肺动脉高压的表现:最常见的是肺动脉瓣区第二心音亢进及时限不等的分裂,可闻及Graham-Steell杂音。

(2)右心室肥大和右心功能不全的表现:右心室肥大严重者在胸骨左缘可触及搏动。右心衰竭时可见颈静脉曲张、三尖瓣反流杂音、右心第四心音、肝大搏动、心包积液(32%的患者可发生)、腹水、双下肢水肿等体征。

(3)其他体征:①20%的患者可出现发绀。②低血压、脉压变小及肢体末端皮温降低。

(五)辅助检查

确诊特发性肺动脉高压必须要排除各种原因引起的已知病因和相关因素所致肺动脉高压。

实验室检查需进行自身抗体的检查、肝功能与肝炎病毒标志物、人类免疫缺陷病毒抗体、甲状腺功能检查、血气分析、凝血酶原时间与活动度及心电图、胸部X线、超声心动图、肺功能测定、肺通气灌注扫描、肺部CT、肺动脉造影术、多导睡眠监测以除外继发性因素引起。右心导管术是唯一准确测定肺血管血流动力学状态的方法,同时进行急性血管扩张试验能够估测肺血管反应性及药物的长期疗效。另外还有胸腔镜肺活检及基因诊断等方法。

(六)诊断及鉴别诊断

不仅要确定IPAH诊断、明确严重程度和预后,还应对IPAH进行功能分级和运动耐力判断,对血管扩张药的急性反应情况等进行评价,以指导治疗。

1.诊断

由于IPAH患者早期无特异的临床症状,诊断有时颇为困难。早期肺动脉压轻度升高时多无自觉症状,随病情进展出现运动后呼吸困难、疲乏、胸痛、昏厥、咯血、水肿等症状。本病体征主要是由于肺动脉高压,右心房、右心室肥大进而右心衰竭引起。常见体征是颈静脉搏动,肺动脉瓣听诊区第二心音亢进、分裂,三尖瓣区反流性杂音,右心第四心音,肝大,腹水等。依靠右心导管及心血管造影检查确诊IPAH。IPAH诊断标准为肺动脉平均压在静息状态下≥3.3 kPa

(25 mmHg),在活动状态下≥4.0 kPa(30 mmHg),而肺毛细血管压或左心房压力<2.0 kPa(15 mmHg),心排血量正常或降低,并排除已知所有引起肺动脉压力升高的疾病。IPAH 确诊依靠右心导管及心血管造影检查。心导管检查不仅可以明确诊断,而且对估计预后有很大帮助。特发性肺动脉高压是一个排除性的诊断,要想确诊,必须将可能引起肺动脉高压的病因一一排除(图 5-4)。具体可参考肺动脉高压的鉴别诊断。

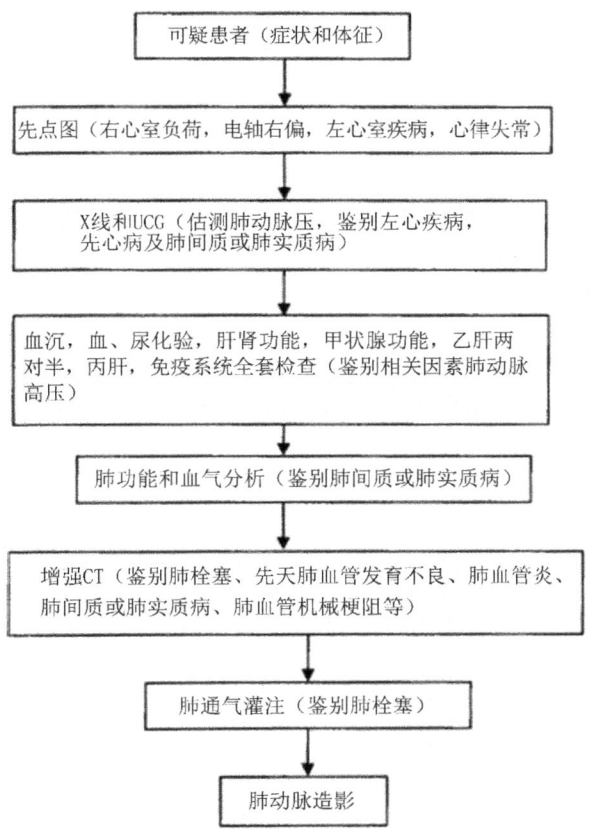

图 5-4 肺动脉高压诊断流程

2.鉴别诊断

IPAH 是一个排除性的诊断,鉴别诊断很重要。主要是应与其他已知病因和相关因素所致肺动脉高压相鉴别。正确诊断 IPAH 必须首先熟悉可引起肺动脉高压的各种疾病的临床特点,掌握构成已知病因和相关因素所致肺动脉高压的疾病谱,熟悉肺动脉高压的病理生理,然后从病史采集、体格检查方面细致捕捉诊断线索,再合理安排实验室检查,一一排除。通过 X 线、心电图、超声心动图、肺功能测定及放射性核素肺通气/灌注扫描,排除肺实质性疾病、肺静脉高压性疾病、先天性心脏病及肺栓塞。血清学检查可明确有无胶原血管性疾病及人类免疫缺陷病毒感染。

3.病情评估

(1)肺动脉高压分级:见表 5-4。

表 5-4 WHO 对肺动脉高压患者的心功能分级

分级	描述
Ⅰ	日常体力活动不受限,一般体力活动不引起呼吸困难、乏力、胸痛或晕厥
Ⅱ	日常体力活动轻度受限,休息时无不适,但一般体力活动会引起呼吸困难、乏力、胸痛或晕厥
Ⅲ	日常体力活动明显受限,休息时无不适,但轻微体力活动就可引起呼吸困难、乏力、胸痛和晕厥
Ⅳ	不能进行体力活动,休息时就有呼吸困难、乏力,有右心衰竭表现

(2)运动耐量评价:6 分钟步行试验简单易行,可用于肺动脉高压患者活动能力和预后的评价。

(3)急性血管扩张试验:检测患者对血管扩张药的急性反应情况。用于指导治疗,对 IPAH 患者进行血管扩张试验的首要目标是筛选可能对口服钙通道阻滞剂治疗有效的患者。血管扩张试验阳性标准:应用血管扩张药物后肺动脉平均压下降≥1.3 kPa(10 mmHg),且肺动脉平均压绝对值≤5.3 kPa(40 mmHg),心排血量不变或升高。

(七)治疗

由于 IPAH 是一种进展性疾病,目前还没有根治方法。治疗主要应针对血管收缩、血管重构、血栓形成及心功能不全等方面进行,旨在降低肺血管阻力和压力,改善心功能,增加心排血量,提高生活质量,改善症状及预后。

1.一般治疗

(1)健康教育:包括加强 IPAH 的宣传教育及生活指导以增强患者战胜疾病的信心,平衡膳食,合理运动等。

(2)吸氧:氧疗可用于预防和治疗低氧血症,IPAH 患者的动脉血氧饱和度宜长期维持在 90% 以上。但氧疗的长期效应尚需进一步研究评估。

(3)抗凝:口服抗凝药可提高 IPAH 患者的生存率。IPAH 患者应用华法林治疗时,INR 目标值为 2.0~3.0。但是咯血或其他有出血倾向的患者应避免使用抗凝药。

2.针对肺动脉高压发病机制的药物治疗

确诊为 IPAH 后应对其进行功能分级和急性血管反应试验,根据功能分级和急性血管反应性试验制订肺动脉高压的阶梯治疗方案。急性血管反应试验阳性且心功能Ⅰ~Ⅱ级的患者可给予口服钙通道阻滞剂治疗。急性血管反应试验阴性且心功能Ⅱ级的患者可给予磷酸二酯酶-5 抑制药治疗;急性血管反应试验阴性且心功能Ⅲ级的患者给予磷酸二酯酶-5 抑制药、内皮素受体拮抗剂或前列环素及其类似物;心功能Ⅳ级的患者应用前列环素及其类似物、磷酸二酯酶-5 抑制药或内皮素受体拮抗剂,必要时予以联合治疗。如病情没有改善或恶化,考虑行外科手术治疗。

(1)钙通道阻滞剂:钙通道阻滞剂(CCBs)可用于治疗急性血管反应试验阳性且心功能Ⅰ~Ⅱ级的 IPAH 患者。CCBs 使肺动脉压下降,心排血量增加,肺血管阻力降低。心排血指数>2.1 L/(min·m^2)和/或混合静脉血氧饱和度>63%、右心房压力低于 1.3 kPa(10 mmHg),而且对急性扩血管药物试验呈明显的阳性反应的患者,在密切监控下可开始用 CCBs 治疗,并应逐渐增加剂量至最大可耐受量且无不良反应表现。对于不满足上述标准的患者,不推荐使用 CCBs。最常用的 CCBs 包括地尔硫䓬、氨氯地平和长效硝苯地平。应避免选择有明显负性肌力作用的药物(如维拉帕米)。国内以应用地尔硫䓬和氨氯地平经验较多。应用 CCBs 需十分谨慎，从小剂量开始，逐渐摸索患者的耐受剂量，且要注意药物不良反应，主要不良反应包括低血压、急性肺水肿及负性肌力作用。

(2)前列环素及其类似物：前列环素是很强的肺血管舒张药和血小板凝集抑制药，还具有细胞保护和抗增生的特性。在改善肺血管重塑方面，具有减轻内皮细胞损伤和减少血栓形成等作用。目前临床应用的前列环素制剂包括吸入制剂伊洛前列素、静脉用的依前列醇、皮下注射制剂曲前列素、口服制剂贝前列素。

伊洛前列素：伊洛前列素是一种更加稳定的前列环素类似物，可通过吸入方式给药。通过吸入方式给药不仅可充分扩张通气良好的肺血管，更好地改善通气/血流比值，而且可减少或避免全身不良反应，并发症也更少。治疗方法是每次雾化吸入 $10\sim20~\mu g$，每天吸入6~9次。主要不良反应是少数患者有呼吸道局部刺激症状等。已有大样本、随机双盲、安慰剂对照、对中心临床研究证实了伊洛前列素治疗心功能Ⅲ~Ⅳ级肺动脉高压患者的安全性和有效性。该药于2006年4月在我国上市。

其他前列环素类似物。①依前列醇：1995年美国食品和药品监督管理局已同意将该药物用于治疗 IPAH 的患者[纽约心脏协会(NYHA)心功能分级为Ⅲ和Ⅳ级]，是美国食品和药品监督管理局批准第一种用于治疗 IPAH 的前列环素药物。依前列醇半衰期短，只有1~2分钟，故需连续静脉输入。主要不良反应有头痛、潮热、恶心、腹泻。其他的慢性不良反应包括血栓栓塞、体重减轻、肢体疼痛、胃痛和水肿，但大多数症状较轻，可以耐受。依前列醇必须通过输液泵持续静脉输注需要长期置入静脉导管，临床应用有很大不便，并增加了感染机会，在治疗过程中短暂的中断也会导致肺动脉压的反弹，且往往是致命的。②曲前列素：皮下注射制剂，其半衰期比前列环素长，为2~4小时。常见的不良反应是用药局部疼痛。美国食品和药品监督管理局已批准将曲前列素用于治疗按 NYHA 心功能分级为Ⅱ~Ⅳ级的肺动脉高压患者。③贝前列素：口服制剂，贝前列素在日本已用于治疗 IPAH。口服贝前列素将可能成为临床表现更轻的肺动脉高压患者的一种治疗选择。

以上其他前列环素类似物尚未在我国上市。

(3)内皮素受体拮抗剂：内皮素-1是强烈的血管收缩药和血管平滑肌细胞增生的刺激药，参与了肺动脉高压的形成。在肺动脉高压患者的血浆和肺组织中 ET-1 表达水平和浓度都升高。波生坦是非选择性的 ET-A 和 ET-B 受体拮抗剂，已有临床试验证实该药能改善 NYHA 心功能分级为Ⅲ和Ⅳ级的 IPAH 患者的运动能力和血流动力学指标。治疗方法是起始剂量每次62.5 mg，每天2次，治疗4周，第5周加量至125 mg，每天2次。用药过程应严密监测患者的肝肾功能及其他不良反应。2006年10月在我国上市。选择性内皮素受体拮抗剂包括西他生坦和安贝生坦，目前在国内尚未上市。

(4)磷酸二酯酶-5抑制药：磷酸二酯酶-5抑制药(phospho diest erase inhibitors，PDEI)可抑制肺血管磷酸二酯酶-5对环磷酸鸟苷(cyclic guanosine monophos phate，cGMP)的降解，提高cGMP浓度，通过一氧化氮通路舒张肺动脉血管，降低肺动脉压力，改善重构。在国外包括美国食品和药品监督管理局批准上市治疗肺动脉高压的磷酸二酯酶-5抑制药有西地那非。西地那非的推荐用量为每次20~25 mg，每天3次，饭前30~60分钟空腹服用。主要不良反应为头痛、面部潮红、消化不良、鼻塞、视觉异常等。

(5)一氧化氮：一氧化氮(nitric oxide，NO)由血管内皮细胞Ⅲ型一氧化氮合酶(nitric oxide synthase，NOS)分解精氨酸而生成，有舒张血管、抑制血管平滑肌增生和血小板黏附的重要生理作用。吸入一氧化氮已用于诊断性的急性肺血管扩张试验,也已用于治疗围术期的肺动脉高压,该方法治疗肺动脉高压选择性高,起效快,但应用于临床时最大缺点是不仅需要一个持续吸入的监测装置,而且吸入的一氧化氮氧化成二氧化氮还有潜在毒性。已发现通过外源给予 L-精氨酸可促进内源性一氧化氮的生成,目前国外已出现 L-精氨酸的片剂和针剂,临床试验研究尚在进行中。

3.心功能不全的治疗

IPAH可引起右心室功能不全。然而,标准的治疗充血性心力衰竭的方法对严重肺动脉高压或右心室功能不全的患者却作用有限。

利尿药是治疗合并右心衰竭(如有外周水肿和/或腹水)IPAH 的适应证。一般认为应用利尿药使血容量维持在接近正常水平,谨慎限制水钠摄入对 IPAH 患者的长期治疗十分重要。但利尿药应慎重使用,以避免出现电解质平衡紊乱、心律失常、血容量不足。

洋地黄治疗能使 IPAH 患者循环中的去甲肾上腺素迅速减少,心排血量增加,但长期治疗的效果尚不肯定,可用于治疗难治性右心衰竭,右心功能障碍伴发房性心律失常或者右心功能障碍并发左心室功能衰竭的患者。应用过程中需密切监测患者的血药浓度,尤其对肾功能受损的患者更应警惕。

血管紧张素转化酶抑制药和血管紧张素受体拮抗剂只推荐用于右心衰竭引起左心衰竭的患者,在多数肺动脉高压右心衰竭者不适用。

有研究表明,重症肺动脉高压患者改善心功能和微循环的血管活性药物首选多巴胺。

4.介入治疗

经皮球囊房间隔造口术(balloon atrial septostomy,BAS)是一种侵袭性的手术,是通过建立心房内缺损使产生心内从右到左的分流,达到减轻症状的目的。目前认为只适用于那些在接受最佳血管扩张药物治疗方案前提下仍出现发作性晕厥和/或严重心力衰竭的患者。可作为肺移植治疗前的一种过渡治疗。

5.外科手术治疗

治疗肺动脉高压的新药开发及其令人乐观的初步临床结果,使得肺移植和心肺联合移植术仅在严重 IPAH 且内科治疗无效的患者中继续应用。

(八)预后

IPAH 进展迅速,若未及时诊断、积极干预,预后险恶。IPAH 是一种进行性血管病,晚期 IPAH 患者出现进行性右心功能障碍,血流动力学指标出现心排血量下降、右心房压力上升及右心室舒张末压力升高表现,最终导致心力衰竭和死亡。随着科学技术的发展,IPAH 患者的预后有望得到改善。

二、其他类型肺动脉高压

(一)家族性肺动脉高压

家族中有两个或两个以上成员患肺动脉高压,并除外其他引起肺动脉高压的原因时可诊断为家族性肺动脉高压(familial pulmonary arterial hypertension,FPAH)。据统计,PPH 中有 6%～10%是家族性的。目前认为多数患者与由骨形成蛋白Ⅱ型受体(BMPR-Ⅱ)基因突变有关,以常染色体显性遗传,具有外显率不完全、女性发病率高和发病年龄变异的特点,大多数基因携带者并不发病。对怀疑有 FPAH 患者,应进行基因突变的遗传学筛查。治疗方法同 IPAH。

(二)结缔组织病相关性肺动脉高压

结缔组织病是引起肺动脉高压的常见原因之一。肺动脉高压可以继发于任何一种结缔组织病,总体发生率约2%,但是不同结缔组织病合并肺动脉高压的发生率不同,以硬皮病、混合性结缔组织病、系统性红斑狼疮多见。结缔组织病相关性肺动脉高压的发病机制尚不十分清楚,可能与肺的雷诺现象(肺血管痉挛)、自身免疫因素、肺间质病变和血栓栓塞或原位血栓有关。患者有一些特殊表现,如雷诺现象和自身抗体阳性。结缔组织病合并肺动脉高压对患者基础疾病的预后有较大影响,常常提示预后差。应定期对结缔组织病患者进行心脏超声检查。肺CT检查有助于明确有无肺栓塞或肺间质病变的存在。要积极治疗原发病,根据病情使用皮质激素类药物和免疫抑制药治疗结缔组织病。前列环素类、西地那非、波生坦等药物对肺动脉高压的治疗均有一定效果。长期预后不如IPAH患者。由于此类患者常合并多系统病变,并使用过免疫抑制药治疗,肺移植治疗要慎重。

(三)先天性体-肺循环分流疾病相关性肺动脉高压

当心脏和血管在胚胎发育时出现先天畸形和缺损,会发生体-肺循环分流,由于肺循环血容量增加、低氧血症、肺静脉回流受阻、肺血管收缩等因素导致肺动脉高压。疾病早中期以动力性因素为主,肺动脉高压可逆,晚期发展到肺血管结构重塑,肺动脉高压难以逆转。

各种不同体-肺循环分流先心病的临床表现不同,相应肺动脉高压出现的时间、轻重程度和进展速度也不同。根据病史、临床表现、心电图、胸部X线和心脏超声检查,大部分患者可明确诊断,少数复杂的先心病患者需要做CT、磁共振。心导管检查和心血管造影是评价体肺分流性肺动脉高压和血流动力学改变最准确的方法,并且也是原发病手术适应证选择的重要依据。早期治疗原发病先心病,避免肺动脉高压的发生是预防的关键。各种体-肺循环分流合并肺动脉高压的先心病患者,需要尽早外科手术和/或介入治疗以防止出现肺血管结构重塑。正确地评估患者的临床情况是决定治疗选择和预后的关键,一旦出现艾森曼格综合征就不能做原发先心病的矫正手术。此外,新型肺血管扩张药物前列环素类似物、磷酸二酯酶-5抑制药、波生坦、一氧化氮对治疗先天性体-肺循环分流疾病相关性肺动脉高压有一定效果。此类患者的预后较IPAH好。

(四)门脉高压相关性肺动脉高压

慢性肝病和肝硬化门脉高压患者中肺动脉高压的发生率为3%~5%。其发生机制可能是由于门脉分流使肺循环血流增加和未经肝脏代谢的血管活性物质直接进入肺循环引起血管增生、血管收缩、原位血栓形成,从而引起肺动脉高压。超声心动图是筛查的首选无创检查,但仅肺动脉平均压力增加而肺血管阻力正常,不能诊断门脉高压相关性肺动脉高压(portopulmonary hypertension,POPH),右心导管检查是确诊的金标准。对于POPH患者行急性血管扩张试验推荐使用伊洛前列素或依前列醇。钙通道阻滞剂可以使门脉高压恶化。由于POPH患者有出血倾向,抗凝药使用应权衡利弊。降低POPH肺动脉压力药物主要为前列环素类、西地那非,在肝损患者中应注意波生坦的肝毒性。POPH预后较差。肝移植对POPH预后尚有争议。

(五)人类免疫缺陷病毒感染相关性肺动脉高压

人类免疫缺陷病毒感染是肺动脉高压的明确致病因素,肺动脉高压在人类免疫缺陷病毒感染患者中的年发病率约0.1%,至少较普通人群高500倍。其发生机制可能是人类免疫缺陷病毒通过反转录病毒导致炎症因子和生长因子释放,诱导细胞增生和内皮细胞损伤,引起肺动脉高压。人类免疫缺陷病毒感染相关性肺动脉高压(pulmonary arterial hypertension related to HIV infection,PAHRH)的病理学改变和临床表现与IPAH相似。PAHRH的治疗包括抗反转录病毒治疗和对肺动脉高压的治疗。PAHRH的预后比IPAH还差,人类免疫缺陷病毒感染者一旦出现肺动脉高压,肺动脉高压就成为其主要死亡原因。

(六)食欲抑制药物相关性肺动脉高压

食欲抑制药物中阿米雷司、芬氟拉明、右芬氟拉明可以明确导致肺动脉高压,苯丙胺类药物可能会导致肺动脉高压,且停药后很少逆转。食欲抑制药物引起肺动脉高压的机制可能与5-羟色胺通道的影响有关,血游离增高的5-羟色胺使肺血管收缩和肺血管平滑肌细胞增生。食欲抑制药物相关性肺动脉高压在病理和临床与IPAH相似。

(七)甲状腺疾病相关性肺动脉高压

国外文献报道,IPAH患者中各类甲状腺疾病的发病率高达49%,其中合并甲状腺功能减退的发病率为10%~24%,因此应对所有IPAH患者进行甲状腺功能指标的筛查。发病机制可能与自身免疫反应和高循环血流动力学状态导致肺血管内皮损伤及功能紊乱等因素有关。对此类患者不仅应针对甲状腺功能紊乱进行治疗,同时也应针对肺动脉高压进行治疗。

(八)肺静脉闭塞病和肺毛细血管瘤样增生症

这两种疾病是罕见的以肺动脉高压为表现的疾病,临床表现与IPAH相似。肺静脉闭塞病(pulmonary veno-occlusive disease,PVOD)主要影响肺毛细血管后静脉,病理表现为肺静脉内膜增厚、纤维化,严重的肺淤血和间质性纤维化形成的小病灶是其特征性改变。PVOD的胸部CT扫描显示肺部出现磨玻璃样变,伴或不伴边界不清的结节影,叶间胸膜增厚,纵隔肺门淋巴结肿大,这些征象对于IPAH鉴别有特征意义。肺毛细血管瘤样增生症(pulmonary capillary hemangioma,PCH)病理表现为大量增生的薄壁毛细血管浸润肺泡组织,累及胸膜、支气管和血管壁,有特征的X线表现是弥漫分布的网状结节影。这两种疾病的确诊很困难,需要开胸肺活检。它们的治疗与IPAH不同,使用扩张肺动脉的药物会加重肺动脉高压,甚至导致严重的肺水肿和死亡。这两种疾病的预后差,肺移植是唯一有效的治疗方法。

(九)呼吸疾病和/或缺氧相关的肺动脉高压

患有各种慢性肺疾病的患者由于长期缺氧肺血管收缩、肺血管内皮功能失衡、肺血管结构破坏(管壁增厚)、血管内微小血栓形成及患者的遗传因素使之易发,这些最终造成各种慢性肺疾病的患者发生肺动脉高压。慢性肺部疾病引起的肺动脉高压有一些与其他类型肺动脉高压不同的特点:肺动脉高压的程度较轻,多为轻至中度增高,间质性肺病可为中度至重度增高;肺动脉高压的发展通常缓慢;在一些特殊情况下,如活动、肺部感染加重,肺动脉压力会突然增加;基础肺疾病好转后,肺动脉高压也会明显缓解。临床表现既有基础肺疾病又有肺动脉高压的症状和体征,肺部听诊有助于判断肺疾病的严重程度。肺功能检查和血气分析提示呼吸功能障碍和呼吸衰竭的类型和程度。肺动脉高压影响慢性肺疾病患者的预后。积极治疗基础肺疾病能够使肺动脉高压明显缓解,长程氧疗对降低肺动脉压力有益并能提高患者的生存率。新型肺血管扩张药对此类患者肺动脉高压的治疗价值有限。晚期患者可考虑肺移植。

(十)慢性血栓栓塞性肺动脉高压

肺动脉及其分支的血栓不能溶解或反复发生血栓栓塞,血栓机化,肺动脉内膜慢性增厚,肺动脉血流受阻;未栓塞的肺血管在长期高血流量的切应力等流体力学因素的作用下,血管内皮损伤,肺血管重构;上述两方面的因素使肺血管阻力增加,导致肺动脉高压。由于非特异的症状和缺乏静脉血栓栓塞症的病史,其发生率和患病率尚无准确的数据。以往的尸检报道表明慢性血栓栓塞性肺动脉高压(chronic thromboembolism pulmonary hypertension,CTEPH)的总发生率为1%～3%,其中急性肺栓塞幸存者的发生率为0.1%～0.5%。临床表现缺乏特异性,易漏诊和误诊。渐进性劳力性呼吸困难是最常见症状。心电图、胸部X线、血气分析、超声心动图是初筛检查,核素肺通气灌注显像、CT肺动脉造影、右心导管和肺动脉造影可进一步明确诊断。核素肺通气灌注显像诊断亚段及以下的CTEPH有独到价值,但也可能低估血栓栓塞程度。多排螺旋CT与常规肺动脉造影相比,有较高的敏感性和特异性,但可能低估亚段及以下的CTEPH。需要同时做下肢血管超声、下肢核素静脉显像确定有无下肢深静脉血栓形成。CTEPH患者病死率很高,自然预后差,肺动脉平均压力>5.3 kPa(40 mmHg),病死率为70%;肺动脉平均压力>6.7 kPa(50 mmHg),病死率为90%。传统的内科治疗手段,如利尿、强心和抗凝治疗及新型扩张肺动脉的药物对CTEPH有一定效果。肺动脉血管内球囊扩张及支架置入术对部分CTEPH患者也有一定效果。肺动脉血栓内膜剥脱术是治疗CTEPH的重要而有效方法,术后大多数患者肺动脉压力和肺血管阻力持续下降,心排血量和右心功能提高。手术死亡率为5%～24%。对于不能做肺动脉血栓内膜剥脱术的患者,可考虑肺移植。

(蔡 畅)

第六章 弥漫性疾病

第一节 结 节 病

一、病因

结节病的病因迄今未明。目前认为遗传、感染、化学因素、环境及职业、自身免疫反应等均可能为本病的潜在病因,但缺乏确切证据说明它们与结节病发病有直接关系;其中遗传因素的客观证据较多;结节病的易感性及临床表现、自然病程、严重程度和预后,与人类白细胞组织相容性抗原(HLA)的不同等位基因具有相关性。如急性起病伴结节性红斑及关节炎者,HLA_{B8}出现频率高,结节病性眼葡萄膜炎患者的HLA_{B27},检出率较其他葡萄膜炎高。英国报道10%结节患者有家族遗传史,62例患者中,含5对双胞胎(4对为单卵孪生)。北京医院诊治过6例有血缘关系的结节患者(同胞兄妹及同胞姐妹各2例、母女2例)。该6例发病前5年内均分居两地,可排除环境职业因素。他们的HLA检测结果:仅姐妹俩人均被检出HLA_{A11},余4例的HLA型分散无规律。结节病发病的种族差异和家族聚集现象均提示结节病的遗传倾向。但国内外有关报道差异较大,缺乏显著一致性。可能与HLA表型不同、易感基因呈多态性分布有关。总之,遗传因素在结节病发病中的作用,仍存在争议。

二、病理组织学改变

结节病的基本病理改变是由类上皮细胞、巨噬细胞、散在的多核巨细胞(郎汉斯细胞及异物巨细胞)和淋巴细胞组成的境界清楚,无干酪样坏死的肉芽肿。有时巨细胞内可见两种包涵体(星形体和舒曼体)。早期病变,结节形态结构单一、大小一致且分布均匀。晚期病变可见结节互相融合,并见纤维化及玻璃样变性。病理诊断采用除外性诊断方法,需排除一切与结节病相似的肉芽肿性疾病,如结核、非典型分枝杆菌病、真菌感染、布氏杆菌病及铍病等疾病。结合临床特点,方能做出结节病诊断。病理标本应常规进行抗酸染色及免疫组化检查。

三、免疫学改变与发病机制

因结节病病因未明,很难用精辟简练的文字,阐明该病的发病机制。多数学者认为,当未知抗原进入人体后,被肺泡巨噬细胞(AM)吞噬,由抗原递呈细胞的溶酶体在细胞膜递呈抗原并持续存在,使细胞内代谢增强,产生一系列活性介质,如 IL-12、IL-1、IL-2、干扰素-γ(IFN-γ)、氧自由基及花生四烯酸代谢产物等,参与细胞的激活和趋化。活化的 T 淋巴细胞(TLC)释放细胞因子如单核细胞趋化因子(MCF)和单核细胞移动抑制因子(MIF)等,使周围血液中的 T 抑制细胞(Ts)相对占优势,而 T 辅助细胞(Th)相对减少。在 BALF 中 Th 增多,Ts 细胞相对减少,这代表病变部位的 Th 细胞增多而 Ts 细胞减少。TLC、AM 和单核细胞等炎症细胞在肺内的聚集浸润,形成了结节病早期的肺泡炎阶段。T 细胞和巨噬细胞、肥大细胞和自然杀伤细胞等通过释放细胞因子、化学趋化、黏附分子和生长因子形成复杂的炎症反应。募集在炎症部位的单核细胞,分泌多种细胞因子,如 IL-1、IL-2、TNFα 及 IFNγ 等参与激活、趋化自身和 TLC 并转化为类上皮细胞、多核巨细胞和郎汉斯巨细胞、构成无干酪坏死性肉芽肿。由上皮细胞、多核巨细胞和巨噬细胞产生的 ACE 抑制巨噬细胞移行,亦促使肉芽肿形成。结节病患者的 AM 释放 IFNγ 和 IL-1,产生纤维连接蛋白及分泌成纤维细胞生长因子。IFNγ 和 IL-1 及成纤维细胞生长因子促使成纤维细胞在肺部聚集和增生;纤维连接蛋白吸收大量成纤维细胞并和细胞外基层黏附。与此同时,周围的炎症细胞和免疫效应细胞进一步减少以致消失;胶原蛋白和基质蛋白产生。最终成纤维细胞慢性收缩,破坏了肺的正常结构使肺泡变形。这种肺实质细胞的修复反应,导致纤维化及瘢痕组织形成。

四、临床表现

结节病的全身症状无特异性,15%～60%的患者无症状,常在胸部 X 线检查时偶被发现双侧肺门淋巴结肿大而就医。自觉症状和体征取决于病变累及的脏器和部位,表现多种多样。北欧的斯堪的纳维亚、瑞典、爱尔兰及波多黎各的女性常以急性发病,病程在 2 年以内者称亚急性,半数以上患者属此型。病程 2 年以上者称慢性型,此型常伴不同程度的肺纤维化。我国的结节病以慢性及隐匿性起病为多,症状轻微者多见,急性起病者少见。

(一)结节病对各脏器的受侵率

结节病是多系统肉芽肿性疾病,人体的任何器官、任何部位均可受累。由于受地区、人种不同、疾病自然发展过程的个体差异以及研究者搜集病例的专业、时间、调查方式和研究深度不同等因素的影响,文献对各器官受侵率的报道差异较大。如欧洲一组眼科医师报道眼结节病占结节病患者的 9%;另一组眼科医师将某医院各科住院患者进行眼科检查并结膜活检。确诊眼受侵率高达54.1%。综合1994－1999年WASOG汇总的文献报道,受侵率最高的是肺门及纵隔淋巴结,依次是肺、眼、皮肤、肝、脾、表浅淋巴结、唾液腺、肾、神经系统、心脏、骨关节及骨骼肌、消化道、内分泌器官及生殖器。

(二)胸内结节病

1.症状

(1)全身症状 Tanoue:LT 等报道,患者就诊时主诉疲劳、体重减轻各占 20%～30%、低热 15%～22%、盗汗 15%、眼症状 10%～20%、皮肤病变 10%～28%、关节症状 5%～17%、神经系统症状 2%～5% 及心脏症状 1%～5%。北京医院曾见 2 例 Ⅱ 期肺结节病,主诉高热(39.2～39.4 ℃)住院。

(2)呼吸道症状:20%～40%患者有刺激性咳嗽或少量白痰、少数患者轻度胸痛、喘息及活动后呼吸困难。胸部影像改变显著而无症状或症状轻微者门诊屡见不鲜。国外一组报道 433 例肺结节病患者中,25例咯血,占6%;其中19例轻度咯血、4例中度咯血、2例大量咯血。咯血患者常合并曲霉菌感染、支气管扩张或肺囊肿。不足5%患者单侧或双侧胸腔积液,包括胸膜增厚在内的胸膜受累占3%～20%。国内报道14例胸腔积液均为渗出液。

（3）典型的Löfgren综合征:双侧对称性肺门淋巴结肿大,呈马铃薯状,常伴皮肤结节性红斑、发热及关节肿痛。可伴眼葡萄膜炎或虹膜炎,常为急性发病。此类患者60%～80%在2年内自愈,预后良好。见图6-1。

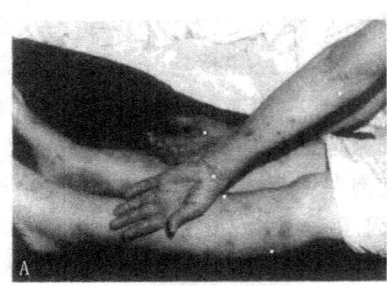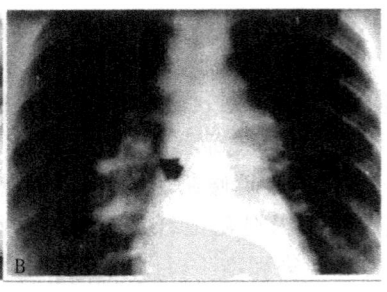

图 6-1　Löfgren 综合征

女性,30岁。A.双上下肢结节性红斑;B.胸部正位片示双侧较对称的肺门淋巴结肿大。箭头所指显示肿大淋巴结与肺门之间有清晰的空隙。该患者结膜活检确诊结节病

（4）肺外脏器受累表现:常见者为眼部症状、皮肤结节性红斑、皮下结节、表浅淋巴结肿大、肝脾大等,肿大的纵隔淋巴结压迫食管时可出现吞咽困难。肺外结节病的临床表现与受累器官的关系详见表6-1。

表 6-1　结节病临床表现与受累器官的关系

受累器官	临床表现
上呼吸道	呼吸困难、鼻黏膜充血及息肉致鼻塞不通气、喉肉芽肿、炎症致声音嘶哑
皮肤	丘疹、斑疹、皮下缩节、狼疮样皮损
眼	畏光、视物模糊、眼痛、低视力、泪腺肿大(考虑裂隙灯显微镜检查)
关节及骨骼肌	结节病风湿病表现:多关节炎、单关节炎、肌病
神经系统	颅神经麻痹、常见面瘫、感觉异常、癫痫、脑病、颅内占位病灶(考虑做MRI)
心脏	晕厥、呼吸困难、传导阻滞、心力衰竭、心律不齐、心肌梗死、猝死(考虑做EKG及UCG)
消化系统	吞咽困难、腹痛、黄疸、肝脾大及肝功能异常血液系统淋巴结肿大、脾功能亢进(血小板减少、白细胞减少)、贫血)
肾脏	肾功能异常、肾衰竭、肾结石
内分泌代谢	尿崩症、高钙血症、高尿钙症、附睾炎

2.体征

（1）胸部阳性体征:多数患者无阳性发现。两肺弥散性纤维化时可听到爆裂音,约占20%。胸内淋巴结显著肿大时可出现压迫肺血管的征象,如肺动脉及肺静脉高压、左无名静脉受压时可致左侧胸腔积液。如心脏受累,可出现心动过速、心律不齐、传导阻滞、心包积液、心力衰竭等。

(2)胸外阳性体征:约1/4患者体重减轻、结节性红斑占16.3%。有些表现皮肤丘疹、冻疮样皮损及皮下结节。表浅淋巴结肿大均为孤立不融合、活动无压痛。杵状指(趾)罕见。约1/4患者肝脾大。

3.肺功能检查

肺功能检查在辅助结节病的诊断、病程的动态观察、使用皮质激素的适应证、疗效判断、剂量调整及预后评估等诸方面均有重要价值,是诊治结节病不可缺少的检查。早期患者因支气管、细支气管和血管周围肉芽肿对气道和肺泡的影响,可出现阻塞性通气障碍或小气道功能障碍。严重的肺泡炎可出现弥散量(DLco)下降。肺纤维化常出现以限制为主的混合性通气功能障碍。特征性改变是肺活量(VC)、肺总量(TLC)和DLco下降。低氧血症和肺泡-动脉氧压差增加仅见于严重的肺纤维化。

肺功能异常与X线影像的范围与严重程度常呈一定相关性,但并非完全一致,可结合临床相互弥补。若多次DLco下降且呈进行性恶化的肺外结节病,虽X线影像无异常,仍应警惕早期肺泡炎的可能性。

4.旧结核菌素(OT 1:2 000)及结核杆菌纯化蛋白(PPD 5 U)皮内试验

结节病活动期常为阴性或弱阳性。

5.BALF细胞成分的改变

结节病患者的BALF中淋巴细胞显著增多(正常人小于10%)、巨噬细胞增多(正常人90%)、T淋巴细胞增多(正常人占淋巴细胞的47%)可高达80%。CD4/CD8比值增加(正常人与周围血常规相同,为0.7~2.1)。

6.实验室检查

(1)血液学改变:周围血中淋巴细胞显著下降是活动期结节病的特征之一。约50%患者血常规正常、CD8增高、CD4/CD8下降。Sweden报道181例结节病患者血常规结果:淋巴细胞减少占60%、白细胞总数下降占40%、血红素降低占30%,单核细胞增多占10%、血小板减少占10%,骨髓活检上皮细胞肉芽肿占0.3%~2.2%。

(2)SACE活性测定:活动期结节病患者的SACE活性增高,其特异性90.5%,敏感性57%~75%,因其他疾病(如粟粒结核、铍肺、淋巴瘤、戈谢病及甲状腺亢进等)也可表现SACE增高,故不能单凭SACE增高作为诊断结节病的指标。非活动期结节病患者的SACE可在正常范围,故SACE不高,不能作为排除结节病的指标。北京医院曾测定4例结节病胸腔积液的ACE活性,2/4例SACE和胸腔积液ACE均升高,而胸腔积液ACE明显高于同一天测定的SACE。

(3)血钙和尿钙测定:钙代谢紊乱是肾结节病常见特征之一。主要表现高钙血症、高尿钙症、泌尿系统结石和高钙性肾病。文献报道结节病并高钙血症占10%~20%。因血钙增高,致肾小球滤液中钙浓度增加、甲状旁腺因高血钙的抑制使分泌减少,致肾小管对钙重吸收减少,尿钙排泄增加,故高尿钙症发生率为高钙血症的3倍。国内报道结节病并高钙血症占2%~10%。北京医院对结节病患者98例,1个月内测血钙2次,血钙增高者仅占4%。

(4)其他实验室检查:①红细胞沉降率增快占30%~40%,可能与贫血或血清球蛋白增高有关;②高γ球蛋白血症占25%;③急性期IgM和IgA升高;④慢性期IgG升高。少数患者血清溶菌酶、β_2微球蛋白及C反应蛋白增高、类风湿因子阳性。血浆总胆固醇及高密度脂蛋白降低,这类改变在诊断中无确定性意义。肝损害可出现肝功能异常、骨破坏者可出现碱性磷酸酶增高。

五、影像学改变及分期

(一)胸部 X 线
胸部 X 线异常,常是结节病的首要发现和就诊主要原因,主要表现如下。

1.肺门及纵隔淋巴结肿大

两侧肺门淋巴结对称性肿大是该病主要特征。典型者呈马铃薯状,边缘清楚、密度均匀,占75%~90%。单侧肺门淋巴结肿大仅占1%~3%,常以此与结核和淋巴瘤鉴别。在 Kirks 报道的150例结节病患者中,两侧肺门淋巴结肿大(BHL)、BHL 伴一侧气管旁淋巴结肿大及 BHL 伴两侧气管旁淋巴结肿大各占30%。后纵隔淋巴结肿大占2%~20%。仅有气管旁或主动脉窗淋巴结肿大无 BHL 者少见。

2.肺内病变

(1)网结节型:多数结节伴有网影,称网结节影,占75%~90%;结节1~5 mm;不足2 mm 结节聚合一起常呈磨玻璃影。结节大多两侧对称,可分布在各肺野,以上中野居多。结节沿支气管血管束分布,为该病的特征之一。

(2)肺泡型(又称腺泡型):典型者两侧多发性,边缘模糊不规则致密影1~10 cm 大,以肺中野及周边部多见;2/3 患者以网结节及肺泡型共存,此型占10%~20%。

(3)大结节型:0.5~5 cm 大,有融合倾向(图6-2),结节内可见支气管空气征,占2%~4%;结节可伴纵隔淋巴结肿大,少数结节可形成空洞。

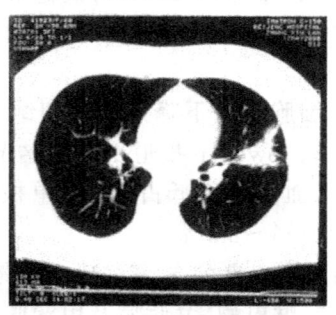

图6-2 大结节型肺结节病

女性,60岁,健康查体胸片左肺团块影,胸部 CT 左肺上叶舌段大结节3.5 cm×2.1 cm,与一小结节融合,周围有毛刺,肺门及纵隔各区无肿大淋巴结,疑诊肺癌,开胸活检,病理诊断结节病

(4)肺部浸润阴影呈小片状或融合成大片实变影占25%~60%,由于肉芽肿聚集,亦可致叶间裂胸膜增厚。

(5)两肺间质纤维化:结节病晚期两肺纤维化、肺大疱、蜂窝肺、囊性支气管扩张并可伴一般细菌或真菌感染,最终导致肺源性心脏病。

3.气道病变

结节病可侵犯气管、支气管和细支气管。肉芽肿阻塞支气管致阻塞性肺炎及肺不张、以中叶不张多见。大气道狭窄占5%。纤维支气管镜发现气道内肉芽肿约占60%。

4.胸膜病变

国外一组3 146例结节病资料中,胸腔积液发生率2.4%,约1/3为双侧;多数是少量胸腔积液,右侧(49%)多于左侧(28%),多数在6个月内吸收。20%残留胸膜肥大。自发气胸常因肺纤维化、肺大疱破裂所致,占2%~3%。

5.结节病性心脏病

致心影增大者小于5%。

(二)胸部CT和高分辨薄层胸部CT(HRCT)

CT平扫,以淋巴结短径大于1 cm为淋巴结肿大的标准。CT可提高纵隔内淋巴结肿大的检出率,如主动脉旁(6区)、隆突下(7区)和食管旁(8区)的肿大淋巴结在胸片未能检出者,CT可以检出。CT和胸片对肿大淋巴结的检出率各为78.1%和65.6%。胸部HRCT对肺磨玻璃影、微结节、特别是间质病变的检出率比胸片明显提高。对疾病动态观察、疗效估价有重要意义。

(三)胸外影像学阳性改变

累及骨骼占1%~13%,主要表现为:①伴有骨小梁吸收的弥散性骨髓浸润,形成圆形或卵圆形骨质疏松区;②骨骼孔状病变;③骨皮质隧道状病变,形成囊肿状或骨折,多累及肋骨。

(四)结节病分期

目前,ATS/ERS/WASOG均采用如下分期方法,即以胸部X线为依据,将结节病分为五期。

0期:胸部X线正常。

Ⅰ期:双侧肺门、纵隔或气管旁淋巴结肿大,肺野无异常,见图6-3。

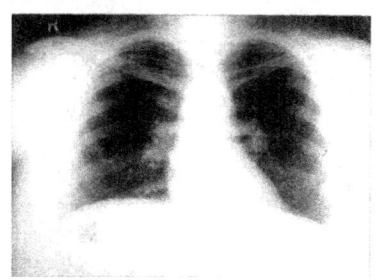

图6-3 Ⅰ期肺结节病

女性,36岁。双侧肺门淋巴结对称性肿大。不伴肺内病变。右侧颈前斜角肌脂肪垫淋巴结活检确诊结节病

Ⅱ期:双侧肺门、纵隔或气管旁淋巴结肿大伴肺内病变,见图6-4。

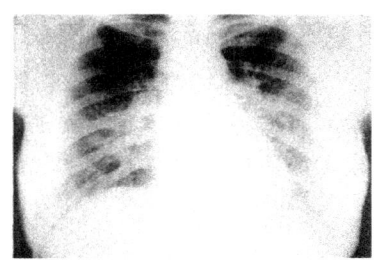

图6-4 Ⅱ期肺结节病

女性,41岁。双侧肺门淋巴结对称性肿大。两肺较密集的微结节,中下野多见。经纤支镜支气管内膜活检确诊结节病

Ⅲ期:仅有肺内病变,不伴胸内淋巴结肿大,见图6-5。

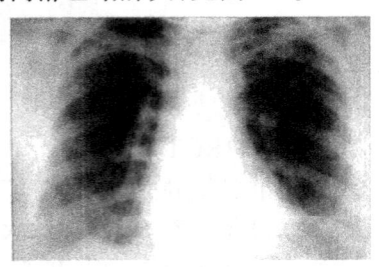

图6-5 Ⅲ期肺结节病

女性,38岁。两肺大小不等结节影,不伴肺门纵隔淋巴结肿大。颈部淋巴结及皮下结节活检病理诊断结节病

Ⅳ期:双肺纤维化,见图6-6。

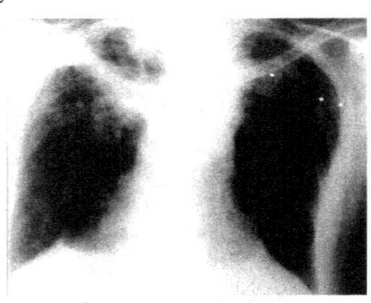

图6-6 Ⅳ期肺结节病

女性,54岁。患结节病14年,两肺容积减小,双肺纤维化。以限制为主的通气功能障碍、TLC占预计值61%,DLco 64%。Kveim皮试阳性

我国1993年曾制订结节病分期为0期、Ⅰ期、Ⅱ$_A$期、Ⅱ$_B$期和Ⅲ期,其中Ⅱ$_A$期相当于上述Ⅱ期、Ⅱ$_B$期相当于上述Ⅲ期、Ⅲ期相当于上述Ⅳ期。

(五)放射性核素^{67}Ga显像

结节病患者肺门"入"影像征占72%、腮腺和泪腺对^{67}Ga对称性摄取增高时,其影像酷似"熊猫"头形,称"熊猫"征,占79%。其特异性及敏感性均较低,不能依靠^{67}Ga显像作为诊断结节病的主要手段。典型"入"征或"熊猫"征,可认为结节病活动表现。肉芽肿性血管炎引起的血管局部闭锁或破坏,可在核素扫描时表现为灌注缺损,但在胸部X线常无阳性表现。

六、诊断与鉴别诊断

(一)诊断

当临床及X线征象符合结节病,OT 1∶2 000或PPD 5 U皮试阴性或弱阳性、SACE活性增高或BALF中CD 4/CD8不低于3.5时,结节病的可能性很大,应积极争取活组织检查;如组织学证实为非干酪坏死性肉芽肿病变或Kveim皮试阳性,可排除其他肉芽肿性疾病,结节病诊断可以确立。遇到不典型病例时,强调临床、X线影像结合病理组织学综合判断;必要时需进行

两个以上部位的组织活检确定。

1.活体组织学检查

该检查是确诊结节病的必要手段。选择适宜的活检部位是获得阳性结果的关键。常采用的部位及其阳性率和注意事项参考表6-2。

表6-2 选择性活检部位及其阳性率

活检部位	阳性率(%)	注意事项
皮肤黏膜	30～90	高出皮表,不规则斑丘疹或皮下、黏膜结节阳性率高。结节性红斑常为脂膜炎改变,不宜选择
表浅淋巴结	65～81	
颈前斜角肌脂肪垫淋巴结	40～86	如标本仅有脂肪垫,不含淋巴结,则无意义
眼睑、结膜、泪腺	21～75	
唾液腺	40～58	"熊猫"征者阳性率高
经纤支镜膜活检(FOB)	19～68	镜下见黏膜充血,有结节处阳性率高
经纤支镜肺活检(TBLB)	40～97	阳性率与活检块数成正比
胸腔镜	90以上	切口小,并发症小于开胸活检
电视辅助下纵隔镜肺或淋巴结		
CT引导下经皮肺活检	90以上	
开胸肺或淋巴结活检	95以上	
经皮肝穿刺	54～70	
经皮肾穿刺	15～40	

2.Kveim-Siltzbach皮肤试验

以往,对于找不到可供活检病损部位的疑似结节病患者,该试验提供了确诊结节病的重要措施。当前诊断手段有较大进展,如FOB和TBLB方便易行,并可将BAL、FOB及TBLB一次完成。鉴于很难获得制作Kveim抗原的标本、且皮试需4～6周时间方能完成,目前,很少采用Kveim皮试方法。

(二)结节病活动性的判断指标

(1)症状加重,如发热、新近出现的肺外受累表现,如眼葡萄膜炎、结节性红斑、关节痛、肝脾大、心脏及神经系统受累表现等。

(2)SACE增高或伴红细胞沉降率及免疫球蛋白增高。

(3)BALF中淋巴细胞20%以上或CD4/CD8不低于3.5。

(4)胸部影像病变增加或^{67}Ga显示"入"征或"熊猫"征。

(5)高血/尿钙症。

(6)肺功能TLC及DLco进行性下降。

(三)鉴别诊断

结节病需与多种疾病鉴别,Ⅰ期需与淋巴结核、淋巴瘤、中心型肺癌和肺门淋巴结转移癌鉴别。Ⅱ期应与肺结核、肺真菌感染及尘肺鉴别。Ⅲ期需与过敏性肺炎、感染性间质肺炎及嗜酸细胞肺浸润等鉴别。Ⅳ期需与其他原因致肺纤维化鉴别。

1.肺门淋巴结核及肺结核

肺门淋巴结核常为单侧或不对称性两侧肺门淋巴结肿大见图6-7。原发型肺结核儿童及青少年多见。67%的成年肺结核在胸片上可见陈旧结核灶。Ⅱ期结节病如两肺密集小结节影,需与粟粒结核鉴别,见图6-8。活动性肺结核伴发热盗汗等中毒症状、红细胞沉降率快、OT或PPD皮试阳性。病理组织学可见新旧不一、形态多样的干酪样坏死性肉芽肿、抗酸染色可找到抗酸杆菌。胸部增强CT时,肿大淋巴结出现环形强化(CT值101~157 HU)、中心密度降低(CT值40~50 HU)时,提示淋巴结坏死液化,支持结核。反之,淋巴结均匀强化,则支持结节病诊断。由于增生性结核与结节病的病理组织学极为相似,同一张病理切片在某医院病理诊断"结核",而另一医院的病理诊断是结节病,此情况并非罕见。遇此现象时需临床、放射与病理多科室讨论,综合判断。

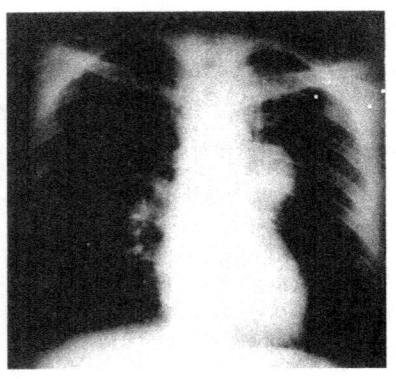

图6-7 左侧肺门淋巴结核

男性,16岁。低热37.6 ℃,胸片左侧肺门淋巴结肿大。红细胞沉降率78 mm/1 h,OT试验1∶2 000强阳性。颈部淋巴结活检病理诊断结核,抗酸染色找到抗酸杆菌

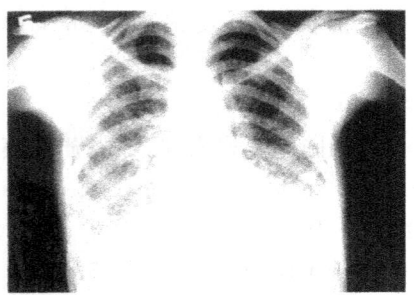

图6-8 两侧肺门淋巴结不对称肿大,伴两肺粟粒结节

女性,26岁。因刺激性干咳两周,拍胸片诊断粟粒性肺结核,OT试验1∶2 000阳性,直至1∶100阴性,红细胞沉降率21 mm/1 h,SACE 68 U,纤维支气管镜下支气管黏膜充血,有结节,活检诊断结节病

据文献报道,结节病合并结核占2%~5%,日本1983年全国普查中发现,Ⅰ~Ⅲ期结节病并陈旧结核占2%,Ⅳ期合并浸润型肺结核占2.4%。中国为结节病发病率较高的国家,应给予

足够的重视。

2.淋巴瘤

常为两侧不对称性肺门淋巴结肿大呈波浪状,反复高热、全身淋巴结肿大及肝脾大。病程进展快、预后差。骨髓活检可见 Read-stenberg 细胞,淋巴结活检可确诊,见图 6-9。

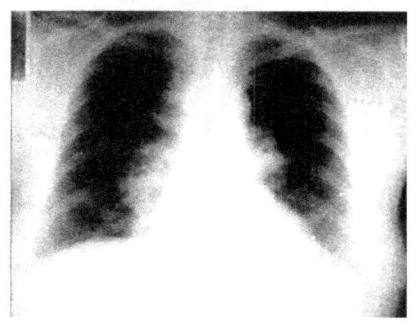

图 6-9　Hodgkin's 淋巴瘤

男性,52 岁。不规则高热 20 天,双侧肺门淋巴结肿大,右侧肺内有浸润,骨髓活检找到 Reed-stenberg 细胞。SACE 正常。淋巴结活检确诊淋巴瘤

3.肺癌

中心型肺癌常见于 40 岁以上中老年,单侧肺门影肿大呈肿块状。同侧肺野可见原发病灶,痰、纤支镜刷片或活检找到癌细胞可确诊,见图 6-10。肺泡型结节病的影像学酷似肺泡癌,需依靠活检病理确诊,见图 6-11。肺外癌瘤经淋巴管转移至肺门或纵隔的转移性肺癌,常为单侧或不对称性双侧肺门影增大伴有肺外肿瘤的相应表现,病情发展快,应寻找可疑病灶,争取活检病理确诊。

4.肺真菌感染

以组织胞浆菌病常见,胸部 X 线与 Ⅱ 期结节病相似,有鸟禽、畜类排泄物接触史,SACE 不增高、组织胞浆菌抗原阳性或痰培养、组织活检找到真菌可确诊。

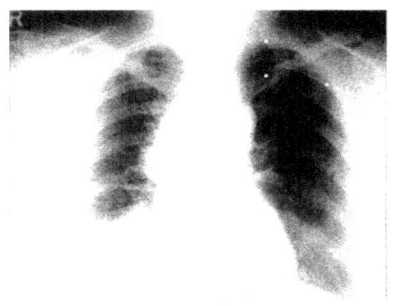

图 6-10　小细胞肺癌

男性,54 岁。因咯血、胸痛 1 周,拍胸部 X 线显示右侧肺门肿大。同侧有胸腔积液,心缘旁可见一肿块影,部分被胸腔积液掩盖,痰及胸腔积液中均找到癌细胞

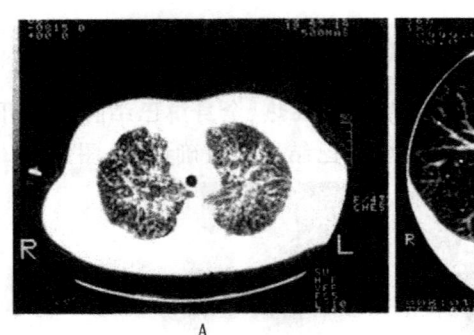
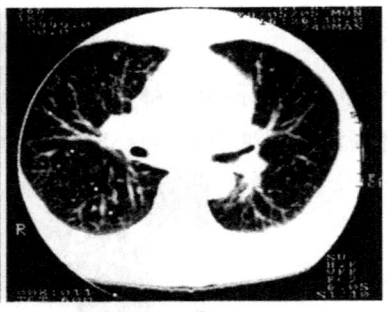

图 6-11 肺泡型结节病

A.女性,51岁。因活动后呼吸困难,拍胸部 X 线显示两肺浸润影及小结节影,胸部 CT 见片状浸润影与结节互相融合,某肿瘤医院诊断肺泡癌,肺活检确诊结节病。B.同一病例口服泼尼松 40 mg/d×2 个月,病变吸收,逐渐递减剂量。治疗后 7 个月复查 CT 两肺病灶明显吸收。右肺门淋巴结略肿大

5.尘肺

胸部 X 线显示两肺小结节伴不对称肺门淋巴结肿大,与 Ⅱ 期结节病相似。前者有长期粉尘接触史、长期咳嗽咳痰、渐进性呼吸困难,后期肺门淋巴结呈蛋壳样钙化,见图 6-12。

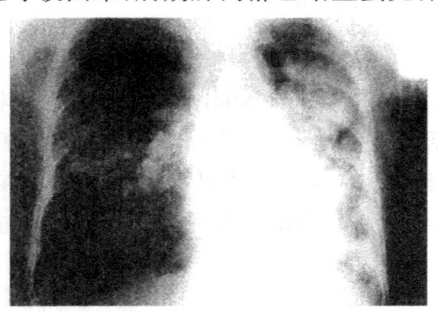

图 6-12 尘肺

男性,58岁。接触粉尘 32 年。两肺小结节,两侧肺门不对称性淋巴结肿大。右侧肺门淋巴结呈典型的蛋壳样钙化

6.铍肺

胸部 X 线显示两肺境界不清的结节影伴不对称性肺门淋巴结肿大、病理改变与结节病相似,但从铍接触职业史、铍皮肤贴布试验阳性可与结节病鉴别。

7.肺组织细胞增多症

胸部 X 线改变与 Ⅳ 期结节病相似,呈蜂窝状及弥散性结节,如以囊状改变为主,则更像前者。SACE 不高,组织活检可与结节病鉴别。

8.Wegener 肉芽肿

该病非两侧对称性肺门淋巴结肿大、病情发展快、病死率高、为多系统化脓性病变,抗中性粒细胞胞质抗体(ANCA)阳性,组织学改变为坏死性肉芽肿与多发性血管炎改变。

9.淋巴瘤样肉芽肿

该病可侵犯肺、皮肤、中枢神经系统和肾,无肺门淋巴结肿大,病理特征为血管壁淋巴网织细胞和嗜酸细胞浸润,不是结节性肉芽肿。

10.变应性血管炎性肉芽肿

主要为肺浸润,偶有非对称性肺门淋巴结肿大。临床特征为哮喘、过敏体质、周围血液及病变部位嗜酸细胞显著增多,组织学改变为肉芽肿性血管炎及广泛凝固性坏死。

11.支气管中心性肉芽肿

该病的胸部X线仅有肺内浸润及结节、无肺门淋巴结肿大。临床表现为发热、哮喘及较重的咳嗽咳痰、周围血液及病变部位嗜酸细胞增多,组织学改变除肉芽肿结节外,有广泛凝固性坏死。

12.特发性肺间质纤维化

该病无肺门淋巴结肿大病史,突出表现为进行性呼吸困难及低氧血症。杵状指(趾)阳性、两肺可闻及爆裂音、SACE不增高、应用排除诊断法,排除已知原因引起的肺纤维化,肺组织活检可确诊。

13.结缔组织病致肺部纤维化

从临床病史及免疫学检查,如抗免疫球蛋白抗体滴度升高、类风湿因子阳性、抗DNA抗体阳性、抗双链DNA和抗Sm核抗原抗体增高或找到LE细胞等有助于鉴别诊断。

14.莱姆病

该病和结节病均可出现结节性红斑、表浅淋巴结肿大、眼葡萄膜炎、多关节炎、脑及周围神经病变、束支传导阻滞及心包炎,且结节病患者血清抗布氏疏螺旋体抗体可呈阳性,需要鉴别。莱姆病无肺门淋巴结肿大及肺浸润,SACE不高,根据流行病学及病原学不难鉴别。

七、治疗

(一)皮质激素

1.适应证

适用于胸内结节病。

(1)Ⅰ期(包括Löfgren综合征):无须皮质激素治疗,可给予非甾体抗炎药及对症治疗。需观察症状、胸部X线、肺功能、SACE及血/尿钙测定等。1~3个月追随1次,至少观察6个月。

(2)无症状的Ⅱ期及Ⅲ期:暂不给予治疗,先观察2~4周,如病情稳定,继续观察。如出现症状并持续或胸部X线征象加重或肺功能VC及DLco下降超过15%,应开始皮质激素治疗。

(3)Ⅳ期伴活动性证据者,可试用皮质激素。

(4)肺结节病伴肺外脏器损害,属多脏器结节病,应给予皮质激素治疗。

2.皮质激素的剂量、用法及疗程

一般首选短效泼尼松。Gianfranco Rizzato报道702例肺结节病泼尼松治疗并追随16年结果显示:开始剂量40 mg/d足够,显著疗效出现在第2~3个月,如治疗3个月无效,提示该患者对皮质激素无反应;即使加大剂量或延长治疗时间亦无作用。当出现显著疗效后,应该逐渐递减剂量。递减至10 mg/d时,维持6个月以上者,复发率明显降低。减药剂量过快、疗程不足1年者,复发率36.6%。一般主张开始剂量20~40 mg/d[或0.5 mg/(kg·d)]持续1个月后评估疗效,如效果不明显,原剂量继续2~3个月。如疗效显著,逐渐递减剂量,开始每2周减5 mg/d,减至15 mg/d时,持续2~3个月后每2周减2.5 mg/d,直至10 mg/d时,维持3~6个月;亦可采用隔天1次日平均剂量。为避免复发,建议总疗程18个月,不少于1年。停药后或减少剂量后复发病例,应加大剂量至少是开始时的每天剂量。待病情明显好转后再递减剂量,递减速度应更缓慢。严重的心或脑结节病,开始剂量宜增至 60~80 mg/d。

3. 皮质激素吸入治疗

丹麦学者 Nils Milman 选择 Ⅰ~Ⅲ 期患者,没安慰剂双盲随机对照,治疗组吸入布地奈德 1.2~2.0 mg/d 连续 6~12 个月后评估疗效:结果两组的症状、胸片、肺功能及生化指标均无显著性差异。但治疗组的肺容量明显增加。另一组的 Ⅱ~Ⅲ 期患者分成两组。试验组口服泼尼松 10 mg/d 加吸入布地奈德 1.2~2.0 mg/d 持续 6 个月;对照组单服泼尼松 10 mg/d,结果两组无显著性差异。ERS/ARS/BTS 均认为吸入皮质激素不能作为结节病的常规治疗。可考虑在泼尼松维持最小剂量时,改用吸入治疗。也可考虑用于有呼吸道症状而不宜口服皮质激素治疗者。

4. 皮质激素的不良反应

常见的是医源性肾上腺皮质功能亢进现象,如血压增高、水钠潴留、肥胖、低钾、血糖增高及骨质疏松等,应在治疗前开始监测体重、血压、电解质、血糖及骨密度等,直至治疗结束并做相应处理。

(二)其他免疫抑制药

甲氨蝶呤、羟氯喹、硫唑嘌呤、苯丁酸氮芥、环磷酰胺、环孢素 A 及沙利度胺等均可用于结节病,但不作为首选药。国外文献报道,当皮质激素治疗有效,但因某种原因不能继续治疗时,可选用以上药物和小剂量皮质激素联合治疗或皮质激素无效时试用该类药物。适应证及剂量参考表 6-3。

表 6-3 非皮质激素类治疗结节病药物的适应证、剂量及毒副反应

药物名称	适应证	剂量	常见毒副反应	监测内容
羟氯喹	急慢性	200~400 mg/d	视网膜损害,胃肠道反应,皮疹	眼科检查,6~12 个月 1 次
氯喹	急慢性	250~500 mg/d	以上不良反应较重	眼科检查
甲氨蝶呤	慢性、难治性	10~15 mg/周	胃肠道反应,肝损害,骨髓抑制	血常规、肝肾功 1~3 个月 1 次
硫唑嘌呤	慢性、难治性	50~200 mg/d	肝功异常,感染骨髓抑制	血常规、肝功 1~3 个月 1 次
吗替麦考酚酯	慢性、难治性	500~3 000 mg/d	恶心、腹泻、骨髓抑制、感染	血常规、肝功 1~3 个月 1 次
环磷酰胺	难治性	500~2 000 mg/2~4 周	骨髓抑制,感染,出血性膀胱炎,致癌	治疗前后血常规、肾功、尿常规 1 个月 1 次。必要时膀胱镜检查
沙利度胺	慢性,难治性	50~200 mg/每晚一次	致畸、嗜睡、便秘、末梢神经炎	妊娠试验每月 1 次
米诺环素	急慢性	100~200 mg/d	恶心、贫血、皮疹	
英利西单抗	慢性难治性	开始 2 周 3~5 mg/kg,以后 1~2 个月 3~5 mg/kg	感染、变态反应、致畸	治疗前 PPD 皮试治疗期间观察有无血管渗漏

对确诊 5 年内的结节病，治疗方案见图 6-13。

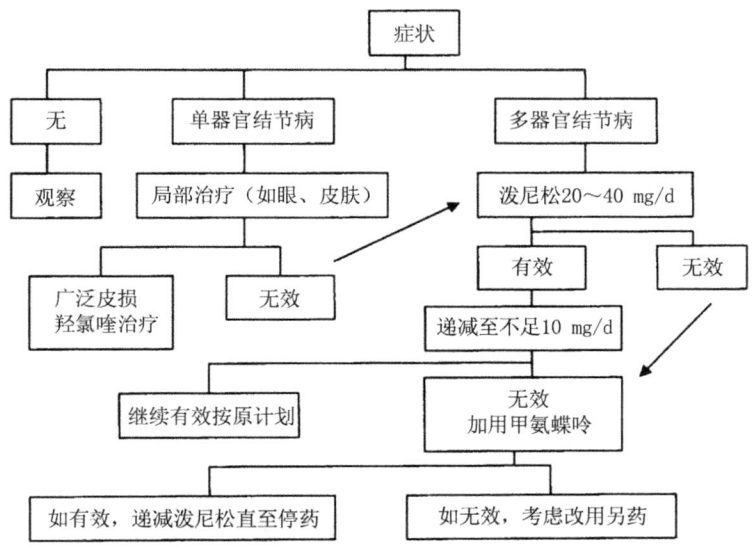

图 6-13　急性单器官（神经或心）及多器官结节病的治疗

对慢性结节病的治疗策略见图 6-14。

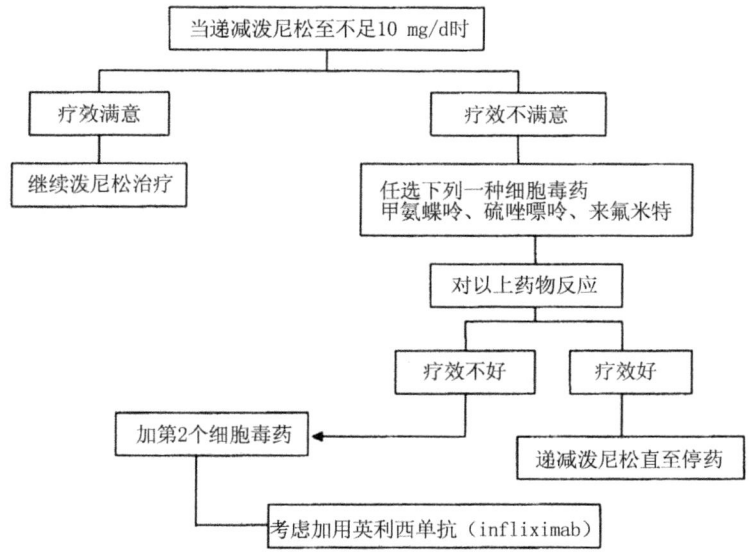

图 6-14　慢性结节病的治疗策略

（三）高钙血症的治疗

血钙增高可用阿仑膦酸钠 10 mg/d，早餐前半小时口服，并大量饮水。防止日晒，限制钙和维生素 D 摄入。禁服噻嗪类利尿药。血钙浓度超过 3.7 mmol/L（15 mg/dL）并伴高钙血症状时，可用帕米二膦酸钠 15 mg 稀释于不含钙离子的生理盐水 125 mL 中，2 小时内滴完，同时监测血钙，调整剂量。

（四）结节病合并肺结核的治疗

确诊为活动性肺结核，应首先抗结核治疗。如为皮质激素治疗适应证的 Ⅱ～Ⅳ 期结节病，不能排除合并肺结核时,考虑皮质激素与抗结核药联合治疗。

(五)肺移植及心肺移植

有报道Ⅳ期肺结节病行单肺、双肺及心肺移植后,患者症状缓解,心肺功能改善,排异现象同其他器官移植一样。移植后的肺约有 2/3 在 15 个月内出现复发性结节病,需皮质激素治疗。

八、预后

多数结节病预后良好,总的自然缓解率 60%~70%。各期自然缓解率不同,Ⅰ期 60%~90%,Ⅱ期 40%~70%,Ⅲ期 10%~20%;Ⅳ期不会自然缓解。病死率各家报道不一致,总的死亡率 1%~6%,肺结节病中,死于呼吸衰竭者占 5%~10%,国内报道较少。北京医院 1 例Ⅳ期并肝结节病,胆汁淤积性肝硬化,消化道出血,最终死于多脏器功能衰竭。

(蔡 畅)

第二节 药源性肺部疾病

一、概述

药源性肺部疾病(drug-induced lung diseases,DILD)是药物不良反应的一种,指在正常使用药物进行诊断、治疗、预防疾病时,由所用药物直接或间接引起的肺部疾病。DILD 发病方式差异大,可表现为用药数天、数周后即有明显临床表现的急性或亚急性发病,也可以慢性隐匿发病,发现时已是不可逆转阶段,逐步进展至呼吸衰竭。有些药物所致病理生理变化为暂时的、可逆的,停药后即可消失,有的则可以造成肺组织的永久性损害,严重者甚至危及生命。

二、病因

药物性肺损害呈多样性,可导致药物性肺炎、肺纤维化、哮喘、肺水肿、肺栓塞、肺出血、肺癌、肺动脉高压、肺血管炎等疾病。DILD 所涉及的药物很多,包括细胞毒性药物、抗菌药、心血管药物、中枢神经系统药物、神经节阻滞剂、非甾体抗炎药、口服降糖药及其他类药物等。本节主要介绍药物引起的肺间质病变。

(一)肺间质纤维化

能引起肺间质纤维化的药物众多,其中最常见的为细胞毒性药物,非细胞毒类药物主要有胺碘酮、呋喃妥因等。自从 1961 年首例白消安引起肺纤维化报道以后,有关细胞毒药物引起肺毒性反应的报道逐渐增多。这些药物导致的肺弥散性纤维化发生的危险因素与用药频度、用药总量、合并用药、合并放疗、高浓度氧疗、原有肺部疾病、肺功能状况、肝肾功能不全及老年均有一定关系。

(二)闭塞性细支气管炎伴机化性肺炎(BOOP)

可引起 BOOP 的常见药物有甲氨蝶呤、环磷酰胺、呋喃妥因、胺碘酮、卡马西平、苯妥英钠、柳氮磺吡啶、米诺环素等。

(三) 脱屑性间质性肺炎和淋巴细胞性间质性肺炎

到目前为止文献报道能导致脱屑性间质性肺炎的药物有白消安、干扰素 α、柳氮磺吡啶、呋喃妥因等。能导致淋巴细胞性间质性肺炎的药物有卡托普利、苯妥英钠等。

(四) 过敏性肺炎

有些药物如卡马西平、多西他赛、金盐、甲氨蝶呤、呋喃妥因、丙卡巴肼等可引起过敏性肺炎。

(五) 肺浸润伴嗜酸性粒细胞增多

许多药物可引起肺浸润伴肺嗜酸性粒细胞增多，β-内酰胺类、磺胺类、青霉素类、氟喹诺酮类、四环素类、大环内酯类抗生素、呋喃妥因、甲氨蝶呤、对氨基水杨酸、丙卡巴肼、异烟肼、氯磺丙脲、阿司匹林、呋喃唑酮、色甘酸钠、液状石蜡等。

(六) 弥散性肺钙化

到目前为止已有长期大剂量使用钙盐或维生素 D 导致肺部弥散性钙化的报道。

三、发病机制

有关药物性肺病的发病机制目前尚不十分清楚。其可能机制如下。

(一) 氧自由基损伤

氧自由基损伤被认为是一种重要的损伤途径之一。尤其在药物所致的急性肺损伤中，氧自由基损伤可能起着重要作用。以抗感染药物呋喃妥因为例，体外试验证明，呋喃妥因可以使肺内细胞产生过量的过氧化氢(H_2O_2)、氢氧离子(OH^-)、超氧阴离子(O_2^-)和单原子氧，这些氧自由基可对重要细胞的功能产生损害，导致肺泡弥散性损伤，肺泡上皮通透性增高，肺泡内有纤维素样渗出物、透明膜形成、出血、水肿，继之间质成纤维细胞增生，形成肺间质纤维化。

(二) 细胞毒药物对肺泡毛细血管内皮细胞的直接毒性作用

化疗药物对肺的损伤主要是通过对肺的直接损伤，抗肿瘤药物博来霉素导致的肺间质纤维化是典型代表，发病机制可能与博来霉素直接导致肺脏内细胞 DNA 断裂有关。

(三) 磷脂类物质在细胞内沉积

胺碘酮对肺的损伤主要是导致肺泡巨噬细胞和肺泡Ⅱ型上皮细胞内磷脂沉积。目前已有二十多种药物被确认可导致机体细胞，尤其是肺脏内细胞的磷脂沉积。据报道这些药物导致的磷脂沉积是由于细胞内磷脂分解代谢障碍所致，但此作用是可逆的，停药后磷脂代谢可恢复正常。

(四) 免疫系统介导的损伤

药物通过免疫介导导致的机体损害，如药物性系统性红斑狼疮（SLE）是药物性肺病另一种发病机制。目前已知至少有二十种药物可引起 SLE，归纳起来可分为 2 组：第一组可导致抗核抗体产生，但仅少数患者出现 SLE 症状；另一组虽然很少产生抗核抗体，但几乎都发生 SLE。由于这些药物本身无免疫源作用，因此有学者认为这些药物进入体内后可能起到佐剂或免疫刺激物的作用，使机体产生自身抗体。肺血管改变典型的病理改变为血管中心性炎症和坏死，可能系Ⅲ型或Ⅳ型变态反应所致。

除此之外，肺脏不仅具有呼吸功能，还具有代谢功能，现已知肺脏参与了一些重要的血管活性物质如前列腺素、血管紧张素、5-羟色胺和缓激肽等的代谢。但有关肺脏是否参与药物的代谢目前尚不清楚。

四、临床特征、分型与诊断

(一)临床特征与分型

(1)肺间质纤维化其临床表现与特发性肺间质纤维化非常相似。患者的主要症状是咳嗽和进行性呼吸困难。体格检查通常可闻及吸气末啰音,杵状指有时可以见到。胸部X线检查:可发现双下肺网状及结节状密度增高阴影,病变严重时可累及双侧全肺,少数病例胸部平片可以正常。肺功能检查可呈不同程度的限制性通气功能障碍和弥散功能降低。肺组织病理检查可见非典型Ⅱ型肺泡上皮细胞增生、肺泡炎或肺间质炎症以及不同程度的肺间质纤维化。

(2)闭塞性细支气管炎伴机化性肺炎(BOOP)与感染、结缔组织疾病和骨髓、器官移植等引起的BOOP相似,临床上有咳嗽、呼吸困难、低热及红细胞沉降率增快等。体格检查通常可闻及吸气末啰音。闭塞性细支气管炎伴机化性肺炎(BOOP)胸部X线检查可发现双肺多发性斑片状浸润影。肺功能检查即可呈限制性通气功能障碍也可呈阻塞性通气功能障碍,皮质激素治疗反应良好。

(3)脱屑性间质性肺炎(DIP)和淋巴细胞性间质性肺炎(LIP)的临床表现与特发性肺间质纤维化相似,诊断主要依靠病理检查。

(4)过敏性肺炎常亚急性起病(几天),临床表现为咳嗽、发热、呼吸困难,同时还伴有全身乏力、肌肉酸痛和关节疼痛等。约40%的患者可有不同程度的外周血嗜酸性粒细胞增多。过敏性肺炎胸部X线可见腺泡结节样浸润,且病变多位于双肺外周。肺功能检测呈不同程度的限制性通气功能障碍和低氧血症。肺活检可见肺泡腔内有多形核白细胞或嗜酸性粒细胞及单核细胞浸润,肺间质纤维化则较为少见。

(5)肺浸润伴嗜酸性粒细胞增多临床特点为亚急性或逐渐起病,有气短、咳嗽、伴或不伴有发热及皮疹,周围血中嗜酸性粒细胞增多,肺泡中嗜酸性粒细胞及巨噬细胞浸润,其临床表现类似Loeffler综合征。肺浸润伴嗜酸性粒细胞增多,胸部X线表现为斑片状肺浸润,常呈游走性。

(二)诊断

药源性肺病的诊断比较困难,原因是其肺部改变为非特异性,又缺少特异性检查手段,有些辅助检查如免疫学检查、组织学检查和肺功能检查虽可有一定帮助,但无特异性,另外由于受到患者和医院条件的限制,并非所有患者都能进行上述检查。诊断最重要的是要有对药源性肺病的警惕性、可靠详细的用药史以及临床医师对各种药物的不良反应有所了解等。故在用药过程中,一旦发现不良反应,应结合临床经过,做全面深入的分析,排除肺部其他疾病,做出正确的诊断。可疑病例及时停药后症状消失有助于诊断,但晚期病例的组织学变化常呈不可逆性,故停药后症状持续并不能排除药源性肺病的可能。

五、治疗原则与策略

对症治疗,如哮喘、呼吸衰竭、急性肺水肿、咯血、肺动脉高压等,应及时采取相应的治疗措施,避免症状进一步加重。可靠的也是最重要的治疗手段是停药,早期的药源性肺病大多数可以在停药后症状减轻,经一定时间后可以痊愈。皮质激素治疗的疗效差异很大,有些药物性肺病患者对肾上腺皮质激素治疗有效,闭塞性细支气管炎伴机化性肺炎(BOOP)皮质激素治疗反应良好。红斑狼疮样改变停药后上述症状可以逐渐消退,激素治疗有效。常见的致肺间质纤维化药物白消安引起的肺毒性反应,预后较差,总的病死率为50%~80%。甲氨蝶呤导致的肺损伤治疗主要是使用皮质激素。由甲氨蝶呤所致肺损伤的病死率约10%。环磷酰胺引起的肺毒性预后较差,死亡率约在50%。阿糖胞苷导致的肺水肿往往可在治疗后7~21天逐渐好转,阿糖胞苷导致的肺损害死亡率6%~13%。

(蔡　畅)

第三节　外源性过敏性肺泡炎

外源性过敏性肺泡炎也称为过敏性肺炎,是指易感个体反复吸入有机粉尘抗原后诱发的肺部炎症反应性疾病,以肺脏间质单核细胞性炎症渗出、细胞性细支气管炎和散在分布的非干酪样坏死性肉芽肿为特征性病理改变。各种病因所致EAA的临床表现相同,可以是急性、亚急性或慢性。临床症状的发展依赖于抗原的暴露形式、强度、时间、个体敏感性及细胞和体液免疫反应程度。急性期以暴露抗原后6~24小时出现短暂发热、寒战、肌肉关节疼痛、咳嗽、呼吸困难和低氧血症,脱离抗原暴露后24~72小时症状消失为临床特征。持续抗原暴露将导致肺纤维化。

一、流行病学

随着对广泛存在的环境抗原认识,更加敏感的诊断手段的出现,越来越多的EAA被认识和诊断,因此近来流行病学研究提示EAA是仅次于特发性肺纤维化(IPF)和结节病的一种常见的间质性肺疾病。由于抗原暴露强度、频率和时间不一样,可能也存在疾病诊断标准不一致和认识不够的宿主因素,EAA在不同人群的患病率差异很大。农民肺在苏格兰农业地区的患病率是2.3%~8.6%;美国威斯康星暴露到霉干草的人群中男性患病率是9%~12%。芬兰农村人口的年发病率是44/10万,瑞典是23/10万。在农作业工人中EAA症状的发生率远高于疾病的患病率。蘑菇工人中20%严重暴露者有症状;嗜鸟者人群中估计的患病率是0.5%~21%。一项爱鸽俱乐部人员的调查显示鸽子饲养者肺(pigeon breeder's disease, PBD)的患病率是8%~30%。有关化学抗原暴露的人群中EAA的流行病学资料很少。不同的EAA,其危险人群和危险季节都不一样。农民肺发病高峰在晚冬和早春,患者多是男性农民,与他们在寒冷潮湿气候使用储存干草饲养牲口有关。PBD没有明显的季节性,在欧洲和美国多发生于男性,而在墨西哥则多发生于女性。欧洲和美国的嗜鸟者肺主要发生于家里养鸟的人群,无明显的性别差异。日本夏季型EAA高峰在日本温暖潮湿地区的6月到9月间,多发生于无职业的家庭妇女。

80%~95%的EAA患者都是非吸烟者。这可能是因为吸烟影响了血清抗体的形成,抑制肺脏的免疫反应,但是相关机制不是很清楚。虽然现吸烟者患EAA的可能性小,但也不绝对。

人群对EAA的易感性也不一样。除了与暴露的不一样有关外,也与宿主的易感性(遗传或获得)有关。虽然早期的研究没有证实EAA患者和无EAA的暴露人群中HLA表型的明显差异,但是有研究证实PBD患者和无症状的暴露人群及普通人群的HLA-DR和HLA-DQ表型存在差异。TNF-α启动子在PBD患者较对照组增多,但是血清TNF-α水平无明显差异。

二、病因

许多职业或环境暴露可以引起EAA,主要是这些环境中含有可吸入的抗原,包括微生物(细菌、真菌和它们的组成部分),动物蛋白和低分子量化合物。最近研究提示有些引起 EAA 的暴露抗原是混合物,疾病并不总是由单一抗原所致。根据不同的职业接触和病因,EAA 又有很多具体的疾病命名。农民肺(farmer's lung disease,FLD)是 EAA 的典型形式,是农民在农作中吸入霉干草中的嗜热放线菌或热吸水链霉菌孢子所致。表 6-4 列出了不同名称的 EAA 及相关的环境抗原和可能的病因。在认识到 EAA 与职业环境或粉尘暴露的关系后,一些减少职业暴露的措施已经明显降低了许多职业环境中 EAA 的发生。虽然,现在由于传统职业所致的 EAA 已经不是像 20 多年前常见,但是,新的环境暴露抗原和疾病还在不断被认识,尤其家庭环境暴露引起的 HP 是目前值得重视的问题,如暴露于宠物鸟(鸽子、长尾鹦鹉),污染的湿化器,室内霉尘都可以引起 EAA,而且居住环境的暴露很难识别。

表 6-4 过敏性肺炎的常见类型和病因

疾病	抗原来源	可能的抗原
1.微生物		
农民肺	霉干草,谷物,饲料	嗜热放线菌热吸水链霉菌
蔗尘肺	发霉的蔗渣	嗜热放线菌
蘑菇肺	发霉的肥料	嗜热放线菌
空调/湿化器肺	污染的湿化器、空调、暖气系统	嗜热放线菌、青霉菌、克雷伯菌
夏季过敏性肺泡炎	室内粉尘	皮肤毛孢子菌
软木尘肺	发霉的软木塞	青霉菌
麦芽工人肺	污染的大麦	棒曲霉
乳酪工人肺	发霉的乳酪	青霉菌
温室肺	温室土壤	青霉菌
2.动物蛋白		
鸟饲养或爱好者肺(鸽子、鹦鹉)	鸟分泌物、排泄物、羽毛等	蛋白
鸡饲养者肺	鸡毛	鸡毛蛋白
皮毛工人肺	动物皮毛	动物皮毛
垂体粉吸入者肺	垂体后叶粉	后叶加压素
3.化学物质		
二异氢酸	二异氢酸酯	变性蛋白

三、发病机制

EAA 主要是吸入抗原后引起的肺部巨噬细胞-淋巴细胞性炎症并有肉芽肿形成,以 $CD8^+$ 淋巴细胞增生和 $CD4^+Th_1$ 淋巴细胞刺激浆细胞产生大量抗体尤其是 IgG 为特征。在暴露早期 BALF 的 $CD4^+Th_1$ 细胞增加,但是之后多数病例是以 $CD8^+$ 细胞增加为主。巨噬细胞和 $CD8^+$ 毒性淋巴细胞参与的免疫机制还没有完全阐明。

EAA 的急性期主要是吸入抗原刺激引起的巨噬细胞-淋巴细胞反应性炎症,涉及外周气道及其周围肺组织。亚急性期主要聚集的单核细胞成熟为泡沫样巨噬细胞,形成肉芽肿,但是在亚急性过程中,也形成包括浆细胞的淋巴滤泡,伴携带 CD40 配体的 $CD4^+Th_1$ 淋巴细胞增生,后者可以激活 B 细胞,提示部分抗体是在肺部局部形成。慢性阶段主要是肺纤维化。引起急性、亚急性和慢性的免疫机制相互重叠。

(一) Ⅲ型免疫反应

早期认为EAA是由免疫复合物介导的肺部疾病,其理论依据包括:①一般于暴露后2~9小时开始出现EAA症状;②有血清特异沉淀抗体;③病变肺组织中发现抗原、免疫球蛋白和补体;④免疫复合物刺激BAL细胞释放细胞因子增加,激活巨噬细胞释放细胞因子。

然而,进一步研究发现:①同样环境抗原暴露人群中,50%血清沉淀抗体阳性者没有发病,而且血清沉淀抗体与肺功能无关;②抗原吸入刺激后血清补体不降低;③抗原-抗体复合物介导的血管炎不明显;④EAA也可发生于低球蛋白血症患者。

(二) Ⅳ型(细胞)免疫反应

细胞免疫反应的特征是肉芽肿形成。EAA的肺组织病理学改变特点之一是淋巴细胞性肉芽肿性炎症,肉芽肿是亚急性期EAA的主要病理改变,而且抑制细胞免疫的制剂可以抑制实验性肉芽肿性肺炎。抗原吸入后刺激外周血淋巴细胞重新分布到肺脏,局部淋巴细胞增生,以及淋巴细胞凋亡减少使得肺脏淋巴细胞增多。因此抗原刺激几天后,局部免疫反应转向T细胞为主的肺泡炎,淋巴细胞占60%~70%。在单核细胞因子,主要是MIP-1的激活下,幼稚巨噬细胞转化成上皮样细胞和多核巨细胞,形成肉芽肿。然而,这种单核细胞转化成多核巨细胞形成肉芽肿的生物学细节还不是很清楚。

(三) 细胞-细胞因子

目前认识到EAA的发生需要反复抗原暴露,宿主对暴露抗原的免疫致敏,免疫反应介导的肺部损害。然而,涉及EAA免疫机制的细胞之间的交互作用还不是十分清楚。抗原吸入后,可溶性抗原结合到IgG,免疫复合物激活补体途径,通过补体C_5激活巨噬细胞,巨噬细胞被C_5激活或活化抗原颗粒激活后,释放趋化因子,包括IL-8、巨噬细胞炎症蛋白-1α(macrophage inflammatory protein-1α, MIP-1α)、调节激活正常T细胞表达和分泌因子(regulated on activation normal T cell expressed and secreted, RANTES)和细胞因子,包括IL-1、IL-6、IL-12、肿瘤坏死因子(tumor necrosis factor-α, TNF-α)、转化生长因子(TGF-β)。首先趋化中性粒细胞,几个小时后趋化和激活循环T淋巴细胞和单核细胞移入肺脏。

IL-8对淋巴细胞和中性粒细胞都有趋化性。MIP-1α不仅对单核/巨噬细胞和淋巴细胞有趋化性,也促进$CD4^+$ Th_0细胞转化成Th_1细胞。IL-12也促进Th_0转化成Th_1细胞。$CD4^+$ Th_1淋巴细胞产生IFN-γ,促进肉芽肿形成。EAA鼠模型证实IFN-γ是激活巨噬细胞发展形成肉芽肿的关键。IL-1和TNF-α引起发热和其他急性反应,TNF-α促进其他因子如IL-1、IL-8及MIP-1的产生,促进细胞在肺内的聚集与激活及肉芽肿形成。EAA患者BALF中可溶性TNFR1、TNFR2和TNF-α水平增高,同时肺泡巨噬细胞的TNFR1表达也增强,提示TNF-α及其受体在EAA的作用。IL-6促进B细胞向浆细胞转化和$CD8^+$细胞成熟为毒性淋巴细胞。激活的肺泡巨噬细胞分泌TGF-β,可以促进纤维化形成和血管生成。

巨噬细胞除了通过释放细胞因子产生作用外,还通过增强表达附着分子促进炎症反应。激活的巨噬细胞增强表达CD80和CD86,激活的T淋巴细胞增强表达CD28。CD80/86(也称之为B-7)及其配体CD28是抗原呈递和$CD4^+$ Th细胞激活B细胞必需的共同刺激分子,阻止这种结合可以抑制鼠HP模型的炎症反应。内皮附着分子是炎症细胞进入肺组织的关键。激活的巨噬细胞不仅表达CD18/11(ICAM-1的配体),也增强表达ICAM-1。抑制ICAM-1可以阻止淋巴细胞聚集。

EAA 患者 BALF 的自然杀伤细胞也增加,抗原暴露后肥大细胞增加,脱离抗原后 1~3 个月回到正常。大多数 EAA 的 BALF 肥大细胞具有结缔组织特征,与纤维化有关,而不是黏液型,如哮喘患者。虽然 EAA 没有组织胺相关的症状,但是肥大细胞可能也产生细胞因子,参与单核细胞和淋巴细胞聚集和成熟,促进纤维化。EAA 早期 BALF 包括玻璃体结合蛋白,纤维连接蛋白,前胶原Ⅲ多肽,前胶原Ⅲ多肽和肥大细胞相关,EAA 鼠模型和患者资料都显示 BALF 的肥大细胞增加,而肥大细胞缺陷的鼠不发展成肺部炎症。

(四)其他

BAL 显示致敏宿主暴露抗原后 48 小时内中性粒细胞在肺脏聚集,这可能是气道内免疫复合物刺激,补体旁路途径的激活和吸入抗原的内毒素效应或蛋白酶效应。这些因素造成的肺损伤促进肺脏的抗原暴露,促进免疫致敏和进一步的肺损害。我们曾经通过热吸水链霉菌胞外蛋白酶诱发 EAA,48 小时内主要是肺脏中性粒细胞聚集,3 周后形成肉芽肿和慢性淋巴细胞性炎症。

吸烟和病毒感染也影响 EAA 肺炎的发展。现行吸烟者可以保护免得 EAA。而病毒感染可以增加患 EAA 的可能。呼吸道合胞病毒和仙台病毒增加小鼠的 EAA。这可能涉及抗原提呈细胞或 T 细胞共同刺激分子的变化和肺泡巨噬细胞抑制炎症的能力降低。有些患者虽然已经暴露多年,但只是在最近的急性呼吸道感染后出现。鼠 EAA 模型显示呼吸道合胞病毒感染增加肉芽肿形成和 IL-8 和 IFN-γ 的产生。然而,促进更加复杂的人类免疫反应机制发展的因素还不清楚。

只有不到 10% 的常规暴露人群发病,大多数暴露人群仅有正常的抗体反应。抗体单独存在不足以产生疾病,而是涉及 $CD8^+$ 细胞毒性淋巴细胞的迟发性变态反应共同参与。$CD8^+$ 激活需要 T 细胞受体结合到抗原提呈细胞的Ⅰ类 MHC 分子上,但是试图联系 EAA 与Ⅰ类 MHC 分子的研究结果是不一致的。

总之,临床研究和动物实验结果提示 EAA 是易感个体受到环境抗原刺激后通过Ⅲ型和Ⅳ型免疫反应引起的肺脏慢性炎症伴肉芽肿形成,然而,确切的免疫机制还不很清楚。此外,个体易感性差异、炎症吸收和纤维化的机制也不清楚。

四、病理改变

EAA 的特征性病理改变包括以淋巴细胞渗出为主的慢性间质性肺炎,细胞性细支气管炎(气道中心性炎症)和散在分布的非干酪样坏死性小肉芽肿,但是依发病形式和所处的疾病阶段不同,组织病理学改变也有各自的特点。

急性期的组织病理特点,主要是肺泡间隔和肺泡腔内有淋巴细胞、肥大细胞、中性粒细胞、单核-巨噬细胞浸润。早期病变主要位于呼吸性细支气管周围,其后呈肺部弥散性改变。浸润的细胞大多数是淋巴细胞,聚集在肺泡腔内,多数淋巴细胞是 $CD8^+$ 的 T 淋巴细胞。常见中央无坏死的肉芽肿和多核巨细胞,可见局灶性闭塞性细支气管炎伴机化性肺炎样改变。

亚急性期主要组织学特点是非干酪样坏死性肉芽肿,主要由上皮样组织细胞、多核巨细胞和淋巴细胞组成的一种松散的边界不清楚的小肉芽肿病变,通常单个存在于细支气管或邻近肺泡腔。肉芽肿一般于抗原暴露后 3 周左右形成,避免抗原接触后 3~4 个月内可消失。其次,组织学可见肺泡间隔和肺泡腔内有由淋巴细胞、浆细胞、肥大细胞等组成的炎性细胞渗出呈现时相一致的以细支气管为中心的非特异性间质性肺炎(NSIP)改变,虽然急性暴露后早期可以见到中性粒细胞,但是中性粒细胞和嗜酸性粒细胞通常不明显。急性期一般无纤维化改变。间质纤维化和蜂窝肺主要见于疾病晚期或慢性 EAA。Reyes 等对 60 例农民肺进行病理研究发现间质性肺炎占 100%,肉芽肿 70%,机化性肺炎 65%,间质纤维化 65%,泡沫样细胞 65%,外源性异物 60%,孤立巨细胞 53%,细支气管炎 50%。闭塞性细支气管炎伴机化性肺炎 10%~25%。

慢性 EAA 或停止抗原暴露后数年,细支气管炎和肉芽肿病变可能消失,仅遗留间质性炎症和纤维化或伴蜂窝肺样改变,这种间质纤维化可能是气道中心性或与普通型间质性肺炎(UIP)难以鉴别。因此,EAA 可能代表一部分病理证实的 NSIP、BOOP、UIP。

引起 EAA 的环境也含有 G⁻杆菌内毒素尘埃,急性暴露后出现发热和咳嗽;慢性暴露引起支气管炎和肺气肿。这种混合暴露的结果是工人可以患 EAA,一种淋巴细胞性疾病,也可以患 COPD,一种中性粒细胞性疾病,或二者都有。

五、临床表现

急性形式是最常见和具有特征的表现形式。一般在明确的职业或环境抗原接触后 2~9 小时开始出现"流感"样症状,如畏寒、发热、全身不适伴胸闷、呼吸困难和咳嗽,症状于 6~24 小时最典型。两肺底部可闻及细湿啰音或细小爆裂音,偶闻哮鸣音。反应强度或临床表现与吸入抗原的量与暴露时间有关。如果脱离抗原接触,病情可于 24~72 小时内恢复。如果持续暴露,接触和症状发作的关系可能不明显,反复急性发作导致几周或几个月内逐渐出现持续进行性发展的呼吸困难,伴咳嗽,表现为亚急性形式。

慢性形式是长期暴露于低强度抗原所致,也可以是反复抗原暴露导致急性或亚急性反复发作后的结果。主要表现为隐匿性发展的呼吸困难伴咳嗽和咳痰及体重减轻。肺底部可闻及吸气末细小爆裂音,少数有杵状指。晚期有发绀、肺动脉高压及右心功能不全征象。

20%~40%的慢性 EAA 表现为慢性支气管炎的症状,如慢性咳嗽伴咳痰,有些甚至在普通胸部 X 线上不能发现肺实质的病变。病理学研究证实了农民肺存在支气管炎症。嗜鸽者也经常表现支气管炎的症状和黏液纤毛清除系统功能降低。因为多数 EAA 患者是非吸烟患者,没有其他原因解释其慢性支气管炎的原因,因此,这可能是 EAA 本身的结果,与慢性 EAA 的气道高反应性相关。

六、胸部影像学

(一)胸部 X 线

急性形式主要表现为以双侧中下肺野分布为主的弥散性分布的边界不清的小结节影,斑片磨玻璃影或伴实变(图 6-15,图 6-16),病变倾向于下叶肺。在停止抗原暴露后 4~6 周急性期异常结节或磨玻璃影可以消失。因此急性发作缓解后的胸片可以无异常。影像学的变化与症状的关系不明显。

亚急性主要是细线条和小结节形成的网结节影(图 6-17)。慢性形式主要表现为以上中肺野分布为主的结节、粗线条或网状影(图 6-18),疾病晚期还有肺容积减小、纵隔移位以及肺大疱形成或蜂窝肺。一些病例表现急性、亚急性和慢性改变的重合。罕见的异常包括胸腔积液、胸膜肥大、肺部钙化、空洞、不张、局限性阴影(如钱币样病变或肿块)以及胸内淋巴结增大。

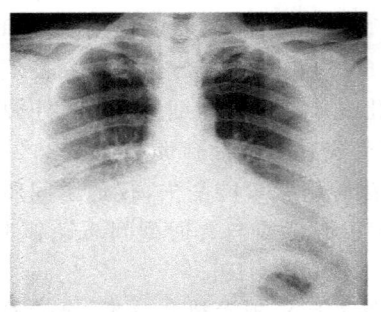

图 6-15　急性期 EEA

胸部 X 线显示双肺弥散性分布斑片磨玻璃影,下叶肺及外周分布为主

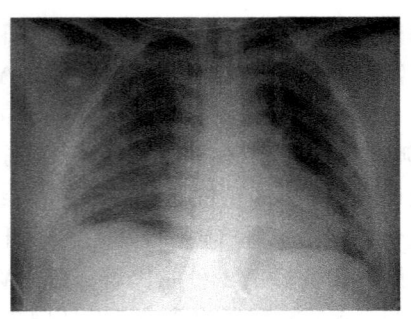

图 6-16　胸片示双下肺磨玻璃影

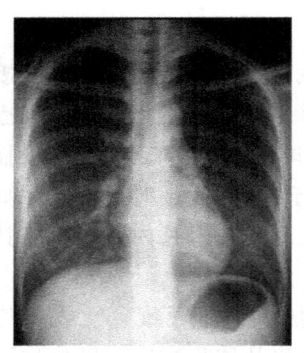

图 6-17　亚急性期 EEA

胸部 X 线显示双肺弥散性分布的边界不清的小结节影,以中下叶肺明显

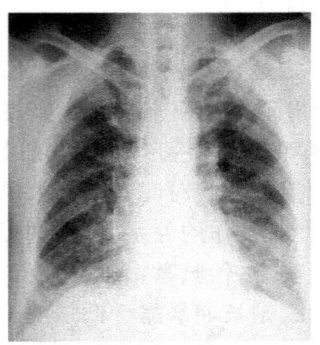

图 6-18　慢性期 EEA

胸部 X 线显示双肺弥散性分布的网结节影,下肺磨玻璃影

(二)胸部 CT/HRCT

急性形式的胸部 HRCT 表现为大片状或斑片性磨玻璃和气腔实变阴影,内有弥散性分布的边界难以区分的小结节影,直径<5 mm,沿小叶中心和细支气管周围分布;斑片性磨玻璃样变和肺泡过度充气交错形成马赛克征象。

亚急性形式主要显示弥散性分布的边界不清的小结节影沿小叶中心和细支气管周围分布,这些结节代表细支气管腔内肉芽组织或细胞性细支气管周围炎症。细支气管炎引起支气管阻塞引起气体陷闭,形成小叶分布的斑片样过度充气区。

慢性形式主要表现小叶间隔和小叶内间质不规则增厚,蜂窝肺伴牵拉性支气管或细支气管扩张和肺大疱;间或混有斑片性磨玻璃样变。蜂窝肺见于 50% 的慢性 EAA。肺气肿主要见于下肺野,见于亚急性和慢性非吸烟者,可能与细支气管炎或阻塞有关。这种改变类似于 IPF,不同的是前者的纤维化一般不影响肋膈角。轻度反应性纵隔淋巴结增大也比较常见。

七、辅助检查

(一)血液化验

急性 EAA 的外周血白细胞(中性粒细胞)一过性和轻度增高,红细胞沉降率、C 反应蛋白也经常升高。外周血嗜酸性粒细胞和血清 IgE 正常。一些 EAA 患者血清可以检测到针对特异性抗原的沉淀抗体(IgG、IgM和IgA)。由于抗原准备尚没有标准化,因此很难确认阴性的意义,除非抗原用EAA患者或非EAA患者血清检验过,因此,商品EAA抗体组合试验阴性不能除外EAA的诊断。但是,血清特异性沉淀抗体阳性也见于无症状的抗原接触者,如30%~60%的无症状饲鸽者存在对鸽子抗原的抗体;2%~27%的农民的血清存在抗 M.Faeni 抗体。此外,停止暴露后血清沉淀抗体会消失,在停止抗原暴露后6年,50%的农民肺患者血清抗体转阴;50%的PBD或嗜鸟者肺在停止抗原暴露后2~3年,其血清沉淀抗体转阴。因此,这种特异抗体的存在只说明有变应原接触史,并无诊断特异性,反过来抗体阴性也不能排除诊断。

(二)肺功能试验

疾病早期可能仅表现弥散功能障碍、肺泡-动脉氧分压差增加和运动时低氧血症,随着疾病进展出现限制性通气功能障碍,肺容积降低,气流速度正常或增加,肺弹性回缩增加。也可以有轻度气道阻塞和气道阻力增加,这可能与细支气管炎或肺气肿有关。20%~40%的EAA患者存在非特异气道高反应性。5%~10%的EAA患者临床有哮喘发作。停止抗原暴露后,气道高反应性和哮喘减轻。北京朝阳医院的资料分析显示31例EAA患者中,92.9%有DL_{CO}降低,85.2%小气道病变,72.4%限制性通气功能障碍,50%有低氧血症,36.7%出现呼吸衰竭。

(三)支气管肺泡灌洗

当支气管肺泡灌洗(BAL)距离最后一次暴露超过5天,40%~80%的患者BALF中T淋巴细胞数呈现2~4倍的增加,尤其是$CD8^+$细胞增加明显,导致$CD4^+/CD8^+<1$或正常,但是有时$CD4^+/CD8^+>1$或正常。这可能与暴露的形式、疾病的形式(急性或慢性)、BAL离最后一次暴露的时间有关,有些研究提示BALF中$CD8^+$细胞的增加与肺纤维化相关。$CD4^+$细胞为主见于EAA的纤维化阶段。许多$CD8^+$细胞表达CD57(细胞毒性细胞的标记)和CD25(IL-2受体)及其他活性标记,当抗原暴露持续存在,这些活性标记细胞增加。BALF的淋巴细胞与持续的抗原暴露有关,不提示疾病和疾病的预后。此外,肺泡巨噬细胞也呈激活状态。当在暴露后48小时内进行BAL或吸入抗原后的急性期BALF的中性粒细胞的比例可以呈中度增加,表现一过性的中性粒细胞性肺泡炎。肥大细胞时有增加。

八、诊断与鉴别诊断

根据明确的抗原接触史,典型的症状发作及与抗原暴露的明确关系,胸部影像学和肺功能的特征性改变,BAL检查显示明显增加的淋巴细胞(通常淋巴细胞>40%和$CD4^+/CD8^+<1$),可以做出明确的诊断。TBLB取得的合格病理资料将进一步支持诊断,一般不需要外科肺活检。

由于抗原制备没有标准化,含有非特异成分,因此用可疑抗原进行的皮肤试验不再具有诊断价值。特异性抗原吸入激发试验难以标准化,并且有一定的危险性,也不常规采用。表6-5列出了建立外源性过敏性肺泡炎诊断的主要标准和次要标准,如果满足4个主要标准和2个次要标准或除外结节病、IPF等,EAA诊断可以确定。有时组织学提示EAA而胸片正常。但是正常HRCT降低了急性或慢性EAA的可能,但是2次急性发作之间的HRCT可能正常。正常BALF也有利于排除EAA。

急性EAA需要与感染性肺炎(病毒、支原体等)鉴别,另外也需要与职业性哮喘鉴别。慢性EAA需要与各种其他原因所致的间质性肺炎、结节病和肺结核进行鉴别。需要与EAA进行鉴别的疾病列于表6-6。

表 6-5　建立外源性过敏性肺泡炎的诊断标准

主要诊断标准	次要诊断标准
EAA 相应的症状(发热、咳嗽、呼吸困难)	两肺底吸气末爆裂音
特异性抗原暴露(病史或血清沉淀抗体)	DL_{CO} 降低
EAA 相应的胸部 X 线或 HRCT 改变(细支气管中心结节,斑片磨玻璃影间或伴实变,气体陷闭形成的马赛克征象等)	低氧血症
BALF 淋巴细胞增加,通常＞40%(如果进行了 BAL)	
相应的组织病理学变化(淋巴细胞渗出为主的间质性肺炎,细支气管炎,肉芽肿)(如果进行了活检)	
自然暴露刺激阳性反应(暴露于可疑环境后产生相应症状和实验室检查异常)或脱离抗原接触后病情改善	

表 6-6　EAA 不同阶段的鉴别诊断

急性
　　A.急性气管支气管炎,支气管炎,肺炎
　　B.急性内毒素暴露
　　C.有机粉尘毒性综合征
　　D.变应性支气管肺曲霉菌病(ABPA)
　　E.反应性气道功能异常综合征
　　F.肺栓塞
　　G.吸入性肺炎
　　H.隐源性机化性肺炎(COP)
　　I.弥散性肺损害

亚急性
　　A.反复肺炎
　　B.ABPA
　　C.肉芽肿性肺疾病
　　D.感染:结核,真菌
　　E.铍病
　　F.硅沉着病
　　G.滑石沉着病
　　H.朗格汉斯细胞组织细胞增生症
　　I.Churg Strauss 综合征
　　J.韦格纳肉芽肿
　　K.结节病

慢性
　　A.特发性肺纤维化(IPF)
　　B.COPD 合并肺纤维化
　　C.支气管扩张
　　D.鸟型分枝杆菌肺疾病

九、治疗

根本的预防和治疗措施是脱离或避免抗原接触。改善作业卫生、室内通风和空气污染状况,降低职业性有机粉尘和环境抗原的吸入可以有效预防 EAA 的发生。单纯的轻微呼吸道症状在避免抗原接触后可以自发缓解,不必特殊治疗。但对于急性重症和慢性进展的患者则需要使用糖皮质激素,其近期疗效是肯定的,但是其远期疗效还没能确定。急性重症伴有明显的肺部渗出和低氧血症,经验性使用泼尼松 30~60 mg/d,1~2 周或直到临床、影像学和肺功能明显改善后减量,疗程 4~6 周。亚急性经验性使用泼尼松 30~60 mg/d,2 周后逐步减量,疗程 3~6 个月。如果是慢性,维持治疗时间可能需要更长。

十、预后

如果在永久性影像或肺功能损害出现之前完全脱离抗原暴露,EAA 的预后很好。但是如果持续暴露,10%~30%会进展成弥散性肺纤维化、肺源性心脏病,甚至死亡。农民肺的病死率是 0~20%,与发作的次数相关。虽然急性大量暴露导致死亡的报告也有几例,但是死亡多发生于症状反复发作 5 年以上者。预后与 EAA 的形式或抗原的种类不同、暴露的性质不同有关。长期低水平暴露似乎与不良预后有关,而短期间歇暴露的预后较好。如在美国和欧洲的 PBD 有好的预后,而墨西哥的 PBD 预后较差,5 年病死率达 30%。不幸的是许多慢性 EAA 表现肺纤维化和肺功能异常,停止暴露后也只能部分缓解,因此早期诊断 EAA,脱离或避免抗原的接触是改善预后的关键。

(蔡 畅)

第四节 肺泡蛋白沉着症

肺泡蛋白沉着症(PAP)是一种以肺泡内有不可溶性磷脂蛋白样物质沉积为特点的弥散性肺部疾病,原因至今未明。其临床症状主要表现为气短、咳嗽和咳痰。胸部 X 线呈双肺弥散性肺部浸润阴影。病理学检查以肺泡内充满有过碘酸雪夫(PAS)染色阳性的磷脂蛋白样物质为特征。该病由 Rosen 于 1958 年首次报道。肺泡蛋白沉着症可分为原发性或特发性(iPAP,约占 90%)、继发性(sPAP,<10%)和先天性(cPAP,2%)。

一、发病机制

肺泡蛋白沉着症的发病机制尚不完全清楚,电镜观察发现肺泡蛋白样沉积物和全肺灌洗物在结构上与由 II 型肺泡上皮细胞分泌的含有层状体的肺泡表面活性物质(SF)非常相似,提示肺泡蛋白沉积物可能与肺泡表面活性物质代谢障碍有关。目前,大多数证据表明肺泡蛋白沉积物是由于肺泡表面活性物质清除障碍所致,而不是产生过多。正常情况下肺泡表面活性物质的产生与清除是一个复杂的动态过程,肺泡 II 型上皮细胞不仅合成和分泌肺泡表面活性物质,而且还与肺泡巨噬细胞一道参与肺泡表面活性物质的清除。当某些因素导致肺泡巨噬细胞和肺泡 II 型细胞功能发生改变,肺泡表面活性物质的清除能力降低,从而引发了表面活性物质在肺泡内的沉积。

(一)特发性PAP

iPAP患者体内存在粒细胞巨噬细胞集落刺激因子(GM-CSF)中和抗体,导致维持肺泡巨噬细胞功能的GM-CSF不足,肺泡巨噬细胞功能出现障碍,不能有效清除肺泡表面活性物质。

1994年Dranoff等发现在去除GM-CSF基因的小鼠肺泡有蛋白样物质沉积,其病理表现与人类PAP相似。之后有许多学者对此进行了研究。目前已证实:GM-CSF基因敲除小鼠肺泡巨噬细胞功能存在缺陷,表现在:细胞直径变大、吞噬功能降低、表面活性物质代谢能力降低、细胞表面的整合素、Toll样受体-2、Toll样受体-4和黏附分子的表达降低、细胞因子(IFN-γ、PGE$_2$、TNF-a、IL-6、IL-18、白三烯-C、白三烯-D、白三烯-E4)产生下降。给GM-CSF基因敲除小鼠吸入GM-CSF可以逆转肺部PAP病变,提示GM-CSF在PAP发病机制中起重要作用。

在人类,GM-CSF与iPAP之间的关系也已被许多研究所证实。1996年Seymour及其同事首先报道了用GM-CSF成功治疗iPAP的案例,并发现iPAP患者的疗效与给予GM-CSF的剂量存在着一定相关性,提示iPAP患者体内存在着相对GM-CSF不足。通过进一步的研究,Kitamura及其同事发现,在11名iPAP患者的支气管肺泡灌洗液(BALF)和5名患者的血清中存在抗GM-CSF的IgG型中和抗体,但是在继发性PAP、健康对照者以及其他肺部疾病的血清和BALF中均未发现GM-CSF抗体的存在。随后克利夫兰临床医院进行了系列研究,在40例iPAP患者的BALF和血清中均检测到抗GM-CSF中和性抗体存在,其中血清最低滴度为1∶400,最高滴度为1∶25 600。而正常健康者中最高滴度仅为1∶10,当血清滴度的cutoff值为1∶400时,对iPAP的敏感性是100%,特异性为100%,20例BALF标本中均存在抗GM-CSF抗体,并且滴度均不低于1∶100,而正常健康者和其他肺部疾病者均未检测到此抗体,这提示iPAP患者出现的相对GM-CSF不足是由于体内中和抗体的存在。

(二)先天性PAP

肺泡表面活性物质相关蛋白B(SP-B)基因突变已被证实与先天性肺泡蛋白沉着症(cPAP)有关,目前,已经证实SP-B基因至少存在2个突变位点,一个是第121位碱基C被三个碱基GAA所替代,另一个是第122位点上缺失了一个碱基T,两种基因突变均可导致肺泡表面活性物质中SP-B缺失,但先天性肺泡蛋白沉着症的临床表现差异很大,提示可能还有其他位点或新的SP基因突变参与。另外GM-CSF/IL-3/IL-5受体βc链缺陷,导致GM-CSF不能与其受体结合也是先天性PAP的原因之一。

(三)继发性PAP

某些感染、理化因素和矿物粉尘吸入,如白消安、苯丁酸氮芥、硅尘和铝尘等可能与肺泡蛋白沉着症有关,另外有些疾病特别是血液系统恶性肿瘤,如髓白血病、淋巴瘤、Fanconi氏贫血以及IgG型免疫球蛋白病等也可发生肺泡蛋白沉着症。其发病机制目前尚不完全清楚,可能与上述状态下,导致肺泡巨噬细胞功能受损有关。

总之,肺泡蛋白沉着症的发病机制目前尚不完全清楚,上述任何一种病因均不能完全解释所有病例。需要今后进一步研究。

二、病理表现

(一)肉眼观察

肺大部呈实变,胸膜下可见弥散性黄色或灰黄色小结节或小斑块,结节直径由数毫米到2 cm不等,切面可见黏稠黄色液体流出。如不合并感染,胸膜表面光滑。

（二）光镜检查

肺泡及细支气管腔内充满无形态的、过碘酸雪夫（PAS）染色阳性的富磷脂物质。肺泡间隔正常或肺泡隔数目增多，但间隔内无明显的纤维化。肺泡腔内除偶尔发现巨噬细胞外无炎症表现（图6-19）。

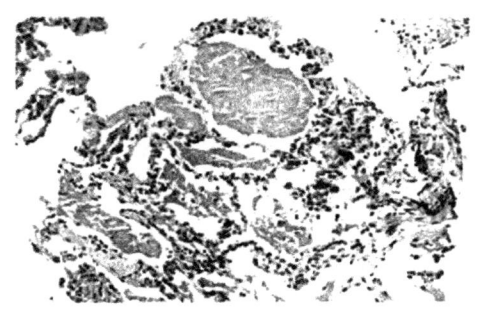

图6-19 肺泡及细支气管腔内充满无形态的PAS染色阳性物质

（三）电镜检查

肺泡腔内碎片中存在着大量的层状结构，由盘绕的三层磷脂构成，其结构类似肺泡表面活性物质。

三、临床表现

本病发病率约为0.37/10万，患病率约为3.7/100万。男性多于女性，男女比约2.5：1，任何年龄均可发病，但30～50岁的中年人常见，平均40岁，约占病例数的80%。3/4的患者有吸烟史。

本病的临床表现差异很大，有的可无任何临床症状，仅在体检时发现，此类约占1/3；约有1/5的患者则以继发性肺部感染症状为首发表现，有咳嗽、发热、胸部不适等；另有约1/2的患者隐匿起病，表现为咳嗽、呼吸困难、乏力，少数病例可有低热和咯血，呼吸道症状与肺部病变受累范围有一定关系。体格检查一般无特殊阳性发现，肺底有时可闻及少量捻发音，虽然呼吸道症状与肺部病变受累范围有关，但临床体征与胸部X线表现不平衡是本病的特征之一。重症患者可出现发绀、杵状指和视网膜斑点状出血。极少数病例可合并肺源性心脏病。

肺泡蛋白沉着症患者合并机会感染的概率较大，为15%左右，除了常见的致病菌外，一些特殊的病原菌如奴卡菌属、真菌、组织胞浆菌、分枝杆菌及巨细胞病毒等较为常见。

四、X线表现

常规的胸部X线表现为双肺弥散性细小的羽毛状或结节状浸润影，边界模糊，并可见支气管充气症。这些病变往往以肺门区密度较高，外周密度较低，酷似心源性肺水肿。病变一般不发生钙化，也不伴有胸膜病变或肺门及纵隔淋巴结肿大。

胸部CT检查，尤其高分辨CT（HRCT）可呈磨玻璃状和/或网状及斑片状阴影，可为对称或不对称性，有时可见支气管充气症。病变与周围肺组织间常有明显的界限且边界不规则，形成较特征性的"地图样"改变。病变部位的小叶内间隔和小叶间间隔常有增厚，表现为多角形态，称为"疯狂的堆砌"（Crazy-paving）（图6-20）。

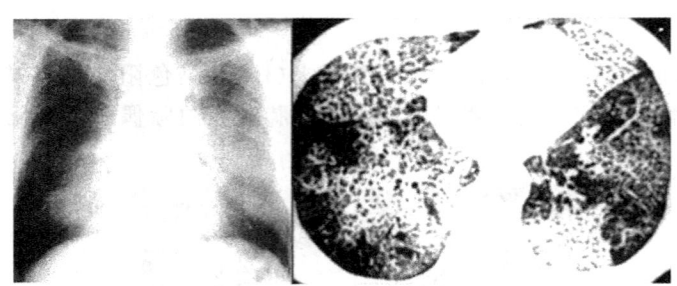

图 6-20　肺泡蛋白沉积症患者的胸部 X 线和胸部 CT

五、实验室检查

(一)血常规

多数患者血红蛋白正常,仅少数轻度增高,白细胞一般正常。红细胞沉降率正常。

(二)血生化检查

多数患者的血清乳酸脱氢酶(LDH)明显升高,而其特异性同工酶无明显异常。一般认为血清 LDH 升高与病变程度及活动性有关,其升高的机制可能与肺泡巨噬细胞和肺泡Ⅱ型上皮细胞死亡的增多有关。少数患者还可有球蛋白的增高,但无特异性。近年来,有学者发现肺泡蛋白沉着症患者血清中肺泡表面活性物质相关蛋白 A(SP-A)和肺泡表面活性物质相关蛋白 D(SP-D)较正常人明显升高,但 SP-A 在特发性肺纤维化(IPF)、肺炎、肺结核和泛细支气管炎患者也有不同程度地升高,而 SP-D 仅在 IPF、PAP 和结缔组织并发的肺间质纤维化(CTD-ILD)患者中明显升高,因此,对不能进行支气管镜检查的患者,行血清 SP-A 和 SP-D 检查可有一定的诊断和鉴别诊断意义。

(三)痰检查

虽然早在 20 世纪 60 年代,就有学者发现 PAP 患者痰中 PAS 染色阳性,但由于其他肺部疾病(如慢性支气管炎、支气管扩张、肺炎)和肺癌患者的痰液也可出现阳性,加之 PAP 患者咳痰很少,故痰的检查在 PAP 患者的使用受到很大限制。近年来,有学者报道,在 PAP 患者痰中 SP-A 浓度较对照组高出约 400 倍,此对照组疾病包括慢性支气管炎、支气管哮喘、肺气肿、IPF、肺炎和肺癌患者,提示痰 SP-A 检查在肺部鉴别诊断中有一定意义,但需进一步研究证实。

(四)GM-CSF 抗体检测

特发性 PAP 患者血清和 BALF 中均可检测到抗 GM-CSF 抗体,而在先天性 PAP、继发性 PAP 以及其他肺疾病中无此抗体存在,因此,对临床诊断有实用价值,但目前尚无商品化的试剂盒。

(五)支气管肺泡灌洗液检查

典型的支气管肺泡灌洗液呈牛奶状或泥浆样。肺泡蛋白沉积物的可溶性很低,一般放置 20 分钟左右,即可出现沉淀。支气管肺泡灌洗液的细胞分类对 PAP 诊断无帮助。BALF 中可以以巨噬细胞为主,也可以淋巴细胞为主,CD4/CD8 比值可以增高也可降低。BALF 的生化检查如 SP-A、SP-D 可明显升高。将 BALF 加福尔马林离心沉淀后,用石蜡包埋,进行病理切片检查。可见独特的组织学变化:在弥散性的嗜酸颗粒的背景中,可见大的、无细胞结构的嗜酸性小体;PAS 染色阳性,而奥辛蓝染色及黏蛋白卡红染色阴性。

(六)肺功能

可呈轻度的限制性通气功能障碍,表现为肺活量和功能残气量的降低,但肺弥散功能降低最为显著,可能是由于肺泡腔内充满蛋白样物质有关。动脉血气分析示动脉血氧分压和氧饱和度降低,动脉 CO_2 也因代偿性过度通气而降低。Martin 等报道 PAP 患者吸入纯氧时测得的肺内分流可高达 20%,较其他弥散性肺间质纤维化患者的 8.9% 明显升高。

(七) 经纤支镜肺活检和开胸肺活检

病理检查可发现肺泡腔内有大量无定型呈颗粒状的嗜酸性物质沉积,PAS 染色阳性,奥星蓝染色及黏蛋白卡红染色阴性。肺泡间隔可见轻度反应性增厚和肺泡Ⅱ型上皮细胞的反应型增生。但由于经纤支镜肺活检的组织较小,病理阴性并不能完全排除该病。

六、诊断

由于肺泡蛋白沉着症患者的症状不典型,故诊断主要依据胸部 X 线检查和支气管肺泡灌洗或经纤支镜肺活检。PAP 的胸部 X 线表现需与肺水肿、肺炎、肺霉菌病、结节病、结缔组织疾病相关的间质性肺病、硅沉着病、肺孢子菌肺炎及特发性肺纤维化等相鉴别。支气管肺泡灌洗和经纤支镜肺活检是目前诊断 PAP 的主要手段。如支气管肺泡灌洗液外观浑浊,呈灰黄色,静置后可分层,则提示有 PAP 可能。光镜下若见到大量无定型、嗜酸性碎片,PAS 染色阳性,而奥星蓝染色及黏蛋白卡红染色阴性,则可明确诊断。经纤支镜肺活检组织若见到典型病理表现也可明确诊断。血清和 BALF 中抗 GM-CSF 抗体检查对 iPAP 有诊断价值。

七、治疗

由于部分肺泡蛋白沉着症患者的肺部浸润可以自行缓解,因此,对于症状轻微或无临床症状的患者,可以不马上进行治疗,适当观察一段时间,当患者症状明显加重或患者不能维持正常活动时,可以考虑进行治疗。

(一) 药物治疗

对于症状轻微或生理功能损害较轻的患者,可以考虑使用溶解黏液的气雾剂或口服碘化钾治疗,但效果均不可靠。有人曾试用胰蛋白酶雾化吸入,虽然可使部分患者症状有所改善,但体外试验发现胰蛋白酶并不能消化肺泡蛋白沉着症患者的肺泡内沉积物,加之胰蛋白酶雾化吸入疗程长。可引起支气管痉挛、发热、胸痛、支气管炎等不良反应,因而逐渐被临床放弃。糖皮质激素对肺泡蛋白沉着症无治疗作用,而且由于本病容易合并感染,糖皮质激素的使用可能会促进继发感染,所以临床上不提倡使用糖皮质激素。

(二) 全肺灌洗

全肺灌洗是治疗肺泡蛋白沉着症最为有效的方法。虽然到目前为止尚无随机对照研究,但有足够的证据表明全肺灌洗可以改善患者的症状、运动耐受能力、提高动脉血氧分压、降低肺内分流,改善肺功能。近年来还有学者证实全肺灌洗可以改善肺泡巨噬细胞功能,降低机会感染的发病率。

全肺灌洗的适应证:只要患者诊断明确,日常活动受到明显限制,均可认为具有全肺灌洗的指征。Rogers 等提出的指征是:①诊断明确;②分流率大于 10%;③呼吸困难等症状明显;④显著的运动后低氧血症。

全肺灌洗需在全身麻醉下进行,患者麻醉后经口插入双腔气管插管,在确定双腔管的位置正确后,分别向支气管内套囊(一般位于左主支气管内)和气管套囊充气,以确保双侧肺完全密闭,然后用 100% 的纯氧给双肺通气至少 20 分钟,以洗出肺泡内的氮气。患者可取平卧位,也可取侧卧位。在用100%的纯氧给双肺通气20分钟后,在呼气末,夹闭待灌洗侧肺的呼吸通路,接通灌洗通路,以100 mL/min左右的速度向肺内注入加温至37 ℃的生理盐水,当肺充以相当于功能残气量(FRC)的生理盐水后,再滴入大概相当于肺总量(通常500～1 200 mL)盐水,然后吸出同量的肺灌洗液。这个过程反复进行,直至流出液完全清亮,总量一般10～20 L。灌洗结束前,应将患者置头低脚高位进行吸引。

在进行全肺灌洗过程中应密切监测患者的血压、血氧饱和度及灌洗肺的液体平衡。一侧肺灌洗之后,是否立即行对侧肺灌洗,需取决于患者的当时情况而定。如果患者情况不允许,可予2～3天后再行另一侧肺灌洗。全肺灌洗的主要优点是灌洗较为彻底,患者可于灌洗后48小时内症状和生理指标得到改善,一次灌洗后可以很长时间不再灌洗。其缺点是所需技术条件较高,具有一定的危险性。全肺灌洗的主要并发症是:①肺内分流增加,影响气体交换;②灌注的生理盐水流入对侧肺;③低血压;④液气胸;⑤支气管痉挛;⑥肺不张;⑦肺炎等。

(三)经纤维支气管镜分段支气管肺泡灌洗

经纤维支气管镜分段支气管肺泡灌洗具有安全、简便、易推广使用、可反复进行以及患者易接受等优点。一组对7例肺泡蛋白沉着症的患者进行了经纤维支气管镜分段支气管肺泡灌洗,除1例效果不好,改用全肺灌洗外,其余6例的临床症状均明显好转,劳动耐力增加,肺部浸润影明显减少,肺一氧化碳弥散量由治疗前的54.23%±15.81%上升到90.70%±17.95%,动脉血氧分压由治疗前的(6.95±0.98) kPa上升到(10.52±0.73) kPa。灌洗液一般采用无菌温生理盐水。每次灌洗时,分段灌洗一侧肺,每一肺段或亚段每次灌入温生理盐水100～200 mL,停留数秒钟后,以适当负压将液体吸出,然后反复进行2～3次,再进行下一肺段灌洗。全肺灌洗液总量可达2 000～4 000 mL。每次灌洗前应局部给予少量2%利多卡因以减轻刺激性咳嗽,吸引时可拍打肺部或鼓励患者咳嗽,以利于液体咳出。由于整个灌洗过程较长,可给予患者鼻导管吸氧。灌洗后肺部常有少量细湿啰音,第2天常可自动消失。必要时可适当使用口服抗生素,以预防感染。经纤维支气管镜分段支气管肺泡灌洗与全肺灌洗相比,前者对肺泡蛋白沉积物的清除不及后者,因而常需反复多次灌洗。

(四)GM-CSF 疗法

到目前为止GM-CSF治疗iPAP例数最多的一组报道来源于美国克利夫兰临床医院,他们于2004年应用重组人GM-CSF对25例iPAP患者进行了治疗研究,有21例完成了治疗方案。结果显示:9例(43%)无效,12例(57%)有效。在有效组,所有患者胸片评分均有改善,肺总量(TLC)平均增加了0.9 L,一氧化碳弥散量(DLco)平均提高了5 mL/(min·mmHg),平均肺泡-动脉氧分压差降低了2.7 kPa(20 mmHg),在5 μg/(kg·d)皮下注射剂量下,GM-CSF疗法总体耐受良好,局部红斑和硬结的发生率为36%,一例出现了嗜中性粒细胞减少,但停药后嗜中性粒细胞数天恢复。没有使用GM-CSF出现迟发性反应报道。

综合国外现有资料,GM-CSF治疗iPAP总有效率为50%左右,并且存在着剂量递增现象(有些患者需要在加大剂量情况下,才能取得临床疗效),剂量从5 μg/(kg·d)到18 μg/(kg·d)不等,疗程3到12个月。有个别报道应用GM-CSF吸入治疗iPAP的案例。

虽然GM-CSF治疗iPAP取得了一定的疗效,但仍然有一些重要的问题,如GM-CSF的合适剂量是多少、疗程多长、GM-CSF剂量与抗体的滴度有何相关性,以及给予GM-CSF的途径等没有解决,故这种新疗法的疗效尚需更多临床试验证实。

(五) 血浆置换

血浆置换可以去除血液中各种分子,包括抗体、冷球蛋白、免疫复合物,因此该方法被用在自身免疫性疾病的治疗。iPAP 患者由于体内存在 GM-CSF 抗体,理论上说,可以进行血浆置换。目前仅有 1 例报道,iPAP 患者应用血浆置换后抗体滴度从 1∶6 400 下降到 1∶400,同时伴随着胸部影像学和氧合的改善。如果今后有更多的临床病例证实该方法有效,将为 iPAP 的治疗提供另一条途径。

(六) 基因治疗

由于肺泡蛋白沉着症可能与 *SP-B* 基因突变、*GM-CSF* 表达低下以及 GM-CSF/IL-3/IL-5 受体 β 链缺陷等有关,因而存在着基因治疗的可能性。目前已有学者将正常 *SP-B* 基因、*GM-CSF* 基因通过病毒载体转入动物体内,并且成功表达,今后能否用于临床治疗尚需进一步研究。

八、预后

20%~25% 的肺泡蛋白沉着症患者可以自行缓解,大部分患者需要进行治疗。肺泡灌洗使肺泡蛋白沉着症患者的预后有了明显改善。有 60% 的患者经灌洗治疗后,病情可以改善或痊愈。有少数患者尽管反复灌洗,病情仍呈进行性发展,最终可发展为肺间质纤维化。影响肺泡蛋白沉着症预后的另一重要因素是肺部继发感染,由于肺泡蛋白沉着症患者肺泡巨噬细胞功能障碍、肺泡表面活性物质异常导致下呼吸道防御功能降低以及肺泡腔内蛋白样物质沉积易于细菌生长等因素共同存在,使得肺泡蛋白沉着症患者发生肺部感染,尤其是机会感染的概率大大增加,是导致死亡的重要因素。

(师燕飞)

第五节 淋巴管肌瘤病

一、定义

淋巴管肌瘤病(lymphangioleiomyomatosis,LAM)是一种主要发生于育龄期女性的罕见的肺部疾病。LAM 以慢性进展的双肺弥散性囊性病变为特征,其病理基础是异常增生的平滑肌样细胞和肺部囊性病变。LAM 的主要患病群体是年轻女性,平均诊断年龄为 30~40 岁,早期症状轻微,逐渐出现活动后呼吸困难,病程中可以反复发生气胸和乳糜胸,常合并肾脏血管肌脂瘤(angio myolipoma,AML)等肺外表现,随着疾病的进展和肺功能的恶化,后期发展到呼吸衰竭,有适应证的患者需要接受肺移植治疗。

二、病因

LAM 以不典型平滑肌样细胞的过度增生为特征,病因不明。由于 LAM 发生于育龄期女性,推测其与雌激素有一定的关系。近年来发现 LAM 的病变组织中 *TSC2* 基因突变,导致其下游蛋白哺乳类西罗莫司靶蛋白(mTOR)异常活化,导致平滑肌样细胞的过度增生。除了散发的 LAM,LAM 也见于结节性硬化症(TSC)的女性患者。TSC 为遗传性疾病,*TSC1* 或 *TSC2* 基因突变,在其成年女性中,1/3可以检测到肺部LAM病变。

三、高危人群筛查

(1)女性气胸患者。对于女性患者在第一次发生自发性气胸时,需要检查肺部高分辨CT(HRCT)。

(2)TSC成年女性患者,不管是否有症状,肺部HRCT应该作为基本筛查项目。

(3)弥散性肺部囊性病变。

(4)原因不明的呼吸困难,有不少患者长期被诊断为哮喘或COPD。

(5)肺外病变,如肾AML、血管周上皮细胞样细胞瘤(PEComa)等,需要筛查肺部是否有受累。

四、诊断

(1)病史 LAM几乎均发生于育龄期女性,偶尔也发生于绝经后妇女,男性病例极其罕见。平均诊断年龄为30～40岁。LAM起病隐匿,呼吸道症状无特征性,由于肺功能受损,在临床出现症状前可能已有活动耐力下降的表现,随疾病发展,呼吸困难症状出现并进行性加重。

(2)LAM常见的肺部并发症为自发性气胸和乳糜胸,气胸和乳糜胸常为LAM的首发症状,并可反复发生。其他症状有咳嗽、咯血、咳乳糜样痰液和胸痛等。

(3)LAM的肺外表现无特异性,也可伴有腹胀和腹痛等。腹部和盆腔CT检查可发现淋巴结肿大、腹膜后淋巴管肌瘤,部分病例可出现乳糜腹水。半数以上患者有血管肌脂瘤,主要发生于肾脏,有时出现于肝和胰腺等部位。

(4)影像学检查:如无气胸和乳糜胸,胸部X线表现为透亮度增高,也可有网状结节影和毛玻璃样改变。胸部HRCT的典型表现为双肺弥散性薄壁囊性改变。直径在数毫米至数厘米。其他改变有气胸、乳糜胸、淋巴结肿大及心包积液等。

(5)肺功能检查:初期肺功能检查正常,逐渐出现阻塞性或混合性通气障碍,残气量增加,弥散功能下降。动脉血气分析提示低氧血症。

(6)血清血管内皮细胞增长因子-D(VEGF-D)检查:具有较高的诊断敏感性和特异性。

(7)病理学检查 LAM诊断的金标准。获取病理标本的途径有经支气管镜肺活检及手术肺活检(小开胸或胸腔镜下肺活检)。

五、诊断标准和鉴别诊断

(1)临床确诊标准。①具有特征性的肺HRCT表现,同时具有以下之一:符合临床诊断或病理诊断标准的肾血管肌脂瘤;结节性硬化症;乳糜胸;乳糜腹水;符合病理诊断标准的腹部淋巴管平滑肌瘤或淋巴结受累;或血清VEGF-D＞800 pg/mL。②具有特征性或符合性的肺HRCT表现,肺活检符合LAM病理诊断标准,如果为经支气管肺活检,需符合HMB45阳性。

(2)拟诊LAM:①具有特征性的肺HRCT表现和符合LAM的临床病史。②具有符合性的肺HRCT表现,同时具有以下任何一项:肾血管肌脂瘤或胸腔或腹腔乳糜积液。

(3)仅具有特征性或符合性的肺HRCT表现,而缺乏其他证据,可列为LAM疑诊。

LAM主要表现为气胸、乳糜胸和双肺弥散性囊性改变。在鉴别诊断方面需要与一些疾病相鉴别,如肺气肿、特发性肺间质纤维化(蜂窝肺)、结缔组织病相关肺疾病(如干燥综合征)、囊性支气管扩张、Ⅳ期结节病、肺朗格汉斯细胞组织细胞增生症等。

六、治疗

(一) 一般建议

均衡营养,保持正常体重,避免吸烟;注射流感疫苗和肺炎球菌疫苗减少肺部感染的发生;LAM患者通常可以安全进行飞机旅行,除非病情较重或近期内有气胸;避免妊娠。

(二) 呼吸困难的治疗

支气管扩张剂;氧疗;对于呼吸困难严重的患者应详细评估导致呼吸困难的原因,纠正可以治疗的问题,如支气管痉挛、合并的肺部感染、肺动脉高压,以及气胸和乳糜胸的并发症。

(三) 并发症的处理

LAM患者在首次诊断时应被告知气胸和乳糜胸的发生风险、临床表现以及发生时的自我处理措施。

(1) 气胸:由于LAM患者的气胸很容易复发,在第一次发生气胸时就应考虑胸膜粘连术。

(2) 乳糜胸患者可给予无脂饮食,同时补充中链三酰甘油。乳糜胸如果有手术治疗的指征,需在术前评估患者的淋巴循环系统、明确渗漏部位和淋巴管受损状况,再采取相应的治疗,以避免盲目的胸导管结扎术。

(3) 血管肌脂瘤直径如果>4 cm,自发出血的风险增加,应考虑栓塞治疗或保留肾单位手术切除。

(四) mTOR抑制剂

LAM在病情快速进展而缺乏其他有效治疗手段时,可考虑试用西罗莫司治疗,治疗过程中需监测西罗莫司药物浓度(5~15 ng/mL)。治疗过程中需要密切观察不良反应和治疗效果,以确定个体化的治疗方案。

(五) 黄体酮

LAM患者不应该常规使用口服或肌内注射黄体酮。在肺功能或症状迅速恶化的患者,可考虑试用肌内注射黄体酮。在使用过程中应该得到定期肺功能和症状评估,治疗12个月无效者应该停药。黄体酮以外的抗雌激素治疗不推荐使用。

(六) 肺移植

随着我国肺移植工作的日趋成熟,肺移植成为重症LAM的一个治疗选择。LAM患者肺移植后的5年存活率约为65%。与单肺移植相比,双肺移植患者术后肺功能更好,同时并发症也要少一些,但选择单肺还是双肺移植不影响生存率。肺移植后偶见移植肺LAM复发,但常无症状,因此不需要常规监测是否有LAM复发。

(师燕飞)

第六节 朗格汉斯细胞组织细胞增生症

一、病因及发病机制

朗格汉斯细胞组织细胞增生症病因及发病机制尚不清楚。目前多认为本病是与免疫功能异常有关的反应增生性疾病；少部分学者认为本病是一种肿瘤性疾病。也有认为本病与病毒感染（人类疱疹病毒-6）及吸烟有一定关系，但均缺乏相关性研究。一般认为 LCH 是一种 LC 细胞的非肿瘤性增生，可能是继发性细胞免疫功能紊乱现象，为抑制性 T 淋巴细胞缺陷所致。在外来抗原作用下（如感染），LC 对异常免疫信号发生异常反应性大量增生，伴单核细胞、嗜酸性粒细胞及淋巴细胞浸润。类似于 GVHD 或混合性免疫缺陷性疾病的组织病理学及临床表现。

（一）朗格汉斯细胞的发生和功能

1868 年 Paul langerhans 利用氯化金染色首次在表皮组织中发现一种非色素性树突状细胞，命名为 langerhans 细胞（LC）。它还是存在于黏膜、淋巴结和脾脏的抗原呈递细胞。4%～5%的表皮细胞为 LC。树突状细胞（dendritic cells,DC）为抗原呈递细胞的一个分支，源于骨髓造血干细胞。作为单核-巨噬细胞（又称网状细胞）的一部分，LC 与交叉 DC、肠道 DC、滤泡 DC 及胸腺 DC 均有关联。LC 主要将抗原呈递给 T 细胞，在 T 细胞早期免疫反应中发挥极其重要的作用。未受抗原刺激的 LC 处于不成熟状态，其识别、结合和处理抗原能力强，在接触抗原后，能通过 C 型凝集素及 Fc 受体等与抗原结合，通过吞噬作用将抗原吞入细胞内，将抗原加工成可被 T 细胞识别的片段，表达在细胞表面 MHC 分子上。携带抗原的 LC 在 TNF-α 及 IL-1β 等作用下，迁移至局部淋巴结的 T 淋巴区。在迁移过程中，LC 逐渐发育成熟。成熟的 LC 抗原呈递能力强，将抗原呈递给 T 淋巴细胞，产生适应性免疫应答。LC 将抗原呈递给 T 细胞后，即开始凋亡。

（二）LCH 发病机制

1.克隆性增生学说

LCH 的病理特征是机体免疫紊乱时受抗原刺激，导致未成熟 DC 活化、克隆增生及局部"细胞因子风暴"。LCH 中增生的朗格汉斯细胞 CD83、CD86 和 DC-LAMP 表达降低，CD54 及 CD58 表达增强，提示这是一种不完全成熟的部分活化的树突状细胞。这种朗格汉斯细胞迁移至局部淋巴结抗原呈递能力减弱，GM-CSF、IL-1、IL-2、IL-3、IL-4、IL-10、TNF-α、TGF-β 及 IFN-γ 等细胞因子表达上调，可在局部引起细胞因子风暴。GM-CSF、TGF-β 及 IL-3 等细胞因子可抑制朗格汉斯细胞凋亡，促进其增生，并在局部大量聚集。LCH 中朗格汉斯细胞抗原呈递能力减弱可导致免疫系统从固有免疫向适应性免疫转化缺陷，使得免疫系统对朗格汉斯细胞异常增生失去控制。有学者通过 X 染色体连锁 DNA 探针技术研究表明 LCH 患者不同病灶的朗格汉斯细胞是单克隆性的。

最近，有学者在总结近年来关于本病的相关研究的基础上提出了本病发病机制的假说。朗格汉斯细胞在易感个体内产生缺陷，刺激可以通过免疫或炎症反应导致有缺陷的朗格汉斯细胞克隆增生，同时通过正常的朗格汉斯细胞诱导免疫反应。增生的朗格汉斯细胞在组织中通过与其他细胞相互作用导致组织损害的发生。朗格汉斯细胞的攻击性和免疫系统的调节共同决定本病的发展，如果朗格汉斯细胞攻击性强或免疫系统功能不足则损害进展，反之则损害消退。在临床则表现出从局限性病变到多系统受累的多变的疾病类型。

2.肿瘤学说

有研究发现这种增生的朗格汉斯细胞存在染色体等位基因缺失、染色体不稳定性增高及 Ki-67、P53、P16 及 Bcl-2 等细胞周期蛋白及原癌基因表达上调等异常，提示本病是一种肿瘤性疾病。有学者将恶性组织细胞肉瘤病毒转入小鼠机体后，包括朗格汉斯细胞在内的多种组织细胞均能发生肿瘤性，也提示本病可能是一种肿瘤性疾病。遗传学研究发现 LCH 有一定的家族聚集倾向，单卵双生子发生 LCH 较双卵双生子概率高，提示本病与肿瘤性疾病一样具有遗传易感性。本病有浸润及多系统受累特点,抗肿瘤药物治疗有效,也提示本病是一种肿瘤性疾病。但也有学者通过包括流式细胞术、染色体核型分析、矩阵比较基因杂交技术以及单核苷酸多态性分析等多种分子生物学技术均未发现本病有染色体、基因及细胞周期蛋白的异常,对肿瘤学说提出了挑战。而且,肿瘤学说也不能解释部分患者存在自愈的现象及朗格汉斯细胞处于相对成熟状态等现象。因此,肿瘤学说目前还存在争议。

(三) LCH 病理学改变

本病是一非肿瘤性的 LC 细胞增生。病灶部位可见 LC 外,尚有嗜酸细胞、巨噬细胞和淋巴细胞等不同程度的增生。病程进展后可呈黄色瘤样或纤维化,有局灶性坏死及出血,可见吞噬含铁血黄素颗粒的巨噬细胞。在同一器官中同时出现增生、纤维化或坏死等不同阶段病灶,全身各器官皆可受累。显微镜下除组织细胞外,还可见泡沫样细胞、嗜酸细胞、合体多核巨细胞、少数中性粒细胞、浆细胞、纤维结缔组织及出血、坏死等改变。上述细胞形成大小不一的结节,严重者原有组织结构消失,无分化极差的恶性组织细胞。病变发展快的部位可见单一不充脂的组织细胞,病变越久则易见充脂性组织细胞(即泡沫细胞)。慢性病变则见大量充脂性组织细胞和嗜酸性粒细胞,或以嗜酸性粒细胞为主,形成肉芽肿,增生的中心常见坏死。病变消退可见纤维增生,逐渐纤维化。以上几种改变可见于同一病例的不同时期或不同病变处,也可见于同一损害部位中。

二、临床表现

临床表现因受累器官多少和部位的不同而差异较大。到目前为止,除肾脏、肾上腺、性腺和膀胱受累未见报道外,其他脏器均可受累。可呈局灶性或全身性变化,起病可急可缓,病程可短至数周或长达数年,各亚型有相对特殊的临床表现,但可出现过渡型或重叠性表现。不同年龄患者的临床受累程度不同。发病年龄越小,受累器官数量越多,病情就越严重,随年龄增长而病变变局限,症状也减轻。

LCH 的特征性表现是骨骼破坏。可出现在病程开始或在病程进展中。任何骨骼均可受累,但以扁平骨受累最为多见,主要为颅骨破坏,其他如颌骨、乳突、长骨近端、肋骨和脊椎骨等也可受累。可为单一或多发性骨损害。颅骨病变开始为头皮表面隆起,硬而有轻度压痛,当病变蚀穿颅骨外板后,肿物变软,触之有波动感。多可触及颅骨边缘呈锯齿状。眶骨破坏多为单侧,可致眼球突出或眼睑下垂。下颌骨破坏致齿槽肿胀,牙齿脱落。发生于 6 个月以内婴儿可有早出牙早落牙现象。脊柱严重的骨损害可导致压缩性骨折。

皮疹为常见症状,约 50% 的患儿于起病早期出现。主要分布于躯干、头皮和耳后,也可见于会阴部。起病时为淡红色丘疹,直径 2~3 mm,继而呈出血性,或湿疹样及皮脂溢出样等;以后皮疹结痂、脱屑。触摸时有刺样感觉,脱痂后留有色素脱失的白斑或色素沉着。各期皮疹可同时存在,常成批出现,一批消退,一批又起。

外耳道溢脓也较常见,为耳道软组织或骨组织朗格汉斯细胞浸润的结果,除外耳道流脓外可伴有耳后肿胀和传导性耳聋。常呈慢性反复发作,与弥散性耳部细菌感染很难区别,但对抗生素不敏感。CT 检查可见骨与软组织病变。

LCH 的淋巴结病变可表现为三种形式:①单纯的淋巴结病变,即为淋巴结原发性嗜酸性粒细胞肉芽肿;②为局限性 LCH 的伴随病变,常伴有溶骨性病变或皮肤病变;③为全身弥散性病变的一部分。常累及颈部或腹股沟部位的孤立淋巴结,可有局部疼痛。单纯淋巴结受累者预后好。

内脏器官包括肺、肝、脾及脑垂体等也常受累,胸腺和胃肠道也是受累部位之一。合并功能衰竭约占20%。组织细胞在肝和脾窦浸润可致明显肝脾大。肝脏受累部位多在肝三角区,可为轻度的胆汁淤积到胆管严重损伤。表现为肝功能异常、黄疸、低蛋白血症、腹水及凝血功能异常,进而可发展为硬化性胆管炎、肝纤维化和肝衰竭。肺部病变可为全身的一部分,也可单独存在,任何年龄均可发病,但儿童期多于婴儿。表现为轻重不等的呼吸困难,患儿常伴有咳嗽,当合并呼吸道感染时,症状可急剧加重,可发生肺气肿,甚至出现气胸或皮下气肿,导致呼吸衰竭而死亡。肺功能检查为肺的顺应性下降,常为限制性损害。

中枢神经系统侵犯主要为丘脑-神经垂体区,约占15%,表现为尿崩症,可有生长障碍(不一定有蝶鞍破坏),后者较尿崩症少见。其他的CNS的表现为脑积水、脑神经麻痹、共济失调、构音障碍、眼球震颤、反射亢进、视物模糊以及智力障碍等。椎弓破坏者常伴有肢体麻木、疼痛、无力及瘫痪,甚至大小便失禁。胃肠道病变以小肠和回肠最常见,表现为呕吐、腹泻和吸收不良,长时间可造成小儿生长停滞。

三、临床分型

传统的分型将本病分为勒-雪病、韩-薛-柯综合征和骨嗜酸性粒细胞肉芽肿。

(一)勒-雪病(急性婴儿型)

此型常见而严重,见于婴幼儿,小于1岁者占70%,最小年龄10天。男:女为1.2:1。主要侵犯内脏和皮肤。临床常见发热、特征性皮疹及肝脾大。

1.临床特点

(1)皮肤损害(真皮浅层组织浸润):约97%病例反复、成批出现形态特异的皮疹,初为棕黄色或暗红色斑丘疹或结节丘疹,继而呈渗出性(湿疹样或脂溢性)或出血性皮疹,可融合成鳞片状或黄色瘤,溃烂、脓肿、结痂、脱屑伴色素沉着或留皮肤白斑,多见于躯干和颈部,四肢较少。疹前发热伴肝脾大,疹退上述症状亦缓解。

(2)肝脾大、淋巴结肿大:肝脾呈中至重度大(>80%),脾大较明显,少数肝功能损害,偶有黄疸、低蛋白血症、腹水和肝坏死。淋巴结肿大占30%。

(3)骨骼缺损:骨骼破坏(15%~50%)主要侵犯颅骨,其次肋骨和四肢管状骨。颅骨肿物初为硬结,以后变软而波动,无红、热、轻压痛,吸收后头皮下凹,可触及骨质缺损边缘。

(4)进行性贫血(70%)和不规则或持续,或周期性低热或高热(89%),腹泻(39%)及营养不良(48%)。

(5)呼吸道症状:肺泡渗出者症状明显(尤为间质浸润型病例),咳嗽、气促及青紫,肺部体征不明显。合并肺泡性肺气肿和肺外积气或自发性气胸等成喘憋症状。可合并感染(71%),病情常突然发作或加重。

(6)慢性难治性中耳炎(29%)。

2.实验室检查

(1)血常规:可一系或全血细胞减少,呈正色素正细胞性贫血,中度以上贫血占57%,网织红细胞>0.2%者占38%,可发生溶血。白细胞数>10×10^9/L者62%,血小板>10×10^9/L者66%,常见嗜酸性粒细胞增多。

(2)免疫学异常:淋巴细胞转化功能降低,淋巴细胞H_2受体缺乏,Ts及Th减少,异常Ig,高(或低)丙球蛋白血症。

(3)骨髓象：多数有网状内皮细胞增加，LC浸润，继发性全血减少，预后较差。

(4)组织病理检查：皮疹印片、耳脓液或肿物穿刺物涂片检查，用伊红-亚甲蓝法染色，油镜下观察可见成堆组织细胞；其核巨大，染色质疏松，胞浆淡蓝常伴泡沫（又称泡沫细胞），偶可见异形网状细胞；肿大淋巴结活检可见正常淋巴结结构破坏，病理性组织细胞呈片状增生。有时可伴淋巴瘤。

(5)光镜及电镜检查：光镜下LC细胞平均直径12 mm，胞浆量中等，有细小粉红颗粒，空泡及吞噬现象，胞核常折叠或切迹，含1～2个嗜碱性核仁。透射电镜下胞体不规则，有伪足，胞浆丰富，有Birbeck颗粒，呈网球拍状。病灶中LC含Birbeck颗粒多者预后较好。

(6)X线检查。

骨骼X线改变：呈特征性溶骨性破坏，长骨呈圆或椭圆形囊状；肋骨肿胀，骨质稀疏或囊状；扁骨呈圆形或不规则形凿穿样，大小不一，边缘锐利呈地图样；椎体扁平。

胸部X线表现：本病由于组织细胞在肺部浸润的部位，形态和机体反应的不同，呈现多种X线征象（表6-7），X线演变发展过程按自然病程可分为3期。①急性肺泡渗出晚期：吸收快。②间质浸润期：常伴小结节灶（50%）。③晚期纤维变期：勒-雪病之肺泡渗出和间质浸润约各占65%和18%。

表6-7 细胞组织增生症X的肺部X线征象

病理改变	X线征象
肺泡浸润渗出型	双侧散在云絮状小片阴影，呈小叶性分布如龟背状或沿肺纹理周围分布，自肺门向外围散开类似肺水肿（非支气管肺段分布）
间质肺泡浸润型	为本病典型征：广泛分布（以肺门周围及中带为甚），稠密度不一的网结影或毛玻璃状，可伴小结节或片状浸润。常伴小囊状阴影，易致间质肺气肿和气胸
间质浸润型	肺纹理增多，毛糙，轻度局限性细网影；肺中内带低密度之细网交织影或呈毛玻璃状，少数呈间质炎变
间质纤维性变	境界清楚之间质增厚，纹理扭曲及条束影
蜂窝肺（病灶周围肺过度充气）	普遍性肺气肿，广泛分布、大小不一之小囊状阴影，可见散在点几片状病灶。易致间质肺气肿和气胸
特殊类型（肺门、纵隔淋巴结、胸腺及胸膜浸润）	肺门及纵隔淋巴结肿大，胸腺肿大，胸膜增厚

目前随着高分辨CT(HRCT)的广泛使用，发现HRCT对肺部受累的LCH，特别是单独肺损害的LCH的诊断价值高于X线，但确诊需要肺活检或肺泡灌洗液检查。HRCT主要表现为早期多表现为双肺内广泛分布于细支气管周围的小斑片影、磨玻璃影和小结节影，部分病灶也可融合成大片状斑片影。结节影是其早期的典型征象，多为双肺对称性分布，以中上肺野为主，肺野基底部及肋膈角附近也可有少量分布；结节数量不定，可多可少，结节边缘通常不规则，当伴发纤维化和囊变时这一征象更为明显；结节通常可见于小叶中央、支气管周围以及细支气管周围，多数和囊变同时存在。在CT上还可以看到结节向囊肿转化的过程，表现为结节中央部分密度降低。囊性病变是LCH肺部最常见且最典型的征象，常表现为多发于双上肺的小囊腔，病变直径多小于10 mm，偶尔可见较大囊腔。囊性病变好发于上肺，多为圆形或类圆形病变，少数病例可表现为不规则形，可能与周围组织形态改变有关。2例病例均特征性的表现为上肺多发囊性

病灶。囊性病变壁多较薄，偶尔可见厚囊壁和结节样囊壁。细胞组织增生症X的肺部X线征象如表6-7所示。

(二)韩-薛-柯综合征

韩-薛-柯综合征（Hand-Schuller-Christian syndrome）属慢性弥散型，又称慢性黄色瘤。典型临床特征为骨质损害、尿崩症及突眼症三联征。多见于2~5岁儿童，男：女为2.3：1。

1.临床特点

(1)骨质缺损：最早、最常见颅骨缺损，呈囊肿状突起，软，压痛，可触及骨损边缘。下颌受累致牙齿松动脱落及齿槽脓肿，其他骨盆、脊柱、肋骨及肩胛骨也常受累。

(2)突眼：约占1/3。

(3)尿崩症：约1/2病儿发生尿崩，可伴有生长发育障碍（垂体受浸润或蝶鞍破坏压迫所致），但生长发育障碍者少见。

(4)其他：棕红色斑丘疹（>50%），黄色瘤（25%）或出血、脂溢性或湿疹样皮疹，可有呼吸道症状和中耳炎，发热、贫血及肝脾、淋巴结大比勒-雪病轻。约1/3病例有典型三联征，颅骨缺损加突眼为18.2%，颅骨缺损或突眼伴尿崩各占9.1%，单颅骨缺损或尿崩症者分别为29.1%和0.9%。

2.实验室检查

(1)轻度贫血，骨髓涂片可见泡沫细胞。

(2)皮疹或淋巴结活检，或颅骨缺损处穿刺涂片可见大量泡沫细胞及多量嗜酸性粒细胞。

(3)骨骼及肺部X线表现与勒-雪病基本相似。本症骨骼改变常见，肺泡渗出浸润和间质浸润约占44%。

(三)骨嗜酸性肉芽肿

骨嗜酸性肉芽肿是一种良性的骨组织内局限性成熟的组织细胞增生伴大量嗜酸性粒细胞浸润性疾病，可转变为韩-薛-柯病。多见于2~7岁和青少年，男女比为3.3：1。本病预后良好，90%~95%可治愈，单个病灶可自发缓解。临床特点：①任何骨骼均可受累，但以颅骨、四肢骨、脊椎及骨盆最常见。病灶多为单发，也可多发，患者仅骨受累部位疼痛、肿胀及压痛，椎骨受累出现脊髓压迫症，可发生病理性骨折。多无全身症状仅有低热。不少患儿在偶然体检等的情况下或出现病理性骨折时才被发现。唯有脊椎病变的患儿，特别是发生椎弓破坏者，常伴有神经压迫症状，如肢体麻木、疼痛、无力及瘫痪，甚至大小便失禁成为疾病的主诉而就医。但脊椎病变时容易漏诊，应全面检查骨骼的变化。②多发性病灶，常伴发热、畏食及体重减轻等，与韩-薛-柯病相似。偶有肺嗜酸性肉芽肿。③X线检查可见圆形地图样骨缺损。

新的分型：①Ⅰ型，骨骼或软组织的单部位损害，不表现器官功能异常者；②Ⅱ型，骨骼或软组织多部位（≥2个部位）损害，不表现器官功能异常者，可合并眼、耳或脊柱病变，或仅为皮肤多部位损害或有全身发热、体重减轻及生长发育落后等；③Ⅲ型，有器官功能异常者，包括肝、肺功能异常或血细胞减少。

四、诊断

LCH诊断需要临床症状、X线检查和病理检查三方资料互相参照，病理学检查是确诊的依据。有条件应活检送电镜找含Birbeck颗粒的LC。

1987年国际组织细胞协会的"朗格汉斯细胞组织细胞增生症病理诊断标准"为本病分为

三级诊断。①确诊:透射电镜在组织细胞内发现 Birbeck 颗粒或细胞表面 CD1a 抗原阳性。②临床病理诊断:病变组织在电镜下具组织细胞特点,且细胞具下述两种或以上特征:APT 酶染色阳性;S-100 蛋白阳性;a-D 甘露糖酶阳性及病变细胞与花生凝集素特殊结合。③拟诊(临床诊断):指常规病理检查发现组织细胞浸润。

2009 年 4 月国际组织细胞协会发布了"朗格汉斯细胞组织细胞增生症评估与治疗指南",2009 指南认为,朗格素(langerin,CD207)表达阳性可以代表 Birbeck 颗粒。因此新版指南规定,上述两者具备其中一项者可确诊。只有在颈椎的扁平椎或齿状突孤立受累的 LCH 患者,由于活检的风险大于组织诊断的需要,可以将 Birbeck 颗粒作为必需项目。

(一)2009 年指南的诊断标准

(1)初诊:病理检查光镜见典型的 LCH 细胞。

(2)诊断:在光镜的初诊基础上,以下 4 项中≥2 项指标阳性。①APT 酶染色阳性;②CD31/S-100 蛋白阳性;③a-D 甘露糖酶阳性;④花生凝集素受体阳性。

(3)确诊:在光镜检查的基础上,以下 3 项中≥1 项指标阳性。①朗格素阳性;②CD1a 抗原(T6)阳性;③电镜检查发现 Birbeck 颗粒。

(二)国内诊断标准

1.临床表现可具备下列一种或多种症状或体征

(1)发热:热型不规则,可呈周期性或持续高热。

(2)皮疹:主要分布于躯干、头皮和发际。起初为淡红色丘疹,继呈出血性或湿疹样皮脂溢出样皮疹,继而结痂。脱痂后留有白斑。

(3)齿龈肿胀、牙齿松动,或突眼,或流脓,或多饮多尿。

(4)呼吸道症状:咳嗽,重者喘憋、发绀,但肺部体征不明显,呼吸道症状可反复出现。

(5)肝、脾大及淋巴结肿大,或有贫血。

(6)骨损害:颅骨、四肢骨、脊椎骨及骨盆骨可有缺损区。

2.X 线检查

(1)骨骼:长骨和扁平骨皆可发生破坏,病变特征为溶骨性骨质破坏。扁平骨病灶为虫蚀样至巨大缺损,颅骨巨大缺损可呈地图样。脊椎多为椎体破坏,呈扁平椎,但椎间隙不变窄。长骨多为囊状缺损,无死骨形成。

(2)胸部 X 线:肺部可有弥漫的网状或点网状阴影,尚可见局限或颗粒状阴影,需与粟粒型结核鉴别,严重病例可见肺气肿或蜂窝状囊肿、纵隔气肿、气胸或皮下气肿。

3.实验室检查

(1)血常规:无特异性改变,以不同程度贫血较多见,多为正细胞正色素性。重症患者可见血小板降低。

(2)常规免疫检查大都正常,T 抑制细胞及 T 辅助细胞都可减少,可有淋巴细胞转化功能降低,T 淋巴细胞缺乏组胺 H_2 受体。

(3)病理活检或皮肤印片:病理活检是本病的诊断依据,可做皮疹、淋巴结或病灶局部穿刺物或刮除物病理检查。病理学特点是有分化较好的组织细胞增生,此外可见到泡沫样细胞、嗜酸性粒细胞、淋巴细胞、浆细胞和多核巨细胞。不同类型可由不同细胞组成,严重者可致原有组织破坏,但见不到分化较差的恶性组织细胞。慢性病变中可见大量含有多脂质性的组织细胞和嗜酸细胞,形成嗜酸细胞肉芽肿,增生中心可有出血和坏死。

凡符合以上临床、实验室和X线特点,并经普通病理检查结果证实,即可初步诊断。确诊条件:除上述临床、实验室和普通病理结果外,尚需进行免疫组化检查,如S-100蛋白阳性,特别是电镜检查Birbeck颗粒。

五、治疗前评估

LCH是一组疾病的总称,所囊括的各类疾病临床表现和预后差别较大。明确的临床分级和个体化治疗是提高疗效和患者生活质量的关键。1997年WHO将其分为局限性、全身性、惰性、进展性LCH以及LC肉瘤。2009年国际组织细胞协会关于"朗格汉斯组织细胞增生症的评估"的指南中对治疗前的评估增加了组织病理学和影像学的内容,使器官受累的标准更加科学、客观和全面。该指南的评估如下。

(一)"危患者解释操作方法,患者签署险器官"受累的标准

1.造血功能受累(伴或不伴骨髓侵犯)

符合以下≥2项。①贫血:血红蛋白<100 g/L,婴儿<90 g/L(非缺铁等引起)。②白细胞减少:白细胞<$4×10^9$/L。③血小板减少:血小板<$100×10^9$/L。骨髓侵犯的定义是在骨髓涂片上证实有CD1a阳性细胞。

2.脾脏受累

脾脏在锁骨中线肋缘下>2 cm。

3.肝脏受累

符合以下≥1项:①肝脏在锁骨中线肋缘下>3 cm。②肝功能不良:血浆蛋白<55 g/L,清蛋白<25 g/L,不是由于其他原因所致。③LCH的组织病理学诊断。

4.肺受累

符合以下≥1项:①肺的高分辨CT(HRCT)的典型表现;②LCH的组织病理学/细胞学诊断。

(二)特殊部位受累

压迫脊髓的颈椎导致扁平椎及齿状突受累,伴有脊髓内软组织受压及病变位于重要功能区。由于疾病进展和局部治疗障碍可对患者构成中度危险。

(三)颅面骨受累

眼眶、颞骨、乳突、蝶骨、颧骨及筛骨损害,或上颌窦或鼻旁窦,或颅窝损害,伴有颅内软组织受压。

(四)眼受累

眼球突出,突眼或眼眶损害,颧骨或蝶骨损害。

(五)耳受累

外耳炎、中耳炎、耳漏或颞骨、乳突或岩部损害。

(六)口腔受累

口腔黏膜、牙龈、腭骨、上颌骨及下颌骨损害。

(七)可危及中枢神经系统(CNS)的损害

长期的颅骨受累(不包括穹隆受累),可使患者易患尿崩症。在多系统LCH患者,有颅面部,尤其是耳、眼、口受累者,在病程中易发生尿崩症。

该指南根据上述器官受累的标准,进一步对病情进行临床分类,以指导治疗。与1987年相

比,不再考虑年龄因素,而以考虑脏器与系统受累为主,具体如下。

(1)单系统LCH(SS-LCH)有1个脏器/系统受累(单病灶或多病灶):①单病灶或多病灶(>1个)骨骼受累;②皮肤受累;③淋巴结受累(不是其他LCH引流淋巴结);④肺受累;⑤下丘脑-垂体/CNS受累;⑥其他(甲状腺及胸腺等)。

(2)多系统LCH(MS-LCH)有≥2个脏器/系统受累,伴有或不伴有"危险器官"受累。

(3)下列定位及病变程度分类是全身治疗的指针:①SS-LCH伴有可危及CNS的损害;②SS-LCH伴有多病灶骨骼损害(MFB);③SS-LCH伴有特别部位损害;④MS-LCH伴/不伴危险器官的损害。

六、鉴别诊断

本症应与某些骨骼、淋巴和皮肤器官的疾病以及其他组织细胞增多症相鉴别。

(一)骨骼疾病

上述骨骼的不规则破坏、软组织肿胀、硬化和骨膜反应同样常见于骨髓炎、尤文肉瘤、成骨细胞肉瘤、神经母细胞瘤骨转移、颅骨的表皮样瘤及纤维发育不良等。颅骨的溶骨性损害、突眼以及上眼睑瘀斑往往是神经母细胞瘤的早期表现。

(二)淋巴网状系统

肝脾大和淋巴结肿大,特别是颈淋巴结肿大提示弥散性肉芽肿病,如结核及组织胞浆菌病等。

(三)皮肤病

本症的皮肤改变与脂溢性皮炎、特应性湿疹、脓皮病、血小板减少性紫癜或血管炎等鉴别。皮肤念珠菌感染可能与本病的鳞屑样和色素脱失为其特点,皮疹压片可见成熟组织细胞。

七、预后

总体预后良好,经正规治疗的患儿,治愈率达80%。但预后取决于危险脏器受累的数目及对诱导治疗反应,年龄小于2岁不是决定预后的关键因素。危险脏器受累且对诱导治疗反应差的患者仅20%治愈,对这类患者采取造血干细胞移植术可提高治愈率。

八、治疗

朗格汉斯细胞组织细胞增生症病情轻重悬殊,预后差异大,有不经治疗自愈的报道,但多系统受累的LCH病死率高。因此,综合考虑各种危险因素,采取个体化治疗非常重要。治疗方案需结合临床分型及分级而定。

(一)单系统病变

多数预后良好,局灶性骨骼病变可单纯病灶刮除,无须全身化疗。对承重部位骨骼病灶可病灶内注射皮质激素,甲基泼尼松龙每次75~750 mg。多发的骨骼损害可短期全身使用皮质激素治疗。如病灶在眼眶骨影响视神经以及在脊椎骨影响脊神经,皮质激素注射难以进行且术后易复发或承重的部位,也可使用低剂量放疗。对淋巴结受累者,除单纯切除外,应短期全身皮质激素治疗。皮肤病变范围较广泛者可使用,皮质激素如泼尼松1~2 mg/(kg·d)病情控制后改为清晨顿服3~4周逐渐减量维持2~3个月停药观察。也可予VP方案:长春新碱1~2 mg/(m²·w)×4周,泼尼松1~2 mg/(kg·d)×28天。疾病控制后每月1次VP方案,3~

4个月停药。

(二)放疗

适用于孤立的骨骼病变,尤以手术刮除困难的部位如眼眶周围、颌骨、乳突或负重后易发生骨折和神经损伤的脊椎等部位,以及早期的垂体病变。一般照射量为 $5\sim8$ Gy(500～800 cGy),照射后 $3\sim4$ 个月骨骼缺损即可恢复。一般认为,尿崩症出现时间较久(如 6 个月以上),放疗大多无效。皮肤病变对放疗亦不敏感。

(三)化疗

在 2009 年指南中,反映了 LCH-Ⅰ、LCH-S-98、LCH-Ⅱ、LCH-Ⅲ及 DAL-HX83/90 临床研究的结果。该指南强调:①与总疗程 6 个月的化疗相比,总疗程 12 个月的化疗可减少疾病的复发率;②在 MS-LCH 患者,不论是否有"危险器官"受累,如诱导方案 6 周治疗有效,则有很好的长期存活率;③VBL＋泼尼松的诱导方案已被证实有效,并且不良反应少,因此作为所有 MS-LCH 患者的初治疗法;④如果 MS-LCH 有"危险器官"受累者应用诱导方案 6 周无效,则预后较差,需要第 2 个疗程的早期强化治疗;⑤SS-LCH 伴有多病灶骨骼损害、特殊部位损害及可危及 CNS 的损害者,治疗后的预后好,但有 30%～50%的复发率。这些患者有 40%的可能发生尿崩症或其他内分泌疾病以及实质性脑病。在基底核和小脑发生实质性脑病有很大危险性。对这些患者的治疗目的是防止再发、尿崩症和永久性不良结局。

九、治疗方案

以下介绍几种国外的化疗方案供参考。

(一)2009 年国际组织细胞协会推荐方案

1.一线化疗

(1)诱导缓解:VP 方案:泼尼松 40 mg/(m²·d),口服 28 天(4 周),第 5 周(第 29 天)起减半量为 20 mg/(m²·d),7 天后再减半量为 10 mg/(m²·d),1 周后(第 36 天)停药。VBL 每次 6 mg/m²,静脉注射,每周 1 次,共 6 次(第 1、8、15、22、29、36 天)。

上述治疗评估:①无危险器官受累者,对 VP 方案"中度反应者"。②有危险器官受累对治疗有较好反应者;继用上述方案 6 周(第 43 天开始)。患者 6～12 周达 CR(或 NAD)者进入维持治疗。

(2)维持治疗:VP＋6-MP 方案:泼尼松口服每周 5 天,剂量同上;VBL(剂量同上)每 3 周 1 次(第 7～52 周或第 13～52 周);6-MP 50 mg/(m²·d),口服至第 12 个月末(疗程结束)。

(3)解救治疗。适应证:①初诊危险器官受累;②上述初次 6 周诱导治疗后危险器官受累无改善者;③VP 方案第 2 个疗程结束后仍有危险器官受累无改善者;④无危险器官受累但 VP 方案第 2 个疗程后无改善者。均进入非危险 LCH 的二线治疗方案。

SS-LCH 组:①伴危及 CNS 损害或多病灶骨损害(MFB)或特别部位损害者,应用 6 周 VP 方案,然后进入无 6-MP 的上述维持方案,总疗程 12 个月;②不伴危险器官受累者可进行局部手术治疗,如病情进展则全身化疗。

2.二线(解救方案)化疗

(1)危险 LCH 组:①难治性(正规治疗无效);②复发伴有危险器官受累的 MS-LCH;③伴有造血功能低下的 MS-LCH。

2-CDA＋Ara-C 方案:Ara-C 1 000 mg/(m²·d),静脉滴注 2 小时,连用 5 天;2-CDA

9 mg/(m²·d),静脉滴注(Ara-C 滴完后)。每 4 周应用 1 个疗程,少用 2 个疗程。

RIC-HSCT:预处理方案:福达拉宾+左旋美法仑+TBI 或抗 CD52 单抗或 ATG。

(2)非危险 LCH 的二线化疗。病灶内注射糖皮质激素,甲基泼尼松龙 75～750 mg/次,局部病灶注射。适于不宜手术刮除的局部病灶。

VAP 方案:泼尼松 40 mg/(m²·d),口服,第 1～4 周,第 5～46 周减半量,以后逐渐减量至疗程结束(12 个月)。VCR+Ara-C 组合:Ara-C 100 mg/(m²·d)×4(第 1～4 天),每天皮下注射;VCR 1.5 mg/(m²·d),静脉注射,第 1 天。以后第 2、5、8、12、17、23 周重复上述 VCR+Ara-C 组合。若达到 NAD 则停用;未达到 NAD 者,则每 6 周 1 次 VCR+Ara-C 组合至 NAD。

(3)2-CDA 单药治疗:2-CDA 5～6.5 mg/(m²·d),静脉注射×3,每 3～4 周重复 1 次为 1 个疗程,可用 2～6 个疗程;或 3 mg/(m²·d),在 5～7 天内渐加量至 13 mg/(m²·d)时再用 5 天,每 3～4 周重复 1 个疗程,可用 1～6 个疗程。2-CDA 的不良反应有感染、发热、胃肠道反应、肝功能损害、骨髓抑制及免疫抑制。

(4)2-脱氧克福霉素(2-deoxycoformycin,2-DCF)单药治疗:2-DCF 每次 4 mg/m²,静脉滴注,每周 1 次共 8 次,然后改为每 2 周 1 次,应用 16～18 个月可达 NAD。不良反应同 2-CDA。

(二)DAL-HX90 **方案**

LCH 的分组。①A 组:仅有骨骼病变的 SS-LCH。②B 组:软组织病变的 SS-LCH 或无骨骼病变,无脏器受损。③C 组:伴脏器(肝、肺及造血系统)受累的 MS-LCH。

1.诱导缓解(A、B 组相同)

VEP 方案:泼尼松 40 mg/(m²·d),分次口服,第 1～28 天,第 29 天起减半量用一周后再减半量,一周后停药。VBL 每次 6 mg/m²,静脉注射,每周 1 次(第 15、22、29、36 天),连用 4 次,或用 VDS 每次 3 mg/m²。VP 16 100 mg/(m²·d),静脉滴注,第 1～5 天;150 mg/(m²·d)于第 15、22、29、36 天。

C 组泼尼松同 A 组;VP16 150 mg/(m²·d),静脉滴注,于第 1、8、15、22、29、36 天共 6 次,同时静脉注射 VBL。

2.维持治疗

A 组:PE 方案。泼尼松(剂量同上)口服,于第 9、12、15、18、24 周,每周连用 5 天,共 5 周;VP16 150 mg/(m²·d),静脉滴注,每周口服泼尼松的第 1 天用,共 5 次。

B/C 组:VEP+6-MP 方案。泼尼松+VP16 同 A 组;6-MP 50 mg/(m²·d),口服,第 6～52 周。

(三)LCH-Ⅲ**方案**

目前国外使用较多的治疗方案为国际组织细胞协会推荐的 LCH-Ⅲ方案,该方案把多系统受累的高危和低危患者进行随机分组,并对单系统多病灶骨骼受累和特殊部位单病灶患者进行前瞻性研究。患者分成 3 组:①高危组,多系统受累且包括 1 个或 1 个以上高危器官受累。②低危组,不含高危器官的多系统受累的患者。③其他组,单系统多灶性骨损害或局部的特殊部位受累如脊柱内扩展或鼻旁、脑膜旁、眼眶周围或乳突区域的受累等,可能导致持续性的软组织肿胀。

1.高危组(多系统受累)

由 1～2 个 6 周的初始治疗和维持治疗组成,总疗程 12 个月。

(1)A 方案。①VP 方案:泼尼松 40 mg/(m²·d),分 3 次口服,持续 4 周,5～6 周逐渐减停;1～6 周的每周第一天静脉注射长春碱(VBL)6 mg/(m²·d)。如经过 6 周的初始治疗,疾病仍进展,可再予 6 周的初始治疗,泼尼松 40 mg/(m²·d),分 3 次口服,每周 3 天连续 6 周;7~12 周的每周第一天静脉注射 VBL 6 mg/(m²·d)。②维持治疗:根据病情于第 7 或第 13 周开始 VP-M 方案。6 MP 50 mg/(m²·d),口服直至 12 个疗程结束;泼尼松 40 mg/(m²·d),分 3 次口服,每 3 周连用 5 天,直至疗程结束;每 3 周的第一天静脉注射 VBL 6 mg/(m²·d),直至疗程结束。

(2)B 方案。①VP-MTX 方案:泼尼松 40 mg/(m²·d),分 3 次口服,持续 4 周,5~6 周逐渐减停;1~6 周的每周第一天静脉注射 VBL 每次 6 mg/m²。第 1、3、5 周的第 1 天在静脉注射 VBL 后用 MTX 每次 500 mg/m²,1/10 量半小时静脉快速滴注,其余 9/10 量 23.5 小时静脉维持,同时予 2 000 mL/m² 液体水化,并于 MTX 结束后 24 小时和 30 小时予 CF 每次 12 mg/m² 解救 2 次。如经过 6 周的初始治疗,疾病仍进展,可再予 6 周的初始治疗,泼尼松 40 mg/(m²·d),分 3 次口服,每周 3 天连续 6 周;7~12 周的每周第一天静脉注射 VBL 6 mg/(m²·d)。第 7、9、11 周的第 1 天在静脉注射 VBL 后用 MTX 每次 500 mg/m²,用法同上。②维持治疗:VP+MTX 方案:VP 用法同 A 方案维持,MTX 每次 20 mg/m²,每周 1 次口服直至疗程结束。

2.低危组

由 1~2 个 6 周的初始治疗和维持治疗组成,总疗程 6 个月或 12 个月。

(1)VP 方案:泼尼松 40 mg/(m²·d),分 3 次口服,持续 4 周,5~6 周逐渐减停;1~6 周的每周第一天静脉注射 VBL 每次 6 mg/m²。如经过 6 周的初始治疗,疾病仍进展,可再予 6 周的初始治疗,泼尼松 40 mg/(m²·d),分 3 次口服,每周 3 天连续 6 周;7~12 周的每周第一天静脉注射 VBL 每次 6 mg/m²。

(2)维持治疗:根据病情于第 7 或第 13 周开始 VP 方案。泼尼松 40 mg/(m²·d),分 3 次口服,每 3 周连用 5 天,直至疗程结束;每 3 周的第一天静脉注射 VBL 每次 6 mg/m²,直至疗程结束。

3.多发性骨病和特殊部位组

6 周的诱导治疗,第 2 个疗程的诱导治疗仅给予疾病进展的患者,总疗程 6 个月。

(1)VP 方案:泼尼松 40 mg/(m²·d),分 3 次口服,持续 4 周,5~6 周逐渐减停;1~6 周的每周第一天静脉注射 VBL 每次 6 mg/m²。

(2)维持治疗:根据病情于第 7 或第 13 周开始 VP 方案。泼尼松 40 mg/(m²·d),分 3 次口服,每 3 周连用 5 天,直至疗程结束;每 3 周的第一天静脉注射 VBL 每次 6 mg/m²,直至疗程结束。

(四)日本 LCH Study Group-2002(JLSG-2002)方案

将患者分为单个系统损害组和多系统损害组,采用该方案治疗,5 年两组反应好的患者分别为 96% 和 78%,5 年 OS 两组分别为 100% 和 94%。

国内有应用胸腺素、IFN-α 或 IFN-γ、环孢素 A 等免疫制剂对调节免疫功能、减少化疗的远期不良反应有一定效果。可选用以下制剂,在化疗期间应用。

1.胸腺素

5 mg/d,肌内注射,连用 30 天,有效可改为每周 2~3 次,连用 6 个月。

2.环孢素 A(CS-A)

3~6 mg/(kg·d),分 2 次,连用 6~12 个月。或与胸腺素连用。

3.a-Interferon

100~150 万单位/天,肌内注射,连用 10 周,以后每周 3 天,共 14 个月。

2009 年国际组织细胞协会指南推荐的支持治疗包括以下几点。①预防卡氏肺孢子虫:口服磺胺甲基异噁唑。②输注红细胞与血小板：为预防移植物抗属主病,输注放射线照射过的血制品。输注 CMV 阴性的血制品。③集落刺激因子：中性粒细胞减少时可应用粒细胞集落刺激因子(G-CSF)。由于朗格汉斯细胞属于单核-巨噬细胞系统,指南明确指出,不推荐使用粒-单细胞集落刺激因子(GM-CSF)。

十、疗效评定标准

(一)疾病状态定义

(1)非活动性疾病(NAD)：无疾病证据,所有症状和体征消失。

(2)活动性疾病(AD)。①疾病消退：症状和体征消退,无新损害出现。②疾病稳定：症状或体征持续存在,无新损害出现。③疾病进展：症状和体征有进展,或有新损害出现(孤立骨损害的患者,疾病进展表示出现新的骨病灶或其他器官病灶)。

(二)治疗反应标准

(1)较好反应：①完全消失,达到上述 NAD。②消退：达到上述 AD 的疾病消退。

(2)中度反应。①混合反应：1 个部位有新损害,另一个部位损害消失。②稳定：达到上述 AD 的疾病稳定。

(3)恶化反应：达到上述 AD 的疾病进展。

十一、随访

2009 指南推荐在治疗结束后 5 年内,每 6 个月进行体检,测量身高、体重及青春期发育；第 1 年每 3 个月进行的实验室检测包括血常规、红细胞沉降率、肝肾功能及尿渗透压,第 2～5 年每年检查 1 次。对疑有新的病灶或复发的患者进行骨骼影像学检查。对有耳或乳突受累病史的患者,第 1、5 年进行相应的听力检查。对有肺受累的患者,第 1 年每 6 个月进行 HR-CT 和肺功能检查。有肝功能受累的患者,第 1 年每 6 个月行 B 超检查,第 2～5 年每年检查 1 次。对有尿崩症、其他内分泌病变及可危及 CNS 的损害者,在第 1 年、以后 5 年内每 2 年 1 次头颅 MRI 检查。对有 CNS 受累者,在第 1 年,以后 5 年内每 2 年 1 次进行神经心理学测定。

(师燕飞)

第七章 肉芽肿性疾病

第一节 浆细胞肉芽肿

浆细胞肉芽肿是炎性假瘤的一种,是一种炎症性肉芽肿。

一、病因及病理

浆细胞肉芽肿发生原因不明,伴有明显感染症状的也有,但更多的是没有明显的临床炎症表现。考虑是浸润的浆细胞,淋巴细胞和组织细胞在炎症过程中有免疫反应与炎症的修复而形成的。以前根据瘤内所含细胞的种类及多少不同而又称为组织细胞瘤、黄色瘤、纤维黄色瘤和浆细胞瘤等。

二、临床表现

从一学者收集的181例看,发病年龄1～73岁,平均29.5岁,比恶性肿瘤年轻,男女各半。日本64例的发病年龄是5～71岁,平均40.2岁,男性45例,女性19例,男性明显的多。在肺的发生部位,左右没有明显差别。其症状有咳嗽、咳痰、发热、胸痛和咯血等,约半数病例有这些症状。另半数没有症状,多为体检发现。

胸片表现为边缘清晰的单发性均匀球状阴影的多,但也有与恶性肿块相似的毛刺和胸膜牵引征的,也有呈浸润样影的。肿块内也有钙化或空洞的。尚未见有胸腔积液报告的。

少见的也有,有学者报告1例11个月间发展为2 cm大小肿块。还有报告,6个月间迅速长大且有血痰的,呈浸润影及广泛的病例,在部分切除后1个月或5年自然消退的也有。

三、实验室检查

血白细胞上升、红细胞沉降率升高。CRP阳性的病例只是少数。从免疫学检查看,淋巴细胞亚群、PHA幼化率、NK活性均无异常,只见IL-2水平低。

四、诊断

经支气管肺活检往往因标本小,难以诊断。因此,常需要开胸肺活检或胸腔镜下活检才行。

五、治疗

(一)轻中度患者
轻中度患者单独口服免疫抑制剂,首选烷化剂。

1. 苯丁酸氮芥(瘤可宁)

苯丁酸氮芥(瘤可宁)对淋巴细胞有较高的选择性抑制作用,口服 3~6 mg/d,早饭前 1 小时或晚饭后 2 小时服用,持续至出现疗效后 1 周开始减量,这一过程需要 1~3 个月,总量为 350~500 mg。

2. 硫唑嘌呤

硫唑嘌呤通常不作为首选用药,患者不能耐受苯丁酸氮芥或者单纯肾上腺皮质激素不能控制病情时应用。口服 1~4 mg/(kg·d),连用 1~3 个月后改为维持量 0.5~2 mg/(kg·d)。

(二)中重度患者
中重度患者需要免疫抑制剂和肾上腺皮质激素联合应用。

1. 环磷酰胺

口服 1~2 mg/(kg·d),应用 3~6 个月。病情缓解后仍应维持治疗满 1 年,剂量递减,每 2~3 个月减 25 mg。

2. 肾上腺皮质激素

泼尼松口服 1~2 mg/(kg·d),见效后逐渐减量,至 6 个月时减至 10 mg/d。

3. 维持治疗

维持治疗对环磷酰胺不能耐受的患者维持治疗可以改为硫唑嘌呤 2 mg/(kg·d)和泼尼松 5~10 mg/d 联合应用,疗程 6~12 个月。

六、预后

尚未见恶性变的报告。

(孙丽丽)

第二节　肺嗜酸性肉芽肿

肺嗜酸性肉芽肿又称之为原发性肺组织细胞增多症 X。如同时有骨病变或发展过程中出现骨病变,则不应列入原发性。故原发性肺组织细胞增多症 X 是指局限于肺部的病变,多发生在 20~40 岁,为成人型。

一、病因

此病的病因不明,但可能与下列因素有关,在诊断上要给予注意。研究认为,约有 93.4% 患者吸烟,因此认为该病与吸烟关系密切;此外可能与感染、免疫反应有关。

二、病理

病肺大体标本可见不规则结节播散于肺的周边,呈灰白色或黄色,直径<20 mm,结节剖面有空腔形成。

显微镜下肺组织随病变程度而异。早期肉芽肿为细胞性,以组织细胞、巨噬细胞、嗜酸细胞和淋巴细胞,沿肺泡间隔浸润蔓延,呈星状肉芽肿,主要局限在支气管周围,管壁增厚;进而因闭塞性细支气管炎导致开放性的支气管显著减少。肺泡腔内亦填充了大量的组织细胞,巨噬细胞和淋巴细胞,类似脱屑性间质肺炎的表现。其中,具有诊断特征的细胞是含有细致皱褶或锯齿状核仁的嗜酸性胞质的细胞。

肺血管呈不同程度的肉芽肿反应,轻者仅表现为少量的内膜增殖,严重明显的病灶浸润,可引起小动静脉闭塞,使开放的血管腔广泛丢失,肺组织坏死,囊性改变,继而发生肺心病。

肺嗜酸性肉芽肿的炎症和纤维化的不同时期,均可出现大量的星状结节,纤维化牵缩引起的肺气肿和蜂窝肿,星状瘢痕具有诊断意义。

电镜可见组织细胞呈网球拍样的 X 小体,X 小体并非肺嗜酸性肉芽肿的特异表现。但是,结合临床症状与病理特征的综合分析,有助于嗜酸性肉芽肿的诊断。

三、临床表现

本病好发于 20~40 岁年龄的人,男性多于女性(男:女为 5:1)。但也有老年人原发性肺组织细胞增多症 X 的报告。常见的胸部症状为:咳嗽、咳脓性痰和气急,可伴有咯血,14%的患者可发生自发性气胸。晚期有呼吸困难、发绀、肺动脉高压、肺心病体征,偶有杵状指、全身症状有发热、消瘦和乏力等。

四、诊断

(一)X 射线改变

X 射线改变典型表现为两肺弥漫分布的网状阴影(82%),结节阴影(76%),空腔阴影(55%)。早期在炎症细胞浸润期可表现绒毛状阴影;中期两肺弥漫性结节性或网状结节性阴影,病变以两肺的上、中野为明显,两侧肋膈角很少受累,病变可以一侧肺或双肺。晚期两肺呈粗大的条索状阴影,有明显的囊泡形成,最后变为"蜂窝肺",偶尔表现为肺不张,伴有空洞的结节或肿块,可并发胸腔积液或肺门淋巴结肿大。

(二)CT 及高分辨 CT

CT 片比 X 射线片更能显示空腔及小结节阴影,而其为肺嗜酸性肉芽肿主要及特征性表现,具有较大的诊断价值。高分辨 CT 的结果还反映了组织病理学改变,肺组织细胞增多病 X 的特征是不同病变期的囊性和结节性改变同时存在,与平片相比,高分辨 CT 能证实 5 mm 以下的结节更有价值,胸片因叠加效应呈现网状结节或气肿样改变,而高分辨 CT 呈现囊状阴影。

(三)肺功能

病变早期,肺容量缩小,弥散功能降低,肺顺应性降低。晚期病变,囊性纤维化,蜂窝肺发生,可出现阻塞性通气功能障碍。

五、鉴别诊断

（一）肺结节病

本病应首先与具有弥漫性结节类型的肺结节病相鉴别，其相似处较多，两者的呼吸道症状与全身症状都十分轻微或无症状，往往于体格检查拍 X 射线胸片时发现，发展比较缓慢，早期两者都有自行缓解或痊愈的可能。两者虽为弥漫性阴影，但肺体积都不缩小。本病胸部 X 射线阴影分布较均匀，结节病以中上肺病变明显，且绝大多数伴两侧对称性肺门淋巴结肿大，其他脏器常同时受累。实验室检查有血清蛋白、球蛋白倒置、γ球蛋白升高、血管紧张素转换酶阳性，如有皮肤和浅表淋巴结受累，活检即可诊断。而前者病变局限于肺部，没有阳性实验结果，必须依靠支气管肺泡灌洗或肺活检才能确诊。

（二）特发性肺间质纤维化

虽然两者都为局限性肺部病变，但临床症状与预后迥然不同。两者虽有弥漫性阴影，但前者早期为小点，片状阴影混杂，分布比较均匀，纤维化程度较轻，肺体积无明显缩小，而特发性肺间质纤维化阴影首先出现在中下肺野外带，病变集中在中下肺，使下肺缩小，肺门下降并向纵隔靠拢，病变持续加重，晚期形成蜂窝肺，肺体积明显缩小，膈肌上抬。此外，临床症状亦有巨大差别，前者症状轻微，有自愈倾向；而后者持续恶化，自起病早期即出现进行性加重的运动性呼吸困难，可出现杵状指，肺部常听到细撕裂音。皮质激素虽有一定疗效，亦多限于临床症状的好转，两者实验室检查皆无阳性改变，故诊断都依靠肺活检。

（三）慢性外源性过敏性肺泡炎

慢性外源性过敏性肺泡炎是由于长期小量有机尘埃的吸入刺激所引起，此病往往仅有轻微咳嗽，于劳动后出现轻微的呼吸困难，少数无呼吸道症状，并无急性期的典型症状，脱离接触尘埃抗原后，于数月内呼吸道症状逐渐消退，因此常不引起患者重视，胸部 X 射线检查可见散在的弥漫性结节阴影，分布较均匀，两者有不少相似之处，但后者必须有长期接触变应原的历史，再次接触病情可复发。

（四）弥漫性肺泡细胞癌

此病早期症状很轻微，随病情发展出现咳嗽、呼吸困难，并逐渐加重不能缓解，少数患者咳大量白色泡沫痰，每天多达 200 mL。胸部 X 射线阴影早期可发生在一侧肺，然后逐渐向对侧发展。而原发性肺组织细胞增多症 X 射线开始即为对称性阴影，其 X 射线阴影虽增多，而呼吸道症状仍十分轻微。肺泡细胞癌痰中可找到癌细胞，两者均可通过肺泡灌洗找到癌细胞或组织细胞（X 细胞），必要时需经肺活检。

六、治疗

本病治疗较好的药物为皮质激素，早期应用可取得良好的效果。泼尼松常规用量基本与特发性肺间质纤维化相似，开始 30 mg/d，可以顿服，或分 3 次口服。视病情及 X 射线阴影吸收的情况，可逐渐减量，其维持量在 7.5 mg/d 左右，疗程 1～2 年。通过治疗，特别早期病变，应用激素后，可促使肺部病变吸收，防止肺间质纤维化。但病变的中、晚期疗效并不理想。对激素治疗无效后，应用青霉胺可使部分患者呼吸功能及其症状得以改善。雷公藤有抗炎及免疫抑制作用，部分患者也可应用。胸腺浸出液对伴免疫功能低下者有效。在疾病进展期也有部分患者应用细胞毒药物，如环磷酰胺、苯丁酸氮芥。局部病灶放疗可延缓病情。

此病多数预后良好,其中有部分患者不经任何治疗即能自行缓解。经过治疗部分患者可获得痊愈,部分患者可吸收好转,治疗可防止病情继续恶化。也有部分患者逐渐向弥漫性肺间质纤维化发展致呼吸衰竭,最后死于呼吸衰竭。

(姚心怡)

第三节 Wegener 肉芽肿

Wegener 肉芽肿(Wegener granulomatosis,WG)是一种原因不明、累及全身多个系统的坏死性、肉芽肿性血管炎,属自身免疫性疾病,主要侵犯上、下呼吸道和肾脏。WG 通常以鼻黏膜和肺组织的局灶性肉芽肿性炎症为开始,继而进展为血管的弥漫性坏死性肉芽肿性炎症。临床常表现为鼻和鼻窦炎、肺部病变和进行性肾衰竭。可累及关节、眼、皮肤,亦可侵及眼、心脏、神经系统及耳等。WG 分为局限型和危重型,局限型常见,病变只限于上、下呼吸道,预后好。但实际上许多患者在其疾病过程中,终将累及到肾脏。危重型可表现为系统性血管炎,肾组织病理呈坏死性新月体肾小球肾炎,肺毛细血管炎及其伴随的临床综合征,多因急性肾衰竭而死亡。

一、流行病学

该病从儿童到老年人均可发病,年龄范围 5~91 岁,但 30~50 岁是本病的高发年龄,平均年龄为 41 岁。男性略多于女性,男女比例约 1.6∶1.0。平均发病率为 0.4/10 万,未经治疗的 WG 病死率高达 90% 以上,经激素和免疫抑制剂治疗后,WG 的预后明显改善。

二、病因

WG 病因至今未明,目前认为 WG 的发病可能与下列因素有关。

(一)遗传因素

有研究表明 WG 患者人类白细胞抗原(HLA)-B50 和 B55,以及 DR1、DR2、DR4、DR8、DR9 和 DQ7 表达的频率明显增加,而 HLA-DR3、DR6、DR13 和 DRB1-13 表达的频率减少。遗传因素可能与 WG 有一定关系。

(二)感染因素

有学者发现,63% 的 WG 患者鼻腔内长期携带金黄色葡萄球菌,而且携带金黄色葡萄球菌的患者 WG 复发率明显高于鼻腔金黄色葡萄球菌阴性的患者。但由于不能直接在病变部位找到病原体,认为感染因素在 WG 发病中的作用不是直接病因,可能是 WG 发病的促发因素。

(三)免疫因素

多数 WG 患者的自身免疫抗体中抗中性粒细胞胞质抗体(ANCA)阳性,且糖皮质激素和细胞毒性药物等免疫抑制剂治疗有效,因而认为该病的发生与免疫功能紊乱有关。

三、发病机制

WG 可能的发病机制如下:感染或其他原因等因素激活淋巴细胞释放淋巴因子,如肿瘤坏死因子(TNF)、IL-1、IL-2、IL-8 和干扰素(IFN)等,淋巴因子作用于中性粒细胞,使中性粒细胞内的蛋白酶3和髓过氧化物酶(MPO)等转移到细胞表面。

诱导机体产生抗体(ANCA)的机制如下。

(1) ANCA活化中性粒细胞,使后者释放蛋白酶3和MPO及其他氧自由基。蛋白酶3能降解细胞外基质蛋白,如弹性蛋白、纤连蛋白、Ⅵ型胶原、层连蛋白等;MPO可以催化过氧化氢(H_2O_2),产生超氧阴离子。上述过程循环放大,最终结果是损伤血管内皮,引起血管炎。

(2) 血管内皮细胞在特定条件下,也可合成蛋白酶3,ANCA直接与内皮细胞结合,导致内皮细胞功能失调或溶解。

(3) 活化中性粒细胞表面的抗原蛋白酶3和MPO等带有阳电荷,可吸附于带有阴电荷的血管内皮如肾小球基底膜。ANCA与蛋白酶3结合后,一方面可在肾脏局部形成免疫复合物,激活补体,引起组织损伤;另一方面促进溶酶体酶释放,对细胞本身广泛溶解引起严重而持久的损伤。

(4) ANCA可抑制对活化中性粒细胞释放毒性产物的中和反应,加重细胞损害。

四、病理

典型WG受累器官的基本病理改变有三种:①小、中等口径动静脉的坏死性血管炎;②坏死性肉芽肿;③炎症细胞浸润。炎症细胞以中性粒细胞、淋巴细胞和单核细胞为主,嗜酸性粒细胞较少。炎症细胞浸润最常见,见于所有病例;坏死性血管炎或肉芽肿见于90%~95%的病例。不同的病例中,三种病理改变可以呈现不同组合,即可以表现为其中任两种病理改变或三种病理改变同时存在。

(一) 上呼吸道

病变可以侵犯鼻、鼻旁窦、喉、咽、口腔和耳,眼眶也可受累。病变初期为鼻旁窦黏膜增厚、鼻甲肥大和鼻旁窦软组织增生,随病情发展,可以出现坏死性溃疡和骨质破坏,少数病例鼻中隔穿孔。病理改变可见血管炎、肉芽肿或炎症细胞浸润。

(二) 支气管和肺

病变可以侵犯支气管壁、支气管黏膜,也可以侵犯肺实质。可见WG的三种基本病理改变中两种或三种病理改变同时存在。

(三) 肾脏

肾脏的主要病理变化是局灶性、坏死性和节段性肾小球肾炎,呈急进性、新月体形成肾小球肾炎改变。肉芽肿少见。

五、临床表现

WG可累及多个系统,起病可急可缓,临床表现呈多样性。典型的WG有三联征:上呼吸道、下呼吸道和肾脏病变。

(一) 一般症状

病初症状包括发热、疲劳、抑郁、食欲缺乏、体重下降、关节痛、盗汗、尿色改变和虚弱。其中,发热最常见。

(二) 上呼吸道症状

大部分患者以上呼吸道病变为首发症状。通常表现是持续地流清涕或脓涕,且不断加重。有时有上呼吸道的阻塞和疼痛症状,也可伴有鼻黏膜溃疡和结痂,鼻出血、唾液中带血丝。严重者可出现鼻中隔穿孔,鼻骨破坏,出现鞍鼻。咽鼓管的阻塞能引发中耳炎,导致听力减退或听力丧失。部分患者可因声门下狭窄出现声音嘶哑及呼吸喘鸣。

(三)下呼吸道症状

肺部受累是WG基本特征之一。约50%的患者在起病时即有肺部表现,80%以上的患者将在整个病程中出现肺部病变。

胸闷、气短、咳嗽、咯血以及胸闷、胸痛是最常见的症状,可出现胸腔积液及肺内阴影。约1/3的患者肺部影像学检查有肺内阴影,但无临床症状。严重者可发生弥漫性肺泡出血,出现呼吸困难和呼吸衰竭。查体可有叩诊浊音、呼吸音减低以及湿啰音等体征。

(四)肾脏损害

大部分病例有肾脏病变,出现蛋白尿,红、白细胞及管型尿,严重者伴有高血压和肾病综合征,导致肾衰竭,是WG的重要死因之一。无肾脏受累者称为局限型WG,应警惕部分患者在起病时无肾脏病变,随病情进展可逐渐发展至肾小球肾炎。

(五)眼部受累

眼受累的最高比例可至50%以上,约15%的患者为首发症状。WG可累及眼的任何区域,表现为眼球突出、视神经及眼肌损伤、结膜炎、角膜溃疡、巩膜外层炎、虹膜炎、视网膜血管炎和视力障碍等。

(六)皮肤黏膜表现

多数患者有皮肤黏膜损伤,表现为下肢可触性紫癜、多形红斑、斑疹、瘀点(斑)、丘疹、皮下结节、坏死性溃疡形成以及浅表皮肤糜烂等。皮肤紫癜最为常见。

(七)神经系统表现

很少有WG患者以神经系统病变为首发症状。约1/3的患者在病程中出现神经系统病变。以外周神经病变为常见,多发性单神经炎是主要的病变类型,临床表现为对称性的末梢神经病变。肌电图以及神经传导检查有助于外周神经病变的诊断。少部分患者出现癫痫或精神异常。

(八)关节病变

关节病变在WG中较为常见,发病时约30%的患者有关节病变,约70%患者病程中可有关节受累。多数表现为关节疼痛以及肌痛,1/3的患者可出现对称性或非对称性以及游走性关节炎(可为单关节或多关节的肿胀和疼痛)。

(九)其他

WG也可累及心脏而出现心包炎、心肌炎。胃肠道受累时可出现腹痛、腹泻以及消化道出血;罕见病例以急性胰腺炎为首发症状。尸检时可发现脾脏受损(包括坏死、血管炎以及肉芽肿形成)。泌尿生殖系统(不包括肾脏)如膀胱炎、睾丸炎和附睾炎等受累较少见。

六、实验室和其他检查

(一)影像学检查

上呼吸道影像学检查可见鼻旁窦黏膜增厚、鼻旁窦骨质破坏等改变。胸部影像学表现多种多样,典型的WG表现为两肺多发、大小不等的结节状影,以两下肺多见。肺结节大小多在2~10 cm,多分布在支气管血管周围,结节外缘不规则,有时在结节与肺门之间可见"滋养血管"影、长毛刺征和胸膜牵拉征。约50%的患者可以发现有厚壁空洞,洞壁内缘不规则,极少有液平和钙化。少部分患者可见弥漫性粟粒样表现或弥漫性磨玻璃影。

(二)肺功能检查

因为支气管内膜受累以及瘢痕形成,55%以上的患者在肺功能检测时可出现阻塞性通气功能障碍,另有30%~40%的患者可出现限制性通气功能障碍以及弥散功能障碍。

(三)纤维支气管镜检查

纤维支气管镜检查主要是用于发现气道内病变,包括声门下狭窄和溃疡性气管-支气管炎。由于WG病变分布常为局灶性,而且纤维支气管镜下经支气管肺活检所获组织标本量小,所以肺活检意义有限。

(四)组织活检

活体组织病理检查是诊断WG的主要措施。WG的主要组织学特点是血管炎、肉芽肿和坏死。其典型的血管炎改变为累及小、中动脉的坏死性或肉芽肿型血管炎;有时有血管阻塞或血管腔内血栓形成;少见的表现有小动脉、静脉、毛细血管中性粒细胞浸润和管壁破坏。上呼吸道活体组织病理检查创伤性相对较小,常作为首选,但阳性率较低:具有血管炎和肉芽肿2项病变者21%~23%,具有血管炎、肉芽肿和坏死3项病变者16%。肺活体组织病理检查室诊断WG阳性率较高。纤维支气管镜下经支气管肺活体组织病理检查虽然创伤小,但阳性率仅7%左右;开胸肺活检阳性率可达91%,其缺点是创伤性较大;电视辅助胸腔镜外科肺活检也可获得较高阳性率。肾脏活检主要用于除外其他肾脏疾病。肾脏活检主要病变为80%的患者呈节段性坏死性肾小球炎,仅8%的患者可以发现血管炎改变。皮肤活检可见到三种病理改变,即坏死性血管炎或白细胞碎片性血管炎、坏死性肉芽肿以及肉芽肿性血管炎。

(五)血液检查

少数患者红细胞和血红蛋白降低,白细胞和血小板增多。活动性WG患者可见红细胞沉降率增快、C反应蛋白增高,抗核抗体和类风湿因子阳性。所有这些改变都没有特异性。肾脏受累导致肾功能受损时,血肌酐、尿素氮升高,并可以发生水电解质紊乱和酸碱平衡失调。

(六)尿常规检查

所有WG患者都应进行尿液检查,以期发现肾脏受损情况。肾脏受累时可以有蛋白尿和/或镜下血尿、细胞管型等。

七、诊断

对有典型上、下呼吸道和肾脏受损的"三联征"患者,诊断并不困难。如只有一个或两个部位累及时,常易误诊或漏诊。WG的诊断时间为5~15个月。有报道显示40%的诊断是在不到3个月的时间里得出的,10%可长达5~15年才被确诊。WG早期诊断至关重要。无症状患者可通过血清学检查ANCA以及鼻旁窦和肺脏的影像学检查有助于诊断。皮肤、上呼吸道、肺及肾脏活检可提供诊断依据,病理显示纤维蛋白变性、血管壁有中性粒细胞浸润、局灶性坏死性血管炎,上、下呼吸道有坏死性肉芽肿形成,以及肾脏病理为局灶性、节段性、新月体性、坏死性肾小球肾炎,免疫荧光检测无或很少免疫球蛋白以及补体沉积。必要时,可进行胸腔镜或开胸活检以提供诊断的病理依据。

八、鉴别诊断

WG主要与以下几种疾病鉴别。

(一)显微镜下多血管炎(MPA)

1993年以前将显微镜下多血管炎作为韦格纳肉芽肿的一个亚型,现认为显微镜下多血管炎为一独立的系统性血管炎,是一种主要累及小血管的系统性坏死性血管炎,可侵犯肾脏、皮肤和肺等脏器的小动脉、微动脉、毛细血管和小静脉。常表现为坏死性肾小球肾炎和肺毛细血管炎。累及肾脏时出现蛋白尿、镜下血尿和红细胞管型。ANCA阳性是MPA的重要诊断依据,60%~80%为p-ANCA阳性,胸部X射线检查在早期可发现无特征性肺部浸润影或小片状浸润影,中晚期可出现肺间质纤维化。

(二)变应性肉芽肿性血管炎[Churg-Strauss综合征(CSS)]

变应性肉芽肿性血管炎常有重度哮喘;肺和肺外脏器有中小动脉、静脉炎及坏死性肉芽肿;外周血嗜酸性粒细胞增高。WG与CSS均可累及上呼吸道,但WG常有上呼吸道溃疡,胸片显示肺内有结节、空洞形成,CSS则不多见。WG病灶中很少有嗜酸性粒细胞浸润,周围血嗜酸性粒细胞增高不明显,也无哮喘发作。

(三)淋巴瘤样肉芽肿病

淋巴瘤样肉芽肿病系多形细胞浸润性血管炎和血管中心性坏死性肉芽肿病,病变浸润细胞多为小淋巴细胞、浆细胞、组织细胞等,主要累及肺、皮肤、神经系统及肾间质,不侵犯上呼吸道。

(四)肺出血-肾炎综合征(Goodpasture syndrome)

肺出血-肾炎综合征以肺出血和急进性肾小球肾炎为特征的综合征,常有抗肾小球基底膜抗体阳性,并由此引致弥漫性肺泡出血及肾小球肾炎综合征,临床突出表现为发热、咳嗽、咯血及肾炎改变,一般无其他血管炎征象。常缺乏上呼吸道病变,肾病理可见基底膜有免疫复合物沉积。

(五)复发性多软骨炎

复发性多软骨炎以软骨受累为主要表现,临床表现可有鼻塌陷、听力障碍和气管狭窄等,一般均有耳郭受累,而无鼻旁窦受累。实验检查ANCA阴性,抗Ⅱ型胶原抗体阳性有助诊断。

九、治疗

未经治疗的WG患者的预后很差,90%以上的患者在2年内死亡,死因通常是呼吸衰竭和/或肾衰竭。早期诊断、早期治疗,对预后有明显改善。通常治疗可分为3期,即诱导缓解、维持缓解以及控制复发。循证医学(EBM)显示糖皮质激素+环磷酰胺(CTX)联合治疗有显著疗效,特别是累及肾脏以及具有严重呼吸系统疾病的患者,应作为首选治疗方案。

(一)糖皮质激素

活动期时泼尼松1.0~1.5 mg/(kg·d),用4~6周或病情缓解后减量并以小剂量维持。对严重病例如中枢神经系统血管炎、弥漫性肺泡出血、进行性肾衰竭,可冲击疗法;甲泼尼龙1.0 g/d,3天;第4天改口服泼尼松1.0~1.5 mg/(kg·d),然后根据病情逐渐减量。

(二)免疫抑制剂

1.环磷酰胺

环磷酰胺为首选免疫抑制剂,每天口服CTX 1.5~2 mg/kg,也可用CTX 200 mg,隔天1次。病情平稳时可用1 mg/kg维持。严重病例可给予CTX 1.0 g冲击治疗,每3~4周1次,同时给予每天口服CTX 100 mg。可使用1年或数年,撤药后患者可长期缓解。用药期间注意观察不良反应,如骨髓抑制等。研究显示,CTX能显著改善WG患者的生存期,但不能完全控制肾脏等器官损害的进展。

2.硫唑嘌呤

硫唑嘌呤有抗炎和免疫抑制双重作用,有时可替代CTX。用量为1~4 mg/(kg·d),总量不超过200 mg/d。需根据病情及个体差异而定。用药期间应监测不良反应。

3.甲氨蝶呤(MTX)

MTX一般用量为10~25 mg,1周1次,口服、肌内注射或静脉注射疗效相同,如CTX不能控制可合并使用MTX。

4.环孢素(CsA)

CsA作用机制为抑制IL-2合成,抑制T细胞活化。常用剂量为3~5 mg/(kg·d),但免疫抑制作用也较弱。

(三)其他治疗

1.复方磺胺甲噁唑片

对于病变局限于上呼吸道以及用泼尼松和CTX控制病情者,可用复方磺胺甲噁唑片进行抗感染治疗(2~6片/天),能预防复发,延长生存时间。特别具有预防卡氏肺囊虫感染作用。

2.生物制剂

新近研究发现TNF-α受体阻滞剂与泼尼松和/或CTX联合治疗能增加疗效,减少后者的毒副反应;有报道,对泼尼松和CTX治疗无效的患者可试用TNF-α受体阻滞剂,能收到理想的疗效。

3.血浆置换

对活动期或危重型病例,可用血浆置换治疗作为临时治疗。但需与激素及其他免疫抑制剂合用。

4.透析治疗

急性期患者如出现肾衰竭时需要透析治疗。

5.外科治疗

对于声门下狭窄、支气管狭窄等患者可以考虑外科治疗。

十、预后

WG通过药物治疗,尤其是糖皮质激素加CTX联合治疗,以及严密的随诊,能诱导和维持长期的缓解。以往,未经治疗的WG平均生存期是5个月,82%的患者1年内死亡,90%多的患者两年内死亡。目前,大部分患者在正确治疗下能维持长期缓解。影响预后的主要因素是难以控制的感染和不可逆的肾脏损害。早期诊断、早期治疗,力争在肾功能损害之前给予积极治疗,可明显改善预后。

(林雪兰)

第八章 胸膜疾病

第一节 气　　胸

胸膜腔是由壁层和脏层两层胸膜构成的一个密闭的不含空气的潜在性腔隙,任何原因致胸膜破损,空气进入胸膜腔即形成气胸。气胸分为自发性气胸和创伤性气胸。自发性气胸又可分为原发性和继发性两种;原发性气胸主要发生在既往无基础肺疾病的健康人,继发于原有基础肺或胸膜疾病的则称继发性气胸。创伤性气胸是指胸部直接或间接创伤所引起,也包括诊断和治疗操作过程中引起的医源性气胸。本节主要叙述自发性气胸。

一、病因和发病机制

原发性气胸又称特发性气胸,多发生在30～40岁,男多于女;有侧发病多于左侧,约10%为双侧;肺部常规X射线检查常无异常发现,其发病主要是由于胸膜下肺表面的气肿泡或肺尖部肺内大疱破裂所致,发病机制尚不清楚。有人解释:由于肺本身的重力作用,整个肺内机械张力的分布不均匀,肺尖部肺泡壁的张力比肺底部的大,此处的肺泡壁易于扩张破裂。原发性气胸患者多为瘦长体型身材较高者,这一人群从肺底到肺尖的压力梯度比正常人大,肺尖部肺泡壁所承受的张力相对较高,因而更易引起肺尖部胸膜下局限性气肿泡而发生气胸。吸烟人群中原发性气胸发病率较高,停止吸烟可以减少气胸复发。上述病变也可能是吸烟、支气管或肺部炎症所致的纤维组织牵拉或通气不畅引起,或肺纤维组织先天发育不全(如马凡综合征)所致。有报道认为,原发性自发性气胸可能有遗传因素,11.5%患者有家族史,人类白细胞抗原(HLA)单连体A2B40可能与原发性自发性气胸的发生有关,女性患者的家族史更明显,发病平均年龄较男性早2～5岁。

继发性自发性气胸,是在肺脏和胸膜各种疾病的基础上形成的气胸,因此临床症状较原发性气胸重,发病年龄也较高。最常见的病因是慢性阻塞性肺疾病(COPD)和肺结核并发肺大疱时,引流的小气道炎症狭窄、扭曲,肺泡内压急骤升高,导致大疱破裂,引起气胸。金黄色葡萄球菌、厌氧菌、革兰阴性杆菌等引起的肺化脓性病灶溃破入胸膜腔则引起脓气胸。近年获得性免疫缺陷综合征(AIDS)伴随的卡氏肺孢子菌感染引起的自发性气胸已受到重视。肺包虫囊肿破裂,肺吸虫等感染均可引起气胸。严重的支气管哮喘、肺癌、肺转移性肿瘤等疾病均可并发气胸。有时胸膜上具有异位子宫内膜，在月经期可以破裂而发生气胸(月经性气胸)。

气胸的发生大多数无明显诱因,凡能增加胸膜腔内压,尤其存在上述病因时病变区肺泡内压力增高因素均可诱发自发性气胸,剧烈运动、咳嗽、费力大便,甚至打哈欠、举物欢呼时,均可成为自发性气胸的诱因。乘坐飞机或潜水,因飞机迅速升高或潜水快速浮出水面,外界气压突然降低,肺内大泡胀大易于破裂。机械通气时,气道压力超过肺泡(尤其是病变组织)所能承受的压力时,也可诱发气胸。

二、病理生理

气胸时,胸膜腔内的负压消失使肺发生萎陷,可引起下述病理生理变化:①对通气功能的影响,主要表现为肺活量和最大通气量减少,属限制性通气功能障碍。一般肺压缩20%以上,就可影响通气功能。②对气体交换功能的影响,气胸初始时,通气/血流(V_A/Q)比值下降,解剖分流增加,产生低氧血症,表现为动脉血氧饱和度(SaO_2)和动脉血氧分压(PaO_2)降低,但对动脉血二氧化碳分压($PaCO_2$)影响不太大,$PaCO_2$甚至低于正常。气胸发生数小时后,由于重新调整了V_A/Q比例,使之恢复或接近正常比值,因此,PaO_2和$PaCO_2$可恢复正常,患者缺氧现象可能缓解。③对循环功能的影响,一般气胸对循环功能的影响不大或无影响,但张力性气胸可使回心血量减少,影响心脏搏出量,可引起血压下降,甚至发生休克。

三、临床类型

根据脏层胸膜破裂情况及胸腔内压力的变化将气胸分为3种类型。

(一)闭合性气胸

由于脏层胸膜裂口随着肺脏萎陷而关闭,空气停止继续进入胸膜腔,胸膜腔内压接近或稍超过大气压。抽气后,胸膜腔内压下降,留针1~2分钟压力不再上升。

(二)开放性气胸

破裂口开放,空气从破裂口随呼吸自由进出胸膜腔,实际是支气管胸膜瘘,胸膜腔内压力接近大气压力,测压表上显示在"0"上下,抽气后压力不变。

(三)张力性气胸

破裂口形成单向活瓣,吸气时,胸膜腔内压力降低,活瓣开放,空气进入胸膜腔,呼气时胸膜腔内压力升高,关闭活瓣,空气不能逸出,胸膜腔内压急骤上升,常在0.78~0.98 kPa(8~10 cmH_2O),有时可高达1.96 kPa(20 cmH_2O)以上,致呼吸困难严重,纵隔被推向健侧,循环受到影响。抽气后胸膜腔内压下降,后又迅速上升为正压。

四、临床表现

气胸的临床表现与气胸发生的快慢、肺萎陷程度和胸膜腔内压力大小、原有肺功能基础三个因素有关。

(一)症状

发病前可有咳嗽、提重物、剧烈运动等诱因,但许多是在正常活动或安静休息时发病。剧烈运动时发病不足10%。典型表现为患侧突发胸痛,呈尖锐持续性刺痛或刀割痛,吸气加剧,多在前胸、腋下部,可放射到肩、背、上腹部。持续性胸骨后痛提示纵隔气肿的存在。因气体刺激胸膜,可产生短暂的刺激性干咳。这些症状多在 24 小时内缓解。继之出现呼吸困难,老年患者特别是既往肺功能严重减退者,在气胸量不大时,即可出现明显的呼吸困难;而既往无基础肺疾病的年轻人即使肺压缩 80% 以上,呼吸困难也可不明显。张力性气胸患者由于胸膜腔内压骤升,纵隔移位,呼吸困难显著并进行性加重,常伴有心动过速、恐惧、烦躁以及大汗、皮肤湿冷等休克表现。发绀多见于张力性气胸和原有肺功能不全者。

(二)体征

气胸患者的体征视积气量和有无积液而定,少量气胸时体征不明显,肺压缩在 30% 以上,可见患侧胸廓膨隆,呼吸运动减弱,叩诊呈鼓音,心、肝浊音区消失,语颤和呼吸音均减弱或消失。左侧少量气胸或纵隔气肿时,可在左心缘或左胸骨缘处听到与心跳同步的噼啪声,称为黑曼征,于左侧卧位呼气时最清楚;其产生机制可能为心跳挤压纵隔和左胸膜腔内的空气,或心跳使分开的脏壁层胸膜突然接触而产生。大量气胸可使心脏、气管向健侧移位。若颈、胸部触及握雪感,为皮下气肿的表现,也提示可能有纵隔气肿。

五、X 射线检查

气胸的典型 X 射线表现为肺向肺门萎陷呈圆球形阴影,气体常聚集于胸腔外侧或肺尖,局部透亮度增加,无肺纹理;压缩的肺外缘可见发线状的阴影。少量气胸往往局限于肺尖,常被骨骼掩盖,嘱患者深呼气,使萎缩的肺更为缩小,密度增高,与外带积气透光区呈更鲜明对比,从而显示气胸带。局限性气胸在后前位 X 射线检查时易遗漏,需 X 射线透视转动体位方能见到气胸。CT 扫描可以确诊局限性气胸,并有助于肺大疱和气胸的鉴别,前者在透光增强区域可见肺大疱间隔的存在。在肺复张后,CT 检查可以进一步明确基础肺部疾病。

六、诊断和鉴别诊断

根据患者突然发生胸痛、呼吸困难并有气胸体征,即可做出初步诊断。X 射线显示胸膜腔积气带是确诊的依据。在无条件或病情危重不允许作 X 射线检查时,可在患侧胸膜腔积气体征最明显处行诊断性穿刺,抽气测压,若为正压且抽出气体,说明有气胸存在,即应抽出气体以缓解症状,并观察抽气后胸膜腔内压力的变化以判断气胸的类型。自发性气胸有时酷似其他心、肺疾病,应予鉴别。

(一)严重阻塞性肺气肿

有气急和呼吸困难,体检两肺叩诊反响增强,呼吸音减弱。呼吸道感染加重时,气急、发绀可加重,应仔细比较两侧叩诊和呼吸音是否对称,及时行 X 射线检查可以鉴别。

(二)肺大疱

位于肺周边部位的肺大疱有时在 X 射线检查时可误诊为气胸。肺大疱可因先天发育形成,也可因支气管内活瓣阻塞而形成张力性囊腔或巨型空腔,起病缓慢,气急不剧烈。从不同角度作胸部透视或 CT 检查,可见肺大疱为圆形或卵圆形透光区,疱内有细小的条纹,为肺小叶或肺血管的残遗物,肺大疱向周围膨胀,将肺压向周围;而气胸则见胸外侧的含气带,其中无肺纹理所见。肺大疱内压力与大气压相仿,抽气后,大疱容积无显著改变。

(三)急性心肌梗死

急性心肌梗死可突然发生胸痛、胸闷,甚至呼吸困难犹似气胸,但患者常有高血压及冠状动脉硬化性心脏病史,体征、心电图和 X 射线检查有助于诊断。

(四)肺栓塞

肺栓塞有胸痛、呼吸困难和发绀等酷似气胸的表现,但患者常有咯血,并常有下肢或盆腔血栓性静脉炎、骨折、严重心脏病和房颤等病史,或发生在长期卧床的老年患者或肿瘤患者,体检或X射线检查有助于鉴别。

七、治疗

自发性气胸的治疗旨在消除症状,明确并发症,促进肺复张,防止复发和慢性气胸的发生。治疗方法的选择取决于症状的严重程度和持续时间,是否有基础肺部疾病,既往发作史以及患者的职业。应选择能让患者尽早恢复正常生活和工作,并且复发率最低、痛苦最小的治疗方法。

(一)一般治疗

闭合性小量气胸(≤20%)患者若无症状,可不予特殊处理。但在发病后的24~48小时内应密切观察,以保证气胸不再发展;嘱患者卧床休息,少讲话,减少肺活动。以利破口愈合和气体吸收。每天约有1.25%的胸膜腔内气体容积被吸收,如吸入高浓度氧(面罩呼吸或持续吸入),氧流量为每分钟3 L,可使每天气胸气体吸收的速度提高达4.2%,肺复张时间明显缩短。若复张延迟,气体进行性增多,症状加重,则需引流排气。

(二)排气疗法

1.穿刺抽气法

穿刺抽气法适用于闭合性气胸。患者取坐位或仰卧位,于第2肋间锁骨中线外或第4肋间腋前线处(如为局限性气胸,则根据气胸部位)消毒、局部麻醉,气胸针穿刺进入胸膜腔,测定初压,抽气至呼吸困难缓解或使胸膜内压在-0.20~-0.40 kPa(-2~-4 cmH$_2$O)停止;留针3分钟观察压力变化,判定气胸类型。一般抽气1~2次即可。抽气不能太快,以防复张性肺水肿。

2.胸腔闭式引流术

在上述部位局部麻醉后应用带针芯的粗套管针或用手术方法将引流导管插入胸膜腔,另一端接在水封瓶玻璃管上。①正压连续排气:将胸腔引流管连接于床旁的单瓶水封正压排气装置(图8-1),引流的玻璃管端置于水面下2 cm。闭合性气胸穿刺后观察数天肺未复张或交通性气胸和张力性气胸,用此方法可获良好效果。②持续负压排气法:对于闭式引流1~2周肺仍未复张,复发性或慢性气胸,可采用此法。胸腔引流管连接于负压连续排气装置(图8-2),使胸膜腔内压力保持负压水平[-0.78~-1.37 kPa(-8~-14 cmH$_2$O)]为宜。本法可迅速排气并能引流胸腔积液,促使肺脏迅速复张。

(三)外科治疗

原发性气胸第1次发作后复发率为30%,以后的复发率持续增加。气胸的反复发作往往给患者的正常工作和生活造成较大影响。10%~20%的自发性气胸需外科治疗。自发性气胸的手术指征:①长期气胸;②复发性气胸;③双侧同时气胸;④自发性血气胸;⑤特殊职业等。一些特殊职业首次气胸亦应手术治疗,如飞行员、潜水员、远洋船员以及地质队员等需要长期野外或边远地区工作者。手术治疗成功率高,复发率低。

1.开胸手术

开胸手术包括完整肺大疱切除、部分肺大疱切除加胸膜粘连固定术。若肺内原有明显病变,可考虑将肺叶或肺段切除。

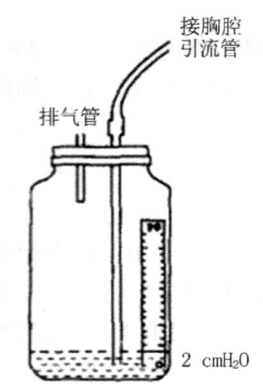

图 8-1 单瓶水封正压排气装置

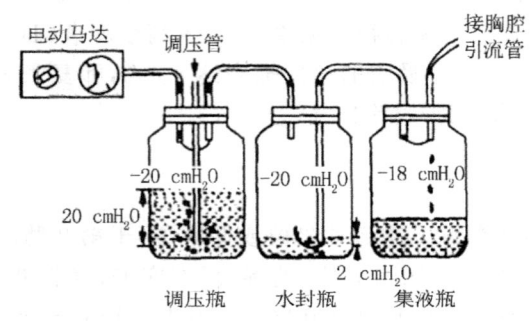

图 8-2 负压连续排气装置

2.电视胸腔镜(video assisted thoracic surgery,VATS)

电视胸腔镜已被广泛地应用于自发性气胸的治疗。其优点为手术效果确实,复发率低,切口小,创伤少,术后恢复快。

(四)其他治疗

由于气胸的存在,出现限制通气功能障碍,肺活量及其他肺容量减少,严重者可出现呼吸衰竭。要根据患者情况适当给氧,并治疗原发病。防治胸腔感染、镇咳、祛痰、镇痛、休息、支持疗法也应予以重视。

八、并发症及其处理

(一)复发性气胸

约 1/3 气胸 2~3 年内可同侧复发。对于多次复发的气胸,能耐受手术者作胸膜修补术;对不能耐手术者,可考虑胸膜粘连疗法。可供选用的粘连剂有四环素粉针剂、凝血酶等。其作用机制是通过生物、理化刺激产生无菌性胸膜炎症,使两层胸膜粘连,胸膜腔闭锁,达到防治气胸的目的。胸膜腔注入粘连剂前,应用闭式引流负压吸引,务必使肺完全复张。为避免药物所致的剧烈胸痛,先注入适量利多卡因,让患者转动体位,充分麻醉胸膜,15~20 分钟后注入粘连剂。嘱患者反复转动体位,让药液均匀涂布胸膜(尤其是肺尖)。夹管观察数小时(如有气胸症状随时开管排气),吸出胸腔内多余药物。若一次无效,可重复注药。观察 2~3 天,经透视或摄片证实气胸治愈,可拔除引流管。

(二)血气胸

自发性气胸伴有胸膜腔内出血称血气胸,是由于胸膜粘连带内的血管断裂。肺完全复张后,出血多能自行停止。若继续出血不止,除抽气排液和适当输血外,应考虑手术结扎出血的血管。

(三)纵隔气肿和皮下气肿

高压气胸或抽气或进行闭式引流后,可沿针孔切口出现胸壁皮下气肿。逸出的气体还可蔓延至腹壁和上肢皮下。高压的气体进入肺间质,循血管鞘经肺门进入纵隔。纵隔气体又可沿着筋膜进入颈部皮下组织以及胸腹部皮下。X射线片上可见到皮下和纵隔边缘含气带。纵隔内大血管受压,患者感到胸骨后疼痛,气短和发绀,甚至血压下降。

皮下气肿和纵隔气肿随胸膜腔内气体排出减压而能自行吸收,吸入浓度较高的氧气可以加大纵隔内氧的浓度,有利于气体的消散。纵隔气肿张力过高而影响呼吸和循环者,可作胸骨上穿刺或切开排气。

(四)张力性气胸并发循环障碍

病情危重危及生命,必须尽快排气。紧急时将消毒针头从患侧肋间隙插入胸膜腔,使大量积气得以由此自行排出,缓解症状。紧急时,还可用大注射器接连三路开关抽气,或者经胸壁插针,尾端用胶管连接水封瓶引流,使大量气体得以单向排出。亦可用一粗注射针,在其尾部扎上橡皮指套,指套末端剪一小裂缝,插入气胸腔作临时简易排气,气体从小裂缝排出,待胸腔内压减至负压时,套囊即塌陷,小裂缝关闭,外界空气不能进入胸膜腔。对张力性气胸应尽早行胸腔闭式引流术。

(五)复张性肺水肿

由于气胸或胸腔积液引流过速,包括负压吸引,致单侧萎陷的肺组织复张过快时可出现肺水肿,有时也可累及对侧。患者可有不同程度的低氧血症和低血压,常有顽固性咳嗽和胸闷,治疗主要给予吸氧和利尿剂,必要时行持续正压通气,可加快临床症状的缓解。复张性肺水肿严重时可危及生命,预防是重要环节。

(林雪兰)

第二节 脓 胸

脓胸是指脓性渗出液积聚于胸膜腔内的化脓性感染。按胸膜受累的范围,可分为局限性脓胸和全脓胸,单侧性脓胸或双侧性脓胸,局限性脓胸又称为包裹性脓胸。按病理发展过程可分为急性脓胸和慢性脓胸两大类。按病原菌不同可分为化脓性脓胸、结核性脓胸以及其他特殊病原性脓胸。

一、急性脓胸

(一)病因

致病菌以肺炎球菌、链球菌多见。但由于抗生素的应用,这些细菌所致肺炎和脓胸已较前少见,而葡萄球菌特别是耐药性金黄色葡萄球菌却大大增多。尤以小儿更为多见,且感染不易控制。此外,还有大肠埃希菌、铜绿假单胞杆菌、真菌、厌氧菌、阿米巴原虫等。

致病菌进入胸膜腔的途径：①肺部化脓性病灶侵及胸膜或病灶破裂直接扩散到胸膜腔。②膈下脓肿、肝脓肿、纵隔脓肿、纵隔淋巴结炎和化脓性心包炎等邻近器官的化脓性感染直接穿破或经淋巴途径侵犯胸膜腔。③在全身败血症或脓毒血症时，致病菌可经血液循环进入胸膜腔。④胸部穿透伤带入细菌和/或异物引起胸腔内感染或化脓。⑤血胸的继发感染。⑥胸腔内手术后胸膜腔感染。⑦支气管瘘或食管吻合口瘘多种细菌引起的胸膜腔混合感染。⑧其他：自发性气胸引流后并发感染等均可形成脓胸。

（二）病理

感染侵犯胸膜后，引起胸腔积液大量渗出。初期为浆液性渗液，胸膜充血水肿，胸液含有白细胞和纤维蛋白，脓液稀薄。在此期若能排出渗液，肺易复张。随着病情的进展，脓液中纤维蛋白和脓细胞增多，沉积于壁层和脏层胸膜形成纤维素膜和多房性脓腔。纤维素韧性增强，纤维层逐渐增厚并覆盖胸膜，使肺膨胀受到限制。

（三）临床表现

急性炎症和呼吸困难是急性脓胸的两个主要症状。患者常有高热、胸痛、气急、食欲缺乏、深呼吸或咳嗽时胸痛加剧、白细胞总数和中性粒细胞增高等症状，积脓较多者尚有胸闷、咳嗽、咳痰症状。

查体可见急性病容及胸腔积液体征，即患侧呼吸运动减弱，全胸或下胸部肋间饱满，语颤减弱，叩诊呈浊音，听诊呼吸音减弱或消失。严重者可伴有发绀和休克。局限性脓胸，在病变部位可有些体征，叶间裂或纵隔的局限性脓胸，体征多不明显。

（四）X射线检查

X射线检查可见胸腔积液或包裹积液。少量积液仅表现为肋膈角变钝或模糊；大量积液，患侧呈现大片浓密阴影，纵隔向健侧移位；中等量以上积液时，显示外高内低的弧形浓密阴影。伴有气胸时则出现液面。若未经胸腔穿刺而出现液面者，应高度怀疑气管、食管瘘。

（五）实验室检查

胸腔积液为脓性，随病原不同，脓性质也不同，肺炎链球菌感染为黄色或黄绿色黏稠的脓性胸腔积液，链球菌感染为淡黄稀薄的脓性胸腔积液，金黄色葡萄球菌感染为黄色稠厚的胸腔积液，铜绿假单胞杆菌感染为淡绿色脓性胸腔积液，大肠埃希菌、粪产碱杆菌感染则胸腔积液有粪臭味，厌氧菌感染则有腐败臭味，阿米巴感染引起者为巧克力状脓性胸腔积液。胸腔积液中白细胞数超过 $10\times10^9/L$，胸腔积液 pH 小于 7.2，葡萄糖浓度低于 2.24 mol/L（40 mg/dL），乳酸脱氢酶活力高于 1 000 U/L，胸腔积液涂片见大量细菌。胸腔积液的 pH 与胸膜的炎症程度相关性最好。胸腔积液中的蛋白质含量和比重缺乏特异性。

（六）诊断与鉴别诊断

发热、胸痛、气短，查体和 X 射线检查为胸腔积液的征象，胸腔积液化验为脓性可确定诊断，抽得的脓液应分别送细菌涂片、细菌培养和抗菌药物敏感试验。根据脓液的性状和涂片染色显微镜检查结果可初步检出病原菌，以便及早选用敏感的抗生素。

类风湿性关节炎、急性胰腺炎和癌症患者的胸腔积液，有时酷似脓性胸腔积液。但恶性胸腔积液的 pH 极少低于 7.0，风湿病和胰腺炎胸腔积液的 pH 也很少低于 7.2，且风湿病的免疫试验阳性，胰腺炎的胸腔积液的淀粉酶升高。

（七）治疗

急性脓胸的治疗原则：①根据致病菌对药物的敏感性，选用有效抗生素。②彻底排净脓液，使肺早日复张。③控制原发感染，全身支持治疗，如补充营养和维生素、注意水和电解质的平衡、纠正贫血等。排除脓液的方法有以下两种。

1. 胸腔穿刺抽液

胸腔穿刺抽液适用于脓液相当稀薄且液量较少的患者。反复胸腔穿刺，尽量抽净脓液，每次抽吸后向胸膜腔内注入抗生素。

2. 胸腔闭式引流

对于脓液较稠厚、穿刺不易抽净，或经过治疗脓量不见减少，患者症状无明显改善，应及早施行肋间闭式引流术；对于有多个脓腔、脓液稠厚，肋间闭式引流不能控制中毒症状的多房性脓腔，应用肋床闭式引流，即切开一段肋骨，切入脓腔，分开多房腔成为一个脓腔，放置大口径引流管做闭式引流。对于脓气胸、食管瘘或腐败性脓胸者，也应及早施行胸腔闭式引流。

脓液排出后，肺逐渐膨胀，两层胸膜靠拢，空腔逐渐闭合。若空腔闭合缓慢或不够满意，可尽早行胸腔扩清及纤维膜剥除术。如脓腔长期不能愈合，则成为慢性脓胸。

二、慢性脓胸

(一) 定义

急性脓胸病程超过6周，逐渐转入慢性期，脓腔壁硬结，脓腔容量固定，称为慢性脓胸。

(二) 病因

形成慢性脓胸的主要原因有以下情况。

(1) 急性脓胸就诊过迟，未及时治疗，逐渐进入慢性期。

(2) 急性脓胸处理不当，如引流太迟，引流管拔除过早，引流管太细，引流管位置不当，造成排脓不畅。

(3) 合并有支气管胸膜瘘或食管胸膜瘘而未及时处理，细菌及污染物质不断进入胸膜腔。

(4) 脓腔内有异物存留，如弹片、死骨、棉球、引流管残端等，使胸膜腔感染难以控制。

(5) 胸腔毗邻的慢性感染病灶，如膈下脓肿、肝脓肿等溃破入胸膜腔引起脓胸。

(6) 某些特殊感染，如结核菌、放线菌等慢性炎症所致的纤维层增厚，肺膨胀不全，使脓腔长期不愈。

(三) 病理

附着在脓腔的纤维素，在初期尚易与胸膜分离，随着成纤维细胞和血管内皮细胞的侵入，纤维素层日益增厚，逐渐机化形成瘢痕，厚达数厘米，病程久者常有钙化。故慢性脓胸的主要特征是脏、壁层胸膜纤维性增厚，肺脏不能膨胀，脓腔不能缩小，感染也不能控制。壁层胸膜增厚的纤维板使肋骨聚拢，肋间隙变窄，胸廓塌陷。胸壁收缩内陷，脊柱侧凸，膈肌也因增厚的纤维板而固定，限制肺的呼吸运动，纵隔受瘢痕收缩牵引而向患侧移位，长期肺萎缩可引起支气管变形，排痰不畅而并发感染，也可并发支气管扩张和肺纤维化。这些都严重影响呼吸功能。长期慢性缺氧，可出现杵状指（趾）。慢性脓胸患者长期感染中毒，肝、肾、脾等脏器可有淀粉样变，功能减退。

(四) 临床表现

慢性脓胸患者常有全身中毒症状，如长期低热、食欲减退、消瘦、乏力、贫血、低蛋白血症等，有时可有气促、咳嗽、咳脓痰等症状。

查体：胸廓内陷，呼吸运动减弱或无呼吸运动。肋间隙变窄，叩诊实音，呼吸音减弱或消失。

严重者脊椎凸向健侧,纵隔和气管移向患侧,杵状指(趾)。从脓腔引流管注入亚甲蓝,若患者咳出的痰中有美蓝的颜色,可证明有支气管胸膜瘘存在。让患者服亚甲蓝后,如发现自引流管排出,即可诊断食管胸膜瘘。

(五)X 射线检查

X 射线检查可见胸膜增厚,胸廓内陷,肋间隙变窄,膈肌抬高,纵隔向患侧移位,胸膜可有钙化。

(六)治疗

慢性脓胸治疗原则:改善全身情况,缓解中毒症状和营养不良,消除致病原因和脓腔,去除坏死组织,尽力使受压的肺复张,保存和恢复肺功能。

1.全身治疗

增强患者对疾病作斗争的信心,尽快改善患者的营养状态。可输入氨基酸、多种维生素、多次少量输血,应用适量、有效的抗生素控制感染。

2.改进脓胸的引流

改进管腔较大的引流管,调整引流管的位置,不宜过深或太浅,有些患者经过改进引流后获得痊愈。

3.手术治疗

慢性脓胸经保守疗法久治不愈,肺部已有器质性改变或明显的胸膜肥厚引起的严重肺功能障碍者应考虑手术。术前应改善患者的一般情况,根据具体病情决定手术方法和选择手术时机。

(1)胸膜纤维板剥脱术:最大限度地恢复肺功能,是治疗慢性脓胸的主要原则之一。剥脱脓腔壁层胸膜和脏层胸膜上增厚的纤维板,使肺得以复张,消灭脓腔,改善胸廓呼吸运动,从而改善肺功能,又可免除胸廓畸形,是最理想的手术。

(2)胸廓成形术:目的是去除胸廓局部的坚硬组织,使胸壁内陷,以消灭两层胸膜间的无效腔。将脓腔顶部相应的肋骨和壁层胸膜内的纤维层切除,保留肋骨骨膜和肋间组织。适用于病程长、肺部不易复原的慢性脓胸患者。

(3)胸膜肺切除术:适用于慢性脓胸合并广泛而严重的肺内病变,如空洞、支气管高度狭窄或扩张、广泛纤维化、肺不张,或伴有不易修补成功的支气管胸膜瘘,可将纤维板剥除术加病肺切除术一次完成。但这一手术技术要求高、难度大、出血多、创伤重,必须严格掌握适应证。

(林雪兰)

第三节 乳 糜 胸

乳糜胸于 1933 年首次由 Bartolet 报告,临床上虽不常见,但随着胸腔手术的增加,这一疾病更为常见。但随着现代诊断和治疗水平的不断提高,乳糜胸患者的病死率已下降到 10% 以下。

一、定义

由于胸导管或其分支的损伤及病变造成乳糜在胸膜腔内积聚,称为乳糜胸。胸导管经膈肌主动脉裂孔进入后纵隔右侧上行于主动脉和奇静脉之间,于第 5 椎水平走向脊柱左侧。该管沿食管的左缘上行至第 1 胸椎水平汇入左颈内静脉和锁骨下静脉的交界部。因此第 5 胸椎水平以下的胸导管损伤可出现右侧乳糜胸,病损若在第 5 胸椎以上可引起左侧乳糜胸。乳糜胸约占所有胸腔积液的 2%。

二、病因

(一)创伤性

创伤性占病因的 25%,其中医源性损伤占创伤病因的 30%。最常见于胸腔手术。据统计,其发病率占胸腔内手术的 0.24%~0.5%。包括食管、主动脉、纵隔、心脏、肺和交感神经系统的手术可能引起胸导管或其分支的损伤。偶见于颈部手术、腹部交感神经切除术和根治性淋巴结清除术、腰部主动脉造影术、锁骨下静脉和左颈内静脉插管术后。

颈、胸部的刀、枪伤等穿透性损伤累及胸导管,致乳糜胸。肺脏外伤和脊柱骨折亦较易引起乳糜胸。外伤性乳糜胸以右侧多见,损伤的位置常为第 9~10 胸椎。有时脊柱突然过度伸展,举重、咳嗽、呕吐等剧烈动作,均可发生乳糜胸。

(二)肿瘤性

肿瘤性为最常见的病因,占 50%,其中以淋巴瘤最多见,约占恶性肿瘤患者的 75%。癌肿纵隔转移侵及胸导管或其分支也可引起乳糜胸。文献报告艾滋病并发 Kaposi 肉瘤,胸导管受累时可出现乳糜胸。

(三)特发性

特发性较少见,在病因中占 15%,先天性乳糜胸是新生儿早期胸腔积液的最常见原因。发生于产后 1~7 天内,可伴有先天愚型综合征、Noonan 综合征、母体羊水过多、淋巴管瘤、先天性淋巴管扩张、H 型气管食管瘘及胸导管发育不良和闭锁等。

(四)其他

其他原因约占 10%,包括丝虫病、淋巴结肿大、结核病、结节病、淀粉样变性、狼疮、静脉血栓形成、二尖瓣狭窄、肝硬化、心力衰竭、各种良性肿瘤、肺淋巴管肌瘤病、淋巴管瘤、肠淋巴管扩张、蛋白丢失性肠病等,其中大多数很少引起乳糜胸。肺淋巴管肌瘤病极少见,但发生乳糜胸的概率较高,约 75% 患者伴有乳糜胸。

三、发病机制

肠道形成的淋巴液进入胸导管,会同其中的其他成分就称为乳糜。其富含三酰甘油和乳糜微粒,呈乳白色。每天有 1 500~2 500 mL 的乳糜液进入血液循环。进食脂肪后,胸导管内淋巴流动较进食前增加。产生乳糜胸的机制:①对胸导管或其分支的直接损伤。②肿瘤或炎症直接侵蚀。③外压性或放疗后使管腔闭塞,或先天性发育不良及闭锁,使淋巴管压力升高,产生淋巴、乳糜反流。④静脉压力升高使淋巴管压力升高,导致淋巴管破裂。

先天性乳糜胸一般与分娩时胎儿先天薄弱的胸导管过度伸展、撕拉或淋巴管发育异常有关;或分娩时胎儿静脉压突然增高引起先天性薄弱的胸导管破裂。

四、临床表现

乳糜胸患者临床上除原发病所见的症状外,主要表现为乏力、体重减轻、尿少和脂溶性维生素缺乏、严重脱水、消瘦等营养不良的症状。胸膜腔内大量乳糜液的积贮,使肺组织受压,纵隔向对侧移位,胸闷、呼吸困难、心悸等,重者可出现休克。由于乳糜液有制菌作用,对胸膜腔的刺激性小,故患者多无发热、胸痛。

先天性淋巴管发育不良或扩张表现为"黄甲综合征",即黄色甲、淋巴水肿、乳糜性胸腔积液三联症。查体有胸腔积液的体征。

五、X射线检查

X射线检查呈胸腔积液征,常可见纵隔淋巴结肿大。

六、实验室检查

乳糜静置后可以分成3层:上层呈乳膏样,为乳糜微粒;中层呈乳状,为蛋白质及少量脂质成分;下层主要为细胞成分,多为小淋巴细胞。乳糜外观呈乳白色,为无臭的渗出液,比重为1.012～1.025,pH>7.40,总蛋白在30 g/L以上,白细胞计数平均为5×10^9/L,以淋巴细胞为主,脂肪含量超过4 g/L,主要为三酰甘油。

乳糜中加入苏丹Ⅲ乙醇液呈红色,显微镜下见多数淋巴球和苏丹Ⅲ阳性的脂肪球。加乙醚于乳糜液中,震荡后静置,乳糜溶于乙醚层中,胸腔积液便见澄清。

胸液三酰甘油测定:高于1.2 mmol/L,胆固醇/三酰甘油小于1。

七、淋巴管造影

淋巴管造影用30%油碘剂碘苯酯从下肢淋巴管注入,可发现淋巴管、胸导管阻塞和破裂部位,观察淋巴管有无畸形、扩张、迂曲及造影剂外漏情况,24小时后了解淋巴管病变部位。

八、胸、腹部CT检查

胸部CT能在乳糜胸出现前显示后纵隔影增宽(乳糜胸存在);能发现纵隔及腹主动脉旁淋巴结病变。

九、开胸探查

开胸探查对乳糜胸持续存在,上述检查不能明确病因诊断,CT显示异常,此时需考虑开胸探查。

十、诊断

详细询问病史对诊断十分重要,询问近日有无胸外科手术史,有无胸部钝伤或隐性外伤。加上患者有大量胸腔积液、进行性呼吸困难,抽出胸液呈牛奶状,则具有高度诊断价值。但呈此典型外观者仅约50%,有12%病例胸液呈浆液性或血性,尤其在刚手术后禁食或刚出生后新生儿未喂养时。若混浊液离心后上层液呈云雾状,提示有乳糜胸的可能。若混浊液离心后变清晰,则非乳糜液。诊断时还需明确胸导管破裂或堵塞的部位,并寻找原发病。

十一、鉴别诊断

乳糜胸需与假性乳糜胸、脓胸等相鉴别。

(一)假性乳糜胸

假性乳糜胸常见病因为结核、类风湿性关节炎、充血性心力衰竭、梅毒等。这是由于胸腔积液在胸腔内停留时间较长（多大于1年），胸腔积液内的细胞成分分解、坏死，或产生胆固醇的细胞释放胆固醇，使胸液中的胆固醇含量相对较高，而三酰甘油的含量相对较低，增厚的胸膜又难以将此大量的胆固醇移去。与乳糜胸的鉴别，见表8-1。

表8-1 乳糜液与假性乳糜液的鉴别

	乳糜液	假性乳糜液
外观	乳状	乳状
静置后的奶油层	有	没有
臭味	无臭味	无味或有臭味
pH	碱性	变化较大
脂肪球（苏丹Ⅲ染色）	有	没有
加乙醚	变清亮，容积变小	无变化
比重	>1.012	<1.012
微生物检查	无菌	一般无菌
三酰甘油	高（>1.2 mmol/L）	低
胆固醇	低	高（10.4～26 mmol/L）
胆固醇/三酰甘油	<1	>1
脂蛋白电泳	有乳糜微粒带	无
口服嗜碱性染料	胸液中有染料	无
显微镜检	淋巴细胞，油滴	各类细胞，胆固醇结晶
病因	外伤、肿瘤或结核等损害或压迫胸导管、先天性	长期胸腔积液、胸膜肥厚，如结核性胸膜炎、类风湿性关节炎
起病	较急	慢性、长期胸腔积液史

(二)脓胸

急性脓胸时可伴有全身中毒症状，患侧胸壁水肿、红热、压痛等体征。慢性脓胸患者常有胸痛、发热，白细胞增多。由于胸液中有大量的脓细胞，或脓细胞分解，发生脂肪变性、坏死，呈乳糜样外观。离心沉淀后上层变为清亮液，下层细胞沉渣或有形成分沉渣。胸液涂片和培养常可查到致病菌。

十二、治疗

(一)病因治疗

按引起乳糜胸的原因治疗。

(二)内科治疗

内科治疗的原则是既要维持足够的营养，又要减少乳糜的生成。经过治疗促进破裂口早期愈合，或经2～3周后淋巴管侧支扩张，侧支循环建立，最终达到乳糜胸的治愈。

1.饮食治疗

食物中的脂肪在小肠分解吸收，长链脂肪酸（碳原子12个以上）脂化后是经淋巴管、胸导管进入左锁骨下静脉，而短链脂肪酸（碳原子10个以下）不脂化则经门静脉吸收。故采用低脂肪饮食，推荐使用中链三酰甘油（MCT），不仅能维持营养，而且降低胸导管的乳糜流量和胸腔乳糜液的贮积,从而促进破口愈合。如需进一步减少淋巴流量,可禁食,而行静脉高营养。

2.静脉高营养

静脉输入多种氨基酸、多种维生素、各种电解质及足量水分,以维持患者的营养。

3.胸腔引流

大量乳糜胸液致呼吸困难时应行胸腔引流,引流和大气压相等时中止,不再加负压吸引,以免胸腔内压差增大反而促进乳糜漏出、营养状态恶化和胸腔漏修复困难。

(三)手术治疗

1.手术指征

(1)成人每天平均丢失乳糜液超过 1 500 mL 或儿童超过 1 000 mL,并持续 5 天。

(2)经过 2 周保守治疗,乳糜量未见减少。

(3)保守治疗期间,营养状况急剧恶化。

2.手术方法

常用的手术方法有:直接结扎胸导管、大块结扎胸导管、胸腹膜腔分流术、胸膜切除术、肺包膜剥脱术等,而最多见的是直接结扎胸导管法。

(林雪兰)

第四节 胸 腔 积 液

胸膜腔是位于肺和胸壁之间的一个潜在的腔隙。在正常情况下脏层胸膜和壁层胸膜表面上有一层很薄的液体,在呼吸运动时起润滑作用。胸膜腔和其中的液体并非处于静止状态,在每一次呼吸周期中胸膜腔的形状和压力均有很大变化,使胸膜腔液体持续滤出和吸收并处于动态平衡,任何因素使胸膜腔内液体形成过快或吸收过缓,即产生胸腔积液。

一、病因与发病机制

胸腔积液是常见的内科问题,肺、胸膜和肺外疾病均可引起。临床上常见的病因和发病机制如下所述。

(一)胸膜毛细血管内静水压增高

胸膜毛细血管内静水压增高如充血性心力衰竭、缩窄性心包炎、血容量增加、上腔静脉或奇静脉受阻,产生胸腔漏出液。

(二)胸膜通透性增加

胸膜通透性增加如胸膜炎症(肺结核、肺炎)、结缔组织病(系统性红斑狼疮、类风湿关节炎)、胸膜肿瘤(恶性肿瘤转移、间皮瘤)、肺梗死、膈下炎症(膈下脓肿、肝脓肿、急性胰腺炎)等,产生胸腔渗出液。

(三)胸膜毛细血管内胶体渗透压降低

胸膜毛细血管内胶体渗透压降低如低蛋白血症、肝硬化、肾病综合征、急性肾小球肾炎、黏液性水肿等,产生胸腔漏出液。

(四)壁层胸膜淋巴引流障碍
癌性淋巴管阻塞、发育性淋巴管引流异常等,产生胸腔渗出液。

(五)损伤
主动脉瘤破裂、食管破裂、胸导管破裂等,产生血胸、脓胸和乳糜胸。

二、临床表现

(一)症状
呼吸困难是最常见的症状,可伴有胸痛和咳嗽。呼吸困难与胸廓顺应性下降、患侧膈肌受压、纵隔移位、肺容量下降刺激神经反射有关。病因不同,其症状有所差别。结核性胸膜炎多见于青年人,常有发热、干咳、胸痛,随着胸腔积液量的增加胸痛可缓解,但可出现胸闷、气促;恶性胸腔积液多见于中年以上患者,一般无发热,胸部隐痛,伴有消瘦和呼吸道或原发部位肿瘤的症状,炎症积液多为渗出性,常伴有咳嗽、咳痰、胸痛及发热;心力衰竭所致胸腔积液多为漏出液,有心功能不全的其他表现;肝脓肿所伴右侧胸腔积液可为反应性胸膜炎,亦可为脓胸,多有发热和肝区疼痛。症状也与积液量有关,积液量少于0.5 L时,症状多不明显;大量积液时,心悸呼吸困难更加明显。

(二)体征
体征与积液量有关。少量积液可无明显体征,或可触及胸膜摩擦感及听到胸膜摩擦音。中至大量积液时,患侧胸廓饱满,触觉语颤减弱,局部叩诊呈浊音,呼吸音减低或消失。可伴有气管、纵隔向健侧移位。肺外疾病如胰腺炎和类风湿关节炎等,引起胸腔积液多有原发病的体征。

三、实验室与特殊检查

(一)诊断性胸腔穿刺和胸腔积液检查
诊断性胸腔穿刺和胸腔积液检查对明确积液性质及病因诊断均至关重要。疑为渗出液必须做胸腔穿刺,如有漏出液病因则避免胸腔穿刺。不能确定时应做胸腔穿刺抽液检查。

1. 外观

漏出液透明清亮,静置不凝固,相对比重<1.016。渗出液可呈多种颜色,以草黄色多见,易有凝块,相对比重>1.018。血性胸腔积液呈洗肉水样或静脉血样,多见于肿瘤、结核和肺栓塞。乳状胸腔积液多为乳糜胸。巧克力色胸腔积液考虑阿米巴肝脓肿破溃入胸腔的可能。黑色胸腔积液可能为曲霉感染。黄绿色胸腔积液见于类风湿关节炎。

2. 细胞

胸膜炎症时,胸腔积液中可见各种炎症细胞及增生与退化的间皮细胞。漏出液的细胞数少于100×10^6/L,以淋巴细胞与间皮细胞为主。渗出液的白细胞数常超过500×10^6/h。脓胸时白细胞多达10×10^9/L以上。中性粒细胞增多时提示急性炎症;淋巴细胞为主则多为结核性或肿瘤性;寄生虫感染或结缔组织病时嗜酸粒细胞常增多。胸腔积液中红细胞超过5×10^9/L时可呈淡红色,多由恶性肿瘤或结核所致。胸腔穿刺损伤血管亦可引起血性胸腔积液,应谨慎鉴别。红细胞超过100×10^9/L时,应考虑创伤、肿瘤或肺梗死。胸腔积液血细胞比容>外周血的50%以上时为血胸。

恶性胸腔积液中有40%~90%可查到恶性肿瘤细胞,反复多次检查可提高检出率。胸腔积液标本有凝块时,应固定及切片行组织学检查。胸腔积液中恶性肿瘤细胞常有核增大且大小不一、核畸变、核深染、核浆比例失常及异常有丝分裂等特点,胸腔积液间皮细胞常有变形,易误认为肿瘤细胞。结核性胸腔积液中间皮细胞常低于5%。系统性红斑狼疮并发胸腔积液时,可找到狼疮细胞。

3. pH

正常胸腔积液 pH 接近 7.6。pH 降低见于多种原因的胸腔积液,如脓胸、食管破裂、类风湿性关节炎时积液;pH<7.0 仅见于脓胸及食管破裂所致的胸腔积液。结核性和恶性积液的 pH 也可降低。pH 对感染的鉴别诊断价值优于葡萄糖。

4. 病原体

胸腔积液涂片查找细菌及培养,有助于病原诊断。结核性胸膜炎胸腔积液沉淀后做结核菌培养,阳性率仅 20%。巧克力色胸腔积液应镜检阿米巴滋养体。

5. 蛋白质

渗出液的蛋白含量较高(>30 g/L),胸腔积液/血清比值大于 0.5。漏出液的蛋白含量较低(<30 g/L),以清蛋白为主,黏蛋白试验(Rivelta 试验)阴性。

6. 类脂

乳糜胸的胸腔积液呈乳状,离心后不沉淀,苏丹Ⅲ染成红色;三酰甘油含量>1.24 mmol/L,胆固醇不高,脂蛋白电泳可显示乳糜微粒,多见于胸导管破裂,假性乳糜胸的胸腔积液呈淡黄或暗褐色,含有胆固醇结晶及大量退变细胞(淋巴细胞、红细胞),胆固醇多大于 5.18 mmol/L,三酰甘油含量正常。与陈旧性积液的胆固醇积聚有关,见于陈旧性结核性胸膜炎、恶性胸腔积液、肝硬化和类风湿关节炎胸腔积液等。

7. 葡萄糖

正常胸腔积液葡萄糖含量与血中含量相近,随血葡萄糖的升降而改变。测定胸腔积液葡萄糖含量,有助于鉴别胸腔积液的病因。漏出液与大多数渗出液的葡萄糖含量正常;而脓胸、类风湿关节炎、系统性红斑狼疮、结核和恶性积液中含量可<3.3 mmol/L。若胸膜病变范围较广,使葡萄糖及酸性代谢产物难以透过胸膜,葡萄糖和 pH 均较低。若由肿瘤引起,提示肿瘤广泛浸润,其胸腔积液肿瘤细胞发现率高,胸膜活检阳性率高,胸膜固定术效果差,患者存活时间亦短。

8. 酶

渗出液乳酸脱氢酶(LDH)含量增高,大于 200 U/L,且胸腔积液/血清 LDH 比值率大于 0.6。LDH 是反映胸膜炎症程度的指标,其值越高,表明炎症越明显。LDH>500 U/L 常提示为恶性肿瘤或胸腔积液已并发细菌感染。

胸腔积液淀粉酶升高可见于急性胰腺炎、恶性肿瘤等。急性胰腺炎伴胸腔积液时,淀粉酶溢漏致使该酶在胸腔积液中的含量高于血清中含量。部分患者胸痛剧烈、呼吸困难,可能掩盖腹部症状,此时胸腔积液淀粉酶已升高,临床诊断应予注意。淀粉酶同工酶测定有助于肿瘤的诊断,如唾液型淀粉酶升高而非食管破裂,则恶性肿瘤的可能性极大。

腺苷脱氨酶(ADA)在淋巴细胞内含量较高。结核性胸膜炎时,因细胞免疫受刺激,T 细胞活性增强,故胸腔积液中 ADA 多高于 45 U/L,其诊断结核性胸膜炎的敏感度较高。但 HIV 合并结核性胸膜炎患者,胸腔积液 ADA 不升高。

9. 免疫学检查

结核性与恶性胸腔积液中 T 细胞增高,尤以结核性胸膜炎为显著,可高达 90%,且以 $CD4^+$ 为主。结核性胸膜炎胸腔积液干扰素 γ 多大于 200 pg/mL。恶性胸腔积液中的 T 细胞功能受抑制,其对自体肿瘤细胞的杀伤活性明显较外周血淋巴细胞低,提示恶性胸腔积液患者胸腔局部免疫功能呈抑制状态。系统性红斑狼疮及类风湿关节炎引起的胸腔积液中补体 C_3、C_4 成分降低，免疫复合物含量增高。系统性红斑狼疮胸腔积液中抗核抗体滴度可达 1∶160。

10.肿瘤标志物

癌胚抗原(CEA)在恶性胸腔积液中早期即可升高，且比血清更显著。若胸腔积液 CEA>20 μg/L 或胸腔积液/血清 CEA>1，常提示为恶性胸腔积液，其敏感性为 40%～60%，特异性为 70%～88%。胸腔积液端粒酶测定诊断恶性胸腔积液的敏感性和特异性均大于 90%。近年还开展了许多肿瘤标志物检测，如肿瘤糖链相关抗原、细胞角蛋白 19 片段、神经元特异性烯醇酶等，可作为鉴别诊断的参考。联合检测多种肿瘤标志物，可提高阳性检出率。

(二)X射线检查

其改变与积液量和是否有包裹或粘连有关。极小量的游离性胸腔积液，胸部 X 射线仅见肋膈角变钝；积液量增多时显示向外、向上的弧形上缘的积液影。平卧时积液散开，使整个肺野透亮度降低。大量积液时患侧胸部有致密影，气管和纵隔推向健侧(图 8-3)。液气胸时有气液平面，积液时常遮盖肺内原发病灶，故复查胸片应在抽液后，可发现肺部肿瘤或其他病变。包裹性积液不随体位改变而变动，边缘光滑饱满，多局限于叶间或肺与膈之间。肺底积液可仅有假性膈肌升高和/或形状的改变。CT 检查可显示少量胸腔积液、肺内病变、胸膜间皮瘤、胸内转移性肿瘤、纵隔和气管淋巴结等病变，有助于病因诊断。

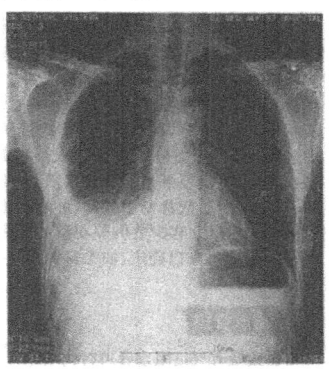

图 8-3　右胸腔积液 X 射线胸片

(三)超声检查

超声探测胸腔积液的灵敏度高，定位准确。临床用于估计胸腔积液的深度和积液量，协助胸腔穿刺定位。B 超引导下胸腔穿刺用于包裹性和少量胸腔积液(图 8-4)。

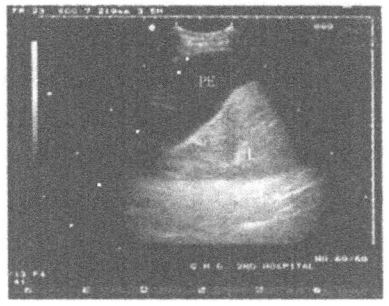

图 8-4　胸腔积液超声声像图

PE.胸腔积液；L.肝脏

(四)胸膜活检

经皮闭式胸膜活检对胸腔积液的病因诊断有重要意义,可发现肿瘤、结核和其他胸膜病变。拟诊结核病时,活检标本除做病理检查外,还应作结核分枝杆菌培养。胸膜针刺活检具有简单、易行、损伤性较小的优点,阳性诊断率为40%~75%。CT或B超引导下活检可提高成功率。脓胸或有出血倾向者不宜做胸膜活检。如活检证实为恶性胸膜间皮瘤,在1个月内应对活检部分行放疗,以防止针道种植。

(五)胸腔镜或开胸活检

对上述检查不能确诊者,必要时可经胸腔镜或剖胸直视下活检。由于胸膜转移性肿瘤87%在脏层,47%在壁层,故此项检查有积极的意义。胸腔镜检查对恶性胸腔积液的病因诊断率最高,为70%~100%,为拟定治疗方案提供了依据。通过胸腔镜能全面检查胸膜腔,观察病变的形态特征、分布范围及邻近器官受累情况,且可在直视下多处活检,故诊断率较高,肿瘤的临床分期较准确。临床上有少数胸腔积液的病因虽经上述诸种检查仍难以确定,如无特殊禁忌,可考虑剖胸探查。

(六)支气管镜

对咯血或疑有气道阻塞者可行此项检查。

四、诊断

根据病史,临床表现及体征,结合胸部X射线表现,一般可以做出胸腔积液诊断,但需进一步明确积液原因,进行胸腔积液的多项实验室检查,进行对因治疗。

五、治疗

胸腔积液为胸部或全身疾病的一部分,病因治疗尤为重要。

(一)结核性胸膜炎

1.一般治疗

一般治疗包括休息、营养支持和对症治疗。

2.抽液治疗

由于结核性胸膜炎的胸腔积液蛋白含量高,容易引起胸膜粘连,原则上应尽快抽尽胸腔内积液。抽液还可以解除肺、心脏、血管受压,改善呼吸,使肺功能免受损伤。抽液后减轻毒性症状,体温下降,有助于使被压迫的肺迅速复张。大量胸腔积液者每周抽液2~3次,直至胸腔积液完全消失。首次抽液不超过700 mL,以后每次抽液量不应超过1 000 mL,过快、过多抽液可使胸腔压力骤降,发生复张后肺水肿或循环衰竭。表现为剧咳、气促、咳大量泡沫状痰,双肺满布湿啰音,PaO_2下降,X射线显示肺水肿征,应立即吸氧,酌情应用糖皮质激素及利尿药,控制液体入量,严密检测病情与酸碱平衡,有时需气管插管机械通气。若抽液时发生头晕、冷汗、心悸、面色苍白、脉细等表现应考虑"胸膜反应",应立即停止抽液,使患者平卧,必要时皮下注射0.1%肾上腺素0.5 mL,密切观察病情,注意血压变化,防止休克。一般情况下,抽胸腔积液后没必要胸腔内注射抗结核药物,但可注入链霉素等防止胸膜粘连。

3.糖皮质激素

疗效不肯定。有全身毒性症状严重、大量胸腔积液者,在抗结核药物治疗的同时,可尝试加用泼尼松30 mg/d,分3次口服。待体温正常、全身毒性症状减轻、胸腔积液量明显减少时,即应逐渐减量以至停用。停药速度不宜过快,否则易出现反跳现象,一般疗程4~6周。注意不良反应或结核播散,应慎重掌握适应证。

(二)类肺炎性胸腔积液和脓胸

前者一般积液量少,经有效的抗生素治疗后可吸收,积液多者应胸腔穿刺抽液,胸腔积液pH<7.2时应肋间插管闭式引流。脓胸的治疗原则是控制感染、引流胸腔积液及促进肺复张,恢复肺功能。抗菌药物要足量,体温恢复正常后再持续用药2周以上,防止脓胸复发,急性期联合抗厌氧菌的药物,全身及胸腔内给药。引流是脓胸最基本的治疗方法,应反复抽脓或闭式引流。可用2%碳酸氢钠或生理盐水反复冲洗脓腔,然后注入适量抗生素及链激酶,使脓液稀释,便于引流。少数脓胸可采用肋间插管闭式引流。对有支气管胸膜瘘者不宜冲洗胸腔,以免细菌播散。慢性脓胸应改进原有的脓腔引流,也可考虑外科胸膜剥脱术等治疗。此外,一般支持治疗亦相当重要,应给予高能量、高蛋白及富含维生素的食物,纠正水电解质紊乱及维持酸碱平衡,必要时可予少量多次输血。

(三)恶性胸腔积液

恶性胸腔积液包括原发病和胸腔积液的治疗。例如,部分小细胞肺癌所致胸腔积液全身化疗有一定疗效,纵隔淋巴结有转移者可行局部放疗。胸腔积液多为晚期恶性肿瘤的常见并发症,其胸腔积液生长迅速,常因大量积液压迫引起严重呼吸困难,甚至导致死亡。常需反复胸腔穿刺抽液,但反复抽液可使蛋白丢失太多,效果不理想。可选择化学性胸膜固定术,在抽吸胸腔积液或胸腔插管引流后,胸腔内注入博来霉素、顺铂、丝裂霉素等抗肿瘤药物,也可注入胸膜粘连剂,如滑石粉等,可缓解胸腔积液的产生。也可胸腔内注入生物免疫调节剂,如短小棒状杆菌疫苗、IL-2、干扰素、淋巴因子激活的杀伤细胞、肿瘤浸润性淋巴细胞等,可抑制恶性肿瘤细胞,增强淋巴细胞局部浸润及活性,并使胸膜粘连。此外,可胸腔内插管持续引流,目前多选用细管引流,具有创伤小、易固定、疗效好、可随时胸腔内注入药物等优点。对插管引流后肺仍不复张者,可行胸-腹腔分流术或胸膜切除术。虽经上述多种治疗,恶性胸腔积液的预后不良。

(林雪兰)

第五节 胸膜间皮瘤

胸膜间皮瘤是主要的胸膜原发肿瘤,发病率较低,仅占所有胸膜肿瘤的5%,包括良性和恶性胸膜间皮瘤,其中后者更常见。恶性胸膜间皮瘤预后较差,自诊断起患者的中位生存期仅12个月,5年生存率不到5%,随着综合治疗措施的进展以及新药的应用,恶性胸膜间皮瘤的预后有望改善。

一、病因

世界范围内间皮瘤的发病率为19/100万,其中男性发病率是女性的3倍,间皮瘤发病率没有种族差异,多数患者发病前有石棉接触史。石棉是胸膜间皮瘤最主要的致病因素,石棉中纤维较大的闪石是主要的致癌物,由于纤维体积大,吸入后不能被肺泡巨噬细胞吞噬,经过多年后移行到胸膜、心包膜和腹膜,导致肿瘤。石棉接触后发生间皮瘤的临床潜伏期是35~40年,这时出现发病高峰,患病年龄多在 50~70 岁。除了间皮瘤外,石棉还可以引起多种疾病,如良性胸膜斑块、弥散性胸膜增厚、良性渗出性胸膜炎和石棉沉着病等。并不是所有的石棉接触者均易患间皮瘤,在长期大量石棉接触者中,仅有 2%~10% 的个体发生恶性胸膜间皮瘤,但 80% 的恶性胸膜间皮瘤患者有石棉接触史。

由于一些恶性间皮瘤患者没有石棉接触史,并且不是所有的石棉接触者会发生间皮瘤,研究者试图寻找间皮瘤的其他致病因素或共患因素。曾有研究发现超过 50% 的上皮型恶性胸膜间皮瘤中可以检测到 SV40 病毒基因序列,并且实验室及动物实验证明 SV40 病毒有导致细胞恶性转化的作用,但流行病学资料显示 SV40 病毒在人类间皮瘤的发病过程中并不起主要作用。此外,偶有接触放射线后引起胸膜间皮瘤的报道,潜伏期 7~36 年,平均 16 年。

二、病理

组织学上,胸膜间皮瘤可分为良性间皮瘤与恶性间皮瘤,良性间皮瘤表现为胸膜孤立乳头状、多囊性间皮细胞增生和孤立纤维瘤。恶性间皮瘤更常见,组织学上分为 3 种类型:上皮型、肉瘤型和混合型,三者分别占 55%~65%、10%~15%、20%~35%。上皮型间皮瘤的预后好于其他两种类型的间皮瘤,其中位生存期为 12.5 个月,肉瘤型 9.4 个月,混合型 11 个月。

弥散性恶性间皮瘤肉眼可见在脏层或壁层胸膜上有大量白色或灰色颗粒和结节或薄板块,随着肿瘤的发展,胸膜表面结节增大,连接成片,胸膜增厚,受累胸廓塌陷,肺脏扩张受限、体积缩小。间皮瘤晚期,肿瘤可累及膈肌、肋间肌、纵隔结构、心包及对侧胸膜。

起源于肺、乳腺、卵巢、胃、肾脏或前列腺的腺癌常转移到胸腔,通过细胞学或组织学的方法很难与上皮型胸膜间皮瘤鉴别,肉瘤型间皮瘤也需和纤维肉瘤鉴别,免疫组织化学是间皮瘤鉴别诊断的重要方法。

三、临床表现

胸膜间皮瘤起病隐匿,症状没有特异性,容易漏诊,多数患者有石棉暴露史,仔细询问患者的职业对本病的诊断有提示意义。常见症状见表 8-2。持续性胸痛是最常见的症状,甚至可是本病早期的唯一症状。与结核性胸膜炎等胸膜性疼痛不同,胸痛呈持续性,与呼吸无关,并且不随胸腔积液增加而缓解,相反随着病程进展,胸痛逐渐加重。晚期胸痛剧烈,影响睡眠和饮食,一般镇痛剂难以缓解。若病变侵犯纵隔胸膜,则有胸骨后闷痛;若病变位于膈胸膜,则有同侧肩胛区或上腹部疼痛。呼吸困难是胸膜间皮瘤的另一种常见症状,随疾病进展逐渐加重,有时伴有干咳,偶有咯血。上皮型和混合型胸膜间皮瘤常有大量胸腔积液,其中血性胸腔积液占 3/4。全身症状包括消瘦、乏力、低热、盗汗。有些患者出现周期性低血糖和肥大性肺性骨关节病,但这些症状多见于良性间皮瘤。局限性间皮瘤症状出现较晚,多在体检时被发现。

表 8-2 胸膜间皮瘤常见症状

症状	比例
胸痛和/或呼吸困难	90%
体重下降	29%
咳嗽、乏力、发热、食欲缺乏	3%
咯血、声嘶、吞咽困难、Horner 综合征	<1%
胸腔积液	84%
无症状	3%

弥散性间皮瘤侵犯胸壁,可形成所谓的"冰冻胸",胸廓活动受限,胸膜明显增厚,却不伴有肋间或胸壁凹陷,反有局部胸壁膨隆。体检时患侧胸部表现为胸膜增厚或胸腔积液的体征,侵犯心包时有心脏压塞的表现。

四、实验室检查

间皮瘤合并的胸腔积液属渗出液,超过半数的胸腔积液为血性,由于含有大量透明质酸(>0.8 mg/mL),胸腔积液较黏稠,甚至可拉成细丝或堵塞针头。胸腔积液比重高,可达1.020~1.028,如果肿瘤体积巨大,胸腔积液中的血糖含量和pH可能降低。胸腔积液中含有多种细胞成分,包括正常的间皮细胞,分化好或未分化的恶性间皮细胞以及不同量的淋巴细胞和多形核白细胞。胸腔积液细胞学检查对诊断恶性病有肯定价值,但对间皮瘤确诊率低,结合盲式胸膜活检和免疫组化检查可以提高诊断率。

间皮素是一种细胞表面糖蛋白,它在胸膜间皮瘤、卵巢癌和胰腺癌中高表达,而在正常间皮组织中表达十分有限。血清间皮素相关蛋白(serum mesothelin-related protein, SMRP)是可溶性的间皮素,84%的恶性间皮瘤患者有SMRP升高,而只有不到2%其他肺部或胸膜疾病患者SMRP升高,SMRP的水平随着间皮瘤的发展而升高,随着间皮瘤的衰退或切除而减少,是恶性间皮瘤的筛查以及治疗效果监测的较好的指标,联合检测血清CA125、CA15-3和透明质酸骨桥蛋白可以提高恶性间皮瘤检测的特异性。

其他的实验室检查可能发现一些非特异性表现如血小板增多症,个别报道血小板高达10×10^{11}/L,肝功能异常在恶性胸膜间皮瘤比较常见,晚期清蛋白降低导致全身水肿。此外可以出现ESR增快,贫血,血清γ球蛋白升高,具体原因不明。

五、影像学检查

常规胸部X射线检查胸膜病变常被胸腔积液掩盖,抽去胸腔积液后可以更好地发现胸膜病变。典型的表现是胸膜广泛增厚,表面高低不平,局限性间皮瘤表现为孤立结节影;此外,还可以见到接触石棉的其他表现,如胸膜斑、胸膜钙化等。病变多局限在一侧胸腔,虽有大量胸腔积液,纵隔移位不明显。晚期肿瘤侵犯心包导致心包积液,心影增大,侵犯肋骨导致肋骨破坏。

胸部CT检查可发现胸膜不规则增厚或突入胸腔的块状增厚,典型的弥散性间皮瘤在肺的周围形成软组织壳,并延伸到叶间胸膜,增强CT能够更好地显示肿瘤侵犯胸壁的情况。此外CT检查可以发现肿瘤对邻近脏器的侵犯情况以及有无肺门、纵隔淋巴结转移。

胸部磁共振检查对于确定恶性间皮瘤的范围较CT检查更敏感,尤其容易发现肿瘤对局部结构如肋骨、膈肌的侵犯情况,对于确定手术范围很有帮助。PET除了可以鉴别胸部结节的良恶性以外,还可以发现CT或MRI正常的淋巴结转移或其他转移灶,对肿瘤分期很有帮助。

六、病理学检查

胸腔积液细胞学检查具有创伤小,可以反复进行检查的优点,但对间皮瘤诊断的敏感性不高,只有20%~33%患者可以通过胸腔积液细胞学检查确诊。CT引导下的胸部结节穿刺活检的阳性率可以达到87%,电视胸腔镜直视下的胸壁结节活检的阳性率在95%以上。胸腔镜活检可以获得足够的肿瘤组织用于肿瘤的免疫组化检查,有助于与其他胸壁肿瘤的鉴别以及肿瘤的分型,其主要缺陷是容易导致肿瘤沿手术切口和胸腔引流管播散,发生率约20%。

七、诊断与鉴别诊断

对于长时间胸痛、胸腔积液伴胸膜不规则增厚的中老年患者均应怀疑胸膜间皮瘤,石棉接触史更有利于本病的诊断。排除结核性胸腔积液后,对于反复胸腔积液检查未见肿瘤细胞的患者,有条件的医院应尽早进行胸腔镜检查,胸壁结节明显的患者也可以在B超或CT引导下进行穿刺活检以明确诊断。

胸膜间皮瘤与感染性胸腔积液如结核性胸膜炎、脓胸的鉴别不难,难以区分的是胸膜腔转移性恶性肿瘤。上皮型间皮瘤需要与转移性腺癌鉴别。最常用的鉴别方法是免疫组化检查,目前没有对间皮瘤或腺癌完全特异性的抗体,因此常联合应用几种抗体提高诊断的特异性。腺癌阳性标志物为CEA、B72.3、Leu-M1、BER-EP4,间皮相关抗原为hBME-1,血栓调节蛋白(thrombomodulin)和肌钙网蛋白(calretinin),敏感性和特异性均较腺癌相关抗体低,但联合应用两种肿瘤的抗体几乎可将所有的间皮瘤与腺癌正确区分开来。肉瘤型间皮瘤表达低分子量角蛋白,肉瘤、局限性纤维瘤和反应性浆膜纤维化则不表达任何形式角蛋白。用广谱角蛋白标志物aE1/aE3和低分子量角蛋白cAM5.2可以将肉瘤样间皮瘤与局限性纤维瘤、硬纤维瘤样间皮瘤及反应性浆膜纤维化区分开来。肉瘤型间皮瘤不表达hBME-1、thrombomodulin、calretinin等间皮相关抗原,在肉瘤样间皮瘤的鉴别诊断中没有价值。

电镜检查也是间皮瘤鉴别诊断的方法。间皮瘤细胞表面有细长的蓬发样微绒毛,绒毛细长,胞质内张力丝及糖原颗粒较丰富,有双层或断续的基膜,瘤细胞间有较多的桥粒。转移性腺癌具有内在的组织变形,腺癌细胞微绒毛粗而短,胞质内有分泌颗粒,细胞外有腺腔形成。

八、分型

和其他肿瘤一样,准确的分期是确定胸膜间皮瘤治疗方案的关键。有多种分期的方法,目前常用的分期有两种:Butchart分期(表8-3)和国际间皮瘤学会(IMIG)TNM分期(表8-4)。

表8-3 Butchart分期

Ⅰ期	肿瘤局限于壁层胸膜,只累及同侧胸膜、肺、心包和纵隔
Ⅱ期	肿瘤侵犯胸壁或累及纵隔结构,即食管、心脏和对侧胸膜。仅胸部淋巴结受累
Ⅲ期	肿瘤穿过膈肌累及腹膜,侵犯对侧胸膜和双侧胸部,累及胸部外淋巴结
Ⅳ期	远处血源性转移

表8-4 国际间皮瘤学会(IMIG)分期

原发肿瘤(T)	
T_{1a}	肿瘤局限于同侧壁层胸膜,包括纵隔和膈胸膜,脏层胸膜未受累
T_{1b}	肿瘤局限于同侧壁层胸膜,包括纵隔和膈胸膜,脏层胸膜有散在病灶
T_2	肿瘤侵犯同侧各胸膜表面,并至少有下列一种情况:
	膈肌受累;
	脏层胸膜有肿瘤融合(包括叶间裂);
	脏层胸膜肿瘤扩展至其下的肺实质

续表

T_3	局限的进展期肿瘤,但仍有可能切除。肿瘤侵犯同侧各胸膜表面,并至少有下列一种情况:
	胸内筋膜受累;
	扩展至纵隔脂肪;
	扩展至胸壁软组织;
	心包非跨壁受累
T_4	局限的进展期肿瘤,不能手术切除。肿瘤侵犯同侧各胸膜表面,并至少有下列一种情况:
	弥漫的或多发的胸壁肿瘤,有或无肋骨受累;
	肿瘤直接跨膈侵犯;
	直接扩展到对侧胸膜;
	直接扩展到一个或多个纵隔器官;
	直接扩展到脊柱;
	肿瘤侵犯心包内面,伴或不伴心包积液;
	侵犯心肌
淋巴结(N)	
N_X	局部淋巴结无法评价
N_0	无局部淋巴结转移
N_1	同侧支气管肺或肺门淋巴结转移
N_2	转移至隆突下或同侧纵隔淋巴结,包括同侧乳房内结节
N_3	转移至对侧纵隔、对侧乳房,同侧或对侧锁骨上淋巴结转移(M)
M_X	有不能评价的远处转移
M_0	没有远处转移
M_1	有远处转移
分期	
I_a期	$T_{1a}N_0M_0$
I_b期	$T_{1b}N_0M_0$
II期	$T_2N_0M_0$
III期	任何 T_3M_0、任何 N_1M_0 和任何 N_2M_0
IV期	任何 T_4、任何 N_3 和任何 M_1

九、治疗

由于发病率低,针对胸膜间皮瘤的治疗方案缺乏大规模的随机对照研究,至今尚没有公认的治疗方案,但可以确定的是,任何单一的治疗均不能显著延长患者的生存期,故目前主张采用多种治疗方法联合治疗。

早期病例应以手术为治疗首选,即使是进展期的恶性胸膜间皮瘤也可以通过手术使生活质量改善,结合术后化疗和局部放疗延长患者的生存期、改善生活质量。手术方式有 3 种:胸膜切除术、胸膜外肺切除术(extrapleural pneumonectomy,EPP)和胸膜固定术。EPP 是损伤最大的术式,手术切除范围包括脏层和壁层胸膜、肺、心包、同侧的膈肌以及纵隔淋巴结。近年来随着医学的发展以及严格的病例选择,EPP 的手术死亡率已经由 31% 下降至 5% 以下。EPP 由于是全肺切除,所以术后患者可以耐受较为大剂量的放疗,从而提高了局部的治疗效果。胸膜切除术也可以有效缓解肿瘤症状,抑制胸腔积液的复发,但由于弥散性胸膜间皮瘤广泛浸润,胸膜切除术实际上很难完全切除肿瘤组织,并且由于保留肺脏,限制了术后放疗的剂量,和 EPP 相比,其术后肿瘤局部复发率达 80%~90%。胸膜固定术通过药物注入引起胸膜表面的炎性、粘连反应来闭塞胸膜腔,可以有效地缓解患者的症状,提高患者的生活质量,是一种有效的姑息性治疗方法。恶性间皮瘤弥散性生长,要达到足够的放射剂量(>60 Gy),并且避免对周围脏器造成放射性损伤(肺 20 Gy,肝脏 30 Gy,脊髓 45 Gy,心脏 45 Gy,食管 45~50 Gy)非常困难。因此,目前放疗仅用于进行活检、吸引术、引流术后,种植转移的肿瘤、浸润生长引起的疼痛以及 EPP 后的辅助治疗。

化疗包括全身化疗和局部化疗,单药治疗有效的药物有多柔比星、顺铂、丝裂霉素、吉西他滨、长春瑞滨、培美曲塞等,有效率不超过 20%。为提高疗效,临床上多采用 2~3 种药物联合化疗,有效率不超过 50%,中位生存期 8~15 个月。常用化疗方案见表 8-5。胸腔内化疗可以提高局部药物浓度,同时能减轻全身毒副反应。但 MPN 患者胸膜腔可能有不同程度闭塞,并且药物在肿瘤组织中的渗透性有限,因而腔内化疗的长期疗效有限。临床上常用药物有顺铂、多柔比星、丝裂霉素和甲氨蝶呤。腔内注入剂量与静脉一次用量相似或略高,经过治疗 60%~90% 患者胸腔积液减少,症状可有不同程度改善。

表 8-5 恶性胸膜间皮瘤常用化疗方案

化疗方案	剂量(mg/m^2)	用药时间	时间及周期
CAP 方案			
多柔比星	40~60	第 1 天	
环磷酰胺	600	第 1 天	
顺铂	70	第 1 天(水化 3 天)	每周期 21 天×4~6 周期
化疗方案	剂量(mg/m^2)	用药时间	时间及周期
PaC 方案			
紫杉醇	135	第 1 天	
顺铂	75	第 1 天(水化 3 天)	每周期 21 天×4 周期
GC 方案			
吉西他滨	1 000	第 1,8,15 天	
顺铂	100	第 1 天(水化 3 天)	每周期 28 天×4 周期
PeC 方案			
培美曲塞	500(配合应用叶酸和维生素 B_{12})	第 1 天	每周期 21 天×4 周期
顺铂	75	第 1 天	每周期 21 天×4 周期

(林雪兰)

第九章

肺部肿瘤

第一节 肺部良性肿瘤

肺部良性肿瘤是指生长在气管、支气管和肺实质内的良性肿瘤,包括支气管腺瘤、支气管错构瘤、乳头状瘤、支气管平滑肌瘤、支气管软骨瘤、脂肪瘤、肺纤维瘤、肺黏液瘤、肺化学感受器瘤等所谓的真性肿瘤,也包括一组临床和影像学上酷似肿瘤的肿瘤样病变,如肺炎性假瘤、支气管炎性息肉、淀粉样变性、子宫内膜易位症等。大多数肺部肿瘤为恶性,肺部良性肿瘤少见,美国报道的肺部良性肿瘤仅占所有肺部肿瘤的 2%～5%,国内一组 1 953 例肺部原发肿瘤中,经手术证实的良性肿瘤占 12.6%(246 例)。良性肿瘤生长缓慢,生长过程中不侵犯周围组织,也不发生远处转移,虽然良性肿瘤本身对健康的危害不大,肿瘤阻塞气道可以导致肺不张、咯血、肺炎等多种并发症。

肺部良性肿瘤的症状与肿瘤的生长部位有密切关系。位于气管内的肿瘤,患者表现为刺激性干咳、胸闷、喘鸣,有时有咯血,部分患者因胸闷喘憋被长期误诊为哮喘;X 射线胸片和胸部 CT 发现气管内阴影,气管镜检查可以明确诊断。支气管良性肿瘤常出现支气管阻塞导致的症状,如反复发作的同一部位的肺炎、肺不张,胸片和胸部 CT 往往难以发现支气管肿瘤,支气管镜检查可以明确诊断。位于肺实质的良性肿瘤多无症状,仅偶然被发现,大多数的肿瘤表现为肺内孤立性结节影。胸部 X 射线检查有时难以鉴别肿瘤的良恶性,功能显像的 FDG-PET 检查对肺内结节病变的诊断有较高的特异性。

一、支气管腺瘤

支气管腺瘤是起源于支气管黏液腺体、腺管上皮或黏膜下 Kulchitsky 细胞一组良性肿瘤,包括支气管类癌、腺样囊性癌和黏液表皮样癌。占肺部良性肿瘤的 50%,肿瘤生长缓慢,但有恶性倾向,目前认为在这一组肿瘤中多数实为低度恶性的肿瘤。

(一)临床特点
1.支气管类癌

支气管类癌来源于支气管黏膜上皮和黏膜下的神经内分泌细胞(Kulchitsky 细胞),占支气管腺瘤的80%~90%,大体上类癌分为3种类型:中央型、周围型和微瘤型。中央型最常见,占支气管类癌的60%~80%,肿瘤倾向在支气管内生长,多形成表面光滑、血管丰富的息肉样肿块。微瘤型极少见,其发生常与慢性肺病,特别是支气管扩张或纤维化有关,肿瘤直径不超过4 mm,临床上常没有症状,仅在外科或尸检标本中被发现。

发病年龄较高,平均56岁。临床表现除了肿瘤阻塞气道导致的症状如发热、咳嗽、咯血、喘鸣或呼吸困难外,部分患者出现类癌综合征,表现为面部潮红、腹泻、哮喘样发作。迁延性病例,右心可发生瓣膜病,如肺动脉狭窄、三尖瓣狭窄或关闭不全。少数患者伴发库欣病、肢端肥大症等内分泌病。

2.腺样囊性癌

腺样囊性癌占支气管腺瘤10%~15%。仅发生在气管及左右主支气管,尤以气管多见,肿瘤常突入气道,呈息肉样生长,或沿管壁浸润生长,呈弥漫浸润性结节。本病多见于中年人,发病没有性别差异。其恶性程度是腺瘤中最高的,可局部浸润,常见局部淋巴结和肺转移,甚至可以转移到肝、肾。

3.黏液表皮样瘤

黏液表皮样瘤源于大支气管的黏液腺,临床罕见,占支气管腺瘤的2%~3%。多发生在大支气管内,一般为无蒂肿块。发病早,近半数患者发生在30岁以前,平均发病年龄35岁。根据肿瘤中黏液细胞、表皮样细胞及中间型细胞的比例不同和异型性差异,组织学上又分为低度恶性型和高度恶性型。低度恶性型生长局限,手术后预后良好,高度恶性型肿瘤罕见,呈浸润性生长,并可发生远处转移。儿童及年轻成人几乎均为低度恶性的黏液表皮样瘤。

(二)诊断

由于支气管腺瘤多发生在大气道,呼吸道症状出现较早,症状依肿瘤生长部位和支气管腔是否阻塞而异。肿瘤引起气道阻塞可以导致阻塞性肺气肿、肺不张、阻塞性肺炎、支气管扩张或肺脓疡。临床上容易误诊为哮喘、慢性支气管炎、支气管扩张。胸部X射线检查是发现支气管腺瘤的常用手段,除常规的胸部X射线摄影外,过去常借助体层摄影发现气道内病变,随着CT扫描及计算机重建技术的发展,传统的体层摄影技术已让位于胸部CT扫描。发生在气管支气管内的肿瘤较小时X射线检查常难以发现原发肿瘤,但肿瘤导致的阻塞性改变为进一步检查提供依据。肿瘤较大时,X射线检查可以显示大气道内的肿块影,肺实质内的肿瘤则表现为周围型结节或肿块影。通过支气管镜获得肿瘤组织标本是确诊位于大气道的支气管腺瘤的主要方法,但表面覆盖有正常支气管黏膜的肿瘤,由于支气管镜活检深度的限制,有时难以取到真正的肿瘤组织。

(三)治疗

瓣手术切除是治疗支气管腺瘤的主要方法。切除范围取决于肿瘤生长部位和受累及远端肺组织情况。对于恶性程度较低的类癌,在切除肿瘤时应尽可能保留正常肺组织,恶性程度较高的黏液表皮样癌可以行肺叶或全肺切除,并清扫可疑转移的区域淋巴结。术后可以辅助放疗。对于因禁忌证无法手术的中央型腺瘤,可以在气管镜介导下进行肿瘤切除,或植入支架缓解症状。

二、肺错构瘤

错构瘤是最常见的肺部良性肿瘤,生长在肺实质,国内报道约占肺内球形病灶的8%。过去认为肺错构瘤是肺正常组织的不正常组合所构成的瘤样畸形,现在认为是一种良性间叶性肿瘤。

(一)临床特点

肺错构瘤大多位于肺实质内,偶尔可以累及中央气道。位于肺实质的肿瘤多发生在胸膜下肺表浅部位,常为单发病灶,呈球形或椭圆形,边界清楚,有完整的包膜,直径 1~7 cm,多小于 4 cm。肿瘤由肺内组织成分异常组合而形成,含有多种间叶成分,如软骨、平滑肌、脂肪组织、结缔组织等。肿瘤可发生钙化,多位于中心,分布较均匀,此种钙化结构常见爆米花式或核桃肉样。

此瘤多见于成年人,平均发病年龄为 40 岁,男性多于女性,男、女之比为 2∶1。肺错构瘤大多位于肺的外周,由于生长缓慢,一般没有症状,多为偶然发现。少数位于中央气道的肿瘤引起刺激性干咳,喘鸣,呼吸困难,发生阻塞性肺炎时出现发热。

典型的 X 射线表现为肺野外带的单个圆形或椭圆形结节或肿块,直径多小于 4 cm,肿瘤边缘光滑,可有浅分叶,周围无浸润。肿瘤内可见钙化,多在中心而且分布均匀,典型者呈"爆米花"样,脂肪组织较多者,瘤体内见低密度区。

(二)诊断

肺错构瘤多为偶然经胸部 X 射线检查发现,典型的"爆米花"样钙化虽然不是此瘤的特征性表现,但有助于和恶性肿瘤鉴别。支气管镜对大气道内错构瘤诊断有帮助,经胸针吸活检有助于良恶性病变鉴别,多数病例需要手术活检确诊。

(三)治疗

手术切除病灶是唯一的治疗方法。肺错构瘤极少恶变,但有些病灶难与周围型肺癌鉴别,因而对于有肺癌高危因素,疑为肺错构瘤的中、老年人患者应行剖胸手术探查,并切除病灶。大多数肺错构瘤病例可采用肿瘤摘除术,尽量保留正常的肺组织,减少术后并发症。

三、肺炎性假瘤

炎性假瘤是一种境界清楚的炎症增生性肿块,由炎症细胞和梭形间叶细胞以不同比例混合而成,并非真正的肿瘤,其发病机制不清楚。其发病率在肺部良性肿瘤中仅次于肺部错构瘤。

(一)临床特点

肺炎性假瘤的病理学特征是组织学的多形性,肿块内含有排列成条索的成纤维细胞、浆细胞、淋巴细胞、组织细胞、上皮细胞,以及内含中性脂肪和胆固醇的泡沫细胞或假性黄瘤细胞,以往文献按假瘤中细胞成分将炎性假瘤分为假乳头状瘤型、纤维组织细胞瘤型、浆细胞瘤型、假淋巴瘤型等。目前新的分类中将假性淋巴瘤归为交界性淋巴增生性病变,其余部分分为纤维组织细胞型和浆细胞肉芽肿型两种类型。

本病可发生在任何年龄,多数患者的年龄在 40 岁以下。半数患者常没有任何症状,仅在胸部 X 射线检查时偶然发现。部分患者在此前有呼吸道感染病史,表现为咳嗽、咳痰及痰中带血等症状。

(二)诊断

胸部 X 射线检查是发现炎性假瘤的主要方法,表现为密度较低而均匀、边缘清楚、轮廓完整的球形阴影,没有特征性表现,可以发生于任何肺叶,但多位于肺的外周,可累及胸膜。10% 的病例缓慢增大。肺炎性假瘤没有特异性诊断方法,纤维支气管镜检查无助于诊断,确定诊断靠开胸肺活检。

(三)治疗

影像学上炎性假瘤很难与恶性肿瘤鉴别,并且部分炎性假瘤可缓慢增大,药物治疗无效,因此,一旦发现应积极采取手术治疗,手术应采用肺楔形切除或肺段切除,尽量保留正常肺组织,手术切除后预后良好。

四、支气管乳头状瘤

支气管乳头状瘤是一种少见良性肿瘤,组织学分为鳞状上皮乳头状瘤、柱状细胞乳头状瘤和混合型。临床上支气管乳头状瘤分单发性和多发性,前者多见,多发性者又称为乳头状瘤病,与人乳头状瘤病毒感染有关。孤立性肿瘤在支气管腔内呈乳头状生长,基底部较宽,多发性肿瘤多见于喉,部分波及气管、支气管,呈疣状或菜花状赘生物。

常见症状与气道刺激和阻塞有关,表现为咳嗽、咯血、胸闷。哮喘样症状,胸部 X 射线检查可能发现阻塞性肺炎、肺不张等气道阻塞的表现。支气管镜检查有助于诊断。

肿瘤位于大气道内可以通过气管镜摘除,无法经气管镜介入治疗时可以考虑手术。部分成人孤立性乳头状瘤可能恶性变,术后注意随访,以便及早发现复发或恶变。

五、肺部其他罕见良性肿瘤

间叶性肿瘤如黏液瘤、纤维瘤、脂肪瘤、软骨瘤,以及其他良性肿瘤如肺硬化性血管瘤、透明细胞瘤、神经鞘瘤、畸胎瘤、副节瘤临床罕见,仅有少量的病例报道,此类肿瘤临床表现没有特异性,术前很难获得确定诊断。手术是此类肿瘤诊断和治疗的主要手段。

(师燕飞)

第二节 肺 转 移 瘤

肿瘤远处转移是恶性肿瘤的主要特征之一。肺脏有着丰富的毛细血管网,承接来自右心的全部血流,并且由于肺循环的低压、低流速的特点,使得肺成为恶性肿瘤最常见的转移部位之一。此外肿瘤还可以通过淋巴道或直接侵犯等多种方式转移到肺,尸检发现 20%~54%死于恶性肿瘤患者发生了肺转移,但仅有部分患者在生前被发现(表 9-1)。血供丰富的恶性肿瘤更容易发生肺部转移,如肾癌、骨肉瘤、绒毛膜癌、黑色素瘤、睾丸肿瘤、睾丸畸胎瘤、甲状腺癌等。大多数肺部转移瘤来自常见的肿瘤,如乳腺癌、结直肠癌、前列腺癌、支气管癌、头颈部癌和肾癌。

表 9-1 原发恶性肿瘤肺内转移情况

原发肿瘤	临床发现(%)	尸检发现(%)
黑色素瘤	5	66~80
睾丸生殖细胞瘤	12	70~80
骨肉瘤	15	75
甲状腺瘤	7	65
肾癌	20	50~75
头颈部肿瘤	5	15~40
乳腺癌	4	60

续表

原发肿瘤	临床发现(%)	尸检发现(%)
支气管肺癌	30	40
结肠直肠癌	<5	25~40
前列腺癌	5	15~50
膀胱癌	7	25~30
子宫癌	<1	30~40
子宫颈癌	<5	20~30
胰腺癌	<1	25~40
食管癌	<1	20~35
胃癌	<1	20~35
卵巢癌	5	10~25
肝细胞瘤	<1	20~60

一、转移途径

恶性肿瘤肺部转移的途径有4种：血行转移、淋巴道转移、直接侵犯和气道转移。血行转移是恶性肿瘤肺部转移的主要方式。肺部有着丰富的毛细血管网，并且位于整个循环系统的中心环节，来自原发病灶的肿瘤栓子，经过静脉系统、肺动脉，很易被肺脏捕获，在适宜的微环境下肿瘤细胞发生增殖，形成转移肿瘤。经血行转移的肿瘤多位于肺野外带以及下肺野等毛细血管丰富的部位，以多发转移病灶多见，少数情况下为孤立病灶。

经淋巴道转移在肺转移瘤中相对少见，肿瘤栓子首先通过血流转移到肺毛细血管，继而侵犯肺外周的淋巴组织，并沿淋巴管散，临床上表现为肺淋巴管癌病，常见于乳腺癌、肺癌、胃癌、胰腺癌或前列腺癌的转移。原发肿瘤也可以先转移到肺门或纵隔淋巴结，再沿淋巴道逆行播散到肺，这种转移方式少见。

发生在肺脏周围的肿瘤皆有可能通过直接侵犯的方式转移到肺，如起源于胸壁的软组织肉瘤、起源于纵隔的原发瘤、食管癌、乳腺癌、贲门癌、肝癌、后腹膜肉瘤等。恶性肿瘤经气道转移罕见，理论上头颈部肿瘤、上消化道肿瘤以及气管肿瘤有可能通过这种方式转移，但临床上很难证实。

二、临床表现

90%的肺转移瘤患者有已知的原发肿瘤或原发肿瘤的症状，但80%~95%肺部转移瘤本身没有症状。当肿瘤巨大、阻塞气道或出现胸腔积液时会出现呼吸困难。突然出现的呼吸困难与胸腔积液突然增加、气胸或肿瘤内出血有关。气道转移瘤在肺部转移肿瘤中非常罕见，临床上表现为喘鸣、咯血、呼吸困难等症状，常见于乳腺癌、黑色素瘤等。肿瘤侵犯胸壁可以出现胸痛。个别患者在发现肺部转移瘤时没有原发肿瘤的症状，应积极寻找原发肿瘤，特别是胰腺癌、胆管癌等容易漏诊的肿瘤。淋巴管癌病的患者主要表现为进行性加重的呼吸困难和干咳、发绀，一般无杵状指，肺部体征轻微，常有细湿啰音。

三、影像学检查

常规的胸部 X 射线摄影（chest X-ray，CXR）是发现肺部转移瘤的首选方法，胸部 CT 较 CXR 的敏感性高，其分辨率是 3 mm，而 CXR 仅能发现 7 mm 以上的病变，尤其是肺尖、近胸壁和纵隔的病变更容易漏诊。但 CT 扫描费用较高，特异性较 CXR 没有增加。如果 CXR 发现肺部有多发的转移灶，没有必要再进行 CT 检查，但以下情况应进行 CT 检查：CXR 正常、没有发生其他部位转移的畸胎瘤、骨肉瘤；CXR 发现肺内孤立性转移灶或打算进行手术切除的肺部转移瘤。对于高度危险的肿瘤，如骨和软组织肉瘤、睾丸畸胎瘤、绒毛膜癌等，应 3~6 个月复查胸部 CT，连续随访 2 年。

肺部转移瘤通常表现为多发结节影，由于发生转移的时间不同，结节常大小不等，直径 3~15 mm，或者更大，同样大小的结节，提示是同一时间发生，结节位于肺野外带，尤其是下肺野。小于 2 cm 的结节常常是圆形的，边界清楚。较大的病灶尤其是转移性腺癌，边缘不规则，有时呈分叶状。4% 的转移瘤有空洞，常见于鳞癌，上肺的空洞性病变比下肺多见，但多发性空洞性病变可能是良性病变，如 Wegener 肉芽肿。出血性转移灶表现为肿瘤周围的晕征，常见于绒毛膜癌，有时也见于血管肿瘤，如血管肉瘤或肾细胞癌。

肺部转移瘤的单发结节影少见，占所有单发结节影的 2%~10%。容易形成单发结节的肿瘤包括结肠癌、骨肉瘤、肾癌、睾丸癌、乳腺癌、恶性黑色素瘤等。结肠癌尤其是来源直肠乙状结肠的结肠癌，占孤立性肺部转移瘤的 1/3。

肺淋巴管癌病主要表现为弥漫的网索状、颗粒状或结节状阴影，支气管壁增厚，动脉轮廓模糊，CXR 可见 Kerley'B 线。20%~40% 的患者有肺门及纵隔淋巴结肿大，30%~50% 的患者有胸腔积液或心包积液。但 CXR 检查难以发现早期的肺淋巴管癌病，在早期诊断肺淋巴管癌病方面高分辨 CT 有更大优势。

FDG-PET 用于鉴别肺部良恶性病变的特异性较 CT 和 CXR 高，PET 检查能够提供更多的信息。但 PET 的分辨率不高，直径小于 1 cm 的病变显像不佳，一些肉芽肿和炎症病变也可能出现假阳性结果。近年来 CT 与 PET 联合应用的 CT-PET 技术已在临床广泛应用，明显提高了恶性肿瘤诊断和鉴别诊断的敏感性和特异性，但目前此项检查的费用较高。

四、组织学检查

由于转移瘤主要位于胸膜下，因此经胸针吸活检是组织学检查最常用的方法。其诊断肺部恶性病变的敏感性为 86.1%，特异性 98.8%，但对肺淋巴管癌病的诊断价值有限。气胸是最常见的并发症，发生率为 24.5%，但需要插管的仅 6.8%。其他并发症包括出血、空气栓塞、针道转移较少见。

气管镜检查可以采用多种手段获取组织标本，如经支气管镜肺活检、气管镜引导下针吸活检、刷检、肺泡灌洗等。对于外周病变，支气管检查的阳性率不到 50%，但淋巴管癌病的诊断率较高。

电视胸腔镜可以取代开胸肺活检用于肺转移瘤的诊断，并可同时进行手术治疗，并发症少，诊断特异性高。

此外，经食管超声引导下的纵隔淋巴结针吸活检、纵隔镜下纵隔淋巴结活检对于诊断肺部转移瘤也有一定的参考价值。

五、治疗

手术是肺部转移瘤首选的治疗方法,和不能手术的患者相比,能够手术切除的肺部转移瘤患者的长期生存率明显改善,在满足手术条件的患者中(不论肿瘤类型),预计超过 1/3 的患者能获得长期生存(>5 年)。接受肺转移瘤切除术的患者应满足以下条件:没有肺外转移灶(如果有肺外转移灶,这些转移灶应能够接受手术或其他方法的治疗);患者的机体状态能够耐受手术;转移病灶能够完全切除,并能合理地保护残存的正常肺组织;原发肿瘤能被完全控制或切除。

手术方式主要包括胸骨正中切开术、胸廓切开术、横断胸骨双侧胸廓切开术和胸腔镜手术(VATS),各种手术方式的优劣,见表 9-2。手术以剔除术为主,病灶切除时使肺膨胀,尽可能保留肺组织,应避免肺叶或全肺切除术。

表 9-2 转移瘤切除术比较

手术方式	优点	缺点
胸骨正中切开术	行双侧胸腔探查,疼痛轻	不利于肺门后病灶,左肺下叶病灶的切除。胸骨放疗是胸骨正中切开术的绝对禁忌证
胸廓切开术	标准手术方式,暴露好	只能暴露一侧胸腔,疼痛明显;双侧胸腔探查多需分期手术
横断胸骨双侧胸廓切开术	可以行双侧胸腔探查,改进下叶暴露,便于探查纵隔病变及胸腔的情况	切断了乳内动脉,痛苦增加
胸腔镜手术(VATS)	胸膜表面显示清楚,疼痛轻,住院时间短和恢复快,并发症很少	不能触诊肺脏,无法发现从肺表面不能看见的或 CT 未能查出的病变,可能增加住院费用

肺部转移瘤即使在完全切除后仍有一半的患者会复发,中位复发时间是 10 个月,再手术患者的预后明显好于未手术患者,5 年、10 年生存率分别为 44%、29% 及 34%、25%。目前再发肺转移瘤的手术适应证仍无明确的定论,一般认为对于年龄较轻、一般状况较好的患者,如果再发肺转移较为局限,原发肿瘤的恶性程度较低,原发肿瘤已被控制且无其他部位的远处转移,心肺功能能耐受手术的情况下可以考虑再次手术治疗。

肺转移瘤患者手术本身的并发症较低,手术死亡率为 0~4%。能够手术的肺转移瘤患者总的 5 年生存率可以达到 24%~68%,但不同组织类型的肿瘤预后有很大的差异,手术后预后较好的肿瘤为畸胎瘤、绒毛膜癌、睾丸癌,其次是肾癌、大肠癌和子宫癌等,预后较差的是肝癌和恶性黑色素瘤。转移灶切除是否完全对预后也有影响,完全切除患者的 5 年、10 年生存率分别为 36% 和 26%,而不完全切除者则分别为 22% 和 16%。无瘤间期(disease-free interval,DFI)是指原发肿瘤切除至肺转移出现的时间,DFI 越长,预后越好。肿瘤倍增时间(tumor-doubling time,TDT)反映的是转移瘤的发展速率,TDT 也是患者预后的重要预测指标,TDT 越长,预后越好,如果 TDT≤60 天则不应进行手术治疗。

除手术以外,对化疗敏感的肿瘤或不能手术的肺部转移瘤仍应进行全身化疗,如霍奇金和非霍奇金淋巴瘤、生殖细胞肿瘤对化疗非常敏感,乳腺癌、前列腺癌和卵巢癌对全身化疗也有较好的反应。软组织肉瘤对化疗不敏感,但联合转移瘤切除术仍能改善患者的预后。除全身化疗外,对于不能手术的患者可以考虑局部栓塞和化疗,由于肿瘤局部药物浓度较高,在减轻化疗引起的全身反应的同时,可以提高治疗局部肿瘤的疗效。

放疗对于肺转移瘤患者的长期生存没有益处，对于气道阻塞的患者，放疗可以作为姑息性治疗方法。

（师燕飞）

第三节 原发性支气管肺癌

原发性支气管肺癌（简称肺癌）肿瘤细胞源于支气管黏膜或腺体，常有区域性淋巴结和血道转移，早期常有刺激性咳嗽、痰中带血等呼吸道症状，病情进展速度与细胞的生物特性有关。本病多在40岁以上发病，发病年龄高峰在60~79岁。男性发病率通常高于女性，男女患病率为2.3：1。但近年来女性肺癌的发生率有上升趋势。

一、临床表现

近5％的肺癌患者无症状，仅在胸部X线检查时发现。绝大多数患者可表现或多或少与肺癌有关的症状和体征，可按部位分为支气管-肺局部、肺外胸内扩展、胸外转移和非转移性胸外表现4类。

（一）支气管-肺局部表现

1. 咳嗽

咳嗽为常见的早期症状，肿瘤在气管内可有刺激性干咳或咳少量黏液痰。细支气管-肺泡细胞癌可有大量黏液痰。肿瘤引起支气管狭窄，咳嗽加重，多为持续性，且呈高调金属音，是一种特征性的阻塞性咳嗽。当有继发感染时痰量增加，且呈黏液脓性。

2. 咯血

由于肿瘤组织的血管丰富，局部组织坏死常引起咯血。以中央型肺癌多见。多为痰中带血或间断血痰，常不易引起患者的重视而延误早期诊断。如侵蚀大血管，则可引起大咯血。

3. 喘鸣

由于肿瘤引起支气管部分阻塞，约有2％的患者可引起局限性喘鸣。

4. 胸闷、气短

当有下述情况时可出现胸闷、气短：①肿瘤引起支气管狭窄，特别是中央型肺癌；②肿瘤转移到肺门淋巴结，肿大的淋巴结压迫主支气管或隆突；③转移至胸膜，发生大量腹水；④转移至心包，发生心包积液；⑤有膈麻痹、上腔静脉阻塞以及肺部广泛受累时，也可出现胸闷、气急。如果原有慢性阻塞性肺疾病或并发自发性气胸，则胸闷、气急更为严重。

5. 体重下降

消瘦为恶性肿瘤的常见症状之一。肿瘤发展到晚期，由于肿瘤毒素和消耗是由，并有感染、疼痛所致的食欲减退，可表现为消瘦或恶病质。

6. 发热

肿瘤组织坏死可引起发热，多数发热是由肿瘤引起的继发性肺炎，抗菌药物治疗效果不佳。

(二)肺外胸内扩展表现

1.胸痛
约有30%的肿瘤直接侵犯胸膜、肋骨和胸壁,可引起不同程度的胸痛。若肿瘤位于胸膜附近,则产生不规则的钝痛或隐痛,疼痛于呼吸、咳嗽时加重。肋骨、脊柱受侵犯时则有压痛点,而与呼吸、咳嗽无关。肿瘤压迫肋间神经,胸痛可累及其分布区。

2.呼吸困难
肿瘤压迫大气道,出现呼吸困难。

3.咽下困难
肿瘤侵犯或压迫食管,可引起咽下困难,尚可引起气管-食管瘘,导致肺部感染。

4.声音嘶哑
肿瘤直接压迫或转移致纵隔淋巴结压迫喉返神经(多见左侧),可发生声音嘶哑。

5.上腔静脉综合征
肿瘤压迫或侵犯上腔静脉,静脉回流受阻,产生头面、颈、上肢水肿,胸前部静脉曲张并淤血,伴头晕、胸闷、气急等症状。

6.Horner综合征
位于肺尖部的肺癌称肺上沟癌,可压迫或侵犯颈交感神经,出现患侧眼球凹陷,上睑下垂、瞳孔缩小、眼裂狭窄,患侧上半胸部皮肤温度升高、无汗等。也常有肿瘤压迫臂丛神经,出现患侧腋下及上肢内侧放射状灼热疼痛,夜间尤甚。

(三)胸外转移表现

3%~10%的患者可见到胸外转移的症状、体征。以小细胞肺癌居多,其次为未分化大细胞肺癌、腺癌、鳞癌。

1.转移至中枢神经系统
可发生头痛、呕吐、眩晕、复视、共济失调、脑神经麻痹、一侧肢体无力甚至偏瘫等神经系统表现。严重时可出现颅内高压的症状。

2.转移至骨骼
特别是肋骨、脊椎、骨盆时,可有局部疼痛和压痛。

3.转移至肝
转移至肝可有厌食、肝区疼痛、肝大、黄疸和腹水等。

4.转移至淋巴结
锁骨上淋巴结是肺癌转移的常见部位,可以毫无症状。典型的症状多位于前斜角肌区,固定而坚硬,逐渐增大、增多,可以融合、多无痛感。淋巴结的大小不一定反映病程的早晚。

(四)非转移性胸外表现

非转移性胸外表现称为副癌综合征。近2%的肺癌患者的初诊是因为全身症状或这些与肿瘤远处转移无关的症状和体征,缺乏特异性,主要表现为以下几个方面。

1.皮质醇增多症
皮质醇增多症最常见的为小细胞肺癌或支气管类癌。

2.抗利尿激素分泌
抗利尿激素分泌引起稀释性低钠血症,可有厌食、恶心、呕吐等中毒症状,以及逐渐加重的神经并发症。

3.类癌综合征

类癌综合征主要表现为面部、上肢躯干的潮红或水肿,胃肠蠕动增强,腹泻,心动过速,喘息,瘙痒和感觉异常。

4.异位促性腺激素

异位促性腺激素可引起男性轻度乳房发育和增生性骨关节病,常见于大细胞肺癌。

5.低血糖

低血糖见于鳞癌,切除肿瘤后可减轻。

6.高钙血症

高钙血症可由骨转移或肿瘤分泌过多甲状旁腺素相关蛋白引起,常见于鳞癌。

7.神经肌肉表现

神经肌肉表现是肺癌最常见的非转移性胸外表现,发生率近15%。主要异常有:①小脑退行性变;②运动神经病变;③多神经炎合并混合的运动和感觉障碍;④感觉性神经病变;⑤神经异常;⑥肌病;⑦多发性肌炎;⑧自主神经系统异常;⑨骨骼表现,最常见的末梢体征是杵状指,有时合并肥大性骨关节病。

二、诊断

(一)影像学检查

肺癌的辅助影像学检查方法主要包括胸部X线、CT、磁共振成像(MRI)、超声、核素显像、正电子发射计算机断层扫描(PET-CT)等。主要用于肺癌诊断、分期、疗效监测及预后评估等。在肺癌的诊治过程中,应根据不同的检查目的,合理、有效地选择一种或多种影像学检查方法。

1.胸部X线检查

胸部X线是最基本的影像学检查方法之一,通常包括胸部正、侧位片。当对胸部X线摄片基本影像有疑问,或需要了解显示影像的细节,或寻找其他对影像诊断有帮助的信息时,应有针对性地选择进一步的影像学检查方法。因为胸部X线摄片的分辨率较低,且有检查盲区,所以不常规推荐用于肺癌的筛查和检查。

2.胸部CT检查

胸部CT可以有效地检出早期周围型肺癌,进一步验证病变所在的部位和累及范围,也可帮助鉴别其良、恶性,是目前肺癌诊断、分期、疗效评价及治疗后随访最重要和最常用的影像学手段。CT检查的特点包括可检出直径仅2 mm的微小结节及隐藏在隐蔽部位(如心影后、横膈上、纵隔旁、锁骨及肋骨下)肺癌;通过CT,特别是高分辨率CT,能发现对良、恶性肿瘤有鉴别意义的影像学表现;增强CT可帮助检出肺门及纵隔有无增大淋巴结,更正确地判断肺癌的转移范围,对肺癌作出更准确地临床分期;判断手术切除的可能性等。

CT的薄层重建是肺内小结节最主要的检查和诊断方法。对于肺内直径≤2 cm的孤立性结节,可进行薄层重建和多平面重建;对于初诊不能明确诊断的结节,视结节大小、密度不同,给予CT随访。随访中关注结节大小、密度变化,尤其是当发现部分实性结节中的实性成分增多和非实性结节中出现实性成分时,需高度警惕肺癌可能。

在对怀疑肺癌的患者进行诊治前,强烈推荐进行胸部增强CT检查。

3.MRI检查

脑部增强MRI作为肺癌术前或初治分期前的常规检查。MRI对椎体及骨转移灵敏度和特异度均很高,可根据临床需求选用。MRI检查不推荐用于肺癌的常规诊断,可选择性地用于以下情况:判断胸壁或纵隔受侵情况,显示肺上沟瘤与臂丛神经及血管的关系,特别适用于判定脑、椎体有无转移。

4.超声检查

常用于检查腹部重要器官有无转移,也用于锁骨上窝及腋下等浅表部位淋巴结的检查;对于浅表淋巴结、邻近胸壁的肺内病变或胸壁病变,可较为安全地进行超声引导下穿刺活组织检查;超声还可用于检查有无胸膜转移、胸腔积液及心包积液,并可行超声定位抽取积液。

5.骨扫描

骨扫描是判断肺癌骨转移的常规检查,是筛查骨转移的首选方式,特别是对于无临床症状的可疑骨转移,具有灵敏度高、全身一次成像、不易漏诊的优点;缺点是空间分辨率低,特异性差,需要结合其他检查进一步确诊。当骨扫描检查提示骨骼可疑转移时,必须对可疑部位进行X线摄影、MRI或CT检查,进一步验证。

6.PET-CT检查

PET-CT是肺癌诊断、分期与再分期、放疗靶区勾画、疗效和预后评估的最佳方法之一。有条件者推荐进行PET-CT检查。但PET-CT对脑和脑膜转移敏感性相对较差,对于需排除有无脑转移的患者,强烈推荐与脑部增强MRI联合,以提高诊断率。

(二)病理学检查

应尽可能地获取足够的组织标本,以便获得准确详细的病理分型和分子分型。

1.胸腔穿刺术

胸腔穿刺术可以获取胸腔积液,进行细胞学检查,以明确病理类型和进行肺癌分期,可行胸腔积液细胞包埋,以提高诊断的阳性率。

2.浅表淋巴结及皮下转移结节活组织检查

对于有肺部占位怀疑肺癌的患者,如果伴有浅表淋巴结肿大或皮下可疑转移结节,可进行浅表淋巴结或皮下结节活组织检查,以获得病理学诊断。此类患者如能获得原发灶病理,推荐行肺部原发灶组织活检。

3.经胸壁肺穿刺术

肺穿刺可以在CT或超声引导下进行,是诊断肺癌的首选方法之一。

4.纤维支气管镜检查

纤维支气管镜检查是肺癌的主要诊断工具,可以进入到4～5级支气管,帮助肉眼观察大约1/3的支气管树黏膜,并且通过活组织检查钳、毛刷以及冲洗等方式进行组织学或细胞学取材,上述几种方法联合应用可以提高检出率。

5.纵隔镜检查

纵隔镜检查取样较多,是鉴别伴有纵隔淋巴结肿大的良恶性疾病的有效方法,也是评估肺癌分期的方法之一,但操作创伤及风险相对较大。

6.胸腔镜检查

内科胸腔镜可对于不明原因的胸腔积液、胸膜疾病等进行检查。外科胸腔镜可以进行肺癌诊断和分期及治疗,可安全有效地获取病变组织,提高诊断阳性率。对于经支气管镜和经胸壁肺穿刺术等检查方法无法取得病理标本的肺癌,尤其是肺部微小结节病变,可行胸腔镜下病灶切除,即可明确诊断。对考虑为中晚期肺癌的患者,可以在胸腔镜下行肺内病灶、胸膜的活组织检查,为制订全面治疗方案提供可靠依据。但胸腔镜检查创伤较大、费用较高,在有其他检查方法可选的条件下,不作为常规推荐手段。

(三)实验室检查

目前推荐常用的原发性肺癌标志物有癌胚抗原(CEA)、神经元特异性烯醇化酶(NSE)、细胞角蛋白19片段CYFRA21-1、胃泌素释放肽前体(ProGRP)、鳞状上皮细胞癌抗原(SCC)等。以上肿瘤标志物联合检测可提高其在临床应用中的灵敏度和特异度,对临床诊疗有一定的参考价值。

注意事项:①对肿瘤患者长期监测过程中,改变肿瘤标志物检测方法可导致结果差异,因而不同检测方法的结果不宜直接比较。如果监测过程中改变检测方法,应重新建立患者的基准线水平,以免产生错误的医疗解释。②标本采样后应尽快离心,选择正确的保存条件;同时注意采样时间,排除饮食、药物等其他因素对检测结果的影响。③对于影像学检查无明确新发或进展病灶而仅仅肿瘤标志物持续升高的患者,建议寻找原因,警惕疾病复发或进展的可能,需密切随访。

(四)肺癌分期

分期采用国际抗癌联盟(Union of International Cancer Control,UICC)和美国癌症联合会(American Joint Committee on Cancer,AJCC)TNM分期第8版(表9-3,表9-4)。

表9-3 肺癌TNM分期与临床分期的关系(第8版)

T分期	临床分期						
	N_0	N_1	N_2	N_3	M_{1a}+任何N分期	M_{1b}+任何N分期	M_{1c}+任何N分期
T_{1a}	I_{A1}	II_B	III_A	III_B	IV_A	IV_A	IV_B
T_{1b}	I_{A2}	II_B	III_A	III_B	IV_A	IV_A	IV_B
T_{1c}	I_{A3}	II_B	III_A	III_B	IV_A	IV_A	IV_B
T_{2a}	I_B	II_B	III_A	III_B	IV_A	IV_A	IV_B
T_{2b}	II_A	II_B	III_A	III_B	IV_A	IV_A	IV_B
T_3	II_B	III_A	III_B	III_C	IV_A	IV_A	IV_B
T_4	III_A	III_A	III_B	III_C	IV_A	IV_A	IV_B

表9-4 肺癌TNM分期(第8版)

分期	描述
T分期	
T_X	未发现原发肿瘤,或者通过痰细胞学检测或支气管灌洗发现癌细胞,但影像学及支气管镜未发现
T_0	无原发肿瘤的证据
T_{is}	原位癌
T_1	肿瘤最长径≤3 cm,周围包绕肺组织及脏层胸膜,未累及叶支气管近端以上位置
T_{1a}	肿瘤最长径≤1 cm
T_{1b}	肿瘤最长径≤2 cm,且>1 cm
T_{1c}	肿瘤最长径≤3 cm,且>2 cm
T_2	肿瘤最长径≤5 cm,且>3 cm;或肿瘤有以下任意一项:侵犯主支气管,但未侵及隆突;侵及脏层胸膜;有阻塞性肺炎或者部分肺不张。符合以上任何一个条件即归为T_2

续表

分期	描述
T_{2a}	肿瘤最长径≤4 cm,且>3 cm
T_{2b}	肿瘤最长径≤5 cm,且>4 cm
T_3	肿瘤最长径≤7 cm,且>5 cm;直接侵犯以下任何一个器官:胸壁(包含肺上沟瘤)、膈神经、心包;全肺肺不张;同一肺叶出现孤立性癌结节。符合以上任何一个条件即归为 T_3
T_4	肿瘤最长径>7 cm;无论大小,侵及以下任何一个器官:纵隔、心脏、大血管、隆突、喉返神经、主气管、食管、椎体、膈肌;同侧不同肺叶内孤立癌结节
N 分期	
N_x	无法评估
N_0	无区域淋巴结转移
N_1	同侧支气管周围和/或同侧肺门淋巴结以及肺内淋巴结有转移
N_2	同侧纵隔内和/或隆突下淋巴结转移
N_3	对侧纵隔、对侧肺门、同侧或对侧前斜角肌及锁骨上淋巴结转移
M 分期	
M_x	无法评估
M_0	无远处转移
M_1	
M_{1a}	胸腔或心包积液;对侧或双侧肺肿瘤结节;胸腔或心包结节;多种上述情况合并发生
M_{1b}	单个器官单处转移
M_{1c}	单个或多个器官多处转移

(五)肺癌组织学分型

组织学分型采用 2015 年版 WHO 肺肿瘤组织学分型标准。

1.组织标本诊断原则

(1)鳞状细胞癌是出现角化和/或细胞间桥或者形态为未分化 NSCLC 免疫组织化学表达鳞状细胞分化标志的上皮性恶性肿瘤。目前国际分类分为角化型、非角化型、基底样鳞状细胞癌 3 种浸润癌亚型。

(2)腺癌:分为原位腺癌(adenocarcinoma in situ,AIS),微浸润性腺癌(minimally invasive adenocarcinoma,MIA),浸润性腺癌。

(3)腺鳞癌:指含有腺癌及鳞状细胞癌两种成分,每种成分至少占肿瘤的 10%。

(4)大细胞癌:是未分化型 NSCLC,缺乏小细胞癌、腺癌及鳞状细胞癌的细胞形态、组织结构和免疫组织化学特点。

(5)神经内分泌癌:包括 SCLC、大细胞神经内分泌癌(large cell neuroendocrine carcinoma,LCNEC)、类癌,前两种属于高级别神经内分泌肿瘤,后者属于低级别神经内分泌肿瘤。

(6)转移性肿瘤:肺是全身肿瘤的常见转移部位,因此肺癌诊断时,尤其是肠型腺癌、大细胞癌及 SCLC 等缺乏肺特异性标志的肿瘤都应当注意除外转移性肿瘤。

2.细胞学标本诊断原则(2A 类推荐证据)

(1)尽可能少使用病理类型不确定的非小细胞肺癌(NSCLC-NOS)的诊断。

(2)当有配对的细胞学和活组织检查标本时,应综合诊断以达到一致性。

(3)对找到肿瘤细胞或可疑肿瘤细胞的标本,均应尽可能制作与活组织检查组织固定程序、规范要求一致的甲醛固定石蜡包埋(formalin-fixed and paraffin-embedded,FFPE)的细胞学蜡块。

(4)细胞学标本准确分型需结合免疫细胞化学染色,建议细胞学标本病理分型不宜过于细化,仅作腺癌、鳞状细胞癌、神经内分泌癌或NSCLC-NOS等诊断,目前无须在此基础上进一步分型及进行分化判断。

(六)分子病理学检测

基本原则包括如下内容。

(1)晚期NSCLC组织学诊断后需保留足够组织进行分子生物学检测,根据分子分型指导治疗(2A类推荐证据)。

(2)所有含腺癌成分的NSCLC,无论其临床特征(如吸烟史、性别、种族或其他等),常规进行表皮生长因子受体(EGFR)、间变性淋巴瘤激酶(ALK)、ROS1分子生物学检测(1类推荐证据)。EGFR突变应用实时聚合酶链反应/扩增阻滞突变系统(RT-PCR/ARM S)检测;ALK融合应用Ventana免疫组织化学法检测;ROS1融合基因应用RT-PCR/ARM S方法检测(1B类推荐证据);组织有限和/或不足以进行分子生物学检测时,可利用血浆游离DNA ARMS法检测EGFR突变(2B类推荐证据)。

(3)NSCLC推荐检测必检基因EGFR、ALK、ROS1和扩展基因BRAF、MET、人表皮生长因子受体2(HER2)/neu、K-ras、RET(2A类推荐证据)。可采用下一代测序(NGS)同时检测全部必检基因和扩展基因,或者在常规检测EGFR、ALK、ROS1之后,再应用NGS检测扩展基因。

(4)对于EGFR-酪氨酸激酶抑制剂(TKI)耐药患者,强烈建议二次活组织检查进行继发耐药EGFR T790M检测,选择敏感性高的检测方法。

(七)肿瘤免疫治疗患者的筛选方法

(1)免疫组织化学检测程序性死亡受体配体1(PD-L1)用于发现可能对一线免疫治疗有效的患者。多种用于免疫组织化学检测PD-L1表达的抗体中,一些与治疗效果相关。阳性和阴性的判定需参阅各试剂盒和使用的检测平台,每种试剂盒和检测平台对应一种特定的抑制剂治疗方法(1类推荐证据)。

(2)肿瘤突变负荷(tumor mutation burden,TMB)是能够预测免疫治疗效果的又一标志物。目前在检测方法及cut off值还无统一的方式和定义,并且临床研究显示不同大小的测序Panel会影响TMB准确度(3类推荐证据)。全基因组测序预测新抗原(3类推荐证据)。

三、治疗

(一)Ⅰ、Ⅱ期NSCLC患者的综合治疗

1.基本原则

外科手术根治性切除是早期NSCLC的推荐优选局部治疗方式。

2.外科治疗的重要性

(1)外科医师应积极参与对患者的临床分期、切除可能性判断和功能评估,根据肿瘤进展程度和患者的功能状况决定手术指征和手术方式。

(2)高危患者功能状况可能无法耐受根治性手术切除,首先由包括外科医师在内的多学科团

队讨论决定,首先考虑立体定向体部放疗(SBRT),也可考虑冷冻、射频消融等其他局部治疗方式。

3.手术治疗

(1)原则:完整彻底切除是保证手术根治性、分期准确性、加强局控和长期生存的关键。

(2)手术方式:解剖性肺切除仍是标准术式(1类推荐证据)。对于部分中央型肺癌,在手术技术能够保证切缘的情况下,支气管和/或肺动脉袖式肺叶切除等保留肺组织解剖性切除围术期风险小而疗效优于全肺切除,为推荐术式(1类推荐证据)。

(3)手术路径:①开胸和微创手术具备同样的肿瘤学效果,外科医师可根据习惯和熟练程度选择手术方式(1类推荐证据)。②已证实胸腔镜(包括机器人辅助)等微创手术安全可行,围术期结果优于开胸手术,长期疗效不亚于开胸手术。因此在外科技术可行且符合肿瘤学原则的前提下推荐胸腔镜手术(1类推荐证据)。

4.手术切除标准

(1)完整切除包括阴性切缘(支气管、动脉、静脉、支气管周围、肿瘤附近组织)、系统性淋巴结清扫或采样且最上纵隔淋巴结阴性。无论何时,如有出现切缘受累、未切除的阳性淋巴结、淋巴结外侵犯或转移性胸腔或心包积液,即为不完整切除。

(2)完整切除为R0,镜下发现不完整切除为R1,肉眼可见肿瘤残余为R2,镜下切缘阴性但纵隔淋巴结清扫未达到标准或最上纵隔淋巴结阳性为Rx。

5.术后辅助治疗

(1)完整切除切缘阴性(R0切除)NSCLC后续治疗:①I_A($T_{1a/b/c}N_0$)期患者术后定期随访(1类推荐证据)。②I_B($T_{2a}N_0$)期患者术后可随访。I_B期患者术后辅助治疗需行多学科评估,对每一例患者评估术后辅助化疗的益处与风险,有高危险因素[如低分化肿瘤(包括神经内分泌肿瘤,但不包括分化良好的神经内分泌肿瘤)、脉管侵犯、肿瘤直径>4 cm、脏层胸膜侵犯、楔形切除]推荐进行术后辅助化疗(2A类推荐证据)。病理亚型以实体型或微乳头为主的I_B期腺癌患者也可以考虑辅助化疗(2B类推荐证据)。③II_A和II_B期患者,推荐以铂类为基础的方案进行辅助化疗,不建议行术后辅助放疗(1类推荐证据)。

(2)非完整切除切缘阳性NSCLC后续治疗:①I_A($T_{1a/b/c}N_0$)期患者,无论是R1或是R2切除,均应首选再次手术,放疗也可供选择(2B类推荐证据)。②I_B($T_{2a}N_0$)和II_A($T_{2b}N_0$)期患者,无论是R1或是R2切除,均应首选再次手术,放疗也可供选择,后续化疗视情况而定。I_B期有高危险因素者[如低分化肿瘤(包括神经内分泌肿瘤,但不包括分化良好的神经内分泌肿瘤)、脉管侵犯、楔形切除、脏层胸膜侵犯、未知的淋巴结状态Rx]可考虑进行术后辅助化疗,病理亚型以实体型或微乳头为主的I_B期腺癌患者也可考虑辅助化疗(2B类推荐证据)。II_A期患者均应进行辅助化疗(2A类推荐证据)。③II_B期R1切除患者可选择再次手术和术后辅助化疗,或者同步或序贯放化疗;R2切除患者可选择再次手术和术后辅助化疗,或者同步放化疗(2A类推荐证据)。

(二)III期NSCLC患者的综合治疗

III期NSCLC是一类异质性明显的疾病。根据国际肺癌研究学会(IASLC)第8版III期非小细胞肺癌分为III_A、III_B、III_C期。III_C期和绝大部分III_B期归类为不可切除的III期NSCLC。治疗以根治性同步放化疗为主要治疗模式(1类推荐证据)。III_A和少部分III_B期NSCLC的治疗模式分为不可切除和可切除。对于不可切除者,治疗以根治性同步放化疗为主,对于可切除的,治疗模式是以外科为主导的综合治疗(2A类推荐证据)。

1.可切除类Ⅲ期 NSCLC

Ⅲ期 NSCLC 切除类是指 T_3N_1、T_4N_{0-1} 和部分 $T_{1-2}N_2$,少部分Ⅲ$_B$期(指 T_3N_2,N_2 为单一淋巴结转移且直径<3 cm)。外科的角色主要取决于肿瘤的可切除性。多学科综合治疗的模式是以外科为主的综合治疗。因此,临床分期(可切除性评估)、手术耐受性评估及手术时机和方式是可切除类Ⅲ期 NSCLC 外科治疗的重要内容。

(1)临床分期:对所有怀疑为Ⅲ$_A$期的患者均推荐行胸部高分辨增强 CT 检查,以评估纵隔淋巴结情况(2A类推荐证据)。强烈推荐有条件的患者进行 PET-CT 检查,以评估纵隔淋巴结及远处淋巴结转移情况(2A类推荐证据)。

(2)手术耐受性评估:术前必须评估患者的心肺功能,推荐使用心电图及肺功能检查进行评估(1类推荐证据)。由于Ⅲ$_A$期患者术后须行辅助治疗,因此术前应考虑到患者的残肺功能是否可以耐受化疗及放疗(2A类推荐证据)。

(3)Ⅲ$_A$期可手术的 NSCLC 术后推荐辅助含铂两药化疗(1类推荐证据)。不常规推荐术后辅助放疗,建议进行多学科会诊,评估术后辅助放疗对于 N_2 患者的治疗获益与风险(2B类推荐证据)。对于术后发现驱动基因阳性的患者,可行术后辅助 EGFR-TKI 靶向治疗(2B类推荐证据)。

2.不可切除类Ⅲ期 NSCLC

Ⅲ期不可切除的 NSCLC 包括以下几类。

(1)同侧多枚成团或多站纵隔淋巴结转移[Ⅲ$_A$($T_{1\sim3}N_2$)或Ⅲ$_B$(T_4N_2)]。

(2)对侧肺门、纵隔淋巴结,或同侧、对侧斜角肌或锁骨上淋巴结转移[Ⅲ$_B$、Ⅲ$_C$($T_{1\sim4}N_3$)]。

(3)不可或不适合切除肿瘤包括部分肺上沟瘤[主要指肿瘤侵犯椎体超过50%;臂丛神经受侵犯,食管、心脏或气管受侵犯等][Ⅲ$_A$(T_3N_1、$T_4N_{0\sim1}$)]。

局部晚期不能手术患者治疗方法选择,除了需要考虑到肿瘤因素外,还需要结合患者一般情况和治疗前有无明显体质量下降,以及对放疗的正常组织器官(如肺、脊髓、心脏、食管和臂丛神经等)耐受剂量等进行综合考虑,根据实际情况选择放化疗剂量。

1)推荐根治性同步放化疗(1类推荐证据):①同步放疗。放疗靶区:原发灶+转移淋巴结累及野放疗,累及野放疗可以更优化肿瘤组织剂量和正常组织的毒性剂量;PET-CT 图像能明显提高靶区勾画的准确性,特别是存在明显肺不张或者静脉增强禁忌的患者。放疗剂量:根治性处方剂量为 60~70 Gy,每次 2 Gy,最小处方剂量至少 60 Gy,但最佳放疗剂量仍不确定,74 Gy 不推荐作为常规用量。可以采用更新的放疗技术保证根治性放疗的实施,如调强适形放疗(IM RT)/容积旋转调强疗法(VM AT)、影像引导放疗(IGRT)及质子放疗等,可减少毒性及提高疗效。②以铂类为主的同步化疗方案(2A类推荐证据)。EP 方案:顺铂 50 mg/m²,第 1、8、29、36 天;依托泊苷 50 mg/m²,第 1 天至第 5 天,第 29 天至第 33 天。NP 方案:顺铂 75 mg/m²,第 1、29 天;长春瑞滨 5 mg/m²,每周 1 次,共 5 次。AC 方案:卡铂时间曲线下面积(area under the curve,AUC)=5,第 1 天;培美曲塞 500 mg/m²,第 1 天;每 3 周重复,共 4 个周期(非鳞状细胞癌)。AP 方案:顺铂 75 mg/m²,第 1 天;培美曲塞 500 mg/m²,第 1 天;每 3 周重复,共 3 个周期(非鳞状细胞癌)。TC 方案:每周紫杉醇 40~50 mg/m²,卡铂 AUC=2,同步胸部放疗±序贯 2 个周期紫杉醇 150~175 mg/m²,卡铂 AUC=5~6。

2)序贯放化疗:若无法耐受同步化放疗时,序贯放化疗优于单纯放疗(2A类推荐证据)。放疗方案同前,增加放疗剂量有可能改善患者生存(2B类推荐证据),最佳放疗剂量不确定。序贯化疗方案如下。①NP方案：顺铂75 mg/m²，第1天；长春瑞滨25 mg/m²，第1、8天；每3周重复，2~4个周期，随后放疗。②TC方案：紫杉醇150~175 mg/m²，第1天；卡铂AUC=6，第1天，至少滴注1小时；2~4个周期，随后放疗。③AC方案：卡铂AUC=5，第1天；培美曲塞500 mg/m²，第1天，每3周重复，2~4个周期（非鳞状细胞癌），随后放疗。④AP方案：顺铂75 mg/m²，第1天；培美曲塞500 mg/m²，第1天，每3周重复，2~4个周期（非鳞状细胞癌），随后放疗。

3）诱导和巩固化疗：①若无法耐受化放疗综合性治疗[患者一般情况差，伴其他内科疾病，体质量明显下降和/或患者意愿]，单纯放疗是标准治疗（2A类推荐证据）。放疗方案同根治性同步放化疗中放疗方案（放疗剂量见表3）；增加放疗剂量有可能改善生存（2B类推荐证据），最佳放疗剂量不确定。②尽管对于大负荷肿瘤，临床上通过诱导化疗来降低肿瘤体积，获得化放疗同步治疗机会，但无证据显示诱导化疗能提高生存获益（2A类推荐证据）。③同步化放疗后巩固化疗未能进一步提高临床疗效，但对于潜在转移风险大或同步期间化疗未达到足量患者，可以考虑应用巩固化疗（2A类推荐证据）。

（三）Ⅳ期NSCLC患者的全身治疗

1.一线治疗

（1）非鳞状细胞癌驱动基因阳性且不伴有耐药基因突变患者的治疗。①EGFR敏感驱动基因阳性的患者：推荐使用EGFR-TKI，包括吉非替尼、厄洛替尼、埃克替尼、阿法替尼、奥希替尼（1类推荐证据），脑转移患者推荐奥希替尼（2A类推荐证据）；对于G719X、L861Q、S768I等非经典突变的患者，首先推荐阿法替尼。一线已经开始化疗的过程中发现EGFR驱动基因阳性的患者，推荐完成常规化疗（包括维持治疗）后换用EGFR-TKI，联合或者序贯，或者中断化疗后开始靶向治疗（2B类推荐证据）。②ALK融合基因阳性的患者：推荐选择克唑替尼（1类推荐证据）；一线已经开始化疗的过程中发现ALK融合基因阳性的患者，推荐完成常规化疗，包括维持治疗后换用靶向治疗或者中断化疗后开始靶向治疗（2A类推荐证据）。③ROS1融合基因阳性的患者：ROS1融合基因阳性的患者一线治疗推荐选择克唑替尼。

（2）非鳞状细胞癌驱动基因阴性或未知患者的治疗。①功能状态（PS）评分0~1分的患者：推荐含铂两药联合的方案化疗，化疗4~6个周期，铂类可选卡铂或顺铂，与铂类联合使用的药物包括培美曲塞、紫杉醇、吉西他滨或多西他赛（1类推荐证据）；培美曲塞联合顺铂可以明显延长患者生存期，且在疗效及降低毒性方面优于吉西他滨联合顺铂（2A类推荐证据）；对不适合铂类药物治疗的患者，可考虑非铂类两药联合方案化疗，包括吉西他滨联合长春瑞或吉西他滨联合多西他赛（1类推荐证据）。对于无以下禁忌患者可选择贝伐单抗或重组人血管内皮抑素与化疗联用并进行维持治疗（2A类推荐证据），贝伐单抗联合紫杉醇及卡铂为推荐方案（1类推荐证据），禁忌包括中央型肺癌、近期有活动性出血（如咯血）、血小板降低、难以控制的高血压、肾病综合征、有动脉血栓栓塞事件、充血性心力衰竭、抗凝治疗。②PS评分2分的患者：推荐单药治疗。与最佳支持治疗相比，单药化疗可以延长患者生存期并提高生命质量。可选的单药包括吉西他滨、长春瑞滨、紫杉醇、多西他赛、培美曲塞（2A类推荐证据）。③PS评分3~4分的患者：不建议使用细胞毒类药物化疗。此类患者一般不能从化疗中获益，建议采用最佳支持治疗或参加临床试验。④一线化疗4~6个周期达到疾病控制（完全缓解、部分缓解和稳定）、且PS评分好、化疗耐受性好的患者可选择维持治疗。同药维持治疗的药物为培美曲塞、吉西他滨或贝伐单抗（1类推荐证据）；换药维持治疗的药物为培美曲塞（1类推荐证据）。

(3)鳞状细胞癌驱动基因阴性或未知患者的治疗。①PS评分0～1分的患者:推荐含铂两药联合的方案化疗,化疗4～6个周期,铂类可选择卡铂、顺铂或奈达铂,与铂类联合使用的药物包括紫杉醇、吉西他滨或多西他赛(1类推荐证据);对不适合铂类药物治疗的患者,可考虑非铂类两药联合方案化疗,包括吉西他滨联合长春瑞滨或吉西他滨联合多西他赛。②PS评分2分的患者:推荐单药化疗,与最佳支持治疗相比,单药化疗可以延长生存期,并提高生命质量,可选的单药包括吉西他滨、长春瑞滨、紫杉醇、多西他赛(2A类推荐证据)。③PS评分3～4分的患者:建议采用最佳支持治疗或参加临床试验。④一线化疗4～6个周期达到疾病控制(完全缓解、部分缓解和稳定)且PS评分好、化疗耐受性好的患者:可选择维持治疗。同药维持治疗的药物为吉西他滨(1类推荐证据),也可选择多西他赛(2A类推荐证据)。

(4)鳞状细胞癌驱动基因阳性患者的治疗。①尽管晚期NSCLC中的腺癌EGFR突变率明显高于非腺癌,但在非腺癌中检测的EGFR突变结果支持对所有NSCLC患者进行EGFR检测。推荐对不吸烟、小标本或混合型的鳞状细胞癌患者进行EGFR、ALK基因检测(2A类推荐证据),也推荐对鳞状细胞癌患者进行ROS1融合基因检测(2A类推荐证据)。②EGFR驱动基因、ALK融合基因和ROS1融合基因阳性患者的治疗分别参照非鳞状细胞癌驱动基因阳性患者治疗方法。

2.二线及后线治疗

首先积极鼓励患者参加新药临床研究。

(1)非鳞状细胞癌驱动基因阳性患者的治疗。①EGFR驱动基因阳性的Ⅳ期非鳞状细胞癌患者:如果一线未使用EGFR-TKI,二线治疗时建议首先使用EGFR-TKI(1类推荐证据)。一线使用EGFR-TKI后疾病进展患者,根据进展类型分为缓慢进展型、局部进展型、快速进展型。若为缓慢进展型,推荐继续原EGFR-TKI治疗(2A类推荐证据)。治疗后再次进展,推荐二次活组织检查检测T790M突变状态。若为局部进展型,推荐继续原EGFR-TKI治疗+局部治疗(2A类推荐证据)。治疗后再次进展,推荐二次活组织检查检测T790M突变状态。若为快速进展型,推荐二次活组织检查检测T790M突变状态,T790M阳性者,口服奥希替尼,T790M阴性者推荐含铂双药化疗(1类推荐证据)。若未进行T790M状态检测,推荐含铂双药化疗。三线可接受单药化疗或在无禁忌证的情况下推荐使用安罗替尼(2A类推荐证据)。②ALK融合基因阳性的Ⅳ期非鳞状细胞癌患者:如果一线未使用克唑替尼,二线治疗时建议首先使用克唑替尼,也可使用含铂双药化疗(1类推荐证据)。一线克唑替尼治疗出现疾病进展者,若为缓慢进展,可继续口服克唑替尼(2A类推荐证据);若为局部进展型者,推荐继续口服克唑替尼+局部治疗(2A类推荐证据);若为快速进展者,可接受含铂双药化疗(2A类推荐证据)。在无禁忌证的情况下,三线推荐使用安罗替尼(2A类推荐证据)。③ROS1基因重排阳性的Ⅳ期非鳞状细胞癌患者:如果一线未使用克唑替尼,二线治疗时建议首先使用克唑替尼(2B类推荐证据)。若一线接受克唑替尼治疗后进展者,建议接受含铂双药化疗(2A类推荐证据)。在无禁忌证的情况下,三线推荐使用安罗替尼(2A类推荐证据)。

(2)非鳞状细胞癌驱动基因阴性或不详患者的治疗:①PS评分0～2分、驱动基因阴性的非鳞状细胞癌患者一线治疗进展后,如果未接受过免疫治疗,推荐二线治疗使用纳武单抗、卡瑞利珠单抗、信迪力单抗、特瑞普力单抗(1类推荐证据)。也可使用多西他赛(1类推荐证据)或培美曲塞(2A类推荐证据)单药化疗。②对于PS评分>2分患者,二线建议最佳支持治疗或在无禁忌证的情况下推荐使用安罗替尼(2A类推荐证据),后线建议最佳支持治疗。

(3)鳞状细胞癌驱动基因阳性患者的治疗。对于 EGFR 驱动基因阳性的 Ⅳ 期鳞状细胞癌患者,如果一线治疗未使用 EGFR-TKI,二线治疗时建议首先使用 EGFR-TKI(2B 类推荐证据)。若一线治疗使用 EGFR-TKI 后疾病进展,参照非鳞状细胞癌驱动基因阳性患者的治疗。三线建议单药化疗,或在无禁忌证的情况下,非中央型的鳞状细胞癌推荐使用安罗替尼(2A 类推荐证据)。

(4)鳞状细胞癌驱动基因阴性或不详患者的治疗。PS 评分 0~2 分、驱动基因阴性的鳞状细胞癌患者一线治疗进展后,如果未接受过免疫治疗,推荐二线治疗使用纳武单抗(1 类推荐证据)。PS 评分 0~2 分驱动基因阴性的鳞状细胞癌患者一线进展后也可使用多西他赛单药化疗(1 类推荐证据)。三线在无禁忌证的情况下,非中央型鳞状细胞癌患者推荐使用安罗替尼(2A 类推荐证据),对于 PS 评分>2 分的患者,二线建议最佳支持治疗。后线建议最佳支持治疗。

(四)寡病灶转移的 Ⅳ 期 NSCLC 患者的治疗

寡转移又分为同时性寡转移和异时性寡转移。同时性寡转移是指初次确诊时已经出现的寡转移灶,异时性寡转移是指经过治疗后一段时间出现的寡转移灶。NSCLC 寡转移的治疗目前尚缺乏大样本的前瞻性随机对照临床研究数据,多为小样本回顾性研究,证据级别不高。但可以明确的是,外科、放疗等局部治疗手段可以给部分寡转移患者带来临床获益,多学科综合治疗策略可以使肺癌寡转移患者获益最大化。

肺部手术前存在孤立性脏器(脑、肾上腺或骨)转移者,应根据肺部病变分期原则进行手术或放疗和术后治疗。孤立性脏器转移灶治疗按照部位进行:①脑或肾上腺转移者积极行局部治疗,包括手术切除脑或肾上腺转移瘤,或者脑或肾上腺转移瘤行放疗/立体定向放疗(SRT)(2A 类推荐证据)。若患者已合并明显的中枢神经系统症状,影像学检查提示有脑转移瘤压迫水肿显著或中性结构偏移严重等情况,建议先行脑转移瘤手术解除颅脑症状,择期再行肺原发瘤手术(2B 类推荐证据)。②骨转移者接受放疗联合双膦酸盐治疗。对于承重骨转移推荐转移灶手术加放疗(2A 类推荐证据)。

肺部手术后出现孤立性脏器(脑、肾上腺或骨)转移者,应根据孤立性脏器转移灶部位进行治疗:①脑转移或肾上腺转移者积极行局部治疗,包括手术切除脑或肾上腺转移瘤,或者脑或肾上腺转移瘤行放疗/SRT,根据情况联合全身治疗(2A 类推荐证据)。②骨转移者接受放疗联合双膦酸盐治疗。对于承重骨转移患者推荐转移灶手术加放疗,根据情况联合全身治疗(2A 类推荐证据)。

总之,对于寡转移晚期 NSCLC 患者,在全身规范治疗基础上,应采取积极的局部治疗,使患者生存获益达到最大化。

(五)SCLC 的治疗

1.SCLC 患者的一线治疗

(1)局限期 SCLC 患者的治疗。①可手术局限期 SCLC 患者($T_{1\sim2}N_0$)的治疗:经系统的分期检查后提示无纵隔淋巴结转移的 $T_{1\sim2}N_0$ 患者,推荐根治性手术,术后病理提示 N_0 的患者推荐辅助化疗,方案包括依托泊苷+顺铂、依托泊苷+卡铂(2A 类推荐证据);术后病理提示 N_1 和 N_2 的患者,推荐行辅助化疗合并胸部放疗(2A 类推荐证据),同步或序贯均可。辅助化疗方案推荐依托泊苷+顺铂(1 类推荐证据)。可以根据患者的实际情况决定是否行预防性脑照射(prophylactic cranial irradiation,PCI)(1 类推荐证据)。②不可手术局限期 SCLC 患者(超过 $T_{1\sim2}N_0$ 或不能手术的 $T_{1\sim2}N_0$)的治疗:美国东部肿瘤协作组(ECOG)PS 评分 0~2 分的患者:化疗同步胸部放疗为标准治疗(1 类推荐证据)。化疗方案为依托苷+顺铂(1 类推荐证据)和依托泊苷+卡铂(1类推荐证据)。胸部放疗应在化疗的第1个至第2个周期尽早介入。如果患者不能耐受,也可行序贯化放疗。放疗最佳剂量和方案尚未确定,推荐胸部放疗总剂量为45 Gy,每次1.5 Gy,每天2次,3周;或总剂量为60～70 Gy,每次1.8～2.0 Gy,每天1次,6～8周。对于特殊的临床情况,如肿瘤巨大、合并肺损害、阻塞性肺不张等,可考虑2个周期化疗后进行放疗。放化疗后疗效达完全缓解或部分缓解的患者,可考虑行PCI(2类推荐证据)。ECOGPS评分3～4分(由SCLC所致)患者:应充分综合考虑各种因素,谨慎选择治疗方案,如化疗(单药方案或减量联合方案),如果治疗后PS评分能达到2分以上,可考虑给予同步或序贯放疗,如果PS评分仍无法恢复至2分以上,则根据具体情况决定是否采用胸部放疗。放化疗后疗效达完全缓解或部分缓解的患者,可考虑行PCI(1类推荐证据)。ECOGPS评分3～4分(非SCLC所致)患者:推荐最佳支持治疗。

(2)广泛期SCLC患者的一线治疗。①无症状或无脑转移的广泛期SCLC患者的治疗:ECOG PS评分0～2分或3～4分(由SCLC所致)患者:推荐化疗+支持治疗。化疗方案包括EP方案(依托泊苷+顺铂)(1类推荐证据)、EC方案(依托泊苷+卡铂)(1类推荐证据)、IP方案(伊立替康+顺铂)(1类推荐证据)、IC方案(伊立替康+卡铂)(1类推荐证据),也可以选择依托泊苷+洛铂(2A类推荐证据)。化疗后疗效达完全缓解或部分缓解的患者,如果远处转移灶得到控制,且一般状态较好,可以加用胸部放疗(2A类推荐证据);酌情谨慎选择PCI(2A类推荐证据)。ECOG PS评分3～4分(非SCLC所致)患者:推荐最佳支持治疗。②有症状的广泛期SCLC患者的治疗:对于上腔静脉综合征,临床症状严重者推荐先放疗后化疗(2A类推荐证据);临床症状较轻者推荐先化疗后放疗(2A类推荐证据),同时给予吸氧、利尿、镇静、止痛等对症治疗。放化疗结束后,根据患者具体情况决定是否行PCI(2A类推荐证据)。对于脊髓压迫症,如无特殊情况,患者应首先接受局部放疗,控制压迫症状,并给予EP方案、EC方案、IP方案或IC方案化疗(2A类推荐证据)。由于脊髓压迫症的患者生存期较短,生命质量较差,所以对于胸部放疗和PCI的选择需综合考量多方因素,慎重选择(如完全缓解或部分缓解的患者可以放疗),但通常不建议手术减压治疗。对于骨转移,推荐EP方案、EC方案、IP方案或IC方案化疗+局部姑息外照射放疗±双膦酸盐治疗(2A类推荐证据);骨折高危患者可采取骨科固定。对于阻塞性肺不张,推荐EP方案、EC方案、IP方案或IC方案化疗+胸部放疗(2A类推荐证据)。2个周期化疗后进行放疗是合理的,其易于明确病变范围,缩小照射体积,使患者能够耐受和完成放疗。③脑转移患者的治疗:对于无症状脑转移患者,推荐EP方案、EC方案、IP方案或IC方案化疗,全身化疗结束后接受全脑放疗(2A类推荐证据),治疗后疗效达完全缓解或部分缓解的患者,可给予胸部放疗(2A类推荐证据)。对于有症状脑转移患者,推荐全脑放疗与EP方案、EC方案、IP方案或IC方案化疗序贯进行(2A类推荐证据),治疗后疗效达完全缓解或部分缓解的患者,可给予胸部放疗(2A类推荐证据)。

(3)SCLC患者的PCI:制定PCI的治疗决策时应与患者及家属充分沟通,根据患者的具体情况,权衡利弊后确定。对于完全切除的局限期SCLC,根据实际情况决定是否接受PCI治疗(1类推荐证据);对于获得完全缓解、部分缓解的局限期SCLC,推荐PCI(1类推荐证据);对于广泛期SCLC,酌情考虑PCI(2B类推荐证据)。不推荐年龄>65岁、有严重的合并症、PS评分>2分、神经认知功能受损的患者行PCI。PCI应在化放疗结束后3周左右时开始,PCI之前应该行脑增强MRI检查,如证实无脑转移,可开始PCI。PCI的剂量为25Gy,2周内分10次完成。

2.SCLC 的二线治疗

(1)一线治疗后 6 个月内复发的 ECOG PS 评分 0~2 分患者:推荐选择静脉或口服拓扑替康化疗(2A 类推荐证据),也可推荐患者参加临床试验或选用以下药物,包括伊立替康(2A 类推荐证据)、紫杉醇(2A 类推荐证据)、多西他赛(2A 类推荐证据)、长春瑞滨(2A 类推荐证据)、吉西他滨(2A 类推荐证据)、替莫唑胺(2A 类推荐证据)、环磷酰胺联合多柔比星及长春新碱(2A 类推荐证据)。ECOG PS 评分 2 分的患者可酌情减量或应用生长因子支持治疗。

(2)一线治疗后 6 个月以上复发患者:选用原一线治疗方案。

3.老年 SCLC 患者的治疗

对于老年 SCLC 患者,不能仅根据年龄确定治疗方案,根据机体功能状态指导治疗更有意义。如果老年患者有日常生活自理能力、体力状况良好、器官功能相对较好,应当接受标准联合化疗(如果有指征也可放疗),但因老年患者可能出现骨髓抑制、乏力和器官功能储备较差的概率更高,所以在治疗过程中应谨慎观察,以避免过高的风险。

(张　杰)

第十章 呼吸内科急危重症

第一节 急性呼吸窘迫综合征

一、病因

临床上可将急性呼吸窘迫综合征（ARDS）相关危险因素分为9类，见表10-1。其中部分诱因易持续存在或者很难控制，是引起治疗效果不好，甚至患者死亡的重要原因。严重感染、DIC、胰腺炎等是难治性 ARDS 的常见原因。

表10-1 ARDS 的相关危险因素

1.感染	秋水仙碱
细菌（多为革兰阴性需氧菌和金黄色葡萄球菌）	三环类抗抑郁药
真菌和肺孢子菌	5.弥散性血管内凝血（DIC）
病毒	血栓性血小板减少性紫癜（TTP）
分枝杆菌	溶血性尿毒症综合征
立克次体	其他血管炎性综合征
2.误吸	热射病
胃酸	6.胰腺炎
溺水	7.吸入
碳氢化合物和腐蚀性液体	来自易燃物的烟雾
3.创伤（通常伴有休克或多次输血）	气体（NO_2、NH_3、Cl_2、镉、光气、氧气）
软组织撕裂	8.代谢性疾病
烧伤	酮症酸中毒
头部创伤	尿毒症
肺挫伤	9.其他
脂肪栓塞	羊水栓塞

续表

4.药物和化学品	妊娠物滞留体内
鸦片制剂	子痫
水杨酸盐	蛛网膜或颅内出血
百草枯(除草剂)	白细胞凝集反应
三聚乙醛(副醛,催眠药)	反复输血
氯乙基戊烯炔醇(镇静药)	心肺分流

二、发病机制

(一)炎症细胞、炎症介质及其作用

1.中性粒细胞

中性粒细胞是 ARDS 发病过程中重要的效应细胞,其在肺泡内大量募集是发病早期的组织学特征。中性粒细胞可通过许多机制介导肺损伤,包括释放活性氮、活性氧、细胞因子、生长因子等放大炎症反应。此外中性粒细胞还能大量释放蛋白水解酶,尤其是弹性蛋白酶,损伤肺组织。其他升高的蛋白酶包括胶原酶和明胶酶 A、B,同时也可检测到高水平的内源性金属酶抑制剂,如 TIMP,说明蛋白酶/抗蛋白酶平衡在中性粒细胞诱发的蛋白溶解性损伤中具有重要作用。

2.细胞因子

ARDS 患者体液中有多种细胞因子的水平升高,并有研究发现细胞因子之间的平衡是炎症反应程度和持续时间的决定因素。患者体内的细胞因子反应相当复杂,包括促炎因子、抗炎因子以及促炎因子内源性抑制剂等相互作用。在 ARDS 患者 BALF 中,炎症因子如 IL-Iβ、TNF-α 在肺损伤发生前后均有升高,但相关的内源性抑制剂如 IL-Iβ 受体拮抗药及可溶性 TNF-α 受体升高更为显著,提示在 ARDS 发病早期既有显著的抗炎反应。

虽然一些临床研究提示 ARDS 患者 BALF 中细胞群 NF-κB 的活性升高,但是后者的活化水平似乎与 BALF 中性粒细胞数量、IL-8 水平及病死率等临床指标并无相关性。而另一项对 15 例败血症患者外周血单核细胞核提取物中 NF-κB 活性的研究表明,NF-κB 的结合活性与 APACHE-Ⅱ评分类似,可以作为评价 ARDS 预后的精确指标。虽然该实验结果提示总 NF-κB 活性水平可能是决定 ARDS 预后的指标,但仍需要大量的研究证实。

3.氧化/抗氧化平衡

ARDS 患者肺部的氧气和抗氧化反应严重失衡。正常情况下,活性氧、活性氮被复杂的抗氧化系统拮抗,如抗氧化酶(超氧化物歧化酶、过氧化氢酶)、低分子清除剂(维生素 E、维生素 C 和谷酰胺),清除或修复氧化损伤的分子(多种 DNA 的蛋白质分子)。研究发现 ARDS 患者体内氧化剂增加和抗氧化剂降低几乎同时发生。

内源性抗氧化剂水平改变会影响 ARDS 的患病风险,如慢性饮酒者在遭受刺激事件如严重创伤、胃内容物误吸后易诱发 ARDS。但易患 ARDS 风险增加的内在机制尚不明确。近来有研究报道慢性饮酒者 BALF 中谷胱甘肽水平约比健康正常人低 7 倍而氧化谷酰胺比例增高,提示体内抗氧化剂如谷胱甘肽水平发生改变的个体可能在特定临床条件下更易发生 ARDS。

4.凝血机制

ARDS 患者凝血因子异常导致凝血与抗凝失衡,最终造成肺泡内纤维蛋白沉积。ARDS 的

高危人群及 ARDS 患者 BALF 中凝血活性增强，组织因子(外源性凝血途径中血栓形成的启动因子)水平显著升高。ARDS 发生 3 天后凝血活性达到高峰，之后开始下降，同时伴随抗凝活性下降。ARDS 患者 BALF 中促进纤维蛋白溶解的纤溶酶原抑制剂-1 水平降低。败血症患者中内源性抗凝剂如抗凝血酶Ⅲ和蛋白 C 含量降低，其低水平与较差的预后相关。

恢复凝血/抗凝平衡可能对 ARDS 有一定的治疗作用。给予严重败血症患者活化蛋白 C，其病死率从 30.8%下降至 24.7%，其主要不良反应是出血。活化蛋白 C 还能使 ARDS 患者血浆 IL-6 水平降低，说明它除了抗凝效果外还具有抗炎效应。但活性蛋白 C 是否对各种原因引起的 ARDS 均有效尚待进一步研究。

(二)肺泡毛细血管膜损害

1.肺毛细血管内皮细胞

肺毛细血管内皮细胞损伤是 ARDS 发病过程中的一个重要环节，对其超微结构的变化特征也早有研究。同时测量肺泡渗出液及血浆中的蛋白含量能够反映毛细血管通透性增高的程度，早期 ARDS 中水肿液/血浆蛋白比>0.75，相反压力性肺水肿患者的水肿液/血浆蛋白比<0.65。ARDS 患者肺毛细血管的通透性较压力性肺水肿患者高，并且上皮细胞间形成了可逆的细胞间隙。

2.肺泡上皮细胞

肺泡上皮细胞损伤在 ARDS 的形成过程中发挥了重要作用。正常肺组织中，肺泡上皮细胞是防止肺水肿的屏障。ARDS 发病早期，由于上皮细胞自身的受损、坏死及由其损伤造成的肺间质压力增高可破坏该屏障。肺泡Ⅱ型上皮细胞可产生合成表面活性物质的蛋白和脂质成分。ARDS 患者表面活性物质减少、成分改变及其功能抑制将导致肺泡萎陷及低氧血症。肺泡Ⅱ型上皮细胞的损伤造成表面活性物质生成减少及细胞代谢障碍。此外，肺泡渗出液中存在的蛋白酶和血浆蛋白通过破坏肺泡腔中的表面活性物质使其失活。

肺泡上皮细胞在肺水肿时有主动转运肺泡腔中水、盐的作用。肺泡Ⅱ型上皮细胞通过 Na^+ 的主动运输来驱动液体的转运。大多数早期 ARDS 患者肺泡液体主动清除能力下降，且与预后呈负相关。在肺移植后肺再灌注损伤患者中也存在类似的现象。虽然 ARDS 患者肺泡液主动清除能力下降的确切机制尚不明了，但推测其可能与肺泡上皮细胞间紧密连接或肺泡Ⅱ型上皮细胞受损的程度有关。

三、诊断

1967 年 Ashbaugh 等首次报告 ARDS，1994 年北美呼吸病-欧洲危重病学会专家联席评审会议发表了 ARDS 的诊断标准(AECC 标准)，但其可靠性和准确性备受争议。2012 年修订的 ARDS 诊断标准(柏林标准)将 ARDS 定义为：①7 天内起病，出现高危肺损伤、新发或加重的呼吸系统症状。②胸 X 线片或 CT 示双肺透亮度下降且难以完全由胸腔积液、肺(叶)不张或结节解释。③肺水肿原因难以完全由心力衰竭或容量过负荷来解释，如果不存在危险因素，则需要进行客观评估(如超声心动图)，以排除静水压增高型水肿。④依据至少 0.49 kPa 呼气末正压机械通气(positive end expiratory pressure,PEEP)下的氧合指数对 ARDS 进行分级，即轻度(氧合指数为 200~300)、中度(氧合指数为 100~200)和重度(氧合指数为≤100)。

中华医学会呼吸病分会也提出了类似的急性肺损伤/ARDS 的诊断标准(草案)。

(1)有发病的高危因素。

(2)急性起病、呼吸频数和/或呼吸窘迫。

(3) 低氧血症, ALI 时动脉血氧分压(PaO_2)/吸氧浓度(FiO_2)≤40.0 kPa(300 mmHg); ARDS 时 PaO_2/FiO_2≤26.7 kPa(200 mmHg)。

(4) 胸部 X 线检查两肺浸润阴影。

(5) 肺毛细血管楔压(PCWP)≤2.4 kPa(18 mmHg)或临床上能除外心源性肺水肿。

凡符合以上 5 项可以诊断为 ALI 或 ARDS。

四、治疗的基本原则

ARDS 治疗的关键在于控制原发病及其病因, 如处理各种创伤, 尽早找到感染灶, 针对病原菌应用敏感的抗生素, 制止严重反应进一步对肺的损伤; 更紧迫的是要及时改善患者的严重缺氧, 避免发生或加重多脏器功能损害。

五、治疗策略

(一) 原发病治疗

全身性感染、创伤、休克、烧伤、急性重症胰腺炎等是导致 ALI/ARDS 的常见病因。严重感染患者有 25%～50% 发生 ALI/ARDS, 而且在感染、创伤等导致的多器官功能障碍综合征(MODS)中, 肺往往也是最早发生衰竭的器官。目前认为, 感染、创伤后的全身炎症反应是导致 ARDS 的根本原因。控制原发病, 遏制其诱导的全身失控性炎症反应, 是预防和治疗 ALI/ARDS 的必要措施。

推荐意见 1: 积极控制原发病是遏制 ALI/ARDS 发展的必要措施 (推荐级别: E 级)。

(二) 呼吸支持治疗

1. 氧疗

ALI/ARDS 患者吸氧治疗的目的是改善低氧血症, 使动脉血氧分压(PaO_2)达到 8.0～10.7 kPa(60～80 mmHg)。可根据低氧血症改善的程度和治疗反应调整氧疗方式, 首先使用鼻导管, 当需要较高的吸氧浓度时, 可采用可调节吸氧浓度的文丘里面罩或带贮氧袋的非重吸式氧气面罩。ARDS 患者往往低氧血症严重, 大多数患者一旦诊断明确, 常规的氧疗常常难以奏效, 机械通气仍然是最主要的呼吸支持手段。

推荐意见 2: 氧疗是纠正 ALI/ARDS 患者低氧血症的基本手段 (推荐级别: E 级)。

2. 无创机械通气

无创机械通气(NIV)可以避免气管插管和气管切开引起的并发症, 近年来得到了广泛的推广应用。尽管随机对照试验(RCT)证实 NIV 治疗 COPD 和心源性肺水肿导致的急性呼吸衰竭的疗效肯定, 但是 NIV 在急性低氧性呼吸衰竭中的应用却存在很多争议。迄今为止, 尚无足够的资料显示 NIV 可以作为 ALI/ARDS 导致的急性低氧性呼吸衰竭的常规治疗方法。

不同研究中 NIV 对急性低氧性呼吸衰竭的治疗效果差异较大, 可能与导致低氧性呼吸衰竭的病因不同有关。2004 年一项荟萃分析显示, 在不包括 COPD 和心源性肺水肿的急性低氧性呼吸衰竭患者中, 与标准氧疗相比, NIV 可明显降低气管插管率, 并有降低 ICU 住院时间及住院病死率的趋势。但分层分析显示 NIV 对 ALI/ARDS 的疗效并不明确。最近 NIV 治疗 54 例 ALI/ARDS 患者的临床研究显示, 70% 的患者应用 NIV 治疗无效。逐步回归分析显示, 休克、严重低氧血症和代谢性酸中毒是 ARDS 患者 NIV 治疗失败的预测指标。一项 RCT 研究显示, 与标准氧疗比较, NIV 虽然在应用第 1 小时明显改善 ALI/ARDS 患者的氧合, 但不能降低气管插管率,也不改善患者预后。可见,ALI/ARDS 患者应慎用 NIV。

推荐意见 3:预计病情能够短期缓解的早期 ALI/ARDS 患者可考虑应用无创机械通气(推荐级别:C 级)。

推荐意见 4:合并免疫功能低下的 ALI/ARDS 患者早期可首先试用无创机械通气(推荐级别:C 级)。

推荐意见 5:应用无创机械通气治疗 ALI/ARDS 应严密监测患者的生命体征及治疗反应。神志不清、休克、气道自洁能力障碍的 ALI/ARDS 患者不宜应用无创机械通气(推荐级别:C 级)。

3.有创机械通气

(1)机械通气的时机选择:ARDS 患者经高浓度吸氧仍不能改善低氧血症时,应气管插管进行有创机械通气。ARDS 患者呼吸功明显增加,表现为严重的呼吸困难,早期气管插管机械通气可降低呼吸功,改善呼吸困难。虽然目前缺乏 RCT 研究评估早期气管插管对 ARDS 的治疗意义,但一般认为,气管插管和有创机械通气能更有效地改善低氧血症,降低呼吸功,缓解呼吸窘迫,并能够更有效地改善全身缺氧,防止肺外器官功能损害。

推荐意见 6:ARDS 患者应积极进行机械通气治疗(推荐级别:E 级)。

(2)肺保护性通气:由于 ARDS 患者大量肺泡塌陷,肺容积明显减少,常规或大潮气量通气易导致肺泡过度膨胀和气道平台压过高,加重肺及肺外器官的损伤。

推荐意见 7:对 ARDS 患者实施机械通气时应采用肺保护性通气策略,气道平台压不应超过 30~35 cmH_2O(推荐级别:B 级)。

(3)肺复张:充分复张 ARDS 塌陷肺泡是纠正低氧血症和保证 PEEP 效应的重要手段。为限制气道平台压而被迫采取的小潮气量通气往往不利于 ARDS 塌陷肺泡的膨胀,而 PEEP 维持肺复张的效应依赖于吸气期肺泡的膨胀程度。目前临床常用的肺复张手法包括控制性肺膨胀、PEEP 递增法及压力控制法(PCV 法)。其中实施控制性肺膨胀采用恒压通气方式,推荐吸气压为 30~45 cmH_2O,持续时间为 30~40 秒。

推荐意见 8:可采用肺复张手法促进 ARDS 患者的塌陷肺泡复张,改善氧合(推荐级别:E 级)。

(4)PEEP 的选择:ARDS 广泛肺泡塌陷不但可导致顽固的低氧血症,而且部分可复张的肺泡周期性塌陷开放而产生剪切力,会导致或加重呼吸机相关性肺损伤。充分复张塌陷肺泡后应用适当水平的 PEEP 防止呼气末肺泡塌陷,改善低氧血症,并避免剪切力,防治呼吸机相关性肺损伤。因此,ARDS 应采用能防止肺泡塌陷的最低 PEEP。

推荐意见 9:应使用能防止肺泡塌陷的最低 PEEP,有条件的情况下,应根据静态 P-V 曲线低位转折点压力+2 cmH_2O 来确定 PEEP(推荐级别:C 级)。

(5)自主呼吸:自主呼吸过程中膈肌主动收缩可增加 ARDS 患者肺重力依赖区的通气,改善通气血流比例失调,改善氧合。一项前瞻对照研究显示,与控制通气相比,保留自主呼吸的患者镇静剂使用量、机械通气时间和 ICU 住院时间均明显减少。因此,在循环功能稳定、人机协调性较好的情况下,ARDS 患者机械通气时有必要保留自主呼吸。

推荐意见 10:ARDS 患者机械通气时应尽量保留自主呼吸(推荐级别:C 级)。

(6)半卧位:ARDS 患者合并 VAP 往往使肺损伤进一步恶化,预防 VAP 具有重要的临床意义。机械通气患者平卧位易发生 VAP。研究表明,由于气管插管或气管切开导致声门的关闭功能丧失,机械通气患者胃肠内容物易反流误吸进入下呼吸道,导致 VAP。<30°角的平卧位是院内获得性肺炎的独立危险因素。

推荐意见 11:若无禁忌证,机械通气的 ARDS 患者应采用 30°～45°半卧位(推荐级别:B 级)。

(7)俯卧位通气:俯卧位通气通过降低胸腔内压力梯度、促进分泌物引流和促进肺内液体移动,明显改善氧合。

推荐意见 12:常规机械通气治疗无效的重度 ARDS 患者,若无禁忌证,可考虑采用俯卧位通气(推荐级别:D 级)。

(8)镇静镇痛与肌松:机械通气患者应考虑使用镇静镇痛剂,以缓解焦虑、躁动、疼痛,减少过度的氧耗。合适的镇静状态、适当的镇痛是保证患者安全和舒适的基本环节。

推荐意见 13:对机械通气的 ARDS 患者,应制订镇静方案(镇静目标和评估)(推荐级别:B 级)。

推荐意见 14:对机械通气的 ARDS 患者,不推荐常规使用肌松剂(推荐级别:E 级)。

4.液体通气

部分液体通气是在常规机械通气的基础上经气管插管向肺内注入相当于功能残气量的全氟碳化合物,以降低肺泡表面张力,促进肺重力依赖区塌陷肺泡复张。

5.体外膜氧合技术(ECMO)

建立体外循环后可减轻肺负担,有利于肺功能恢复。

(三)ALI/ARDS 药物治疗

1.液体管理

高通透性肺水肿是 ALI/ARDS 的病理生理特征,肺水肿的程度与 ALI/ARDS 的预后呈正相关。因此,通过积极的液体管理,改善 ALI/ARDS 患者的肺水肿具有重要的临床意义。

研究显示,液体负平衡与感染性休克患者病死率的降低显著相关,且对于创伤导致的 ALI/ARDS 患者,液体正平衡使患者的病死率明显增加。应用利尿药减轻肺水肿可能改善肺部病理情况,缩短机械通气时间,进而减少呼吸机相关性肺炎等并发症的发生。但是利尿减轻肺水肿的过程可能会导致心排血量下降,器官灌注不足。因此,ALI/ARDS 患者的液体管理必须考虑两者的平衡,必须在保证脏器灌注的前提下进行。

推荐意见 15:在保证组织器官灌注的前提下,应实施限制性的液体管理,有助于改善 ALI/ARDS 患者的氧合和肺损伤(推荐级别:B 级)。

推荐意见 16:存在低蛋白血症的 ARDS 患者,可通过补充清蛋白等胶体溶液和应用利尿药,有助于实现液体负平衡,并改善氧合(推荐级别:C 级)。

2.糖皮质激素

全身和局部的炎症反应是 ALI/ARDS 发生和发展的重要机制,研究显示血浆和肺泡灌洗液中的炎症因子浓度升高与 ARDS 的病死率呈正相关。长期以来,大量的研究试图应用糖皮质激素控制炎症反应,预防和治疗 ARDS。早期的三项多中心 RCT 研究观察了大剂量糖皮质激素对 ARDS 的预防和早期治疗作用,结果糖皮质激素既不能预防 ARDS 的发生,对早期 ARDS 也没有治疗作用。但对于变应原因导致的 ARDS 患者,早期应用糖皮质激素经验性治疗可能有效。此外感染性休克并发 ARDS 的患者,如合并有肾上腺皮质功能不全,可考虑应用替代剂量的糖皮质激素。

推荐意见 17:不推荐常规应用糖皮质激素预防和治疗 ARDS(推荐级别:B 级)。

3.一氧化氮(NO)吸入

NO 吸入可选择性地扩张肺血管,而且 NO 分布于肺内通气良好的区域,可扩张该区域的肺血管,显著降低肺动脉压,减少肺内分流,改善通气血流比例失调,并且可减少肺水肿形成。临床研究显示，NO 吸入可使约 60% 的 ARDS 患者氧合改善，同时肺动脉压、肺内分流明显下降，但对平均动脉压和心排血量无明显影响。但是氧合改善效果也仅限于开始 NO 吸入治疗的 24~48 小时内。两个 RCT 研究证实 NO 吸入并不能改善 ARDS 的病死率。因此，吸入 NO 不宜作为 ARDS 的常规治疗手段，仅在一般治疗无效的严重低氧血症时可考虑应用。

推荐意见 18：不推荐吸入 NO 作为 ARDS 的常规治疗（推荐级别：A 级）。

4.肺泡表面活性物质

ARDS 患者存在肺泡表面活性物质减少或功能丧失，易引起肺泡塌陷。肺泡表面活性物质能降低肺泡表面张力，减轻肺炎症反应，阻止氧自由基对细胞膜的氧化损伤。目前肺泡表面活性物质的应用仍存在许多尚未解决的问题，如最佳用药剂量、具体给药时间、给药间隔和药物来源等。因此，尽管早期补充肺表面活性物质有助于改善氧合，还不能将其作为 ARDS 的常规治疗手段。有必要进一步研究，明确其对 ARDS 预后的影响。

5.前列腺素 E_1

前列腺素 E_1（PGE_1）不仅是血管活性药物，还具有免疫调节作用，可抑制巨噬细胞和中性粒细胞的活性，发挥抗炎作用。但是 PGE_1 没有组织特异性，静脉注射 PGE_1 会引起全身血管舒张，导致低血压。静脉注射 PGE_1 用于治疗 ALI/ARDS 目前已经完成了多个 RCT 研究，但无论是持续静脉注射 PGE_1，还是间断静脉注射脂质体 PGE_1，与安慰剂组相比，PGE_1 组在 28 天的病死率、机械通气时间和氧合等方面并无益处。有研究报道吸入型 PGE_1 可以改善氧合，但这需要进一步的 RCT 来研究证实。因此，只有在ALI/ARDS患者低氧血症难以纠正时，可以考虑吸入 PGE_1 治疗。

6.N-乙酰半胱氨酸和丙半胱氨酸

抗氧化剂 N-乙酰半胱氨酸（NAC）和丙半胱氨酸通过提供合成谷胱甘肽（GSH）的前体物质半胱氨酸，提高细胞内 GSH 水平，依靠 GSH 氧化还原反应来清除体内氧自由基，从而减轻肺损伤。静脉注射 NAC 对 ALI 患者可以显著改善全身氧合和缩短机械通气时间。而近期在 ARDS 患者中进行的 Ⅱ 临床试验证实，NAC 有缩短肺损伤病程和阻止肺外器官衰竭的趋势，不能减少机械通气时间和降低病死率。丙半胱氨酸的 Ⅱ、Ⅲ 期临床试验也证实不能改善 ARDS 患者预后。因此，尚无足够证据支持 NAC 等抗氧化剂用于治疗 ARDS。

7.环氧化酶抑制剂

布洛芬等环氧化酶抑制剂可抑制 ALI/ARDS 患者血栓素 A2 的合成，对炎症反应有强烈的抑制作用。小规模临床研究发现布洛芬可改善全身性感染患者的氧合与呼吸力学。对严重感染的临床研究也发现布洛芬可以降低体温、减慢心率和减轻酸中毒，但是亚组分析（ARDS 患者 130 例）显示，布洛芬既不能降低危重 ARDS 患者的患病率，也不能改善 ARDS 患者的 30 天生存率。因此，布洛芬等环氧化酶抑制剂尚不能用于 ALI/ARDS 的常规治疗。

8.细胞因子单克隆抗体或拮抗药

炎症性细胞因子在 ALI/ARDS 发病中具有重要作用。动物实验应用单克隆抗体或拮抗药中和肿瘤坏死因子（TNF）、IL-1 和 IL-8 等细胞因子可明显减轻肺损伤，但多数临床试验获得阴性结果。细胞因子单克隆抗体或拮抗药是否能够用于 ALI/ARDS 的治疗，目前尚缺乏临床研究证据。因此，不推荐抗细胞因子单克隆抗体或拮抗药用于 ARDS 治疗。

9.己酮可可碱及其衍生物利索茶碱

己酮可可碱及其衍生物利索茶碱均可抑制中性粒细胞的趋化和激活，减少促炎因子 TNFA、

IL-1 和 IL-6 等释放,利索茶碱还可抑制氧自由基释放。但目前尚无 RCT 试验证实己酮可可碱对 ALI/ARDS 的疗效。因此,已酮可可碱或利索茶碱不推荐用于 ARDS 的治疗。

10.重组人活化蛋白 C

重组人活化蛋白 C(rhAPC)具有抗血栓、抗炎和纤溶特性,已被试用于治疗严重感染。Ⅲ期临床试验证实,持续静脉注射 rhAPC 24 μg/(kg·h)×96 小时可以显著改善重度严重感染患者(APACHE Ⅱ>25)的预后。基于 ARDS 的本质是全身性炎症反应,且凝血功能障碍在 ARDS 发生中具有重要地位,rhAPC 有可能成为 ARDS 的治疗手段。但目前尚无证据表明 rhAPC 可用于 ARDS 治疗,当然在严重感染导致的重度 ARDS 患者,如果没有禁忌证,可考虑应用 rhAPC。rhAPC 高昂的治疗费用也限制了它的临床应用。

11.酮康唑

酮康唑是一种抗真菌药,但可抑制白三烯和血栓素 A2 合成,同时还可抑制肺泡巨噬细胞释放促炎因子,有可能用于 ARDS 的治疗。但是目前没有证据支持酮康唑可用于 ARDS 的常规治疗,同时为避免耐药,对于酮康唑的预防性应用也应慎重。

12.鱼油

鱼油富含 ω-3 脂肪酸,如二十二碳六烯酸(DHA)、二十碳五烯酸(EPA)等,也具有免疫调节作用,可抑制二十烷花生酸样促炎因子释放,并促进 PGE_1 生成。研究显示,通过肠道为 ARDS 患者补充 EPA、γ-亚油酸和抗氧化剂,可使患者肺泡灌洗液内中性粒细胞减少,IL-8 释放受到抑制,病死率降低。对机械通气的 ALI 患者的研究也显示,肠内补充 EPA 和 γ-亚油酸可以显著改善氧合和肺顺应性,明显缩短机械通气时间,但对生存率没有影响。

推荐意见 19:补充 EPA 和 γ-亚油酸有助于改善 ALI/ARDS 患者氧合,缩短机械通气时间(推荐级别:C 级)。

(蒋庆贺)

第二节　急性呼吸衰竭

一、病因和发病机制

急性呼吸衰竭(acute respiratory failure,ARF)简称急性呼吸衰竭,是指患者既往无呼吸系统疾病,由于突发因素,在数秒或数小时内迅速发生呼吸抑制或呼吸功能突然衰竭,在海平面大气压、静息状态下呼吸空气时,由于通气和/或换气功能障碍,导致缺氧伴或不伴二氧化碳潴留,产生一系列病理生理改变的紧急综合征。

病情危重时,因机体难以得到代偿,如不及时诊断,尽早抢救,会发生多器官功能损害,乃至危及生命。必须注意在实际临床工作中,经常会遇到在慢性呼吸衰竭的基础上,由于某些诱发因素而发生急性呼吸衰竭。

(一)急性呼吸衰竭分类

一般呼吸衰竭分为通气和换气功能衰竭两大类,亦有人分为 3 类,即再加上一个混合型呼吸衰竭。其标准如下。

换气功能衰竭（Ⅰ型呼吸衰竭）以低氧血症为主，$PaO_2 < 8.0$ kPa(60 mmHg)，$PaCO_2 < 6.7$ kPa(50 mmHg)，$P_{(A-a)}O_2 > 3.3$ kPa(25 mmHg)，$PaO_2/PAO_2 < 0.6$。

通气功能衰竭（Ⅱ型呼吸衰竭）以高碳酸血症为主，$PaCO_2 > 6.7$ kPa(50 mmHg)，PaO_2 正常，$P_{(A-a)}O_2 < 3.3$ kPa(25 mmHg)，$PaO_2/PAO_2 > 0.6$。

混合性呼吸衰竭（Ⅲ型呼吸衰竭）：$PaO_2 < 8.0$ kPa(60 mmHg)，$PaCO_2 > 6.7$ kPa(50 mmHg)，$P_{(A-a)}O_2 > 3.3$ kPa(25 mmHg)。

急性肺损伤和急性呼吸窘迫综合征属于Ⅰ型呼吸衰竭。

(二)急性呼吸衰竭的病因

可以引起急性呼吸衰竭的疾病很多，多数是呼吸系统的疾病。

1.各种导致气道阻塞的疾病

急性病毒或细菌性感染，或烧伤等物理化学性因子所引起的黏膜充血、水肿，造成上气道(指隆突以上至鼻的呼吸道)急性梗阻。异物阻塞也可以引起急性呼吸衰竭。

2.引起肺实质病变的疾病

感染性因子引起的肺炎为此类常见疾病，误吸胃内容物，淹溺或化学毒性物质以及某些药物、高浓度长时间吸氧也可引起吸入性肺损伤而发生急性呼吸衰竭。

3.肺水肿

(1)各种严重心脏病、心力衰竭引起的心源性肺水肿。

(2)非心源性肺水肿，有人称之为通透性肺水肿，如急性高山病、复张性肺水肿。急性呼吸窘迫综合征(ARDS)为此种肺水肿的代表。此类疾病可造成严重低氧血症。

4.肺血管疾病

肺血栓栓塞是可引起急性呼吸衰竭的一种重要病因，还包括脂肪栓塞、气体栓塞等。

5.胸部疾病

如胸壁外伤、连枷胸、自发性气胸或创伤性气胸、大量胸腔积液等影响胸廓运动，从而导致通气减少或吸入气体分布不均，均有可能引起急性呼吸衰竭。

6.脑损伤

镇静药和对脑有毒性的药物、电解质平衡紊乱及酸、碱中毒、脑和脑膜感染、脑肿瘤、脑外伤等均可导致急性呼吸衰竭。

7.神经肌肉系统疾病

即便是气体交换的肺本身并无病变，因神经或肌肉系统疾病造成肺泡通气不足也可发生呼吸衰竭。如安眠药物或一氧化碳、有机磷等中毒，颈椎骨折损伤脊髓等直接或间接抑制呼吸中枢。也可因多发性神经炎、脊髓灰质炎等周围神经性病变，多发性肌炎、重症肌无力等肌肉系统疾病，造成肺泡通气不足而呼吸衰竭。

8.睡眠呼吸障碍

睡眠呼吸障碍表现为睡眠中呼吸暂停，频繁发生并且暂停时间显著延长，可引起肺泡通气量降低，导致缺氧和二氧化碳潴留。

二、病理生理

(一)肺泡通气不足

正常成人在静息时有效通气量约为 4 L/min，若单位时间内到达肺泡的新鲜空气量减少到正常值以下,则为肺泡通气不足。

由于每分钟肺泡通气量(VA)的下降,引起缺氧和二氧化碳潴留,PaO_2 下降,$PaCO_2$ 升高。同时,根据肺泡气公式:$PaO_2=(PB-PH_2O) \cdot FiO_2-PaCO_2/R$($PaO_2$,PB 和 PH_2O 分别表示肺泡气氧分压、大气压和水蒸气压力,FiO_2 代表吸入气氧浓度,R 代表呼吸商),由已测得的 $PaCO_2$ 值,就可推算出理论的肺泡气氧分压理论值。如 $PaCO_2$ 为 9.3 kPa(70 mmHg),PB 为 101.1 kPa(760 mmHg),37 ℃时 PH_2O 为 6.3 kPa(47 mmHg),R 一般为 0.8,则 PaO_2 理论值为 7.2 kPa(54 mmHg)。假若 $PaCO_2$ 的升高单纯因 VA 下降引起,不存在影响气体交换肺实质病变的因素,则说明肺泡气与动脉血的氧分压差[$P_{(A-a)}O_2$]应该在正常范围,一般为 0.4~0.7 kPa(3~5 mmHg),均在 1.3 kPa(10 mmHg)以下。所以,当 $PaCO_2$ 为 9.3 kPa(70 mmHg)时,PaO_2 为 7.2 kPa(54 mmHg),动脉血氧分压应当在 6.7 kPa(50 mmHg)左右,则为高碳酸血症型的呼吸衰竭。

通气功能障碍分为阻塞性和限制性功能障碍。阻塞性通气功能障碍多由气道炎症、黏膜充血水肿等因素引起的气道狭窄导致。由于气道阻力与管径大小呈负相关,故管径越小,阻力越大,肺泡通气量越小,此为阻塞性通气功能障碍缺氧和二氧化碳潴留的主要机制。而限制性通气功能障碍主要机制则是胸廓或肺的顺应性降低导致的肺泡通气量不足,进而导致缺氧或合并二氧化碳潴留。

(二)通气/血流灌流(V/Q)失调

肺泡的通气与其灌注周围的毛细血管血流的比例必须协调,才能保证有效的气体交换。正常肺泡每分通气量为 4 L,肺毛细血管血流量是 5 L,两者之比是 0.8。如肺泡通气量与血流量的比率>0.8,示肺泡灌注不足,形成无效腔,此种无效腔效应多见于肺泡通气功能正常或增加,而肺血流减少的疾病(如换气功能障碍或肺血管疾病等),临床以缺氧为主。肺泡通气量与血流量的比率<0.8,使肺动脉的混合静脉血未经充分氧合进入肺静脉,则形成肺内静脉样分流,多见于通气功能障碍,肺泡通气不足,临床以缺氧或伴二氧化碳潴留为主。通气/血流比例失调,是引起低氧血症最常见的病理生理学改变。

(三)肺内分流量增加(右到左的肺内分流)

在肺部疾病如肺水肿、急性呼吸窘迫综合征(ARDS)中,肺泡无气所致肺毛细血管混合静脉血未经气体交换,流入肺静脉引起右至左的分流增加。动-静脉分流使静脉血失去在肺泡内进行气体交换的机会,故 PaO_2 可明显降低,但不伴有 $PaCO_2$ 的升高,甚至因过度通气反而降低,至病程晚期才出现二氧化碳蓄积。另外用提高吸入氧气浓度的办法(氧疗)不能有效地纠正此种低氧血症。

(四)弥散功能障碍

肺在肺泡-毛细血管膜完成气体交换。它由六层组织构成,由内向外依次为肺泡表面活性物质、肺泡上皮细胞、肺泡上皮细胞基膜、肺间质、毛细血管内皮细胞基膜和毛细血管内皮细胞。弥散面积减少(肺气肿、肺实变、肺不张)和弥散膜增厚(肺间质纤维化、肺水肿)是引起弥散量降低的最常见原因。因 O_2 的弥散能力仅为 CO_2 的 1/20,故弥散功能障碍只产生单纯缺氧。由于正常人肺泡毛细血管膜的面积大约为 70 m^2,相当于人体表面积的 40 倍,故人体弥散功能的储备巨大,虽是发生呼吸衰竭病理生理改变的原因之一,但常需与其他 3 种主要的病理生理学变化同时发生、参与作用使低氧血症出现。吸氧可使 PaO_2 升高,提高肺泡膜两侧的氧分压时,弥散量随之增加,可以改善低氧血症。

(五)氧耗量增加

氧耗量增加是加重缺氧的原因之一,发热、寒战、呼吸困难和抽搐均将增加氧耗量。寒战耗氧量可达 500 mL,健康者耗氧量为 250 mL/min。氧耗量增加,肺泡氧分压下降,健康者借助增加肺泡通气量代偿缺氧。氧耗量增加的通气功能障碍患者,肺泡氧分压得不到提高,故缺氧也难以缓解。

总之,不同的疾病发生呼吸衰竭的途径不全相同,经常是一种以上的病理生理学改变的综合作用。

(六)缺氧、二氧化碳潴留对机体的影响

1.对中枢神经的影响

脑组织耗氧量占全身耗量的 1/5~1/4。中枢皮质神经元细胞对缺氧最为敏感,缺 O_2 程度和发生的急缓对中枢神经的影响也不同。如突然中断供氧,改吸纯氮 20 秒可出现深昏迷和全身抽搐。逐渐降低吸氧的浓度,症状出现缓慢,轻度缺氧可引起注意力不集中、智力减退、定向障碍;随缺氧加重,PaO_2 低于 6.7 kPa(50 mmHg)可致烦躁不安、意识恍惚、谵妄;低于 4.0 kPa(30 mmHg)时,会使意识消失、昏迷;低于 2.7 kPa(20 mmHg)则会发生不可逆转的脑细胞损伤。

二氧化碳潴留使脑脊液氢离子浓度增加,影响脑细胞代谢,降低脑细胞兴奋性,抑制皮质活动;随着二氧化碳的增加,对皮质下层刺激加强,引起皮质兴奋;若二氧化碳继续升高,皮质下层受抑制,使中枢神经处于麻醉状态。在出现麻醉前的患者,往往有失眠、精神兴奋、烦躁不安的先兆兴奋症状。

缺氧和二氧化碳潴留均会使脑血管扩张,血流阻力减小,血流量增加以代偿之。严重缺氧会发生脑细胞内水肿,血管通透性增加,引起脑间质水肿,导致颅内压增高,挤压脑组织,压迫血管,进而加重脑组织缺氧,形成恶性循环。

2.对心脏、循环的影响

缺氧可刺激心脏,使心率加快和心搏量增加,血压上升。冠状动脉血流量在缺氧时明显增加,心脏的血流量远超过脑和其他脏器。心肌对缺氧非常敏感,早期轻度缺氧即在心电图上有变化,急性严重缺氧可导致心室颤动或心脏骤停。缺氧和二氧化碳潴留均能引起肺动脉小血管收缩而增加肺循环阻力,导致肺动脉高压和增加右心负荷。

吸入气中二氧化碳浓度增加,可使心率加快,心搏量增加,使脑、冠状血管舒张,皮下浅表毛细血管和静脉扩张,而使脾和肌肉的血管收缩,再加心搏量增加,故血压仍升高。

3.对呼吸影响

缺氧对呼吸的影响远较二氧化碳潴留的影响为小。缺氧主要通过颈动脉窦和主动脉体化学感受器的反射作用刺激通气,如缺氧程度逐渐加重,这种反射迟钝。

二氧化碳是强有力的呼吸中枢兴奋剂,吸入二氧化碳浓度增加,通气量成倍增加,急性二氧化碳潴留出现深大快速的呼吸;但当吸入二氧化碳浓度超过 12% 时,通气量不再增加,呼吸中枢处于被抑制状态。而慢性高碳酸血症,并无通气量相应增加,反而有所下降,这与呼吸中枢反应性迟钝;通过肾脏对碳酸氢盐再吸收和 H^+ 排出,使血 pH 无明显下降;还与患者气道阻力增加、肺组织损害严重、胸廓运动的通气功能减退有关。

4.对肝、肾和造血系统的影响

缺氧可直接或间接损害肝功能使谷丙转氨酶上升,但随着缺氧的纠正,肝功能逐渐恢复正常。动脉血氧降低时,肾血流量、肾小球滤过量、尿排出量和钠的排出量均有增加;但当 PaO_2

<5.3 kPa(40 mmHg)时,肾血流量减少,肾功能受到抑制。

组织低氧分压可增加红细胞生成素促使红细胞增生。肾脏和肝脏产生一种酶,将血液中非活性红细胞生成素的前身物质激活成生成素,刺激骨髓引起继发性红细胞增多。有利于增加血液携氧量,但亦增加血液黏稠度,加重肺循环和右心负担。

轻度二氧化碳潴留会扩张肾血管,增加肾血流量,尿量增加;当 $PaCO_2$ 超过 8.7 kPa (65 mmHg),血 pH 明显下降,则肾血管痉挛,血流减少,HCO_3^- 和 Na^+ 再吸收增加,尿量减少。

5.对酸碱平衡和电解质的影响

严重缺氧可抑制细胞能量代谢的中间过程,如三羧酸循环、氧化磷酸化作用和有关酶的活动。这不但降低产生能量效率,还因产生乳酸和无机磷引起代谢性酸中毒。由于能量不足,体内离子转运的钠泵遭损害,使细胞内钾离子转移至血液,而 Na^+ 和 H^+ 进入细胞内,造成细胞内酸中毒和高钾血症。代谢性酸中毒产生的固定酸与缓冲系统中碳酸氢盐起作用,产生碳酸,使组织二氧化碳分压增高。

pH 取决于碳酸氢盐与碳酸的比值,前者靠肾脏调节(1~3 天),而碳酸调节靠肺(数小时)。健康人每天由肺排出碳酸达 15 000 mmol 之多,故急性呼吸衰竭二氧化碳潴留对 pH 影响十分迅速,往往与代谢性酸中毒同时存在时,因严重酸中毒引起血压下降,心律失常,乃至心脏停搏。而慢性呼吸衰竭因二氧化碳潴留发展缓慢,肾碳酸氢根排出减少,不致使 pH 明显降低。因血中主要阴离子 HCO_3^- 和 Cl^- 之和为一常数,当 HCO_3^- 增加,则 Cl^- 相应降低,产生低氯血症。

三、临床表现

因低氧血症和高碳酸血症所引起的症状和体征是急性呼吸衰竭时最主要的临床表现。由于造成呼吸衰竭的基础病因不同,各种基础疾病的临床表现自然十分重要,需要注意。

(一)呼吸困难

呼吸困难是呼吸衰竭最早出现的症状。可表现为频率、节律和幅度的改变。早期表现为呼吸困难,呼吸频率可增加,深大呼吸、鼻翼翕动,进而辅助呼吸肌肉运动增强,呼吸节律紊乱,失去正常规则的节律。呼吸频率增加(30~40 次/分)。中枢性呼吸衰竭,可使呼吸频率改变,如陈-施呼吸、比奥呼吸等。

(二)低氧血症

当动脉血氧饱和度低于 90%,PaO_2 低于 6.7 kPa(50 mmHg)时,可在口唇或指甲出现发绀,这是缺氧的典型表现。但患者的发绀程度与体内血红蛋白含量、皮肤色素和心脏功能相关,所以发绀是一项可靠但不特异的诊断体征。因神经与心肌组织对缺氧均十分敏感,在机体出现低氧血症时常出现中枢神经系统和心血管系统功能异常的临床征象。如判断力障碍、运动功能失常、烦躁不安等中枢神经系统症状。缺氧严重时,可表现为谵妄、癫痫样抽搐、意志丧失以致昏迷、死亡。肺泡缺氧时,肺血管收缩,肺动脉压升高,使肺循环阻力增加,右心负荷增加,乃是低氧血症时血流动力学的一项重要变化。在心、血管方面常表现为心率增快、血压升高。缺氧严重时则可出现各种类型的心律失常,进而心率减慢,周围循环衰竭,甚至心搏停止。

(三)高碳酸血症

由于急性呼吸衰竭时,二氧化碳蓄积进展很快,因此产生严重的中枢神经系统和心血管功能障碍。高碳酸血症出现中枢抑制之前的兴奋状态,如失眠,躁动,但禁忌给予镇静或安眠药。严重者可出现肺性脑病("CO_2 麻醉"),临床表现为头痛、反应迟钝、嗜睡,以至神志不清、昏迷。急性高碳酸血症主要通过降低脑脊液 pH 而抑制中枢神经系统的活动。扑翼样震颤也是二氧化碳蓄积的一项体征。二氧化碳蓄积引起的心血管系统的临床表现因血管扩张或收缩程度而异。如多汗,球结膜充血水肿,颈静脉充盈,周围血压下降等。

(四) 其他重要脏器的功能障碍

严重的缺氧和二氧化碳蓄积损伤肝、肾功能,出现血清转氨酶增高,碳酸酐酶活性增加,胃壁细胞分泌增多,出现消化道溃疡、出血。当 $PaO_2 < 5.3$ kPa(40 mmHg)时,肾血流减少,肾功能抑制,尿中可出现蛋白、血细胞或管型,血液中尿素氮、肌酐含量增高。

(五) 水、电解质和酸碱平衡的失调

严重低氧血症和高碳酸血症常有酸碱平衡的失调,如缺氧而通气过度可发生急性呼吸性碱中毒;急性二氧化碳潴留可表现为呼吸性酸中毒。严重缺氧时无氧代谢引起乳酸堆积,肾脏功能障碍使酸性物质不能排出体外,二者均可导致代谢性酸中毒。代谢性和呼吸性酸碱失衡又可同时存在,表现为混合性酸碱失衡。

酸碱平衡失调的同时,将会发生体液和电解质的代谢障碍。酸中毒时钾从细胞内逸出,导致高血钾,pH 每降低 0.1 血清钾大约升高 0.7 mmol/L。酸中毒时发生高血钾,如同时伴有肾衰竭(代谢性酸中毒),易发生致命性高血钾症。在诊断和处理急性呼吸衰竭时均应予以足够的重视。

又如当测得的 PaO_2 的下降明显超过理论上因肺泡通气不足所引起的结果时,则应考虑存着除肺泡通气不足以外的其他病理生理学变化,因在实际临床工作中,单纯因肺泡通气不足引起呼吸衰竭并不多见。

四、诊断

一般说来,根据急慢性呼吸衰竭基础病史,如胸部外伤或手术后、严重肺部感染或重症革兰阴性杆菌败血症等,结合其呼吸、循环和中枢神经系统的有关体征,及时做出呼吸衰竭的诊断是可能的。但对某些急性呼吸衰竭早期的患者或缺氧、二氧化碳蓄积程度不十分严重时,单依据上述临床表现做出诊断有一定困难。动脉血气分析的结果直接提供动脉血氧和二氧化碳分压水平,可作为诊断呼吸衰竭的直接依据。而且,它还有助于我们了解呼吸衰竭的性质和程度,指导氧疗,呼吸兴奋剂和机械通气的参数调节,以及纠正电解质、酸碱平衡失调有重要价值故血气分析在呼吸衰竭诊断和治疗上具有重要地位。

急性呼吸衰竭患者,只要动脉血气证实 $PaO_2 < 8.0$ kPa(60 mmHg),常伴 $PaCO_2$ 正常或 < 4.7 kPa(35 mmHg),则诊断为 Ⅰ 型呼吸衰竭,若伴 $PaCO_2 > 6.7$ kPa(50 mmHg),即可诊断为 Ⅱ 型呼吸衰竭。若缺氧程度超过肺泡通气不足所致的高碳酸血症,则诊断为混合型或 Ⅲ 型呼吸衰竭。

应当强调的是不但要诊断呼吸衰竭的存在与否,尚需要判断呼吸衰竭的性质,是急性呼吸衰竭还是慢性呼吸衰竭基础上的急性加重,更应当判别产生呼吸衰竭的病理生理学过程,明确为 Ⅰ 型或 Ⅱ 型呼吸衰竭,以利采取恰当的抢救措施。

此外还应注意在诊治过程中,应当尽快去除产生呼吸衰竭的基础病因,否则患者经氧疗或机械通气后因得到足够的通气量维持氧和二氧化碳分压在相对正常的水平后可再次发生呼吸衰竭。

五、治疗

急性呼吸衰竭是需要抢救的急症。对它的处理要求迅速、果断。数小时或更短时间的犹豫、

观望或拖延,可以造成脑、肾、心、肝等重要脏器因严重缺氧发生不可逆性的损害。同时及时、合宜的抢救和处置才有可能为去除或治疗诱发呼吸衰竭的基础病因争取到必要的时间。治疗措施集中于立即纠正低氧血症,急诊插管或辅助通气、足够的循环支持。

(一)氧疗

通过鼻导管或面罩吸氧,提高肺泡氧分压,增加肺泡膜两侧氧分压差,增加氧弥散能力,以提高动脉氧分压和血氧饱和度,是纠正低氧血症的一种有效措施。氧疗作为一种治疗手段使用时,要选择适宜的吸入氧流量,应以脉搏血氧饱和度>90%为标准,并了解机体对氧的摄取与代谢以及它在体内的分布,注意可能产生的氧毒性作用。

由于高浓度($FiO_2 > 21\%$)氧的吸入可以使肺泡气氧分压提高。若因PaO_2降低造成低氧血症或主因通气/血流失调引起的PaO_2下降,氧疗可以改善。氧疗可以治疗低氧血症,降低呼吸功和减少心血管系统低氧血症。

根据肺泡通气和PaO_2的关系曲线,在低肺泡通气量时,吸入低浓度的氧气,即可显著提高PaO_2,纠正缺氧。所以通气与血流比例失调的患者吸低浓度氧气就能纠正缺氧。

弥散功能障碍患者,因二氧化碳的弥散能力为氧的弥散能力20倍,需要更大的肺泡膜分压差才足以增强氧的弥散能力,所以应吸入更高浓度的氧(>45%)才能改善缺氧。

由肺内静脉分流增加的疾病导致的缺氧,因肺泡内充满水肿液,肺萎陷,尤在肺炎症血流增多的患者,肺内分流更多,所以需要增加外源性呼气末正压(PEEP),才可使萎陷肺泡复张,增加功能残气量和气体交换面积,提高PaO_2、SaO_2,改善低氧血症。

(二)保持呼吸道通畅

进行各种呼吸支持治疗的首要条件是通畅呼吸道。呼吸道黏膜水肿、充血,以及胃内容物误吸或异物吸入都可使呼吸道梗阻。保证呼吸道的畅通才能保证正常通气,所以是急性呼吸衰竭处理的第一步。

1.开放呼吸道

首先要注意清除口咽部分泌物或胃内反流物,预防呕吐物反流至气管,使呼吸衰竭加重。口咽部护理和鼓励患者咳痰很重要,可用多孔导管经鼻孔或经口腔负压吸引法,清除口咽部潴留物。吸引前短时间给患者吸高浓度氧,吸引后立即重新通气。无论是直接吸引或是经人工气道(见下节)吸引均需注意操作技术,管径应适当选择,尽量避免损伤气管黏膜,在气道内一次负压吸引时间不宜超过10~15秒,以免引起低氧血症、心律失常或肺不张等因负压吸引造成的并发症。此法亦能刺激咳嗽,有利于气道内痰液的咳出。对于痰多、黏稠难咳出者,要经常鼓励患者咳痰。多翻身拍背,协助痰液排出;给予祛痰药使痰液稀释。对于有严重排痰障碍者可考虑用纤支镜吸痰。同时应重视无菌操作,使用一次性吸引管,或更换灭菌后的吸引管。吸痰时可同时做深部痰培养以分离病原菌。

2.建立人工气道

当以上措施仍不能使呼吸道通畅时,则需建立人工气道。所谓人工气道就是进行气管插管,于是吸入气体就可通过导管直接抵达下呼吸道,进入肺泡。其目的是为了解除上呼吸道梗阻,保护无正常咽喉反射患者不致误吸,和进行充分有效的气管内吸引,以及为了提供机械通气时必要的通道。临床上常用的人工气道为气管插管和气管造口术后置入气管导管两种。

气管插管有经口和经鼻插管两种。前者借喉镜直视下经声门插入气管,容易成功,较为安全。后者分盲插或借喉镜、纤维支气管镜等的帮助,经鼻沿后鼻道插入气管。与经口插管比较需要一定的技巧,但经鼻插管容易固定,负压吸引较为满意,与机械通气等装置衔接比较可靠,给患者带来的不适也较经口者轻,神志清醒患者常也能耐受。唯需注意勿压伤鼻翼组织或堵塞咽鼓管、鼻窦开口等,造成急性中耳炎或鼻窦炎等并发症。

近年来已有许多组织相容性较理想的高分子材料制成的导管与插管,为密封气道用的气囊也有低压、大容量的气囊问世,鼻插管可保留的时间也在延长。具体对人工气道方法的选择,各单位常有不同意见,应当根据病情的需要,手术医师和护理条件的可能,以及人工气道的材料性能来考虑。肯定在3天(72小时)以内可以拔管时,应选用鼻或口插管,需要超过3周时当行气管造口置入气管导管,3～21天的情况则当酌情灵活掌握。

使用人工气道后,气道的正常防御机制被破坏,细菌可直接进入下呼吸道;声门由于插管或因气流根本不通过声门而影响咳嗽动作的完成,不能正常排痰,必须依赖气管负压吸引来清除气道内的分泌物;由于不能发音,失去语言交流的功能,影响患者的心理精神状态;再加上人工气道本身存在着可能发生的并发症。因此人工气道的建立常是抢救急性呼吸衰竭所不可少的,但必须充分认识其弊端,慎重选择,尽力避免可能的并发症,及时撤管。

3.气道湿化

无论是经过患者自身气道或通过人工气道进行氧化治疗或机械通气,均必须充分注意到呼吸道黏膜的湿化。因为过分干燥的气体长期吸入将损伤呼吸道上皮细胞和支气管表面的黏液层,使黏膜纤毛清除能力下降,痰液不易咳出,肺不张,容易发生呼吸道或肺部感染。

保证患者足够液体摄入是保持呼吸道湿化最有效的措施。目前已有多种提供气道湿化用的温化器或雾化器装置,可以直接使用或与机械通气机连接应用。

湿化是否充分最好的标志,就是观察痰液是否容易咳出或吸出。应用湿化装置后应当记录每天通过湿化器消耗的液体量,以免湿化过量。

(三)改善 CO_2 的潴留

高碳酸血症主要是由于肺泡通气不足引起,只有增加通气量才能更好地排出二氧化碳,改善高碳酸血症。现多采用呼吸兴奋剂和机械通气支持,以改善通气功能。

1.呼吸兴奋剂的合理应用

呼吸兴奋剂能刺激呼吸中枢或周围化学感受器,增强呼吸驱动、呼吸频率,潮气量,改善通气,同时氧耗量和二氧化碳的产出也随之增加。故临床上应用呼吸兴奋剂时要严格掌握适应证。

常用的药物有尼可刹米和洛贝林,用量过大可引起不良反应,近年来在西方国家几乎被淘汰。取而代之的有多沙普仑,对末梢化学感受器和延脑呼吸中枢均有作用,增加呼吸驱动和通气,对原发性肺泡低通气、肥胖低通气综合征有良好疗效,可防止 COPD 呼吸衰竭氧疗不当所致的 CO_2 麻醉。其治疗量和中毒量有较大差距故安全性大,一般用 0.5～2 mg/kg 静脉滴注,开始滴速1.5 mg/min,以后酌情加快,其可致心律失常,长期用有肝毒性及并发消化性溃疡。都可喜通过刺激颈动脉体和主动脉体的化学感受器兴奋呼吸,无中枢兴奋作用,对肺泡通气不良部位的血流重新分配而改善 PaO_2,都可喜不用于哺乳、孕妇和严重肝病,也不主张长期应用以防止发生外周神经病变。

COPD 并意识障碍的呼吸衰竭患者 临床常见大多数 COPD 患者的呼吸衰竭与意识障碍程度呈正相关,患者意识障碍后自主翻身、咳痰动作、对呼吸兴奋剂的反应均迟钝,并易于吸入感染,对此种病情,可明显改善通气外,并有改善中枢神经兴奋和神志作用,因而患者的防御功能增强,呼吸衰竭的病情亦随之好转。

间质性肺疾病、肺水肿、ARDS等疾病 无气道阻塞但有呼吸中枢驱动增强,这种患者PaO_2、$PaCO_2$常均降低,由于患者呼吸功能已增强,故无应用呼吸兴奋剂的指征,且呼吸兴奋剂可加重呼吸性碱中毒的程度而影响组织获氧,故主要应给予氧疗。

COPD并膈肌疲劳、无心功能不全、无心律失常,心率≤100次/分的呼吸衰竭 可选用氨茶碱,其有舒张支气管、改善小气道通气、减少闭合气量,抑制炎性介质和增强膈肌、提高潮气量作用,已观察到血药浓度达13 mg/L时对膈神经刺激则膈肌力量明显增强,且可加速膈肌疲劳的恢复。以上的茶碱综合作用使呼吸功减少、呼吸困难程度减轻,同时由于呼吸肌能力的提高对咳嗽、排痰等气道清除功能加强,还有助于药物吸入治疗,以及对呼吸机撤离的辅助作用;剂量以5 mg/kg于30分钟静脉滴注使达有效血浓度,继以0.5~0.6 mg/(kg·h)静脉滴注维持有效剂量,在应用中注意对心率、心律的影响,及时酌情减量和停用。

COPD、肺心病呼吸衰竭合并左心功能不全、肺水肿的患者,应先用强心利尿剂使肺水肿消退以改善肺顺应性,用抗生素控制感染以改善气道阻力,再使用呼吸兴奋剂才可取得改善呼吸功能的较好疗效。否则,呼吸兴奋剂虽可兴奋呼吸,但增加PaO_2有限,且呼吸功耗氧和生成CO_2量增多,反使呼吸衰竭加重。此种患者亦应不用增加心率和影响心律的茶碱类和较大剂量的都可喜,小剂量都可喜(<1.5 mg/kg)静脉滴注后即可达血药峰值,增强通气不好部位的缺氧性肺血管收缩,和增加通气好的部位肺血流,从而改善换气使PaO_2增高,且此种剂量很少发生不良反应,但剂量大于1.5 mg/kg可致全部肺血管收缩,且使肺动脉压增高、右心负荷增大。

不宜使用呼吸兴奋剂的情况。①使用肌肉松弛剂维持机械通气者:如破伤风肌强直时、有意识打掉自主呼吸者。②周围性呼吸肌麻痹者:多发性神经根神经炎、严重重症肌无力、高颈髓损伤所致呼吸肌无力、全脊髓麻痹等。③自主呼吸频率>20次/分,而潮气量不足者:呼吸频率能够增快,说明呼吸中枢对缺O_2或二氧化碳潴留的反应性较强,若使用呼吸兴奋剂不但效果不佳,而且加速呼吸肌疲劳。④中枢性呼吸衰竭的早期:如安眠药中毒早期。⑤患者精神兴奋、癫痫频发者。⑥呼吸兴奋剂慎用于缺血性心脏病、哮喘状态、严重高血压及甲亢患者。

2.机械通气

符合下述条件应实施机械通气:①经积极治疗后病情仍继续恶化。②意识障碍。③呼吸形式严重异常,如呼吸频率>40次/分或<6次/分,或呼吸节律异常,或自主呼吸微弱或消失。④血气分析提示严重通气和/或氧合障碍:PaO_2<6.7 kPa(50 mmHg),尤其是充分氧疗后仍<6.7 kPa(50 mmHg)。⑤$PaCO_2$进行性升高,pH动态下降。

机械通气初始阶段,可给高FiO_2(100%)以迅速纠正严重缺氧,然后依据目标PaO_2、PEEP水平、平均动脉压水平和血流动力学状态,酌情降低FiO_2至50%以下。设法维持SaO_2>90%,若不能达到上述目标,即可加用PEEP、增加平均气道压,应用镇静剂或肌松剂。若适当PEEP和平均动脉压可以使SaO_2>90%,应保持最低的FiO_2。

正压通气相关的并发症包括呼吸机相关肺损伤、呼吸机相关肺炎、氧中毒和呼吸机相关的膈肌功能不全。

(四)抗感染治疗

呼吸道感染是呼吸衰竭最常见的诱因。建立人工气道机械通气和免疫功能低下的患者易反复发生感染。如呼吸道分泌物引流通畅,可根据痰细菌培养和药物敏感实验结果,选择有效的抗生素进行治疗。

(五)营养支持

呼吸衰竭患者因摄入能量不足、呼吸做功增加、发热等因素,机体处于负代谢,出现低蛋白血症,降低机体的免疫功能,使感染不宜控制,呼吸肌易疲劳不易恢复。可常规给予高蛋白、高脂肪和低碳水化合物,以及多种维生素和微量元素,必要时静脉内高营养治疗。

(师燕飞)

第三节 慢性呼吸衰竭

一、病因

慢性呼吸衰竭最常见的病因是支气管、肺疾病,如 COPD、重症肺结核、肺间质纤维化等,此外还有胸廓、神经肌肉病变及肺血管疾病,如胸廓、脊椎畸形,广泛胸膜肥厚粘连、肺血管炎等。

二、发病机制和病理生理

(一)缺氧和二氧化碳潴留的发生机制

1.肺通气不足

在 COPD 时,细支气管慢性炎症所致管腔狭窄的基础上,感染使气道炎性分泌物增多,阻塞呼吸道造成阻塞性通气不足,肺泡通气量减少,肺泡氧分压下降,二氧化碳排出障碍,最终导致 PaO_2 下降,$PaCO_2$ 升高。

2.通气/血流比例失调

正常情况下肺泡通气量为 4 L/min,肺血流量 5 L/min,通气/血流比值为 0.8。病理状态下,如慢性阻塞性肺气肿,由于肺内病变分布不均,有些区域有通气,但无血流或血流量不足,使通气/血流>0.8,吸入的气体不能与血液进行有效的交换,形成无效腔效应。在另一部分区域,虽有血流灌注,但因气道阻塞,肺泡通气不足,使通气/血流<0.8,静脉血不能充分氧合,形成动脉-静脉样分流。通气/血流比例失调的结果主要是缺氧,而不伴二氧化碳潴留。

3.弥散障碍

由于氧和二氧化碳通透肺泡膜的能力相差很大,氧的弥散力仅为二氧化碳的 1/20。病理状态下,弥散障碍主要影响氧交换产生以缺氧为主的呼吸衰竭。

4.氧耗量增加

发热、寒战、呼吸困难和抽搐等均增加氧耗,正常人此时借助增加通气量以防止缺氧的发生。而 COPD 患者在通气功能障碍基础上,如出现氧耗量增加的因素时,则可出现严重的缺氧。

(二)缺氧对机体的影响

1.对中枢神经系统的影响

缺氧对中枢神经系统影响的程度随缺氧的程度和急缓而不同。轻度缺氧仅有注意力不集中、智力减退、定向力障碍等。随着缺氧的加重可出现烦躁不安、神志恍惚、谵妄,甚至昏迷。各部分脑组织对缺氧的敏感性不一样,以皮质神经元最为敏感,因此临床上缺氧的最早期表现是精神症状。严重缺氧可使血管通透性增加,引起脑间质和脑细胞水肿,颅内压急剧升高,进而加重脑组织缺氧,形成恶性循环。

2.对心脏、循环的影响

缺氧可使心率增加,血压升高,冠状动脉血流量增加以维持心肌活动所必需的氧。心肌对缺氧十分敏感,早期轻度缺氧心电图即有变化,急性严重缺氧可导致心室颤动或心搏骤停。长期慢性缺氧可使心肌纤维化、硬化。肺小动脉可因缺氧收缩而增加肺循环阻力,引起肺动脉高压、右心肥厚,最终导致肺源性心脏病,右心衰竭。

3.对呼吸的影响

轻度缺氧可通过颈动脉窦和主动脉体化学感受器的反射作用刺激通气。但缺氧程度缓慢加重时,这种反射变得迟钝。

4.缺氧对肝、肾功能和造血系统的影响

缺氧直接或间接损害肝细胞,使丙氨酸氨基转移酶升高,缺氧纠正后肝功能可恢复正常。缺氧可使肾血流量减少,肾功能受到抑制。慢性缺氧可引起继发性红细胞增多,在有利于增加血液携氧量的同时,亦增加了血液黏稠度,甚至可加重肺循环阻力和右心负荷。

5.对细胞代谢、酸碱平衡和电解质的影响

严重缺氧使细胞能量代谢的中间过程受到抑制,同时产生大量乳酸和无机磷的积蓄引起代谢性酸中毒。因能量的不足,体内离子转运钠泵受到损害,使钾离子由细胞内转移到血液和组织间液,钠和氢离子进入细胞内,造成细胞内酸中毒及高钾血症。

(三)二氧化碳潴留对人体的影响

1.对中枢神经的影响

轻度二氧化碳潴留,可间接兴奋皮质,引起失眠、精神兴奋、烦躁不安等兴奋症状;随着二氧化碳潴留的加重,皮质下层受到抑制,使中枢神经处于麻醉状态,表现为嗜睡、昏睡,甚至昏迷。二氧化碳潴留可扩张脑血管,严重时引起脑水肿。

2.对心脏和循环的影响

二氧化碳潴留可使心率加快,心排血量增加,脑血管、冠状动脉、皮下浅表毛细血管及静脉扩张,而部分内脏血管收缩,早期引起血压升高,严重时导致血压下降。

3.对呼吸的影响

二氧化碳是强有力的呼吸中枢兴奋剂,随着吸入二氧化碳浓度的增加,通气量逐渐增加。但当其浓度持续升高至12%时通气量不再增加,呼吸中枢处于抑制状态。临床上Ⅱ型呼吸衰竭患者并无通气量的增加原因在于存在气道阻力增高、肺组织严重损害和胸廓运动受限等多种因素。

4.对肾脏的影响

轻度二氧化碳潴留可使肾血管扩张,肾血流量增加,尿量增加。严重二氧化碳潴留时,由于pH的下降,使肾血管痉挛,血流量减少,尿量随之减少。

5.对酸碱平衡的影响

二氧化碳潴留可导致呼吸性酸中毒,血pH取决于碳酸氢盐和碳酸的比值,碳酸排出量的调节靠呼吸,故呼吸在维持酸碱平衡中起着十分重要的作用。慢性呼吸衰竭二氧化碳潴留发展较慢,由于肾脏的调节使血pH维持正常称为代偿性呼吸性酸中毒。急性呼吸衰竭或慢性呼吸衰竭的失代偿期,肾脏尚未发生代偿或代偿不完,使pH下降称为失代偿性呼吸性酸中毒。若同时有缺氧、摄入不足、感染性休克和肾功能不全等因素使酸性代谢产物增加,pH下降,则与代谢性酸中毒同时存在,即呼吸性酸中毒合并代谢性酸中毒。如在呼吸性酸中毒的基础上大量应用利尿剂,而氯化钾补充不足,则导致低钾低氯性碱中毒,即呼吸性酸中毒合并代谢性碱中毒,此型在呼吸衰竭中很常见。

三、临床表现

除引起慢性呼吸衰竭原发病的症状体征外,主要是缺氧和二氧化碳潴留引起的呼吸衰竭和多脏器功能紊乱的表现。

(一)呼吸困难

呼吸困难是临床最早出现的症状,主要表现在呼吸节律、频率和幅度的改变。COPD所致的呼吸衰竭,开始只表现为呼吸费力伴呼气延长,严重时则为浅快呼吸,因辅助呼吸肌的参与可表现为点头或提肩样呼吸。并发肺性脑病,二氧化碳麻醉时,则出现呼吸浅表、缓慢甚至呼吸停止。

(二)发绀

发绀是缺氧的典型症状。由于缺氧使血红蛋白不能充分氧合,当动脉血氧饱和度<90%时,可在口唇、指端、耳垂、口腔黏膜等血流量较大的部位出现发绀。但因发绀主要取决于血液中还原血红蛋白的含量,故贫血患者即使血氧饱和度明显降低,也可无发绀表现,而COPD患者由于继发红细胞增多,即使血氧饱和度轻度减低也会有发绀出现。此外发绀还受皮肤色素及心功能的影响。

(三)神经精神症状

缺氧和二氧化碳潴留均可引起精神症状。但因缺氧及二氧化碳潴留的程度、发生急缓及机体代偿能力的不同而表现不同。慢性缺氧多表现为记忆力减退,智力或定向力的障碍。急性严重缺氧可出现精神错乱、躁狂、昏迷、抽搐等症状。轻度二氧化碳潴留可表现为兴奋症状,如失眠、烦躁、夜间失眠而白天嗜睡,即昼睡夜醒;严重二氧化碳潴留可导致肺性脑病的发生,表现为神志淡漠、肌肉震颤、抽搐、昏睡甚至昏迷。肺性脑病是典型二氧化碳潴留的表现,在肺性脑病前期,即发生二氧化碳麻醉状态之前,切忌使用镇静、催眠药,以免加重二氧化碳潴留,诱发肺性脑病。

(四)血液循环系统

严重缺氧、酸中毒可引起心律失常、心肌损害、周围循环衰竭、血压下降。二氧化碳潴留可使外周浅表静脉充盈、皮肤红润、潮湿、多汗、血压升高,因脑血管扩张可产生搏动性头痛。COPD因长期缺氧、二氧化碳潴留,可导致肺动脉高压,右心衰竭。严重缺氧可导致循环淤滞,诱发弥漫性血管内凝血(DIC)。

(五)消化和泌尿系统

由于缺氧使胃肠道黏膜充血水肿、糜烂渗血,严重者可发生应激性溃疡引起上消化道出血。严重呼吸衰竭可引起肝、肾功能异常,出现丙氨酸氨基转移酶、血尿素氮升高。

四、诊断

根据患者有慢性肺部疾病史或其他导致呼吸功能障碍的疾病,如COPD、严重肺结核等,新近呼吸道感染史以及缺氧、二氧化碳潴留的临床表现,结合动脉血气分析,不难做出诊断。

血气分析在呼吸衰竭的诊断及治疗中是必不可少的检查项目,不仅可以明确呼吸衰竭的诊断,并有助于了解呼吸衰竭的性质、程度,判断治疗效果,对指导氧疗、机械通气各种参数的调节,纠正酸碱失衡和电解质紊乱均有重要意义。常用血气分析指标如下。

(一)动脉血氧分压(PaO_2)

动脉血氧分压(PaO_2)是物理溶解于血液中的氧分子所产生的分压力,是决定血氧饱和度的重要因素,反映机体氧合状态的重要指标。正常值 12.7～13.3 kPa(95～100 mmHg)。随着年龄增长 PaO_2 逐渐降低。当 PaO_2<8.0 kPa(60 mmHg)可诊断为呼吸衰竭。

(二)动脉血氧饱和度(SaO_2)

动脉血氧饱和度(SaO_2)是动脉血中血红蛋白实际结合的氧量与所能结合的最大氧量之比,即血红蛋白含氧的百分数,正常值为 96%±3%。SaO_2 作为缺氧指标不如 PaO_2 灵敏。

(三)pH

pH 是反映体液氢离子浓度的指标。动脉血 pH 是酸碱平衡中最重要的指标,它可反映血液的酸碱度,正常值 7.35～7.45。pH 低于 7.35 为失代偿性酸中毒,大于 7.45 为失代偿性碱中毒。但 pH 的异常并不能说明酸碱失衡的性质,即是代谢性还是呼吸性;pH 在正常范围,不能说明没有酸碱失衡。

(四)动脉血二氧化碳分压($PaCO_2$)

动脉血 $PaCO_2$ 是物理溶解于血液中的二氧化碳气体的分压力。它是判断呼吸性酸碱失衡的重要指标,亦是衡量肺泡通气的可靠指标。正常值为 4.7～6.0 kPa(35～45 mmHg),平均 5.3 kPa(40 mmHg)。$PaCO_2$>6.0 kPa(45 mmHg),提示通气不足。如是原发性的,为呼吸性酸中毒;如是继发性的,可以是由于代偿代谢性碱中毒而引起的改变。如 $PaCO_2$<4.7 kPa(35 mmHg),提示通气过度,可以是原发性呼吸性碱中毒,也可以是为了代偿代谢性酸中毒而引起的继发性改变。当 $PaCO_2$>6.7 kPa(50 mmHg)时,可结合 PaO_2<8.0 kPa(60 mmHg)诊断为呼吸衰竭(Ⅱ型呼吸衰竭)。

(五)碳酸氢离子(HCO_3^-)

HCO_3^- 是反映代谢方面的指标,但也受呼吸因素的影响,$PaCO_2$ 增加时 HCO_3^- 也略有增加。正常值 22～27 mmol/L,平均值 24 mmol/L。

(六)剩余碱(BE)

只反映代谢的改变,不受呼吸因素影响。正常值为 −3～+3 mmol/L。血液偏碱时为正值,偏酸时为负值,BE>+3 mmol/L 为代谢性碱中毒,BE<−3 mmol/L 为代谢性酸中毒。

(七)缓冲碱(BB)

指 1 L 全血(以 BBb 表示)或 1 L 血浆(以 BBp 表示)中所有具缓冲作用的阴离子总和,正常值:42(40～44) mmol/L。

五、治疗

(一)保持气道通畅

保持气道通畅是纠正呼吸衰竭的重要措施。

1.清除气道分泌物

鼓励患者咳嗽,对于无力咳痰或意识障碍者应加强呼吸道护理,帮助翻身拍背。

2.稀释痰液、化痰祛痰

痰液黏稠不易咳出者给予口服化痰祛痰药(如羧甲司坦片 1.0 每天三次或盐酸氨溴索 15 mg,必要时用)或雾化吸入药物治疗。

3.解痉平喘

对有气道痉挛者,可雾化吸入 β_2 受体激动剂或溴化异丙托品,口服氨茶碱(或静脉点滴)、沙丁胺醇、特布他林等。

4.建立人工气道

经以上处理无效或病情危重者,应采用气管插管或气管切开,并给予机械通气辅助呼吸。机械通气的适应证:①意识障碍,呼吸不规则。②气道分泌物多而黏稠,不易排出。③严重低氧血症和/或二氧化碳潴留,危及生命[如 $PaO_2 \leq 6.0$ kPa(45 mmHg), $PaCO_2 \geq 9.3$ kPa(70 mmHg)]。④合并多器官功能障碍。在机械通气治疗过程中应密切观察病情,监测血压、心率,加强护理,随时吸痰,根据血气分析结果随时调整呼吸机治疗参数,预防并发症的发生。

(二)氧疗

吸氧是治疗呼吸衰竭必需的措施。

1.吸氧浓度

对于Ⅰ型呼吸衰竭,以缺氧为主,不伴有二氧化碳潴留,应吸入较高浓度(>35%)的氧,使 PaO_2 提高到8.0 kPa(60 mmHg)或 SaO_2 在90%以上。对于既有缺氧又有二氧化碳潴留的Ⅱ型呼吸衰竭,则应持续低浓度吸氧(小于35%)。因慢性呼吸衰竭失代偿者缺氧伴二氧化碳潴留是由通气不足所造成,由于二氧化碳潴留,其呼吸中枢化学感受器对二氧化碳反应性差,呼吸的维持主要靠低氧血症对颈动脉窦、主动脉体化学感受器的驱动作用。若吸入高浓度氧,首先 PaO_2 迅速上升,使外周化学感受器丧失低氧血症的刺激,解除了低氧性呼吸驱动从而抑制呼吸中枢。患者的呼吸变浅变慢, $PaCO_2$ 随之上升,严重时可陷入二氧化碳麻醉状态。

2.吸氧的装置

一般使用双腔鼻管、鼻导管或鼻塞吸氧,吸氧浓度%=21+4×吸入氧流量(L/min)。对于慢性Ⅱ型呼吸衰竭患者,长期家庭氧疗(1~2 L/min,每天 16 小时以上),有利于降低肺动脉压,改善呼吸困难和睡眠,增强活动能力和耐力,提高生活质量,延长患者的寿命。

(三)增加通气量、减少二氧化碳潴留

除治疗原发病、积极控制感染、通畅气道等治疗外,增加肺泡通气量是有效排出二氧化碳的关键。根据患者的具体情况,若有明显嗜睡,可给予呼吸兴奋剂,常用药物有尼可刹米与洛贝林[如5%或10%葡萄糖液 300 mL+尼可刹米 0.375×(3~5)支,静脉点滴,每天 1~2 次]。通过刺激呼吸中枢和外周化学感受器,增加呼吸频率和潮气量以改善通气。需注意必须在气道通畅的基础上应用,且患者的呼吸肌功能基本正常,否则治疗无效且增加氧耗量和呼吸功,对脑缺氧、脑水肿、有频繁抽搐者慎用。主要适用于以中枢抑制为主、通气量不足引起的呼吸衰竭,对以肺炎、弥散性肺病变等以肺换气障碍为主的呼吸衰竭患者不宜应用。近年来尼可刹米与洛贝林这两种药物在西方国家几乎被多沙普仑取代,此药对镇静催眠药过量引起的呼吸抑制和COPD并发急性呼吸衰竭有显著的呼吸兴奋作用,对于慢性呼吸衰竭患者可口服呼吸兴奋剂,都可喜50~100 mg,每天 2 次,该药通过刺激颈动脉体和主动脉体的化学感受器而兴奋呼吸中枢,从而增加通气量。

(四)水电解质紊乱和酸碱失衡的处理

多种因素均可导致慢性呼吸衰竭患者发生水、电解质紊乱和酸碱失衡。

(1)应根据患者心功能状态酌情补液。

(2)未经治疗的慢性呼吸衰竭失代偿的患者,常表现为单纯性呼酸或呼酸合并代谢性酸中

毒,此时治疗的关键是改善通气,增加通气量,促进二氧化碳的排出,同时积极治疗代酸的病因,补碱不必太积极。如 pH 过低,可适当补碱,先一次给予 5% 碳酸氢钠 100~150 mL 静脉点滴,使 pH 升至 7.25 左右即可。因补碱过量有可能加重二氧化碳潴留。

(3)如经利尿剂、糖皮质激素等药物治疗,又未及时补钾、补氯,则易发生呼酸合并代谢性碱中毒,此时除积极改善通气外,应注意补氯化钾,必要时(血 pH 明显增高)可补盐酸精氨酸(10% 葡萄糖液 500 mL+盐酸精氨酸 10~20 g),并根据血气分析结果决定是否重复应用。

(五)治疗原发病

呼吸道感染是呼吸衰竭最常见的诱因,故病因治疗首先是根据敏感致病菌选用有效抗生素,积极控制感染。

六、预防

首先应加强慢性胸肺疾病的防治,防止肺功能逐渐恶化和呼吸衰竭的发生。已有慢性呼吸衰竭的患者应注意预防呼吸道感染。

七、预后

取决于慢性呼吸衰竭患者原发病的严重程度及肺功能状态。

(林雪兰)

参考文献

[1] 龙云铸,谭英征,李丹.新发呼吸感染病学[M].长沙:中南大学出版社,2022.
[2] 常静侠.呼吸内科常见疾病新规范[M].开封:河南大学出版社,2021.
[3] 叶京英.睡眠呼吸障碍治疗学[M].北京:人民卫生出版社,2022.
[4] 李圣青.呼吸危重症临床实践手册[M].上海:复旦大学出版社,2021.
[5] 徐珽.呼吸系统疾病合并常见慢性病治疗药物处方集[M].成都:四川大学出版社,2021.
[6] 田永明,陈弟洪,刘欢.重症呼吸治疗护理技术[M].成都:四川科学技术出版社,2022.
[7] 王勇,张晓光,马清艳.呼吸内科基础与临床[M].北京:科学技术文献出版社,2021.
[8] 宋安全.呼吸系统疾病诊断及临床治疗[M].长春:吉林科学技术出版社,2022.
[9] 陈颖丰.现代临床呼吸病诊治[M].天津:天津科学技术出版社,2021.
[10] 杨晓东.现代临床呼吸病诊治[M].北京:中国纺织出版社,2021.
[11] 陈强,李帅,赵晶,等.实用内科疾病诊治精要[M].青岛:中国海洋大学出版社,2022.
[12] 马雨霞.临床呼吸系统疾病诊疗规范[M].北京:中国纺织出版社,2021.
[13] 周新.呼吸系统复杂病[M].上海:上海交通大学出版社,2023.
[14] 张永祥.实用呼吸疾病量化评估手册[M].北京:科学出版社,2021.
[15] 马文文.现代呼吸系统疾病诊疗[M].上海:上海交通大学出版社,2023.
[16] 欧阳新平,何平平,王刚.急性呼吸道传染病防治手册[M].北京:科学出版社,2021.
[17] 王先芳.呼吸系统重症急救与监护技术[M].北京:科学出版社,2021.
[18] 黄种杰.实用呼吸内科疾病临床诊治策略[M].天津:天津科学技术出版社,2021.
[19] 董荣.实用呼吸疾病与危重症诊治对策[M].北京:科学技术文献出版社,2021.
[20] 徐子平.基层常见呼吸系统疾病及药物治疗[M].北京:人民卫生出版社,2021.
[21] 张晓菊.呼吸系统疾病诊治技术与临床实践[M].北京:科学技术文献出版社,2021.
[22] 顾红艳.呼吸系统与传染性疾病临床诊疗思维[M].天津:天津科学技术出版社,2021.
[23] 张波.现代临床呼吸系统疾病诊断治疗学[M].天津:天津科学技术出版社,2021.
[24] 叶磊光.肺癌综合诊治理论与实践[M].北京:中国纺织出版社,2021.
[25] 王为光.现代内科疾病临床诊疗[M].北京:中国纺织出版社,2021.
[26] 马育霞.呼吸科医师处方手册[M].郑州:河南科学技术出版社,2020.

[27] 魏理.呼吸系统疾病[M].北京:人民卫生出版社,2023.
[28] 赵庆厚.现代呼吸病的诊断治疗进展[M].北京:中国纺织出版社,2020.
[29] 杨晓东.临床呼吸内科疾病诊疗新进展[M].开封:河南大学出版社,2020.
[30] 陈海泉.胸部肿瘤个体化治疗[M].上海:上海科学技术出版社,2023.
[31] 顾文超.实用临床呼吸内科学[M].天津:天津科学技术出版社,2020.
[32] 柳光远.呼吸内科疾病诊断与治疗[M].北京:北京工业大学出版社,2020.
[33] 刘敬才.呼吸内科疾病诊断与治疗[M].北京:科学技术文献出版社,2020.
[34] 包红.呼吸内科疾病诊疗与进展[M].北京:科学技术文献出版社,2020.
[35] 王佃亮,黄晓颖.内科医师诊疗与处方[M].北京:化学工业出版社,2023.
[36] 张艳喜,尚龙梅,芮晓艳.经鼻高流量湿化氧疗及鼻导管氧疗治疗慢性阻塞性肺疾病急性加重期合并Ⅱ型呼吸衰竭患者的效果[J].中国医药导报,2022,19(7):112-115.
[37] 任慧敏,韩树池,杨森,等.慢性阻塞性肺疾病合并慢性心力衰竭患者预后评估模型的Logistic回归分析[J].中国中西医结合急救杂志,2022,29(2):167-171.
[38] 叶璐,沈旦,张征宇,等.CT定量联合肺功能鉴别肺气肿型和支气管炎型慢性阻塞性肺疾病的价值研究[J].中国现代医学杂志,2022,32(17):73-80.
[39] 曲博,姜威,梁磊,等.早期自体血补片胸膜固定术治疗难治性气胸的临床研究[J].临床肺科杂志,2022,27(7):1010-1014.
[40] 徐燕军,黄江山,陈智阳.老年细菌性与病毒性上呼吸道感染患者的血清PCT、CRP、IL-6水平表达[J].中国医药科学,2022,12(3):141-144.